文化与旅游部中医针灸非物质文化遗产保护专项
藏医药区域协同创新中心项目（编号 2018XTCX002） 资助

古代中医养生典籍精选

主编 杨金生 刘铜华 王莹莹

全国百佳图书出版单位
中国中医药出版社
·北 京·

图书在版编目（CIP）数据

古代中医养生典籍精选 / 杨金生，刘铜华，王莹莹主编 . —北京：中国中医药出版社，2023.5

ISBN 978 – 7 – 5132 – 7951 – 2

Ⅰ . ①古… Ⅱ . ①杨… ②刘… ③王… Ⅲ . ①养生（中医）—古籍—汇编 Ⅳ . ① R2–52 ② R212

中国版本图书馆 CIP 数据核字（2022）第 231419 号

中国中医药出版社出版

北京经济技术开发区科创十三街 31 号院二区 8 号楼

邮政编码　100176

传真　010-64405721

三河市同力彩印有限公司印刷

各地新华书店经销

开本 787×1092　1/16　印张 36.25　字数 705 千字

2023 年 5 月第 1 版　2023 年 5 月第 1 次印刷

书号　ISBN 978 – 7 – 5132 – 7951 – 2

定价　169.00 元

网址　www.cptcm.com

服 务 热 线　010-64405510

购 书 热 线　010-89535836

维 权 打 假　010-64405753

微信服务号　zgzyycbs

微商城网址　https://kdt.im/LIdUGr

官 方 微 博　http://e.weibo.com/cptcm

天猫旗舰店网址　https://zgzyycbs.tmall.com

如有印装质量问题请与本社出版部联系（010-64405510）

编 委 会

主　编　杨金生　刘铜华　王莹莹

副主编　杨文龙　张志斌　宗咏花　吴丽丽

编　者（按姓氏笔画排序）

　　　　吉　佳　刘　惠　刘继法　杨昆吾

　　　　肖　涛　吴　远　陈淑敏　赵美丽

　　　　柴　欣　徐东升

审　定　李经纬

養生之道

百人千法

不可盲從

貴在養成

好的生活

習慣并持

心以恒

國醫大師工程院院士
程莘農先生論養生
楊金生先生屬
丁酉夏 嘯宏

原国家卫生计生委副主任陈啸宏先生题字

前言

养生，即摄生、调养生命。是人类个体为了自身生存和健康长寿，根据生命与自然界的发展规律所进行的能够保养身体，减少疾病，增进健康的一切物质活动和精神活动的总称。养生之道，贵在养成良好的生活方式与习惯并持之以恒。

中医对养生的认知，可谓历史源远流长、理论博大精深、方式灵活多样，形成了独特的中医养生文化。早在《黄帝内经》养生体系形成之前，就有相关记载，如马王堆汉墓出土之战国的《导引图》，"行气玉佩铭"所反映的战国时期的气功，三国时期华佗的"五禽戏"等。也涌现出了一批具有代表性的养生学者，如晋·葛洪强调道德修养在养生中的重要性，唐·孙思邈提倡吐故纳新静功与熊经鸱顾的动功相结合，使养生、养性学说与防治衰老相结合。此后，宋、明、清代的诸多养生大家，多承先贤之学，并结合个人的经验以启后学，逐步丰富、完善和促进了中医养生学的发展。

关于养生的经典理论、经验体会甚至独门秘诀等，历代著书立说，各有千秋。据现存养生学类书目统计，由先秦至近代，各类养生书籍多达 200 余部，各种版本约有 500 种流传于世。虽然在传世过程中多有散佚，但现存的 220 多种图书，已构成了足够丰富的宝贵的中医养生文库，这是一个非常难得的文献资料库。这些珍贵的图书资料为现代保障健康、延年益寿研究奠定了坚实的基础。如明·胡文焕编辑校纂的《寿养丛书》，收载前人养生文献凡 34 种 68 卷，包括先天后天、中年老年、妇女驻颜等各个方面，其方其术，或预防，或康复，或保养，或增健，对我们当代人的养生延年、维护健康，仍然有着比较重要的参考价值。

中医药学凝聚着深邃的哲学智慧和中华民族几千年的健康养生理念及其实践经验，是中国古代科学的瑰宝，也是打开中华文明宝库的钥匙。习近平同志在 2016 年 8 月的全国卫生与健康大会上强调指出："倡导健康文明的生活方式。最好的医生是自己。健康既是一种权利，也是一种责任。"世界卫生组织研究也发现，影响健康的因素当中，生物学因素占百分之十五、环境影响占百分之十七、行为和生活方式占百分之六十、医疗服务仅占百分之八。可见建设健康中国，必须树立大卫生、大健康的观念，把以治病为中心转变为以人民健康为中心，关注生命全周期、健康全过程。如何在自我行为和生活方式管控方面，发挥中医药独特的优势和作用，深入研究和科学总结中医养生精华，对提升生活质量、提高人均寿命、丰富医学事业、推进生命科学研究具有积极意义。

《古代中医养生典籍精选》是精选辑录和校勘整理古代养生精华的集萃之作，特别甄选了《寿养丛书》中修身养性类的《养生类纂》《摄生集览》《摄生要义》《厚生训纂》《类修要诀》《三元参赞延寿书》，饮食起居类的《养生食忌》《食物本草》《寿亲养老书》《山居四要》《养生月览》，健身导引类的《养生导引法》《修真秘要》《锦身机要》《保生心鉴》，美容养颜类的《香奁润色》等 16 部典籍，内容丰富，从养生理论到具体技术、从养生原则到操练方法、从文字叙述到列表图示，包括养心养性、食疗食补、起居调摄以及动功、静功、气功、导引等知识与实践，以期对大众的养生保健、延年益寿有所帮助和指导。

中医药是祖先留给我们的宝贵财富，我们有责任和义务继承好、发扬好、利用好，在建设"健康中国"中贡献中医药的智慧和方案，为实现中国梦谱写中医养生新篇章。但限于编著者的水平，加之时间较为仓促，难免有差错和遗漏之处，敬请读者批评指正。

编者

2022 年 6 月于北京

校注说明

　　清代《寿养丛书》精抄本，其据明万历年间虎林文会堂初刻本精抄而成，内容完备，文字工整，插图精美，堪称古代传本之精品，是国内外现存之善本，本次点校以此为底本。明文会堂《寿养丛书》初刻本，该本现存内容不全，作为校本。其他版本择要写入内容提要。

　　一、原著系繁体竖排，今一律改为简体横排，故原书方位词如"右""左"字，径改为"上""下"，不出注。

　　二、确有依据为讹误之处，方予以改正，并出校记说明；疑似之处，则不予改动，尽可能出校记说明。

　　三、本书采用标准简化字，加新式标点，对书中的繁体字、假借字、异体字、俗体字径改为通用规范字，不出校记。难字、生僻字词酌加注释。

　　四、底本中明显的误脱衍倒等错误，信而有征者，予以改正，并出校说明；无确切证据者，出校存疑。

　　五、为了保持丛书中图表的原貌，凡图表中的繁体字不做改动。

　　六、由于受历史条件的限制，书中有一些可议之处，并非尽有科学依据，但为了真实地反映古籍原貌，体现当时人们的养生观点，故仅予校点，未作删减。

　　七、为了便于读者阅读，在每部著作前，增加了内容提要。

目录

养生类纂

（宋）周守忠　纂辑

（明）胡文焕　校阅

内容提要

　　《养生类纂》成书于南宋嘉定十三年（1220），作者周守忠，又名守中，字榕庵、松庵，南宋钱塘（今浙江杭州）人，生卒年不详。周氏博览群书，兼通医理，还著有《养生月览》《姬侍类偶》《历代名医蒙求》等书。

　　该书是一部综合性养生类编著作，收集各类著作中的养生内容，分类汇编而成。全书共2卷，卷上分为养生部、天文部、地理部、人事部，卷下分为毛兽部、鳞介部、米谷部、果实部、菜蔬部、草木部、服饵部，共11部。尽管其篇幅不大，但征引文献十分丰富，保留了很多佚书资料，在征引文献时一一注明出处，方便后人考证核查，其文献价值不可忽视。

　　《寿养丛书》清抄本内容完整，文字清晰，以为底本。《寿养丛书》初刻本为校本。

养生类纂序

　　凡有生者，不可不养，而知养之者，非明哲弗能也。周君既辑《养生月览》，乃复有是书，其亦知重所养者乎。余因睹其大，有裨于用人，是并梓之以为有生者采焉。若夫贵心志，贱口腹，不以小害大，此又在明哲者类能之，独予所当采者也。予何敢琐琐语人？顾是书条类虽多，一子舆氏，"寡欲"二字，足以蔽之矣，乌得种种泥之，予又不敢不语其要略如此。

　　　　　　　　　　　　时万历丙申季春望日钱塘胡文焕德父谨识

目 录

卷　上

卷 下

卷 上

养生部

总叙养生

　　夫人禀二仪之气，成四大之形，愚智贵贱，则别好养、贪生不异。贫迫者力微而不达，富贵者侮傲而难恃，性愚者未悟于全生，识智者或先于名利，自非至真之士，何能保养生之理哉？其有轻薄之伦，亦有矫情冒俗，口诵其事，行已违之。设能行者，不逾晦朔，即希长寿，此亦难矣。是以达人，知富贵之骄傲，故屈迹而下人；知名利之败身，故割情而去欲；知酒色之伤命，故量事而樽节；知喜怒之损性，故豁情以宽心；知思虑之销神，故损情而内守；知语烦之侵气，故闭口而忘言；知哀乐之损寿，故抑之而不有；知情欲之窃命，故忍之而不为。若加之寒温适时，起居有节，滋味无爽，调息有方，精气补于泥丸，魂魄守藏，和神保气，吐故纳新，嗜欲无以干其心，邪淫不能惑其性，此则持身之上品，安有不延年者哉。《云笈七签》

　　形者，气之聚也，气虚则形羸。神者，精之成也，精虚则神悴。形者，人也，为万物之最灵。神者，生也，是天地之大德。最灵者，万物之首。大德者，为天地之宗。万物以停育为先，天地以清净是务。故君子养其形而爱其神，敬其人而重其生，莫不禀于自然，从于自在，不过劳其形，不妄役其神。同上

　　夫人只知养形，不知养神；不知爱神，只知爱身。不知形者载身之车也，神去则人死，车败则马奔，自然之至理也。同上

　　五色重而天下爽，珠玉贵而天下劳，币帛通而天下倾。是故五色者，陷目之锥；五音者，塞耳之椎；五味者，截舌之斧。同上

　　谯国华佗，善养性。弟子广陵吴普，彭城樊阿，授术于佗。佗尝语普曰：人体欲得劳动，但不当使极耳。人身常摇动则谷气消，血脉流通，病不生。譬犹户枢不朽是也。同上

人所以得全生命者，以元气属阳，阳为荣；以血脉属阴，阴为卫。荣卫常流，所以常生矣。亦曰荣卫。荣卫，即荣华气脉，如树木芳荣也。荣卫脏腑，爱护神气，得以经营，保于生路。又云清者为荣，浊者为卫，荣行脉中，卫行脉外，昼行于身，夜行于脏，一百刻五十周，至平旦大会两手寸关尺。阴阳相贯，常流如循其环，始终不绝。绝则人死，流则人生，故当运用调理，爱惜保重，使荣卫周流，神气不竭，可与天地同寿矣。《元气论》

树衰培土，阳衰阴补，含育元气，慎莫失度。注云无情莫若木，木至衰朽，即尘土培之，尚得再荣。又见以嫩枝接续老树，亦得长生，却为芳嫩。用意推理，阳衰阴补，是亦宜尔。衰阳以少阴补而不失，取其元气津液，引于我身，即颜复童矣。童女少女，正气未散，元和才一，遇之修炼，其功百倍，切忌自己元气流奔也。出《罗公远三峰歌》

人之情性，为利欲之所败，如冰雪之曝日，草木之沾霜，皆不移时而消坏矣。冰雪以不消为体，而盛暑移其真；草木以不凋为质，而大寒夺其性。人有久视之命，而嗜欲灭其寿。若能导引尽理，则长罔极。《保圣纂要》

神者，魂也，降之于天。鬼者，魄也，经之于地。是以神能服气，形能食味，气清则神爽，形劳则魄浊。服气者，绵绵而不死，身飞于天。食味者，混混而徂，形归于地，理之自然也。同上

专精养神，不为物杂，谓之清。反神服气，安而不动，谓之静。制念以定志，静身以安神，保气以存精，思虑兼忘，冥想内视，则身神并一，身神并一，则近真矣。《仙经》

有者因无而生，形者须神则立，故有为无之宫。形者神之宅，莫不全宅以安生，修身以养神。若气散归空，游魂为变。火之于烛，烛靡则火不居；水之于堤，堤坏则水不存。魂劳神散，气竭命终矣。同上

我命在我，不在于天，但愚人不能知此道为生命之要，所以致百病。风邪者，皆由恣意极情，不知自惜，故虚损生也。譬如枯朽之木，遇风即折，将崩之岸，值水先颓，今若不能服药，但知爱精节情，亦得一二百年寿也。同上

夫禀气含灵，惟人为贵。人所贵者，盖贵于生。生者，神之本，形者，神之具。神大用则竭，形大劳则死，若能游心虚静，息虑无为，候元气于子候，时道引于闲室，摄养无亏，兼饵良药，则百年嗜寿，足常分也。如恣意以耽声色，役智而图富贵，得丧萦于怀抱，躁桡未能自遣，不拘礼度，饮食无节，如斯之流，宁免夭伤之患也？《养生延命录》序

人生而命有长短者，非自然也，皆由将身不谨，饮食过差，淫泆无度，忤逆阴阳，魂神不守，精竭命衰，百病萌生，故不终其寿。《养生延命录》

五谷充饥体而不能益寿，百药疗疾延年而不能甘口。充饥甘口者，俗人之所珍；苦口延年者，道士之所宝。同上

百病横夭，多由饮食。饮食之患，过于声色。声色可绝之逾，虽饮食不可废之一日，为益亦多为患。_{同上}

体欲常劳，食欲常少，劳无过极，少无过虚。去肥浓，节咸酸，减思虑，捐喜怒，除驰逐，慎房室，武氏行之有效。_{同上}

人受气虽不知方术，但养之得理，常寿一百二十岁。不得此者，皆伤之也。少复晓道，可得二百四十岁。复微加药物，可得四百八十岁。_{同上}

养寿之法，但莫伤之而已。夫冬温夏凉，不失四时之和，所以适身也。重衣厚褥，体不堪苦，以致风寒之疾。厚味脯腊，醉饱厌饫，以致聚结之疾。美色妖丽，嫔妾盈房，以致虚损之祸。淫声哀音，怡心悦耳，以致荒耽之惑。驰骋游观，弋猎原野，以致荒狂之失。谋得战胜，兼弱取乱，以致骄逸之败。盖圣贤或失其理也，然养生之具，譬如水火不可失适，反为害耳。_{同上}

喜怒损志，哀戚损性，荣华惑德，阴阳竭精，皆学道之大忌，仙法之所疾也。虽还精胎息，仅而补之，内虚已彻，犹非本真。《真诰》

善摄生者，卧起有四时之早晚，兴居有至和之常制，筋骨有偃仰之方，闲邪有吞吐之术，流行营卫有补泻之法，节宣劳逸有与夺之要。忍怒以养阴气，抑喜以养阳气，然后先将草木以救亏缺，服金丹以定不穷，养性之道尽于此矣。《禁忌篇》

食能排邪而安脏腑，神能爽志以资血气。摄生者，气正则味顺，味顺则神气清，神气清则合真之灵全，灵全则五邪百病不能干也。故曰：水浊鱼瘦，气昏人病。夫神者生之本，本者生之具，大用则神劳，大劳则神疲也。《摄生月令》

食谷者，智慧聪明。食石者，肥泽不老，谓练五色食也。食芝者，延年不死。食元气者，地不能埋，天不能杀。是故食药者，与天地相配，日月并列。《神农经》

少不勤行，壮不竞时，长而安贫，老而寡欲，闲心劳形，养生之方也。《列子》

或疑者云：始同起于无外，终受气于阴阳，载形魄于天地，资生长于食息，则有愚、有智、有强、有弱、有寿、有夭，妖耶？人耶？解者曰：夫形生愚智天也，强弱寿夭人也，天道自然，人道自己。始而胎气充实，生而乳食有余，长而滋味不足，壮而声色有节者，强而寿。始而胎气虚耗，生而乳食不足，长而滋味有余，壮而声色自放者，弱而夭。生长全足，加之导养，年未可量。《大有经》

夫神者，生之本；形者，生之具也。神大用则竭，形大劳则毙，神形早衰，欲与天地长久，非所闻也。故人所以生者，神也，神之所托者，形也，神形离别则死，死者不可复生，离者不可复返，故乃圣人重之。夫养生之道，有都领大归，未能具其会者，但思每与俗反，则暗践胜辙，获过半之功矣。有心之徒，可不察欤。《太史公司马论》

世人不终，耆寿咸多。夭殁者，皆由不自爱惜。忿争尽意，邀名射利，聚毒攻神，内伤骨髓，外乏筋肉，血气将无，经脉便壅，内里空疏，惟招众疾，正气日衰，邪气日

盛矣。不异举沧波以炷爝火，颓华岳而断涓流，语其易也，甚于兹矣。《名医叙病论》

昼无事者，夜不梦。张道人年百数十，甚翘壮也。云养性之道，莫久行、久坐、久卧、久听，莫强食饮，莫大醉，莫大愁忧，莫大夜思，此所谓能中和。能中和者，必久寿也。《慎子》

人生大期，百年为限，节护之者，可至千岁，如膏之用小炷与大耳。众人大言而我小语，众人多烦而我少记，众人悸暴而我不怒。不以人事累意，不修君臣之义，淡然无为，神气自满，以为不死之药，天下莫我知也。无谓幽冥，天知人情；无谓暗昧，神见人形。心言小语，鬼闻人声；犯禁满千，地收人形。人为阳善，正人报之；人为阴善，鬼神报之。人为阳恶，正人治之；人为阴恶，鬼神治之；故天不欺人依以影，地不欺人依以响。《养生延命录》

气者身之根也，鱼离水必死，人失道岂存？是以保生者，务修于气；爱气者，务保于精。精气两全，是名保真。《延陵君修养大略》

修身之法，保身之道，因气养精，因精养神，神不离身乃常健。《太上老君说内经丹》

眼多视则贪资，口多言则犯难，身多动则淫贼，心多饰则奢侈，未有用此四多而天下成治者也。《仙传拾遗》

五色令人目盲，五音令人耳聋，五味令人口爽，驰骋田猎令人心发狂，难得之货令人行妨，是以圣人为腹不为目，故去彼取此。《老子》

道者，气也，宾气得道长存。秘者，精也，宝精则神明长生。精者，川脉之川流，守骨之灵神，精去则骨枯，骨枯则死矣。是以为道者，务宝其精。《太平御览》

至道之精，窈窈冥冥。至道之极，昏昏默默。无视无听，抱神以静，形将自正，必静必清，无劳汝形，无摇汝精，乃可以长生。目无所见，耳无所闻，心无所知，汝神净守形乃长生。《庄子》

圣人休休焉则平易矣，平易则恬淡矣，平易恬淡则忧患不能入，邪气不能袭，故其德全而神不亏。同上

养生者忘形，养形者忘利，致道者忘心矣。同上

目欲视[①]色，耳欲听声，口欲察味，志气欲盈人。上寿百岁，中寿八十，下寿六十。除病瘦、死丧、忧患，其中开口笑者，一月之中不过四五日而已矣。天与地无穷，人死者有时。操有时之具，而托于无穷之间，忽然无异骐骥之驰过隙也。不能悦其志意，养其寿命者，皆非通道者也。同上

凝心虚形，内观洞房，抱玄念神，专守真一者，则头发不白，秃者更须，未有以百思缠胸，寒热破神。营此官务，当此风尘，口言凶吉之会，身排得失之门，众忧若是，万虑若此，虽有真心为不笃，抱道不行，握宝不用，而自然望头不白者，亦希闻也。

---

① 视：原作"听"，据《庄子·杂篇·盗跖》改。

《真诰》

眼者，身之镜。耳者，体之牖。视多则镜昏，听众则牖闭。面者，神之庭。发者，齿之华。心悲则面焦，脑减则发素。所以精元内丧，丹精损竭也。精者，体之神明，身之宝，劳多则精散，营竟则明消，所以老随气落，耄已及之。同上

虚妄者，德之病。华炫者，身之灾。滞者，失之首。耻者，体之篱。遣此四难，然后始可以问道耳。同上

为道当令三关恒调，是根精固骨之道也。三关者，口为天关，足为地关，手为人关，谓之三关。三关调，则五脏安，五脏安，则举身无病。同上

夫可久于其道者，养生也。常可与久游者，纳气也。气全则生存，然后能养至。养至则合真，然后能久登。生气之二域，望养存之寂寂，万物玄黄，尽假寄耳，岂可不勤之哉。气全则辟鬼邪，养生则辟百害，入军不逢甲兵，山行不触虎兕，此之谓矣。同上

衰年体羸，多为风寒所乘。当深颐养，晏此无事。上味玄元，栖守绛津。体寂至达，心研内观，屏波方累，荡濯他念，乃始近其门户耳。苦忧累多端，人事未省，虽复憩灵空洞，存心淡泊缠绵，亦弗能达也。渔阳田豫曰：人以老驰车轮者，譬犹钟鸣漏尽，而夜行不休，是罪人也。以此喻老嗜好行来屑屑，与年少为党耳。若今能誓不复行者，则立愈矣。如其不尔，则疢与年阶，可与心共议耶？同上

《礼》年七十悬车。悬车者，以年薄虞渊，如日之亥，体气就损，神候方落，不可复劳形躯于风尘，役方寸于外物矣。同上

夫学道，唯欲默然养神，闭气使极，吐气使微，又不得言语。大呼唤令人神气劳损，如此以学，皆非养生也。同上

夫学 [①] 生之道，当先治病，不使休 [②] 有虚邪及血少脑减，津液秽滞也。不先治病，虽服食行气，无益于身。同上

心欲安静，虑欲深远。心安静则神策生，虑深远则计谋成。心不欲躁，虑不欲浅。心躁则精神滑，虑浅则百事倾。

全汝形，抱汝生，无使汝思虑营营，若比绪年，或可以及此言出。亢仓子注云：营营，运动不息也，绪，终也。全形抱生，不运思虑，虚心冥寂，道自居之。若此年可及此言也。

水之性清，土 [③] 者抇 [④] 之，故不得清。人之性。寿，物者抇之，故不得寿。抇，乱也。人性寿者，为外物所乱，使不终天年，物也者，所以养性也。今代之盛者，多以性

---

① 学：疑为“养”字。

② 休：疑为“体”字。

③ 土：原作“吐”，据《吕氏春秋》改。

④ 抇：原作“扣”，据《吕氏春秋》改。

养物，则不知轻重也。是故圣人之于声色滋味也，利于性则圣之，害于性则捐之，此全性之道也。同上

导筋骨则形全，剪情欲则神全，靖言语则福全。同上

夫香美脆味，厚酒肥肉，甘口而疾形，曼理皓齿，悦情而损精。故云：泰甚去泰，身乃无害。《韩非子》

水之性欲清，沙石秽之。人之性欲平，嗜欲害之。唯圣人能遗物反已。《文子》

夫喜怒者道之衰也，忧悲者德之失也，好憎者心之过也，嗜欲生之累也。人大怒破阴，大喜坠阳，薄气发暗，惊怖为狂，忧悲焦心，疲乃成疾。人能除此五者，即合于神明。神明者得其内，得其内者五脏宁，思虑平，耳目聪明，筋骨劲强。同上

学道之人，聊且均调喜怒之情。虽有喜，勿至荡动湛然之性；虽有怒，勿至结滞浩然之气。《耄智余书》

遣妄情如刀之伐树，非一斧可倒；求真理如食之充肠，非一口可饱。修道积功，大率如此。同上

灌园所以养蔬也，驱禽所以养果也。养生之士，岂不如养蔬、养果之人乎？较其理之轻重何如哉？同上

养生大要：一曰啬神，二曰爱气，三曰养形，四曰导引，五曰言语，六曰饮食，七曰房室，八曰反俗，九曰医药，十曰禁忌。过此以往，义可略焉。《养生集》序

人不欲使乐，乐人不寿。但当莫强为力所不任，举重引强，掘地苦作，倦而不息，以致筋骨疲竭耳。然劳苦胜于逸乐也。能从朝至暮，常有所为，使之不息乃快。但觉极当息，息复为之，此与导引无异也。夫流水不腐，户枢不朽者，以其劳动数故也。饱食不用[①]坐与卧，欲得行步，务作以散之，不尔使人得积聚不消之疾及手足痹蹶、面目黧皱，必损年寿也。《养生延命录》

先除欲以养情，后禁食以存命。是知食胎气，饮灵元，不死之道，返童还年，此盖圣人之所重也。《太清中黄真经》

我命在我，保精爱气，寿无极也。《仙经》

无劳尔形，无摇尔精，归心静默，可以长生。同上

一阴一阳谓之道，三元二合谓之丹，溯流补脑谓之还，精化为气谓之转。一转一易一益，每转延一纪之寿，九转延一百八岁。同上

阴阳之道，精液为宝，谨而守之，后天而老。同上

子欲长生，当由所生之门游处得中，进退得所，动静以法，去留以度，可以延命而愈疾矣。同上

以金理金，是为真金。以人理人，是为真人。人常失道，非道失人。人常去生，非

———————
① 用：疑为"得"字之误。

生去人。要常养神，勿失生道，长使道与生相保，神与生相保，则形神俱失① 矣。同上

故性命之限，诚有极也。嗜欲之性，固无穷也。以有极之性命，逐无穷之嗜欲，亦自毙之而已矣。《元气论》

德之形为车，道以气为马，魂以精为根，魄以气为户。形劳则德散，气越则道叛，精销魂散，气勤魄微。是以静形爱气，全精宝视，道德凝密，魂魄固守。《云笈七签》

长生久视，未有不爱精保气，能致之阴丹。内御之道，世莫得知，虽务于气，而不解绝情欲，亦未免殃矣。《切真先生服内元气诀法》

天地以生成为德。有生所甚重者，身也，身以安乐为本。安乐所以致者，以保养为本，世之人必本其本，则本必固。本既固，疾病何由而生，夭横何由而至，此摄生之道，无逮于此。夫草木无知，犹假灌溉。矧人为万物之灵，岂不资以保养？然保养之义，其理万计，约而言之，其术有三：一养神，二惜气，三堤疾。忘情去智，恬惔虚无，离事全真，内外无寄。如是则神不内耗，境不外感，真一不杂，神自宁矣，此养神也。抱一元之本根，固归真之精气，三焦定位，六贼忘形，识界既空，大同斯契，则气自定矣，此惜气也。饮食适时，温凉合度，出处无犯于八邪，瘰疬不可以勉强，则身自安矣，此堤疾也。三者甚易行，然人自以谓难行而不肯行，如此虽有长生之法，人罕敦尚，遂至永谢。是以疾病交攻，天和顿失，圣人悯之。《本草衍义》

夫安乐之道，在能保养者得之。况招来和气之药少，攻决之药多，不可不察也。是知人之生，须假保养，无犯和气，以资生命。才失将护，便至病生，苟或处治，乖方旋见。颠越防患，须在闲日。故曰：安不忘危，存不忘亡，此圣人之预戒也。同上

摄养之道，莫若守中，守中则无过与不及之害。经曰：春秋冬夏，四时阴阳，生病起于过用。盖不适其性而强云为，逐强处即病生。五脏受气，盖有常分，用之过耗，是以病生。善养生者，既无过耗之弊，又能保守真元，何患乎外邪所中也？故善服药，不若善保养；不善保养，不若善服药。世有不善保养，又不善服药，仓卒病生，而归咎于神天。噫！是亦未常思也，可不谨欤。同上

夫未闻道者，放逸其心，逆于生乐，以精神徇智巧，以忧畏徇得失，以劳苦徇礼节，以身世徇财利，四徇不置心，为之病矣！极力劳形，躁暴气逆，当风纵酒，食嗜辛咸，肝为之病矣。饮食生冷，温凉失度，久坐久卧，大饱大饥，脾为病矣。呼叫过常，辩争陪答，冒犯寒喧，恣食咸苦，肺为之病矣。久坐湿地，强力入水，纵欲劳形，三田漏溢，肾为之病矣。五病既作，故未老而羸，未羸而病，病至则重，重则必毙。呜呼！是皆弗思而自取之也。卫生之士，须谨此五者，可致终身无苦。经曰：不治已病治未病。正为此矣。同上

夫善养生者养内，不善养生者养外。养外者，实外以充快，悦泽贪欲，恣情为务，

---

① 失：疑为"生"之误。

殊不知外实则内虚也。善养内者，实内使脏腑安和，三焦各守其位，饮食常适其宜。故庄周曰：人之可畏者，衽席饮食之间，而不知为之戒者，过也。若能常如是畏谨，疾病何缘而起？寿考焉得不长？贤者造形而悟，愚者临病不知，诚可畏也。同上

夫人之生，以气血为本，人之病未有不先伤其气①血者。世有童男童女，积想在心，思虑过当，多致劳损。男则神色先散，女则月水先闭。何以致然？盖愁忧思虑则伤心，心伤则血逆竭，血逆竭故神色先散，而月水先闭也。火既受病，不能荣养其子，故不嗜食。脾既虚则金气亏，故发嗽。嗽既作水气绝，故血肢干。木气不充，故多怒，鬓发焦，筋痿矣。五脏传遍，故卒不能死，然后死矣。同上

黄帝问岐伯曰：余闻上古之人，春秋皆度百岁而动作不衰。今时之人，年至半百，而动作皆衰者，时世异耶？人将失之也？岐伯对曰：上古之人，其知道者，法于阴阳，和于术数。食饮有节，起居有常，不妄作劳，故能形与神俱，而尽终其天年，度百岁乃去。今时之人不然也。以酒为浆，以妄为常，醉以入房，以欲竭其精，以耗散其真。不知持满，不时御神，务快其心，逆于生乐，起居无节，故半百而衰也。《黄帝素问》

夫有四时五行，以生长收藏，以生寒暑燥湿风。人有五脏，化为五气，以生喜怒悲忧恐。故喜怒伤气，寒暑伤形，暴怒伤阴，暴喜伤阳，厥气上行，满脉去形，喜怒不节，寒暑过度，生乃不固。故重阴必阳，重阳必阴。故曰：冬伤于寒，春必病温；春伤于风，夏必飧泄；夏伤于暑，秋必病疟；秋伤于温，冬必咳嗽。同上

王充年渐七十，乃作养生之书凡十六篇。养气自守，闭明塞聪，爱精自补，服药导引，庶几获道。《会稽典录》

太上养神，其次养形，神清意平，百节皆宁，养生之本也。肥肌肤，充腹肠，开嗜欲，养生之末也。《文子》

神不注于外则身全，全之谓得。得者，得身也。《韩非子》

凡生之长也，顺之也，使生。不顺者，欲也，故圣人必先适欲，适节也。室大则多阴，台高则多阳。多阴则蹶，多阳则痿。蹶者，逆寒疾也，痿躄不能行，此阴阳不适之患也。是故先生不处大室，不为高台，味不众珍。春不煇热则理塞，脉则闭结。理塞则气不达，味众珍则胃充，胃充则中大鞔，中大鞔则气不达。以此求长生，其可得乎？《吕氏春秋》

天生阴阳，寒暑燥湿，四时之化，万物之变。莫不为利，莫不为害，圣人察之，以便生故。精神安乎形而年寿长焉。长也者，非短而续之者也，毕其数也。毕数之务，在去乎害。何谓去害？大甘、大酸、大苦、大辛、大咸，五者充形，则生害矣。大喜、大怒、大忧、大恐、大哀，五者接神，则生害矣。大寒、大热、大燥、大湿、大风、大雾，六者动精，则生害矣。诸言大者，皆谓过制。故凡养生，莫若知本，则疾无由至

---

① 气：原作"无"，据文义改。

矣。同上

　　劳者，劳于神气。伤者，伤于形容。饥饱过度则伤脾，思虑过度则伤心，色欲过度则伤肾，起居过常则伤肝，喜怒悲愁过度则伤肺。又风寒暑湿则伤于外，饥饱劳役则败于内。昼感之则病荣，夜感之则病卫。经行内外交运而各从其昼夜，始劳于一，一起为二，传于三，三通于四，四干其五，五复犯一。一至于五，邪乃深藏，真气因失，使人肌肉消，神气弱，饮食减，行步难。及其如此，则虽有命，亦不能生也。《华佗中藏经》

　　夫人禀天地阴阳而生者。盖天有六气，人有三阴三阳，而上奉之。地有五行，人有五脏五腑，而下应之。于是资生皮肉、筋骨、精髓、血脉、四肢、九窍、毛发、齿牙、唇舌，总而成体。外则气血循环，流注经络，喜伤六淫。内则精、神、魂、魄、志、意、思，喜伤七情。六淫者，寒暑燥湿风热是，七情者，喜怒哀思悲恐惊是。若持护得宜，怡然安泰。役冒非理，百疴生焉。《三因极一方论》

　　物之最灵，惟其人也。身者，乃神化之本精于人也，若水浮航；气于人也，如风扬尘；神于人也，似野马聚空。水涸则航止，风息则尘静，野马散而大空长有。精能固物，气能盛物，精气神三者，心可不动其变化也。外忘其形，内养其神，是谓登真之路。嗜欲纵乎心，孰能久去？哀乐伤乎志，孰能久忘？思虑役乎神，孰能久无？利禄劳乎身，孰能久舍？五味败乎精，孰能久节？酒醴乱乎情，孰能久绝？食佳肴，饮旨酒，顾以姝丽，听以淫声，精气强而反祸于身，耳目快而致乱于神，有百端之败道，夫一芥而希真，安有养身之验耳？夫学道者，外则意不逐物移，内则意不随心乱，湛然保于虚寂，造乎清净之域。譬如起屋之劳，假一息之形气，尚苏神归其清，而况契于道，保真丹所哉。《崔真人天元入药镜》

　　彭祖曰：养寿之道，但莫伤之而已。夫冬温夏凉，不失四时之和，所以适身也。美色淑姿，幽闲娱乐，不致思欲之惑，所以通神也。车服威仪，知足无求，所以一志也。八音五色，以悦视听，所以导心也。凡此皆以养寿，而不能斟酌之者，反以速患。古之圣人，恐下才之子，不识事宜，流遁不还，故绝其源。故有上士别床，中士异被，服药百剂，不如独卧。五音使人耳聋，五味令人口爽，苟能节宣其宜适，抑扬其通塞者，不减年算而得其益。凡此之类，譬犹水火，用之过当，反为害也。不知其经脉损伤，血气不足，内理空疏，髓脑不实，体已先病，故为外物所犯，因风寒酒色，以发之耳。若本充实，岂有病也？夫远思强记伤人，汲汲所愿伤人，阴阳不顺伤人，有所伤者甚众，而独戒于房中，岂不惑哉？男女相成，犹天地相生也，所有导养神气，使人不识其和，天地得交接之道，故无终竟之限。人失交接之道，故有残伤之期。能避众伤之事，得阴阳之术，则不死之道也。天地昼分而夜合，一岁三百六十交，而精气和合，故能生产万物而不穷。人能则之可以长存。次有服气，得其道则邪气不得入；治身之本，要其余吐纳、导引之术。及念体中万神有含影守形之事，皆非真道。人能爱精养体，服气炼形，

则万神自守其真。不然者，则荣卫枯悴，万神目逝，非思念所留者也。《神仙传》

上元夫人谓汉武帝曰：汝好道乎，勤而不获，实有由也。汝胎性暴、胎性淫、胎性奢、胎性酷、胎性贼。暴则使气奔而攻神，是故神扰而竭。淫则使精漏而魂疲，是故精竭而魂消。奢则使真杂而魄秽，是故命逝而灵臭。酷则使丧仁而攻目，是故失仁而眼乱。贼则使心斗而口干，是故内战而外绝。此五事皆是截身之刀锯，刳命之斧斤矣。虽复志好长生，不能遣滋五难，亦何为损性而自劳乎。去诸淫，养汝神，放诸奢，处至俭勤，斋戒，节饮食，绝五谷，去臭腥，鸣天鼓，饮玉浆，荡华池，叩金梁，按而行之，当有冀耳。《汉武内传》

夫道者，藏精于内，栖神于心，静漠恬淡，悦穆胸中，廓然无形，寂然无声。《文子》

静漠恬淡，所以养生也。和愉虚无，所以据德也。外不乱内，即性得其宜，静不动和，即德安其位。养生以经世，抱德以终年，可谓能体道矣。同上

能尊主，虽富贵不以养伤身，虽贫贱不以利累形。同上

神养于气，气会于神，神气不散，是谓修真。《三茅真君诀》

喜怒损性，哀乐伤神。性损则害生，故养性以全气，保神以安身。气全体平，心安神逸，此全生之诀也。《元始太玄经》

晋道成，自号崇真子，其论长生、养性之旨曰：其要在于存三抱一。三者，精气神，其名曰三宝。抱元者，抱守元阳真气也。守一，神灵也。神在心，心有性，属阳，是为南方丙丁之火也。肾者，能生元阳为真气。其泄为精，是为北方壬癸之水。水为命，命系于阴也。此之谓性命焉。三一之道，在于存想，入下丹田，抱守元阳，逾三五年，自然神定气和。神既定，则释其四大，而无执焉。坦然修颐其真，功满行毕，其道成矣。《集仙传》

元牡既立，犹瓜有蒂，暗注母气，母呼即呼，母吸即吸，绵绵十月，气足形圆。心是气之主，气是形之根，形是气之宅，神是形之真。神用气养，气因神住，神行则气行，神住则气住，此经要妙之义也。《达摩胎息经》

药各有性，人参久犹有毒，药不可服也。人之身自有真药，但患不能调摄耳。《集仙传》

阳精魂立，阴精魄成，两精相传，而成神明。神以形用，形以神生，神去则形毙。神可全，形可延，神以道全，形以术延耳。同上

骨肉以精血为根，灵识以元气为本，神气乃性命之本也。神为气之子，气为神之母，子母不可以斯须离也。元气湛然，止于丹田，则变化成矣。神能御气，气能留形。出息微微，入息绵绵，深根固蒂，长生久视之道也。故曰天门长开，地户密闭，呼至于根，吸彻于蒂。子谓之神，丹谓之气，如鸡抱卵，如鱼生水，法就圣胎，自然蝉蜕。

同上

水丘子曰：人四大假合，杂乎芒芴之间。变而有气，气变而有形，形以心为君，心者神之所舍也。神从志，无志则从，意志致一之谓精。唯天下至精，能合天下至神，精与神一而不离，则变化在我矣，此长生久视之道也。顾不可以心淡泊焉，但情不附物，物自不能凝耳。同上

炼精者，炼元精，非淫泆所感之精。炼气者，炼元气，非口鼻呼吸之气。炼神者，炼元神，非心意念虑之神。故此神气精者，与天地同其根，与万物同其体，得之则生，失之则死。以阳火炼之，则化成阳气。以阴符养之，则化成阴精。故曰：见之不可用，用之不可见。《君仙珠玉》

发宜多梳，齿宜多叩，液宜常咽，气宜精炼，手宜在面，此五者，所谓子欲不死，修昆仑耳。《黄庭内景》

养耳力者常饱，养目力者常瞑，养臂指者常屈伸，养股趾者常步履。《褚氏遗书》

精者神之本，气者神之主，形者气之宅，故神大用则竭，精大用则竭，气大劳则绝。是以人之生者，神也，形之托者，气也，若气衰则神耗，而欲长生者未之闻也。夫有者因无而生焉，形须神而立焉，有者无之馆也，形者神之宅也。倘不全宅，以安生修身以养神，则不免气散归空，游魂为变。仿之于烛，烛虚则火不居焉；譬之于堤，堤坏则水不存矣。身劳则神散，气劳则命终，形疲则神毙，神毙则精灵游矣。已逝者无返期，既朽者无生理。故神者魂也，魄者阴也，神能复气，形能食味。气清则神爽，形劳则气浊。服气者千百不死，故身飞于天。食谷者千百皆死，故形归于地。人之死也，魂飞于天，魄落于泉，水火分散，各归本源，生则同体，死则相捐，飞沉各异，禀之自然。何者？譬如根之木，以火焚之，烟则上升，灰则下沉，亦自然之理也。夫神明者，生死之本也。精气者，万物之体也。全其形则生，养其精气神，则性命长生矣。《保神气精论》

一人之身，一国之象，胸臆之设，犹宫室也。支体之位犹郊境也，骨节之分犹百川也，腠理之间犹四衢也，神犹君也，血犹臣也，气犹民也，故志人能理其身，亦犹明君能治其国。夫爱其民，所以安其国，爱其气，所以全其身。民弊即国亡，气衰即身谢。是以志人上士，当施医于未病之间，不追修于既败之后。故知国难保而易丧，气难清而易浊，审机权中以安社稷，制嗜欲可以保性命。若能摄生者当先除六害，然后可以延驻。何名六害？一曰薄名利，二曰禁声色，三曰廉货财，四曰损滋味，五曰屏虚妄，六曰除嫉妒。六者若存，则养生之道徒设耳，盖未见其有益也。虽心希妙理，口念真经，咀嚼英华，呼吸景象，不能补其促矣。诚者所以保和全真，当少思、少念、少笑、少言、少喜、少怒、少乐、少愁、少恶、少好、少事、少机。夫多思则神散，多念则心劳，多笑则脏腑上翻，多言则气海虚脱，多喜则膀胱纳客风，多怒则腠理奔浮血，多乐则心神邪荡，多愁则头面焦枯，多好则志气溃溢，多恶则精爽奔腾，多事则筋脉干急，

多机则智虑沉迷。兹乃伐人之生，甚于斤斧；蚀人之性，猛于豺狼。无久行，无久坐，无久立，无久卧，无久视，无久听。不饥强食则脾劳，不渴强饮则胃胀。体欲少劳，食欲常少，劳则勿过，少勿令虚。冬则朝勿虚，夏则夜勿饱，早起不在鸡鸣前，晚起不过日出后。心内澄则真人守其位，气内定则邪物去其身。行欺诈则神悲，行争竞则神沮，轻侮于人当减算，杀害于物必伤年。行一善则魂神欢，构一恶则魄神喜，魂神欲人生，魄神欲人死。常欲宽泰自居，恬淡自守，则神形安静，灾病不生。仙录必书其名，死籍必消其咎，养生之理尽在此矣。至于炼琼丹而补脑，化金液以留神，此上真之妙道，非食谷啖血越分而修之。万人之中，得者殊少，深可诫焉。出《老子养生要诀》

养生有五难：名利不灭此一难也，喜怒不除此二难也，声色不去此三难也，滋味不绝此四难也，神虑精散此五难也。五者必存，虽心希难老，口诵至言，咀嚼英华，呼吸太阳，不能不夭其年。五者于无胸中，则信顺日济，玄德日全，不祈喜而自福，不求寿而自延，此养生大理所归也。《嵇康养生论》

圣人一度循轨，不变其宜，不易其常，放准修绳，曲因其当。夫喜怒者，道之邪也。忧悲者，德之失也。好憎者，心之过也。嗜欲者，性之累也。人大怒伤阴，大喜坠阳，薄气发喑，惊怖为狂。忧悲多患，痛乃成积，好憎繁多，祸乃相随。故心不忧，乐德之至也；通而不变，静之至也；嗜欲不载，虚之至也；无所爱憎，平之至也；不与物散，粹之至也。能此五者，则通于神明。通于神明者，得其内者也。《淮南子》

夫孔窍者，精神之户牖也。而气志者，五脏之使佐也。耳目淫于声色之乐，则五脏摇动而不定也。五脏摇动而不定，则血气滔荡而不休。血气滔荡而不休，则精神驰骋于外而不守矣。精神驰骋于外而不守，则祸福之至虽如丘山，无由识之矣。使耳目精明玄达而无诱慕，气志虚静恬愉而省嗜欲，五脏定宁充盈而不泄，精神内守形骸而不外越，则望于往世之前，而视于来事之后，犹未足为也，岂有祸福之间哉。故曰：其出弥远，其知弥少，以言夫精神之不可使外淫也。故五色乱目，使目不明；五声哗耳，使耳不聪；五味乱口，使口爽伤；趣舍滑心，使行飞扬。此四者，天下之所养性也，然皆人累也。故曰：嗜欲者，使人之气越，而好憎者，使人之心劳，弗疾去则志气日耗。夫人之所以不能终其寿命，而中道夭于刑戮者，何也？以其生生之厚，夫惟能无以生为者，则所以修得生也。同上

夫悲乐者，德之邪也，而喜怒者，道之过也，好憎者，心之暴也。故曰其生也天行，其死也物化，静则与阴俱闭，动则与阳俱开，精神澹然无极，不与物散，而天下自服。故心者形之主也，而神者心之宝也，形劳而不依则蹶，精用而不已则竭。是故圣人，贵而尊之，不敢越也。同上

君子行正气，小人行邪气，内便于性，外合于义，修理而动，不系于物者，正气也。推于滋味，淫于声色，发于喜怒，不顾后患者，邪气也。邪与正相伤，欲与性相

害，不可两立，一植一废，故圣人损欲而从事于性。_{同上}

凡治身养性，节寝处，适饮食，和喜怒，便动静。内在已者得而邪气日而不生，岂若忧瘕疵之与痤疽之发，而预备之哉？_{同上}

凡夫之徒，不知益之为益，乃又不知损之为损也。夫损易知而速焉，益难知而迟焉，而尚不寤其易，亦安能识其难哉？夫损之者，如灯火之消脂，莫之见也，而忽尽矣。益者，如禾苗之播殖，莫之觉也，而忽茂矣。故治身养性，务谨其细，不可以小益为不平而不修，不可以小损为无伤而不防，凡聚小所以就大，损一所以致亿也。若能爱于微，成之于著者，则当乎知道矣。《抱朴子》

养生以不伤为本，此要言也。且才所不逮而困思之伤也，力所不胜而强举之伤也，悲哀憔悴伤也，喜乐过差伤也，汲汲所欲伤也，戚戚所患伤也，久谈言笑伤也，寝息失时伤也，挽弓引弩伤也，沉醉呕吐伤也，饱食即卧伤也，跳走喘之伤也，欢呼哭泣伤也，阴阳不交伤也，积伤至尽则早亡，早亡非道也。是以养性之方，唾不及远，行不疾步，耳不极听，目不及视，坐不至久，卧不及疲，先寒而衣，先热而解。不欲极饥而食，食不可过饱；不欲极渴而饮，饮不可过多。凡食多则结积聚，饮过则成痰癖也。不欲甚劳甚逸，不欲起晚，不欲汗流，不欲多睡，不欲奔车走马，不欲极目远望，不欲多啖生冷，不欲饮酒当风，不欲数数沐浴，不欲广志远愿，不欲规造异巧。冬不欲极温，夏不欲穷凉。不欲露卧星下，不欲眠中见扇，大寒、大热、大风、大雾皆不欲冒之。五味入口，不欲偏多，故酸多伤脾，苦多伤肺，辛多伤肝，咸多伤心，甘多伤肾，此五行自然之理也。凡言伤者，亦不便觉也，谓久则损寿耳。_{同上}

古之知道者，筑垒以防邪，疏源以毓真。深居静处，不为物撄，动息出入，而与神气俱，魂魄守戒，谨窒其允，专一不分，真气乃存。上下灌注，气乃流通，如水之流，如日月之行而不休。阴营其脏，阳固其腑。流源泄泄，满而不溢，冲而不盈，夫长之谓久生。《日华子》

里语有之：人在世间，日失一日，如牵牛羊以诣屠所，每进一步而去死转近。此譬虽丑，而实理也。达人所以不愁死者，非不欲求，亦固不知所以免死之术，而空自煎愁，无益于事。故云：乐天知命，故不忧耳，非不欲久生也。且夫深入九泉之下，长夜罔极，始为蝼蚁之粮，终与尘壤合体，令怛然心热，不觉咄嗟。若心有求生之志，何可不审，置不急之事，以修玄妙之业哉？《抱朴子》

世人不察，惟五谷是嗜，声色是耽。目惑玄黄，耳务淫哇，滋味煎其腑脏，体醪煮其肠胃，香芬腐其骨髓，喜怒悖其正气，思虑消其精神，哀乐殃其平粹。夫以蕞尔之躯，攻之者非一途，易竭之身，而由外受敌身，非木石其能久乎。《嵇康养生论》

大凡著生，先调元气。身有四气，人多不明。四气之中，各主生死。一曰乾元之气，化为精，精反为气，精者连于神，精益则神明，精固则神畅，神畅则生健。若精散则神疲，精竭则神去，神去则死。二曰坤元之气，化为血，血复为气，气血者通于内，血壮则体丰，血固则颜盛，颜盛则生合。若血衰则发变，血败则脑空，脑空则死。三曰庶气，庶气者一元交气。气化为津，津复为气，气运于生，生托于气，阴阳动息，滋润形骸，气通则生，气乏则死。四曰众气，众气者谷气也。谷济于生，终误于命，食谷气虽生，蕴谷气还死。精能附血，气能附生，当使循环，即身永固。乾元之阳，阳居阴位，脐下气海是也。坤元之阴，阴居阳位，脑中血海是也。生者属阳，阳贯五脏，喘息之气是也。死者属阴，阴纳五味，秽恶之气是也。气海之气，以壮精神，以填骨髓。血海之气，以补肌肤，以流血脉。喘息之气，以通六腑，以扶四肢。秽恶之气，以乱身神，以腐五脏。《普生论》

　　形者生之气也，心者形之主也，神者心之宝也。故神静而心和，心和而形全。神躁则心荡，心荡则形伤。将全其形，先在理神。故恬和养神，则自安于内；清虚凄心，则不诱于外。神恬心清，则形无累矣。虚室生白，人心若空，虚则纯白不浊，吉祥至矣。人不照于昧金而照于莹镜者，以莹能明也；不鉴于流波而鉴于静水者，以静能清也。镜水以清明之性，故能形物之形。由此观之，神照则垢灭，形静而神清。垢灭则内欲永尽，神清则外累不入。今清歌奏而心乐，悲声发而心哀。夫七窍者，精神之户牖也。志气者，五脏之使候也。耳目诱于声色，鼻口之于芳味，四体之于安适，其情一也，则精神驰骛而不守。志气系于趣，舍则五脏滔荡而不安。嗜欲之归于外，心腑壅塞于内，曼衍于荒淫之波，留连于是非之境，而不败德伤生者，盖亦寡矣！是以圣人清目而不视，聪耳而不听，闭口而不言，弃心而不虑，贵身而忘贱。故尊势不能动，乐道而忘贫；故厚利不能倾，容身以怡情。而游一气，浩然纯白于衷，故形不养而神自全，心不劳而道自至也。《刘子》

　　身之有欲，如树之有蝎，树抱蝎则还自凿，人抱欲而反自害。故蝎盛则木折，欲炽而身亡，将收情欲，先敛五关。五关者，情欲之路，嗜欲之府也。目爱彩色，命曰伐性之斤。耳乐淫声，命曰攻心之鼓。口贪滋味，命曰腐肠之药。鼻悦芳馨，命曰熏喉之烟。身安举驷，命曰召蹶之机。此五者所以养生，亦以伤生。耳目之于声色，鼻口之于芳味，肌体之于安适，其情也然。亦以之死，亦以之生，或为贤智，或为痴愚，由于处之异也。同上

天文部

天

　　勿指天地，以证鄙怀。《太上感应篇》

勿怨天。同上

日月

勿怒目视日月，令人失明。《千金要方》

久视日月，令人损目。《琐碎录》

勿辄指三光，久视日月。《感应篇》

日月当前莫作溺。《袁天罡阴阳禁忌历》

凡行坐立，勿背日吉。《千金要方》

对三光濡溺，则折人年寿。《西山记》

对月贪欢成疾。《华佗中藏经》

凡小儿勿令指月，两耳后生疮欲断，名月食疮，掬虾蟆末敷即差。《云笈七签》

星

久视星辰，令人损目。《琐碎录》

勿唾流星。《感应篇》

夜观星斗，认取北斗中星者，则一生无眼疾也。《琐碎录》

俗传识大人星，不患疟。同上

云汉

久视云汉，令人损目。《琐碎录》

风雨

大风大雨不可出入。《琐碎录》

当风取凉，冒雨而行，成疾。《华佗中藏经》

凡在家，凡外行，卒逢大飘风暴雨，皆是诸龙鬼神行动经过所致。宜入室闭户，烧香静坐，安心以避之，待过后乃出，不尔损人。或当时虽未若，于后不佳矣。《千金要方》

勿诃风骂雨。《感应篇》

梅雨水洗疮疥灭瘢，入酱令易热，沾衣便腐，以梅叶汤洗之则脱。《本草》

虹霓

勿指虹霓。《感应篇》

螮蝀①在东莫之敢指。《毛诗》

---

① 螮蝀：虹。

雾

王尔、张衡、马均者，昔俱冒雾行，一人无恙，一人病，一人死。无恙者饮酒，病者食，死者空腹。《博物志》

且行大雾中，宜饮酒，酒势辟恶也。《本草》

阴雾中不可远行。《千金要方》

凡重雾三日，必大雨，雨未降，雾不可冒行。《帝王世纪》

露

柏叶上露主明目。《本草》

百花上露令人好颜色。同上

百草头秋露水，愈百疾，令人身轻不饥，肌肉悦泽。同上

伏热者，不可饮水；冲寒者，不得饮汤。同上

渍寒而寝成疾。《华佗中藏经》

地理部

地

等闲刀画地，多招不祥事。《玄宗黄帝杂忌》

掘地二尺以下，即有土气，慎之为佳。《千金要方》

卧伏地大凶。同上

山

行山中，见小人乘车马，长七八寸者，肉芝也。捉取服之，即仙矣。《抱朴子》

入名山必斋五十日，牵白犬，抱白鸡，以白盐一升，山神大喜，芝草、异药、宝玉为出。未到山百步呼曰：林兵此山王，主者名知之。却百邪。《地镜》

入山，山精老魅，多来试之，或作人形，当悬明镜九寸于背后，以辟众恶。又百鬼老物，虽能变形，而不能使镜中形影变也。其形在镜中，则消亡退步，不敢为害也。《云笈七签》

诸山有孔，云：入采宝者，唯三月、九月，余月山闭，气交死也。《千金要方》

入山之日，未至山百步，先却行百步。反是乃登山，山精不犯人。众邪伏走，百毒藏匿。《神仙传》

如入山林，默念"仪方"，不见蛇狼，念"仪康"不见虎。《琐碎录》

入深山，将后裙折三，指插于腰，蛇虫不敢近也。同上

江河

渡江河者，朱书"禹"字佩之，免风涛，保安吉。《琐碎录》

渡江不恐惧法：旋取净笔，研墨写"土"字，或以手画之亦可。同上，又《袁天罡阴阳禁忌历》云：过水手中书"土"字，自然渡浪不能翻。

水

凡遇山水坞中出泉者，不可久居，当食作瘿病。《千金要方》

深阴地冷，水不可饮，必作疟疾。同上

凡山水有沙虱处，勿在中浴，害人。欲渡者，随驴马后急渡，不伤人。同上

凡水有水弩处，射人影即死。欲渡水者，以物打水，其水弩即散，急渡不伤人。同上

远行触热，途中逢河，勿洗面，生乌黠。同上

深山大泽中，不可渡，恐寒气逼人真气。《西山记》

陂湖水，误饮小鱼入腹，即成鱼瘕病。《巢氏病源》

井水沸，不可食之，害人。《本草》

屋漏水，误食必成恶疾。同上

塚井水有毒，人中之者，立死。欲入塚井者，当先试之法：以鸡毛投井中，毛直而下者，无毒。毛回旋而舞，似不下者，有毒。以热醋数斗，投井穴中，则可入矣。同上

甑气水，主长毛发，以物于炊饭时，承取沐头，令发长密黑润。不能多得，朝朝梳小儿头，渐觉有益好。同上

取日月不照自然水一升，与鲂鱼目三、七对，同和涂面，见鬼可指物无隐矣。《墨子秘录》

以磨刀水洗手面，生癣，名刀癣。《巢氏病源》

狗舐之水，用洗手面，生癣白点，微痒是也。同上

盆盛水饮牛，用其余水洗手面，生癣，名牛癣。同上

凡新汲水，必有尘垢，先净洗一青石，置瓮中，然后下水尘垢，皆聚于石上，水不复浊。三两日一洗瓮石，依前安石。若江水、井水已浊，便要吃时，研杏仁少许浇瓮中，以杖搅十数匝，移时水自清。《林泉备用》

冰

冰大寒，暑夏盛热，食此与气候相反，恐入腹冷热相激，却致诸疾也。《本草》

凡夏用冰，正^①可隐快饮食，令气冷，不可打碎食之，虽复当时暂快，久皆成疾。《食谱》

人事部

身体

五脏神喜香斋，则气清神悦，百病不生。《琐碎录》

勿令发覆面，不祥。《千金要方》

勿举足向火。同上

误食耳垢，令人病耳聋，置之怀袖间治忘。《琐碎录》

极热扇手心，五体俱凉。同上

若要安，三里不要干。患风疾人，宜灸三里者，五脏六腑也，沟渠也，常欲宣通，即无风疾。同上

凡五色皆损目，唯皂糊屏风，可养目力。同上

肝恶风，心恶热，肺恶寒，脾恶湿，肾恶渗。同上

乱头发，不可顿壁缝房内，招祟。《琐碎录》

头发，不可在鱼鲊中，杀人。同上

老翁须一大把，酒、水各一碗，煎服之，治瘰疬。同上

眼不点不昏，耳不挦不聋。同上

头边放火炉，久而发脑痈疮疖。同上

张苍，常服人乳，故年百岁余，肥白如瓠。《本草》

收自己乱头发洗净，干，每一两入椒五十粒，泥固封入炉，大火一煅，如黑糟，细研，酒服一钱匕^②，髯发长黑。同上

刘君安，烧自己发，合头垢等分，合服如大豆许三丸，名曰还精，令头不白。《服气精义》

取七岁男齿、女发与自己颈垢，合烧服之。一岁，则不知老。常为之，使老有少容也。《刘根别传》

---

① 正：疑为"止"之误。止，即只。

② 匕：原为"上"，据文义改。

有饮油五斤以来，方始快意，长得吃得安，不尔则病。此是发入胃，被气血裹了化为虫。治用雄黄半两为末，水调服，虫自出。如虫出活者，置于油中，逡巡间自耗。《夏子益治奇疾方》

去鼻中毛，神道往来，则为庐宅，昼夜绵绵，无休息也。《黄庭经注》。又《云笈七签》：除鼻中毛，所谓通神路也。

误食头发成发瘕病。《巢氏病源》

爪筋之穷不数截，筋不替。《云笈七签》

凡梳头发及爪，皆理之，勿投水火，正尔抛掷。一则敬父母之遗体，二则有鸟曰鹊鹟，夜入人家，取其爪发，则伤魂。同上

甲寅日可割指甲，午日可割脚甲。此三尸游处，故以割除，以制尸魄也。同上，又云：凡寅日去手甲爪，午日去足爪甲，名之斩三尸。

涕唾

不可对北涕唾。《感应篇》

饮玉泉者，令人延年，除百病。玉泉者，口中唾也。鸡鸣、平旦、晡时、黄昏、夜半，一日一夕，凡七漱玉泉饮之，每饮辄满口，咽之延年。《云笈七签》

勿向西北唾，犯魁罡神凶。《千金要方》

咳唾，唾不用远，或肺病令人手足重及背痛咳嗽。同上

远唾不如近唾，近唾不如不唾。《琐碎录》

远唾损气，多唾损神。同上

勿咳唾，失肌汁。《云笈七签》

多唾令人心烦。同上

俗人但知贪于五味，不知有元气可饮，圣人知五味之毒焉，故不贪，知元气可服，故闭口不言，精气息应也。唾不咽，则气海不润，气海不润，则津液乏。是以服元气，饮醴泉，乃延年之本也。同上

若能竟日不唾涕者，亦可含一枣，咽津液也。《王母内传》。又《云笈七签》曰：人能终日涕唾，常含枣核咽之，令人受气生津液也。取津液，非咽核。

亥子日不可唾，亡精失气，减损年命。《神仙传》

汗

大汗，急敷粉著。汗湿衣令人得疮，大小便不利。《养生要集》

饮食饱甚，汗出于胃。饱甚胃满，故汗出于胃也。惊而夺精，汗出于心。惊夺心精，神气浮越，阳内薄之，故汗出于心也。持重远行，汗出于肾。骨劳气越，肾复过

疲，故持重远行，汗出于肾也。疾走恐惧，汗出于肝。暴役于筋，肝气罢极，故疾走恐惧，汗出于肝也。摇体劳苦，汗出于脾。摇体劳苦，谓动作施力，非疾走远行也。然动作用力，则谷精四布，脾化水谷，故汗出于脾也。出《黄帝素问》

劳伤，汗出成疾。《华佗中藏经》

汗出毛孔开，勿令人扇凉，亦为外风所中。《四时养生论》

人汗入诸肉，食之作下疮。《本草》。又《巢氏病源》云：人汗入诸肉，食作瘤疖。

多汗损血。《琐碎录》

背汗倚壁，成遁注病。《巢氏病源》谓：劳气遁注经络，四肢沉、腹内痛也。

大汗，勿偏脱衣，喜偏风，半身不遂。同上

嚏

向日取嚏法：欲得延年，洗面精神，至日更洗漱也。日出三丈，正面向日，口吐死气，服日后便为之死气，四时吐之也。鼻嚼日精，须鼻得嚏便止，是为气通。若不得嚏，以软物通导之，使必得嚏也。以补精复胎，长生之方也。向日正心，欲得使心正常，以日出三丈，取嚏讫仍为之，错手著两肩上，左手在上，以日当心，开衣出心，令正当之，常能行之佳。《云笈七签》

食后，以小纸捻，打喷嚏数次，气通则目自明，痰自化。《琐碎录》

便溺

不可对北溺。《感应篇》

忍尿不便，膝冷成痹。《千金要方》

忍大便不出，成气痔。同上

小便勿努，令两足及膝冷。同上

丈夫饥，欲坐小便。若饱，则立小便，慎之无病。同上

大便，不用呼气及强努，令人腰疼目涩，宜任之，佳。同上

夜间小便时，仰面开眼，至老眼不昏。《琐碎录》

忍小便成淋疾。同上

久忍小便，成冷痹。《云笈七签》

凡人求道，勿犯五逆，有犯者凶。大小便向南一逆，向北二逆，向日三逆，向月四逆，仰视天及星辰五逆。同上

行

行不得语，令人失气。《千金要方》

凡欲行来，常存魁罡在头上，所向皆吉。同上

夜行，用手掠脑后发，长精神，鬼魅不敢近。《琐碎录》

夜行损筋。同上

夜行常琢齿，琢齿亦无正限数也，然鬼邪畏琢齿声，是故不得犯人。《真诰》

行不多言，恐神散而损气。《西山记》

夜行，及冥卧，心中恐者，存日月还入于明堂中，须臾百邪自灭，山居恒尔此为佳。同上

夜归，左手或右手，以中指书手心，作"我是鬼"三字，再握固，则不恐惧。《琐碎录》

久行伤筋，劳于肝也。《黄帝素问》

立

久立伤骨，劳于肾也。《黄帝素问》

久立则肾病。《华佗中藏经》

久立低湿成疾。同上

坐立莫于灯心后，使人无事被牵连。《袁天罡阴阳禁忌历》

坐

久坐伤肉，劳于脾也。《黄帝素问》

坐卧于塚墓之间，精神自散。《西山记》

勿趺床悬脚，成血痹，两足重，腰疼。《千金要方》

饱食终日，久坐损寿。同上

勿竖膝坐而交臂膝上，不祥。《云笈七签》

勿北向坐思惟，不祥起。同上

枯木大树之下不可息，防阴气触人阳神。同上

坐卧莫当风，频于暖处浴。《孙真人枕中歌》

暑日月晒处，虽冷石不可便坐，热则令人生疮，冷则成小肠气。《琐碎录》

早起

清旦常言好事，勿恶言。闻恶事，即向所求方三唾之，吉。又勿嗔怒，勿叱咤咄呼，勿嗟叹，勿唱奈何，名曰请祸。《千金要方》

凡鸡鸣时，叩齿三十六遍讫，抵唇漱口，舌撩上齿，咽之三过，杀虫补虚劳，令人强壮。《琐碎录》

早起先以左足下床，则一日平宁。同上

早起以左右手摩肾，次摩脚心，则无脚气诸疾。或以热手摩面上，则令人悦色。以手背揉眼，则明目。

煨生姜，早晨含少许，生胃气，辟山瘴邪气。同上

每日下床先左脚，念"乾元亨利贞"，下右脚念"日月保长生"，如此各念三遍，则终日吉。同上

晨兴，以钟乳粉入白粥中，拌和食之，极益人。同上

早起不可用刷牙子，恐根浮兼牙疏易摇，久之患牙痛。盖刷牙，皆是马尾为之，极有所损。今时出牙者，尽用马尾灰，盖马尾能腐齿龈。同上

早起东向坐，以两手相摩令热，以手摩额上至顶上，满二九止，名曰存泥丸。《太平御览》

清旦初起，以两手又①，两手极上下之二七止，令人不聋。次缩鼻闭气，右手从头上引左耳二七止，次引两发鬓举之，令人血气流通，头不白。又摩手令热，以摩身体，从上至下，名干浴。令人胜风寒，时气寒热，头疼百病，皆除之。同上

凡人旦起常言善事，天与之福。《云笈七签》

夜起

夜起裸行不祥。《云笈七签》

夜起坐，以手攀脚底，则无筋转之疾。《琐碎录》

愁泣

勿久泣神悲蹙。《云笈七签》

大愁气不通。同上

多愁则心慑。《小有经》

学生之法，不可泣泪及多唾泄，此皆为损液漏精，使喉脑大竭。是以真人、道士，常吐纳咽味，以和六液。《真诰》

不可对灶哭。《感应篇》

哭者，亦趣死之音，哀者，乃朽骨之大患，恐吾子未悟之，相为忧耳。同上

哭泣悲来，新哭讫，不用即食，久成气病。《巢氏病源》

不可泣哭，便喉涩大渴。同上

愤懑伤神通于舌，损心则謇吃。同上

---

① 又：疑为"叉"字。

怒叫

勿朔旦号怒。《感应篇》

勿对北恶骂。同上

勿向灶骂詈，不祥。《千金要方》

勿卒呼，惊魂魄，勿恚怒，神不乐。《云笈七签》

多怒则百脉不定。《小有经》

喜笑

大乐气飞扬。《云笈七签》

多笑则伤脏，多乐则意溢，多喜则忘错昏乱。《小有经》

恣乐伤魂魄，通于目，损于肝，则目暗。《巢氏病源》

笑多则肾转腰痛。同上

歌舞

不可晦腊歌舞。《感应篇》

不可对灶吟咏。同上

凡欲眠，勿歌咏，不祥。《云笈七签》

慎勿上床卧歌，凶。同上

语言

凡言语读诵，常想声在气海中。《千金要方》

食上①不得语，语而食者，常患胸背痛。同上

寝卧，不得多言，笑言，五脏如钟磬，不悬则不可发声。同上

行不得语，若欲语，须住乃语，行语则令人失气也。同上

眠勿大语，损人气力。同上

走不得大语。《琐碎录》

多语则气争。《云笈七签》

不得与女人语笑同处，致尸鬼，惑乱精神。《太一真君》

食不语，寝不言。《论语》

---

① 上：疑衍。

思念

勿念内，志恍惚。《云笈七签》

多忌，则神怠，多念，则神散。《小有经》

不可北向思惟，不祥起。《云笈七签》

思虑伤心，心伤则吐、衄血，发则发焦。《巢氏病源》

睡卧枕附

久卧伤气，劳于肺也。《黄帝素问》

不可当风卧，不可令人扇之，皆卧得病也。《千金要方》

凡人卧，春夏向东，秋冬向西，头勿北卧，及墙北亦勿安床。同上

凡欲眠，勿歌咏，不祥。同上

上床坐，先脱左足，卧勿当舍脊下。卧讫，勿留灯烛，令魂魄及六神不安，多愁怨。人头边勿安火炉，日久引水气，头重目赤，睛及鼻干。同上

夜卧，当耳勿有孔，吹人即耳聋。同上

夏夜勿覆其头，得长寿。同上

凡人眠，勿以脚悬踏高处，久成肾水，损房足冷。同上

不得昼眠，令人失气。同上

卧勿大语，损人气力。同上

暮卧，常习闭口，口开即失气，且邪恶从口入，久成消渴及失血色。同上

屈膝侧卧，益人气力，胜正偃卧。按孔子不尸卧，故曰：睡不厌踧，觉不厌舒。同上

凡人舒睡，则有鬼痛魔邪。同上

凡眠先卧心，后卧眼，一夜当作五度反覆，常逐更转。同上

勿湿头卧，使人头风、眩闷、发秃、面黑、齿痛、耳聋、头生白屑。同上

凡睡觉，勿饮水更眠，令人作水癖。《巢氏病源》

夜卧，或侧或仰，一足伸屈不并，则无梦泄之患也。《琐碎录》

临卧，用黄柏皮，蜜炙含少许，一生不患咽喉。同上

雷鸣勿仰卧。同上

人睡著，不可将笔画面，其人神魂外游，回视不认尸，有至死者。同上

卧处，不可以首近火，必有目疾。亦不可当风，必患头风等疾。背受风则嗽，胸无禁。同上

多睡令人目盲。《云笈七签》

丈夫勿头北向卧，令人神不安，多愁忘。_{同上}

凡人卧，不用隐膊下，令人六神不安。_{同上}

凡卧，欲得数侧，语笑欲令至少，莫令声高。_{同上}

慎勿上床卧歌，凶。_{同上}

暮卧，先读《黄庭内景玉经》一遍乃卧，使人魂魄自然制炼。常行此法，二十八年亦成仙矣。《正一修真旨要》

饱食便卧，损寿也。_{同上}

人若睡，必须侧卧蜷跼，阴魄全也。亦觉，即须展两脚叉两手，令气通遍，浑身阳气布也。《云笈七签》

寝无伏。出《礼记》。又《云笈七签》云：始卧伏卧床，凶。

夜卧，自胫以下，常须覆薄被。不如此则风毒潜入，血气不行，直至觉来，顽痹、瘫缓、软脚、偏风，因兹交至。《四时养生论》

睡不张口，恐泄气而损神。《西山记》

卧湿当风，则真气自弱。_{同上}

夜卧，当耳勿得有孔，风入耳中，喜令口喝。《巢氏病源》

饱食仰卧，久成气疾病头风。_{同上}

人见十步直墙，勿顺墙而卧，风利吹人，必发癫痫及体重。_{同上}

汗出不可露卧及浴，使人身振、寒热、风疹。_{同上}

麻黄末五分，日中面向南杵之，水调方寸匕，日可三服，不睡。若要睡，用糯米粥、葵菜汤解之依旧，此炼丹守炉之秘法也。《墨子秘录》

煮通草茗饮之，不睡矣。_{同上}

将麝香一剂，安于枕中，能除邪辟恶。《狐刚子粉图》

决明子置之枕中最明眼。《琐碎录》

不可用菊花为枕，久之令人脑冷。_{同上}

神枕法：昔太山下，有老翁者，失其名字。汉武东巡，见老翁锄于道，背上有白光，高数尺。帝怪而问之："有道术否？"老翁对曰："臣昔年八十五时，衰老垂死，头白齿落，有道士者，教臣服枣、饮水、绝谷，并作神枕法。中有三十二物。其三十二物中，二十四物善，以当二十四气，其八物毒，以应八风。臣行之转少，白发返黑，堕齿复生，日行三百里。臣今年一百八十矣。不能弃世入山，顾念孙子，复还，食谷又已一十余年，犹得神枕之力，往不复老。"武帝视老翁类状，当如五十许，又验问其邻，皆云信然。帝乃从受其方作枕，而不能随其绝欲饮水也。方用五月五日、七月七日取山林柏以为枕，长一尺二寸，高四寸，空中容一斗二升，以柏心赤者为盖，厚二分，盖致之令密，又当使可开用也。又钻盖上为三行，行四十孔，凡一百二十孔，令容粟米大。

其用药芎䓖、当归、白芷、辛夷、杜衡、白术、藁本、木兰、蜀椒、桂、干姜、防风、人参、桔梗、白薇、荆实、肉苁蓉、飞廉、柏实、薏苡子、款冬花、白衡、秦椒、蘪芜凡二十四物，以应二十四气，加毒者八物应八风，乌头、附子、藜芦、皂荚、菵草、矾石、半夏、细辛。上三十二物各一两，皆咬咀，以毒药上安之满枕中。用布囊以衣枕，百日面有光泽。一年体中所疾，及有风疾，一一皆愈瘥，而身尽香。四年白发变黑，齿落更生，耳目聪明。神方验秘，不传非其人也。藁本是老芎䓖母也。武帝以问东方朔，答曰：昔女廉以此方传玉青，玉青以传广成子，广成子以传黄帝。近者谷城道士淳于公枕此药枕耳，百余岁而头发不白。夫痛之来，皆从阳脉，今枕药枕，风邪不得侵入矣。又虽以布囊衣枕，犹当复以帏衾重包之，须欲卧枕时，乃脱去之耳。诏赐老翁疋帛，老翁不受，曰：陛下好善，故进之耳。帝止。《云笈七签》

益眼者，无如磁石，以为盆枕，可老而不昏，宁王宫中用之。《丰宁传》

梦

夜梦恶不须说，且以水面东噀之，咒曰：恶梦著草木，好梦成宝玉。即无咎矣。《千金要方》

说梦者凶。《千金翼方》

善梦可说，恶梦默之，则使人延命矣。此出《云笈七签》。又《千金要方》云：梦之善恶皆勿说，为吉。

夜停烛而寝招恶梦。《琐碎录》

枕麝香一具于颈间，辟水注之，永绝恶梦。《真诰》

魇

人卧不悟，皆是魂魄外游，为他邪所执录，欲还未得，致成魇也。忌火照，火照则神魂遂不复入，乃至于死。而人有于烟光前魇者，是本由明出，是以不忌火也。《巢氏病源》

人魇勿燃明唤之，魇死不疑，暗唤唯好，得远唤，亦不得迫而急唤，亦喜失魂魄也。同上

夜卧，以鞋一覆一仰，亦无魇恶梦。《琐碎录》

枕北而寝，多魇。同上

夜魇之人，急取梁尘，吹鼻中，即醒。同上

取雄黄一块，带之不魇。《墨子秘录》

人忽不寤，勿以灯照之，杀人。但痛啮拇指甲际，而唾其面，则活。取韭捣汁吹鼻中，薤汁亦得，冬月用韭根汁，灌于口中。葛洪《肘后方》

沐浴

沐浴未干而熟睡成疾。《华佗中藏经》

浴[1]冷水则生肾痹之疾。同上

新沐发讫，勿当风，勿湿萦髻，勿湿头卧，使人头风眩闷，发秃面黑，齿痛耳聋，头生白屑。《千金要方》

夜沐发不食即卧，令人心虚，饶汗多梦。同上

热泔洗头，冷水濯之，作头风。同上

饮水沐头作头风。同上

冬浴不必汗出霖霖。同上

时行病新汗方解，勿冷水洗浴，损心。同上

凡居家，不欲数沐浴。若沐浴必须密室，不能大热，亦不得大寒，皆生百病。同上

沐浴后不得触风寒。同上

饥忌浴，饱忌沐，沐讫，须进少许食饮乃出。同上

常以晦日浴，朔日沐吉。同上

沐浴忌三伏、二社、四杀日，宜择申酉亥子日大吉也。《琐碎录》

人能一生断沐，未[2]无眼疾。同上

洗头不可冷水，成头风疾。同上

浴出不可和衫裙寝熟，恐成外肾疼，腰背拳曲。同上

有目疾，切忌酒后澡浴，令人目盲。同上

饱食沐发作头风。《巢氏病源》

汗出，不可露卧及浴，使人身振、寒热、风疹。同上

沐与浴同日，凶。《千金翼方》又云：夫妻同日沐浴，凶。

旧说眼疾不可浴，浴则病，甚至有失明者。白彦良云：未壮之前，岁岁患赤眼。一道人劝，但能断沐头则不复病此。彦良不沐，今七十余，更无眼疾。方勺《泊宅编》

向午后阴气起，不可沐发，令人心虚，饶汗多梦及头风也。《云笈七签》

汗出不宜洗身，令人五脏干，少津液。同上

沐浴无常不吉。同上

新沐浴讫，不得露头当风，不幸得大风、刺风疾。同上

五香沐浴者，青木香也。青木华，叶五节，五五相结，故辟恶气，捡魂魄，制鬼烟，致灵迹。以其有五五之节，所以为益于人耳。此香多生沧浪之东，东方之神人，名

---

① 浴：原为"浴"，据文义改。

② 未：疑为"永"字。

之为青木之香焉。同上

沐浴用五种香汤：一者白芷能去三尸，二者桃皮能辟邪气，三者柏叶能降真仙，四者零陵能集灵圣，五者青木香能消秽召真。《沐浴身心经》

上元斋者，用云水三斛，青木香四两，真檀七两，玄参二两，四种合煮一沸，清澄适寒温，先沐后浴。此难办者，用桃皮、竹叶剉之，水一二斛，随多少煮一沸，令有香气，辟恶邪不祥。沐浴室令香净，勿近圂图，勿逼井灶，勿傍堂坛，勿用秽地。《洞神经》

甑气水沐发，令发长密黑润。《本草》

沐用旬，浴用五。夫五则五气流传，浴之荣卫通畅，旬则数满复还，真气在脑，沐之则耳目聪明。若频频浴者，血凝而气散，虽肌体光泽，而气自损，故有痈疽之疾者，气不胜血，神不胜形也。若频频沐者，气壅于脑，滞于中，令人体重形疲，久而经络不能通畅。故古人以阳养阳，阳不耗散，以阴炼阳，阳必损弱。《西山记》

数澡洗，每至甲子当沐。不尔，当以几月旦，使人通灵。浴不患数，患人不能耳。荡炼尸臭而真气来入。《正一平经》

沐浴不数，魄之性也。违魄反真，是炼其浊秽，魄自亡矣。《真诰》

洗面

旦起勿开目洗面，令人目涩失明，饶泪。《千金要方》

盛热中自日中来，不得用冷水沃面，恐成目疾也。《琐碎录》

叩齿

叩齿之法：左相叩名曰打天钟，右相叩名曰搥天磬，中央上下相叩，名曰鸣天鼓。若卒遇凶恶不祥，当打天钟三十六遍。若经凶恶辟邪威神大咒，当搥天磬三十六遍。若存思念道，致真招灵，当鸣天鼓。以正中四齿相叩，闭口缓颊，使声虚而深响也。《九真高上宝书神明经》

夜行常琢齿，琢齿亦无正限数也，煞鬼邪，鬼常畏琢齿声，是故不得犯人也。若兼之漱液、祝说亦善。昔鲍助者都不学道，亦不知法术，年四十余，忽得面风气，口目不正。炁入口而两齿上下惟相切拍，甚有声响，如此昼夜不止，得寿百二十七岁。《真诰》

齿，骨之穷。朝久琢齿，齿不龋。《云笈七签》

齿宜数叩。《黄庭内经》

朝暮叩齿，以会身神。《黄庭外经注》

栉发 梳附

栉头理发，欲得过多，通流血气，散风湿也。数易栉更番用之也。亦不可频解发

也，栉之使多，而不使痛，亦可令侍者栉取多也。于是血液不滞，发根常坚。《真诰》

发宜多栉。《黄庭内经》

发是血之余，一日一度梳。《琐碎录》

发，血之穷，千过梳发，发不白。《云笈七签》

玳瑁梳能去风屑。《琐碎录》

孙思邈以交加木，造百齿梳，用之养生要法也。《樵人直说》

漱口

食毕当漱口数过，令人牙齿不败，口香。《千金要方》

热食讫，以酢酱漱口者，令人口臭。常臭作唇齿病。同上

汗出不宜洗身漱口，令人五脏干，少津液。《云笈七签》

热汤不可漱口，损牙。《琐碎录》

进士刘遁，遇异人曰：世人奉养，往往倒置，早漱口不若将困而漱，去齿间所积，牙亦坚固。同上

濯足

濯足而卧，四肢无冷疾。《琐碎录》

足是人之底，一夜一次洗。同上

凡脚汗勿入水，作骨痹，亦作遁疾。《云笈七签》

井华水和粉洗足，不病恶疮。《巢氏病源》

交合

凡夏至后丙丁日，冬至后庚辛日，皆不可合阴阳，大凶。《千金要方》

凡大月十七日，小月十六日，此名毁败日，不可交合，犯之伤血脉。同上

大喜大悲，男女热病未瘥，女子月血新瘥者，不可合阴阳。热疾新瘥，交者死。同上

老子曰：凡人生多疾病者，是风日之子。生而早死者，是晦日之子。在胎而伤者，是朔日之子。生而母子俱死者，是雷霆霹雳日之子。能行步有知而死者，是下旬之子。兵血死者，是月水尽之子，又是月蚀之子。能胎不成者，是弦望之子。命不长者，是大醉之子。不痴必狂者，是大劳之子。生而不成者，是平晓之子。意多恐悸者，是日出之子。好为盗贼贪欲者，是禹中之子。性行不良者，是日中之子。命能不全者，是日映之子。好诈反妄者，是晡时之子。不盲必聋者，是人定之子。天地闭气不通，其子死。夜半合阴阳生子，上寿，贤明。夜半后合会生子，中寿，聪明智慧。鸡鸣合会生子，下

寿，克父母。此乃天地之常理也。同上

天老曰：人禀五常形貌而尊卑贵贱不等，皆由父母合会，禀气寿也。得合八星，阴阳各得其时者上也，即富贵之极。得合八星，阴阳不得其时者中也，得中宫。不合八星，阴阳得其时者下也，得下宫。不合此宿，不得其时者，则为凡人矣。合宿交会者，非惟生子富贵，亦利身大吉。八星室参井鬼柳张房心，一云：凡宿也，是月宿所在星，可以合阴阳。同上

醉饱交接，小者面黚咳嗽，大者伤绝脏脉损命。《千金要方》

多食生葫，行房伤肝气，令人面无色。同上

御女之法，能一月再泄，一岁二十四泄，皆得一百岁，有颜色，无疾病，若加以药，则可长生。同上

患赤目须忌房事，不然令人患内障。同上

人年二①十者四日一泄，三十者八日一泄，四十者十六日一泄，五十者二十日一泄，六十者闭精勿泄。若体力犹壮者，一月一泄。凡人气力，自有强盛过人者，亦不可强忍，久而不泄，致生痈疽。若年过六十，而有数旬不得交合，意中平平者，自可闭固也。同上

凡人习交合之时，常以鼻多内气，口微吐气，自然益矣。交会毕，蒸热是得气也。以菖蒲末三分，白梁粉敷摩令燥，既使强盛，又湿疮不生也。同上

几欲施泻者，当闭口张目，闭气握固，两手左右上下，缩鼻取气，又缩下部及吸腹，小偃脊膂，急以左手中两指抑屏翳穴，长吐气并琢齿千遍，则精上补脑，使人长生。若精妄出，则损神也。同上

交会者，当避丙丁日及弦望晦朔。大风、大雨、大雾、大寒、大暑、雷电、霹雳，天地晦冥，日月薄蚀，虹霓地动，若御女者，则损人神，不吉。损男百倍，令女得病，有子必癫痴顽愚，喑痖聋瞆，挛跛盲眇，多病短寿，不孝不仁。又避日月、星辰、火光之下，神庙佛寺之中，井灶圊厨之侧，坟墓尸柩之傍，皆悉不可。夫交合如法，则有福德大智善人降托胎中，仍令性行调顺，所作和合，家道日隆，祥瑞竞集。若不如法，则有薄福愚痴恶人来托胎中，仍令父母性行凶险，所作不成，家道日否，殃咎屡至。夫祸福之应，有如影响。此乃必然之理，可不再思之。同上

妇人不必颜色妍丽，但得少年，未经生乳，多肥肉益也。若细发，目睛黑白分明，体柔骨软，肌肤细滑，言语声音和调，四肢骨节皆欲足肉，而骨不大，亦益也。同上

妇人蓬头蝇面，抱项结喉，雄声大口，高鼻露齿，目睛浑浊，口颔有毛，骨节高大，发黄少肉，与之交会，皆贼命损寿也。同上

每月二十八日，人神在阴，节忌欲事。甚于甲子庚申十五日，人神在遍身，尤当戒

———————
① 二：原作"一"，据文意改。

之。同上

善摄生者，凡觉阳事转盛，必谨而抑之，不可纵心竭意，以自贼也。若一度制得，则一度火灭，一度增油。若不能制，纵情施泻，即是膏火将灭，更去其油，可不深自防？同上

房事忌五月五日、六日、七日、十五日、十六日、十七日、二十五日、二十六日、二十七日，为九毒日，犯之者不过三年。《琐碎录》

房事忌庚申甲子，本命生日，犯之者各减二年之寿。朔日减一，纪望日减十年，二元日减五年，四立二分二至社日各减四年，三伏与晦日各减一年，又切忌当此日辰，不可构婚姻之礼。同上

新沐浴及醉饱、远行归还、大疲倦，并不可行房室之事，生病，切慎之。《云笈七签》

夫妻昼合不祥。同上

终身之忌卧幕燃烛行房。同上

历节疼痛，因醉犯房而得之。《华佗中藏经》

人有所怒，血气未定，因以交合，令人发痈疽。《黄帝杂禁忌法》

不可忍小便交合，令人淋，茎中痛，面失血色。同上

远行疲乏来入房，为五劳虚损。同上

妇人月事未绝，而与交合，令人成病得白驳。同上

夫学生之夫，必夷心养神，服食活①病，使脑宫填满，玄精不倾，然后可以存神服霞，呼吸二景耳。若数行交接，漏泄施泻者，则气秽身亡，精灵枯竭，虽复玄挺玉策、金书太极者，将亦不可解于非生乎。在昔先师，常诫于斯事云：学生之人，一接则倾一年药势，二接则倾二年药势，过三以往，则所倾之药，都亡于身矣。是以真仙之士，常慎于此，以为生生之大忌。《真诰》

凡甲子庚申之日，是尸鬼竞乱，精神躁秽之日也。不可与夫妻同席，及言语面会，当清斋不寝，惊备其日，遣诸可欲。同上

醉而交接，或致恶疮。《巢氏病源》

醉饱莫行房，五脏皆反覆。《孙真人枕中歌》

精液流泉去鼻香。注云：阴阳交接，漏液失精，食饮无味，鼻失芳香。若交接不停，鼻必失气，口不得味也。《黄庭外经》

雷电交合之子，必病癫狂。故曰：有不戒其容止者，生子不备也。《玄女房中经》

凡月二日、三日、五日、九日、二十日，此生日也，交会令人无疾病。《千金翼方》

---

① 活：疑为"治"字。

卷 下

毛兽部

总兽

家兽自死，共胲汁食之，作疽疮。《千金要方》

野兽自死，比首伏地，不可食。同上

兽赤足者，不可食，有歧尾，不可食。同上

兽自死，无伤处，不可食。同上

甲子日勿食一切兽肉，大吉。同上

凡六畜五脏，著草自动摇，及得咸酢不变色，又堕地不汗，又与大犬不食者，皆有毒杀人。同上

六畜卒疲死，及夏病者，脑不中食，喜生肠痈。《巢氏病源》

羊

羊有一角，食之杀人。《龙鱼河图》

羊有一角当顶上，龙也，杀之震死。《白泽图》

羊肉同胲酪食之，害人。《食治通说》

羊肝得生椒，破人脏。同上

羊肉共鲊，食之伤人，心亦不可共生鱼酪和食之，害人。《千金要方》

凡一切羊蹄甲中，有珠子白者，名羊悬筋，食之令人癫。同上

白羊黑头，食其脑，作肠痈。同上

羊肚共饭饮，常食久久，成反胃，作噎病。同上

甜粥共羊肚食之，令人多唾，喜吐清水。同上

青羊肝和小豆食之，令人目少明。同上

羊脑，男子食之，损精气，少子。同上

弥忌水中柳木及白杨木，不得铜器中煮杀羊肉，食之丈夫损阳，女子绝阴。同上

羊肉其有宿热者，不可食之。《金匮要略方》

青羊肝食之明目。《药性论》

羊心有孔者，食之杀人。《日华子本草》

羊肝不可合猪肉及梅子、小豆食之，伤心，大病人。同上

凡羊肉不可久食，病人。同上

白羊肉，不可杂鸡肉食之。同上

山羊肉，不可合鸡子食之。同上

羊肝不可合乌梅、白梅食之。同上

山羊肉不可合鳖肉同食。同上

羊肝有窍者，食之害人。《琐碎录》

羊不酱吃之，久而闭气，发痼疾。同上

鼻中毛出，昼夜可长五寸，渐渐粗圆如绳，痛不可忍。虽忍痛摘去，即复更生。此由食猪羊血过多，治用乳食①、硇砂各一两为末，以饭丸如桐子大，空心、临卧各一服，水下十粒，自然退落。《夏子益治奇疾方》

牛

牛肉，不得和黍米、白酒食之，必生白虫。《食疗本草》

牛者，稼穑之资，不可屠杀。自死者，血脉已绝，骨髓已竭，不堪食。黄牛发病，黑牛尤不可食。同上

饮白酒，以桑枝贯牛肉炙食，并生栗，生寸白虫。《巢氏病源》

乌牛自死北首者，食其肉害人。《千金要方》

一切牛，盛热时奇死者，总不堪食，食之作肠痈疾。同上

患甲蹄牛，食其蹄中柜筛之人，令人作肉刺。同上

独肝牛肉食之杀人，牛食蛇者独肝。同上

患病牛肉，食之令人身体痒。同上

牛肉共猪肉食之，必作寸白虫。同上

大忌人下痢者，食自死牛肉，必剧。同上

一切牛乳汁及酪，共生鱼食之，成鱼瘕。同上

疫死牛，或目赤，或黄，食之大忌。《金匮要略方》

青牛肠，不可合犬肉食之，大忌。同上

① 食：疑为"香"之误。

牛肺，从三月至五月，其中有虫如马尾，割去之，勿食，损人。同上

食牛人，不可食栗子。《琐碎录》

食牛肉损齿，用姜尤甚。同上

花牛最毒，患眼人吃双盲。同上

食牛肉过多，不腹胀，却服食药。若胀者，但欲水自消。同上

食牛之人，生遭恶鬼侵陵，多染疫疬。死入地狱，受赦所不原之罪。《戒杀编类》

台州摄参军陈昌，梦入东岳，见廊下有数罪人，悉断割肢体，号叫极甚。陈问阴吏，曰：此数人以食牛肉与杀害众生故也。既觉，遂不食牛肉与鸡。台州甚瘟疫，环城几无免者，陈颇忧之。神人告曰：子不食牛肉，我常卫护，邪疫之气无自而入，不必忧也，是年不染瘟疫。同上

今人有不食牛肉，而食脡子者，亦是牛皮煎成，与牛肉何异？凡属牛身之物，皆不可食，岂止戒肉而已。同上

好食牛肉，人寿禄皆减，百神皆散。不食牛肉，百神守之，鬼不敢近。同上

凡牛啖蛇，即毛向后顺，有大毒，食之害人。《食禁方》

马

白马玄头，食之杀人。《鱼龙河图》。又《千金要方》云：白马玄头，食其脑，令人癫。

白马自死，食其肉害人。同上

白马青蹄，不可食。《千金要方》

患疥马肉，食之令人身体痒。同上

白马鞍下乌色彻肉里者，食之伤人五脏。同上

一切马汗气及毛，不可入食中，害人。同上

马脚无夜眼者，不可食之。《金匮要略方》

马肉不可热吃，伤人心。同上

马鞍下肉，食之杀人。同上

白马黑蹄者，不可食之。同上

马肉、豚肉共食饱醉卧，大忌。同上。又《食禁方》云：马猪肉共食霍乱。

马肝有毒，食之杀人。同上

马肉不可与仓米同食，必卒得恶疾，十有九死。不与姜同食，生气嗽。《食疗本草》

食骏马肉，不饮酒，杀人。《食禁方》。又《吕氏春秋》云：秦缪公失左骏，见野人杀食之。缪公笑曰：食骏马肉而不饮酒，命恐伤，其性也，遍饮之而去。

马肉不可与苍耳同食，伤人。同上

马汗沟欲深，脊欲如伏龟。两边有回毛，曰腾蛇，杀主。口边回毛，曰御祸，妨

主。白额入口，名曰的卢，奴乘客死，主乘弃市。回毛在目下，曰承泪，不利人也。《伯乐相马经》

驴

驴肉食之动风，脂肥尤甚，屡试屡验。《日华子》以谓：止风狂，治一切风。未可凭也。《本草衍义》

驴病死者不任用。《食禁方》

驴肉合猪肉食之，成霍乱。同上

麋

孕妇见麋而子回目。《淮南子》

麋脂不可近男子阴，冷瘘。《千金要方》

麋脂及梅、李子，若妊娠妇人食之，令子青盲，男子伤精。《金匮要略方》

麋骨可煮汁酿酒，饮之，令人肥白美颜色。《本草》

麋肉不可与雉肉同食。同上 又《食禁方》云：麋雉肉同食令人发脚气。

麋肉多食，令人弱房发脚气。同上

麋肉不可合獭肉同食，害人。《食禁方》

麋肉不可杂鹄肉食之。同上

麋肉不可合生菜食之。同上

麋肉不可合虾蟆同食之。同上

鹿

鹿一千年为苍鹿，又百年化为白鹿，又五百年化为玄鹿，玄鹿为脯食之，寿二千岁。《述异记》

鹿胆白者，食其肉害人。《千金要方》

白鹿肉，不可和蒲白作羹食，发恶疮。同上

鹿豹文杀人。《本草》

鹿，九月以后，正月以前，堪食。《食疗本草》

鹿，角错为屑，白蜜五升淹之，微火熬令小变色，曝干，更捣筛，服之令人轻身，益气，强骨髓，补绝伤。同上

獐

獐肉，不可合虾及生菜、梅、李果实食之，皆病人。《金匮要略方》

獐肉，不可炙食，令人消渴。《食禁方》

獐肉，不可同蛤食，令人成瘕病。同上

獐肉，八月至十二月食之胜羊肉，自十二月至七月动气。《食疗本草》

麂

麂多食，动人痼疾。《本草》

麢

生麢肉共虾汁合食之，令人心痛。《千金要方》

生麢肉共雉肉食之，作痼疾。同上

麝

麐肉不可合鹄肉食，成瘕病。《本草》

麝

麝肉共鹄肉食之，作瘕瘕。《千金要方》

麝脐中香，治一切恶气、疰、百疾，研服之，立瘥也。《食疗本草》

象

象肉不可食，令人体重。《本草》

猪

白豕白蹄青爪不可食。《养生要集》

豚肉不可久食，令人遍体筋肉碎痛乏气。《千金要方》

豚脑损男子阳道，临房不能行事。同上

猪肾不可久食，令人少子精，发宿病，弱筋骨，闭血脉，虚人。肌有金疮者食之，疮尤甚。同上

猪脑，男子食之损精气，少子。同上

猪肝、肺共鱼脍食之，作痈疽。同上

猪肝共鲤鱼肠、鱼子食之，伤人神。同上

猪肺及饴和食之，发疽。同上。又云：八月勿食猪肺，至冬时发疽。

猪心、肝不可多食，无益，猪临宰惊入心，绝肝也。《琐碎录》

猪肝、鹌鹑同食，令人面生黑点。同上

猪肉久食动风气，令人暴肥，盖风虚所致。《本草》

猪肉共羊肝和食之，令人心闷。《金匮要略方》

猪肉不可与生胡荽同食，烂人脐。同上

猪肉不可合龟、鳖肉食之，害人。同上

猪肉和葵食之，令人气少。同上

猪肉不可合乌梅食之。同上

猪肉不可合鸡子同食，令人气满闷。同上

食猪肉饮酒，卧秫稻穰草，令人发黄。同上

猪放田野间，或食杂毒物而死者有毒，或自死及疫死者，亦不可食之。同上

猪不姜吃之，中年气血衰，面生黑黯。《琐碎录》

食猪膏忌乌梅。《本草》

猪脂不可合梅子食之。《金匮要略方》

野猪青蹄者不可食之。《食禁方》

江猪多食者，令人体重。《食疗本草》

豪猪不可多食，发风气，令人虚羸。《本草图经》

凡煮猪肉，用桑白皮、高良姜、皂荚、黄蜡各数小块同煮，即食不发风。《琐碎录》

犬

白犬虎文，南斗君，畜之可致万石也。《杂五行书》

黑犬白耳，大王犬也，畜之令富贵。同上

黑犬白前两足，宜子孙。同上

白犬黄头，家大吉。同上

黄犬白尾，代有衣冠。同上

黄犬白前两足，利人。同上

人家养犬，纯白者凶。《狗经》

犬黑色者，养之能辟伏尸。舌青斑者，识盗贼则吠之。《琐碎录》

白犬合海鲉食之，必得恶病。《千金要方》

白犬自死不出舌者，食之害人。同上

犬肉不可炙食，令人患消渴病。《本草》

犬肉不与蒜同食，损人。同上

犬悬蹄肉，有毒杀人。同上

犬肉不熟，食之成瘕。《龙鱼河图》

吃狗肉人，减克年寿。《戒杀编类》。又《真武启圣记》云：食犬折寿禄，作事不利。

白犬胆青大为妙，和通草、桂为丸服，令人隐形。《食疗本草》

犬春月多狂。若鼻赤，起而燥者，此欲狂，其肉不任食。《千金要方》

虎

虎肉不可热食，坏人齿。《千金要方》

猫

人家畜猫，一产止一子者，害其主，急弃，人乃免。又云：虽一产三四，而皆雄或皆雌者，亦不可畜。《琐碎录》

兔

兔至秋深时则可食，金气全也。《本草衍义》

兔肉和獭肝食之，三日必成遁尸。《千金要方》

兔肉共白鸡肝、心食之，令人面失色，一年成瘅黄。同上

兔肉共姜食，变成霍乱。同上。又《金匮要略方》云：兔着干姜食之成霍乱。

兔肉共白鸡肉食之，令人血气不行。同上。又《金匮要略方》云：令人面发黄。

兔肉与干橘同食，令人卒患心痛，不可治。《食疗本草》

兔死而眼合者，食之杀人。《本草》

兔肉不可与鹅肉同食，令人血气不行。《琐碎录》

鳞介部

龙

忽见龙勿惊怪，亦勿注意瞻视。《千金要方》

龙肉以醢渍之则文章。《博物志》

鱼

鱼目有睫，杀人。《本草》

鱼目得开合，杀人。同上

鱼二目，杀人。同上

鱼目合者不可食之。《金匮要略方》

鱼白目不可食。《千金要方》

鱼目赤，作鲊食之，害人。同上

鱼赤目，作脍食之，生鱼瘕。《巢氏病源》

鱼头正白如连珠至脊上，食之杀人。《食禁方》

鱼无鳃者杀人。《食疗本草》。又《千金要方》云：鱼无全鳃发痈疽。

鱼赤鳞者，不可食。《千金要方》

鱼连鳞者，杀人。《本草》

凡无鳞者，有毒。同上

食无鳞鱼，不可吃荆芥，能害人。《琐碎录》

鱼有角，食之发心惊，害人。《千金要方》

鱼无肠、胆，食之三年，丈夫阴痿不起，妇人绝孕。同上

鱼腹内有白如膏，食之发疽。《巢氏病源》

鱼白背不可食。《食禁方》

鱼无须者食之发癫。同上

鱼身有黑点者，不可食。《千金要方》

一切鱼尾食之不益人，多食有勾骨著人咽。同上

鱼白须，杀人；腹下丹字，杀人；鱼师大者有毒，食之杀人。《本草》

溪涧沙西中生者，鱼有毒多在脑中，不得食头。同上

凡鱼羹以蔓菁煮之，蔓菁去鱼腥。又万物脑能销身，所以餐脍食鱼头羹也。同上

鱼不熟，食之成瘕。《龙鱼河图》

鱼馁不食。《论语》

二月庚寅日，勿食鱼，大恶。《千金要方》

六甲日，勿食鳞甲之肉。《金匮要略方》

凡食鱼不可转头，恐为骨所鲠。《琐碎录》

鱼投地尘上不污，不可食。《食禁方》

鱼不可合鸬鹚肉食之。同上。又《食疗本草》云：鱼汁不可合鸬鹚肉食之。

鱼不得合鸡肉食之。《金匮要略方》。又《食禁方》云：凡鱼不可合乌鸡肉食之。

一切鱼共菜食之，作蛔虫、蛲虫。《千金要方》

凡食生鱼后，即饮鱼酪，发动则损人精气，腰脚疼弱。《食禁方》

鲤鱼

鲤鱼至阴之物也，其鳞三十六，阴极则阳复。所以《素问》曰：鱼热中。王叔和曰：热即生风，食之所以多发风热。诸家所解并不言。《日华子》云：鲤鱼凉。今不取，直取《素问》为正。万一家风，更使食鱼，则是贻祸无穷矣。《本草衍义》

修理鲤鱼，可去脊上两筋及黑血，毒。《食疗本草》

炙鲤鱼，切忌烟，不得令熏著眼，损人眼光，三两日内，必见验也。同上

食桂竟食鲤鱼肉，害人。《千金要方》

鲤鱼不可合犬肉食之。《金匮要略方》

鲤鱼不可合蘩蒌作羹。《食禁方》

鲤鱼子，不可合猪肝食之，害人。同上

鲫鱼

鲫鱼不可合猪肝食。《梅师方》

鲫鱼不可合猴、雉肉食之。《金匮要略方》

鲫鱼宜合莼作羹，主胃弱。《本草》

鲫鱼子不宜与猪肉同食。同上

食鲫鱼不可食沙糖，令人成甘虫。《食疗本草》

鲫鱼不可合乌鸡肉食之，食人发疽。《食禁方》

鲫鱼不可与麦门冬同食，杀人。《琐碎录》

鲈鱼

鲈鱼肝有毒，食之中其毒，面皮剥落。《食禁方》

鲈鱼食之宜人，不甚发病。《本草衍义》

鲈鱼多食宜人，作鲊尤良。一云多食发痃癖。《本草》

鲈鱼不可与乳酪同食。同上

白鱼

白鱼新鲜者好食，若经宿者不堪食，令人发冷、生诸疾。《食疗本草》

白鱼多食泥人心。同上

青鱼

青鱼服术人勿啖。《本草》

青鱼不可同葵蒜食，害人。《齐人千金月令》

青鱼不可合小豆、藿食之。《食禁方》

黄鱼

黄鱼发诸病，不可多食，亦发疮疥、动风。《本草》

黄鱼不宜和荞麦面同食，令人失音声。《食禁方》

养生类纂

鲻鱼

鲻鱼久食，令人肥健。《食疗本草》

鲳鳜鱼

鲳鳜鱼腹中有子毒，令人痢下。《本草》

鲟鱼

鲟鱼，小儿食结癥瘕及嗽，大人久食，令人卒心痛，并使人卒患腰痛。《食疗本草》

鲟鱼不可与干笋同食，发瘫痪风也。同上

鲞鱼

鲞鱼多食发疥。《本草》

比目鱼

比目鱼多食动气。《本草》

鳜鱼

鳜鱼益气力，令人肥健，仙人刘凭常食之。《食疗本草》

黄颡鱼

黄颡鱼醒酒，亦无鳞，不益人也。《本草》

食黄颡鱼后，食荆芥汤，即时死。食他鱼，亦宜禁之。出《遁齐闲览》。又《琐碎录》云：食黄颡鱼不可食荆芥，令人吐血，取地浆饮之，即解也。

石首鱼

石首鱼和莼菜作羹，开味益气。《本草》

河豚鱼

河豚眼红者，独肝者，不可食。《琐碎录》

食河豚罢，不可啜菊头茶。同上

豚鱼肝及子有毒，入口烂舌，入腹烂肠。《本草》

鮀鱼

鮀鱼即鼍也，老者多能变化为邪魅，自非急勿食。《本草》

鮀鱼能吐气成雾致雨。梁周与嗣常食其肉，后为鼍所喷，便为恶疮。此物灵强不可食。同上

鳅鱼

鳅不可合白犬血食之。《金匮要略方》

鳝鱼

鳝鱼腹下黄者，世谓之黄鳝，此尤动风气，多食令人霍乱。又有白鳝，稍大色白，皆动风。《本草衍义》

鳝鱼不可合白犬血食之。《金匮要略方》

鳝是赤图，形类圣蛇，宜放，不可杀食。《真武启圣记》

食鳝折人寿禄，作事不利。同上

鳗鲡鱼

赵州镜湖邵长者，家女年十七八，染瘵疾累年不愈。女谓母曰："妾无由脱此疾，可将棺木盛我，送长流水中。不依妾言，我即自尽。"父母依此语。有钱清江打鱼赵十，见棺木，乃开见女子，遂抱下舡中，与饭并羹，后获大安。赵十夫妇，寻送邵长者家。其遂惊喜，问女如何得命。女曰：赵十日日煮鳗羹供我食，食觉内热之病皆无矣。邵长者遂酬赵十三百千。今医所用鳗前乃此意也。《名医录》。又《本草图经》云：病瘵，鳗和五味采煮食。

治蚊虫，以鳗鲡鱼干者，于室烧之，即蚊子化为水矣。《圣惠方》

鳗鲡鱼烧之熏毡中，断蛀虫。置其骨于箱衣中，断白鱼诸虫咬衣服。又烧之熏，合屋免竹木生蛀虫。《食疗本草》

鲇鱼

鲇鱼赤目、赤须、无腮者，食之并杀人。《本草》

鲇鱼不可与牛肝合食，令人患风，多噎涎。《本草图经》

鲇鱼不可与野猪肉同食，令人吐泻。同上

鳀鱼即鲇鱼也，不可合鹿肉食之，令人筋甲缩。《食禁方》

黑鳢鱼

鳢鱼，属北方癸水，至夜朝北不动，项盘七点，只宜放，不可杀食。《真武启圣记》。又《埤雅》云：鳢鱼与蛇通气，其首戴星，夜则北向，盖北方之鱼也。

鳢鱼有诸疮者，不可食，令瘢不灭，或白色。《食疗本草》

鳢鱼，脚气、风气人，食之，效。同上

石斑鱼

南方溪涧中，有鱼生石上，号石斑鱼，作鲜甚美。至春含育则有毒，不可食，云与蜥蜴交也。出《遁斋闲览》

蛇

巳年不宜杀蛇。《续酉阳杂俎》

见蛇莫打，损寿。《琐碎录》

凡见蛇交则有喜。同上

若被蛇咬，不得用口呵，恐毒气入口，能害人。同上

龟

龟肉共猪肉食之害人。《千金要方》

秋果菜共龟肉食之令人短气。同上

饮酒食龟肉并菰白米，令人生寒热。同上

六甲日，勿食龟肉，害人心神。同上

龟肉不可合瓜食之。《食禁方》

龟肉不可合苋菜食之。同上

龟肉不可合酒果食之。同上

鳖

鳖系四足，状如神龟，只宜放，不宜杀食。《真武启圣记》

大忌食鳖，折人寿禄，作事不利。同上

鳖腹下成王字不可食。《千金要方》

鳖三足，食之害人。同上

鳖肉、兔肉和芥子酱，食之损人。同上

鳖肉共苋、蕨菜食之，作鳖瘕，害人。同上

鳖肉共猪肉食之害人。<small>同上</small>

六甲日，勿食鳖肉，害人心神。<small>同上</small>

鳖目四者不可食。食其肉，不得合鸡、鸭子食之。<small>《金匮要略方》</small>

鳖肉多食作癥瘕。赤足者杀人，独目者杀人，目白者杀人，腹下有卜字、五字不可食，颔下有骨如鳖不利。<small>《本草》</small>

鳖肉与鸡肉食成瘕。<small>同上</small>

食鳖须看腹下，有蛇盘纹者，是蛇不可食。<small>《琐碎录》</small>

蘡荷煮鳖能杀人。<small>同上</small>

若买鳖，须缩头者，头若伸，皆先死后煮，不可食。<small>同上</small>

鲎

鲎黑而小者，谓之鬼鲎，食之害人。<small>《琐碎录》</small>

鲎多食发嗽并疮癣。<small>《本草》</small>

蟹

蟹目赤者杀人。<small>《食疗本草》</small>

蟹腹下有毛，腹中有骨，不利人。<small>《本草》</small>

蟹目相向，足斑者，食之害人。<small>《千金要方》</small>

食蟹食红柿及荆芥，令人动风，缘黄下有一风虫，去虫食之不妨。<small>《琐碎录》</small>

糟蟹，如以纸灯照其瓶则沙而不可食。<small>同上</small>

蟹八月腹内有芒，真稻芒也，未被霜食，有毒。<small>《埤雅》</small>

秋蟹毒者，无药可疗，目相向者，尤甚。<small>《博物志》</small>

蟹极动风，体有风疾人，不可食。<small>《本草衍义》</small>

蟛蜞

蟛蜞不可食。蔡谟初渡江，不识而啖之，几死。<small>《本草》</small>

牡蛎

牡蛎火上炙令沸，去壳食之甚美，令人细肌肤，美颜色。<small>《食疗本草》</small>

蛤蜊

蛤蜊性冷，乃与丹石相反，服丹石人食之，令腹结痛。<small>《本草》</small>

淡菜

淡菜多食，少烦闷目暗，可微利即止。《本草》

淡菜烧食即苦，不宜人，与少米先煮熟，后除肉内两边锁及毛了，再入萝卜，或紫苏，或冬瓜皮，同煮即更妙。同上

螺

螺大寒，疗热醒酒，压丹石，不可常食。《食疗本草》

螺不可共菜食之，令人心痛。《千金要方》

蚌

蚌冷无毒。明目除烦，压丹石药毒。《本草》

蚌共菜食之，令人心痛。《千金要方》

蚶

蚶每食了，以饭压之，不尔令人口干。《本草》

蚶益血色，利五脏，健胃，可火上暖之令沸，空腹中食十数个，以饭压之，大妙。同上

蛏

蛏与服丹石人相宜，天行病后不可食，切忌之。又云：主胸中烦闷邪热，止渴，须在饭食后食之佳。《本草》

马刀

马刀，京师谓之撞岸，发风痰，不可多食。《本草衍义》

蚬

蚬多食发嗽。《本草》

虾

虾无须及腹中通黑，煮之反白者，不可食。《金匮要略方》

虾动风发疮疥。《食疗本草》

不可食生虾鲙。同上

虾不可合鸡肉食之，损人。_{同上}

凡虾鲙共猪肉食之，令人恶心多唾，损精气。《食禁方》

米谷部

粳米

粳米新者动气，经年者亦发病。烧去芒春之，日火稻，食即不发病。唯陈仓米暖脾平胃。《本草》

干粳米饭，常食令人热中，唇口干。同上

粳米饭不可和苍耳食之，令人卒心痛，即急烧仓米炭，和蜜浆服之，不尔即死。同上

粳米饭不可与马肉同食之，发痼疾，陈仓米亦然。同上

糯米

糯米寒，唯作酒则热，不可多食，令人身软，缓人筋。

糯，脾之谷，味甘，脾病宜食，益气止泄，治百病。《明鉴图》

糯使人四肢不收，昏昏多睡，发风动气，不可多食。霍乱后，吐逆不止，清水研一碗饮之，即止。《食疗本草》。又《本草》《日华子》云：糯米止霍乱，取一合煮粥食即止。

黍米

黍，肺之谷，味辛，肺病宜食，温，主益气，治百病。《明鉴图》

黍米性寒，有少毒，不堪久服，昏五脏，令人好睡，缓人筋骨，绝血脉。《本草》

黍米不可久食，多热，令人烦闷。《食医心镜》

黍米合葵菜食之成痼疾。《食疗本草》

黍米中脏，脯腊食之，令人闭气。《千金要方》

黍，七月阴干，益中补气。《吴氏本草》

黍米、白酒、生牛肉共食，作寸白虫。《食禁方》

黍米不可合饴糖、蜜食之。同上

稷米

稷米，今谓之穄米，发故疾。

稷米，多食发冷气，不可与川附同服。《本草》

稷米，服丹石人发热，食之热消。不与瓠子同食，令人发病，发则黍穰酿汁饮之，即瘥。《食疗本草》

胡麻

胡麻一名苣蕂，服之不老，耐风湿、补衰老。《抱朴子》

胡麻九蒸九曝，末之，以枣膏丸，服之治白发还黑。《千金要方》

胡麻补五内，益气力，长肌肉，填髓脑，坚筋骨，久服轻身不老，明耳目，耐饥渴，延年。《本草》

胡麻叶可沐头，令发长。《本草图经》

油麻

白油麻久食，消人肌肉，生则寒，炒熟则热。《本草图经》

白油麻与乳母食，其孩子永不生病。《本草》

白油麻治饮食物，须逐日熬熟用，经宿即动气，有牙齿并脾胃疾人，切不可吃。同上

大麻子

麻，肝之谷，味酸，肝病宜服，治百病。《明鉴图》

大麻子须隔年者，方可食。《琐碎录》

大豆 ①

大豆，久服令人身重。《本草》

大豆，久食令人作癖。《食禁方》

大豆，每食后净磨拭，吞鸡子大，令人长生。初服时似身重，一年已后，不觉身轻，又益阳道。《食疗本草》

大豆，一斗以新布盛，内井中一宿，出服七粒，辟温病。《伤寒类要》

大豆糜，忌食猪肉。炒豆不得与一岁以上小儿食，食竟啖猪肉，必壅气死。《千金要方》

蒸大豆一升，令变色，内囊中枕之，治头项强，不得顾视。同上

醋煮大豆黑者，去豆煎令稠，敷发合发鬓。同上

---

① 大豆：前据目录尚有大麦、小麦、荞麦、穬麦，然缺正文。

白豆

白豆味咸，肾之谷，肾病宜食，煞鬼气。《孙真人食忌》

白豆合鱼鲊食之，成消渴。同上

青小豆

青小豆合鲤鱼鲊食之，令人肝黄，五年成干癣病。《千金要方》

赤小豆

赤小豆久服，令人枯燥。《千金要方》

赤小豆久食瘦人。《本草》

赤豆合鱼鲊食之，成消渴。《孙真人食忌》

昔有人患脚气，用赤小豆作袋，置足下朝夕辗转践踏之，其疾遂愈。《本草图经》

丹毒，以赤小豆末和鸡子白涂之，逐手即消。又诸肿毒欲作痈疽者，以水涂便可消散。同上

赤小豆和鲤鱼烂煮食之，甚治脚气。《食疗本草》

暴痢后，气满不能食，煮赤小豆一顿服之，即愈。同上

热毒下血，或食热物发动，以赤小豆杆末，水调方寸匕。《梅师方》

绿豆

绿豆作枕，明目治头风头痛。《本草》

绿豆下气，诸食发，作饼炙食之佳。补益，和五脏，安精神，行十二经脉，此最为良。又研汁煮饮服之，治消渴，去浮风，益气力，润皮肉，可长食之。《食疗本草》

扁豆

扁豆久食头不白。《食疗本草》

白扁豆解一切草木毒，生嚼及煎汤服取效。《本草》

扁豆疗霍乱，吐痢不止，末和醋服之。同上

粟米

粟米，胃冷者不宜多食。《本草拾遗》

小儿重舌，用粟补之。《子母秘录》

消渴口干，粟米饮^①饭食之良。《食医心镜》

罂粟

罂粟不可多食，食过度则动膀胱气。《本草图经》

疗反胃不下，饮食罂粟粥法：白罂粟二合，人参末三大钱，生芋五寸长，细切，研三物，以水一升二合，入生姜汁及盐花少许，搅匀分二服，不计早晚食之，亦不妨别服汤丸。《南唐食医方》

果实部

总果

非时果实不可食，防带邪气入腹。《西山记》

时果有瓥，或损，不可食。《食治通说》

勿食未成核果，发痈疽，不尔发寒热，变黄，为泄痢。《巢氏病源》

自落地五果经宿，蚍蜉、蝼蛄、蛞蝓游上，勿食。

果子生食生疮。《金匮要略方》

一切果核中有两仁者，并害人。《千金要方》

枣子

大枣，久服长生，不饥。《千金要方》

生枣，食多令人腹胀，多寒热，羸瘦者不可食。煮食补肠胃，肥中益气。干枣润心肺，止嗽，和五脏，治虚劳损，除肠胃癖气。《本草》

枣味甘补脾，脾病宜食，治百病。《明鉴图》

软枣不可多食，动人风气，发冷病咳嗽。《食禁方》

枣合生葱食之，令人病。《金匮要略方》

梅子

梅子多食坏人齿。《千金要方》

梅子多食伤骨，蚀脾胃，令人发热。《本草》

---

① 饮：疑为"炊"之误。

桃子

桃味辛，肺病宜食，治百病。《明鉴图》

桃多食令人有热。《千金要方》

饱食桃，入水浴，成淋病。同上

桃生者食之损人。《食疗本草》

杏子

杏味苦，心病宜食，治百病。《明鉴图》

杏子热，不可多食，损人筋骨，面䵟。《食疗本草》

杏多食令人目盲。《修真秘旨》

杏仁不可久服，令人目盲发落，动一切宿病。《千金要方》

李子

李，无毒，益气，多食令人虚热。《本草》

李子不可合雀肉食。同上

李不可合蜜食，损五脏。《食医心镜》

李不可多食，临水上食，令人发痰疟。《食疗本草》

李味酸，肝病宜食，治百病。《明鉴图》

李仁不可和鸡子食之，患内结不消。《本草》

梨子

梨多食，令人寒中。《千金要方》

金疮、产妇勿食梨，令人萎困，寒中。同上

胸中痞塞热结，可多食生梨。《本草》

吃梨益齿损肾。《琐碎录》

奈子

奈子不可多食，令人虚病。《食疗本草》

奈味苦，令人臆胀，病人不可多食。《太平御览》

柑子

柑子食多，令人肺燥，冷中，发痃癖。《食疗本草》

柑子多食发阴汗。《本草》

橘子

橘子，酸者聚痰，甜者润肺。《本草拾遗》

橘柚不可多食，令人口爽，不知五味。《食禁方》

橙子

橙子不可多食，伤肝气。《本草》

橙子不可与獭肉同食，令人头旋恶心。《食禁方》

松子

取松子捣为膏，如鸡子大，酒调下，日三一服，则不饥渴。饮水，勿食他物，百日身轻。《圣惠方》

松子补虚羸、少气、不足。《本草》

油松子不可吃，损人声。《琐碎录》

柿子

红柿摘下未熟，每篮将木瓜三两枚于其中，其柿得木瓜即发，并无涩味。《琐碎录》

红柿饮酒令人心痛。《本草》

凡食柿，不可与蟹同，令人腹痛大泻。《本草图经》

牛奶柿至冷，不可多食。同上

椑柿久食令人寒中。《本草》

日干柿温补，多食去面皯，除腹中宿血。同上

栗子

栗味咸，肾病宜食，治百病。《明鉴图》

栗子生食治腰脚，蒸炒食之，令气壅，患风水气，不宜食。宜日中曝干食，即下气补益。今所食生栗，可于热灰火中煨，冷汗出，食之良。不得通热，即壅气，生即发气，故火煨投其木气耳。《食疗本草》

林檎

林檎多食，令人百脉弱。《千金要方》

林檎不可多食，发热涩气，令人好睡，发冷痰，生疮疖，脉关不行。《本草》

樱桃

樱桃令人好颜色。美志性。《千金要方》

樱桃多食令人吐。《本草》

樱桃多食伤筋骨。《金匮要略方》

樱桃多食发虚热，有暗风人不可啖，啖之立发。《本草图经》

荔枝

荔枝子止渴，益人颜色，如吃太多，用生蜜一匙，新汲水化吃。《食疗本草》

荔枝子食之通神、益智、健气，多食则发热。同上

荔枝食之有益于人。列仙传称，有食其华，实为荔枝。仙人葛洪云：癫渴补髓，或以其性热，人有日啖千颗，未尝为疾，即少觉热，以蜜浆解之。《荔枝谱》

龙眼

龙眼久食，益智强魂，去毒安志。《本草》

生龙眼沸汤内焯过，食之不动脾。《琐碎录》

胡桃

胡桃发风，须以汤剥去肉上薄皮，过夏至不堪食。《本草衍义》

胡桃多食动痰饮，令人恶心、吐水、吐食。《千金要方》

胡桃多食利小便，能脱人眉，动风故也。《本草》

油胡桃不可吃，损人声。《琐碎录》

食胡桃多者，令人吐血。同上

安石榴

石榴多食损齿。《食疗本草》

安石榴多食损人肺。《千金要方》

木瓜

木瓜不可多食，损齿及骨，又脐下疞痛。《食疗本草》

枇杷

枇杷多食发痰热。《本草》

枇杷和热炙肉及热面食之，令人患热毒、黄病。<small>同上</small>

榅桲

榅桲食之须净去上浮毛，不尔损人肺。<small>《本草衍义》</small>

榅桲发毒热，秘大小肠，聚胸中痰壅，不宜多食，涩血脉。<small>《本草》</small>

楂子

楂子损齿及筋，不可食之。<small>《食疗本草》</small>

杨梅

杨梅多食令人发热。<small>《本草》</small>

杨梅不可多食，甚能损齿及筋。<small>《食疗本草》</small>

橄榄

橄榄食之必去两头，有大热。<small>《能改斋漫录》</small>

橄榄过白露摘食，庶不病疟。<small>《琐碎录》</small>

榧子

榧子多食，能消谷，助筋骨，行荣卫，明目轻身。<small>《食疗本草》</small>

榧子食之过多则滑肠。<small>《本草衍义》</small>

榛子

榛子益气力，宽肠胃。<small>《本草》</small>

葡萄

葡萄久服轻身不老，可作酒服之，强力调志。不问土地，但收酿酒皆美好。或云：子不堪食，令人卒烦眼暗。<small>《食疗本草》</small>

莲子

莲子食之宜蒸，生则胀人腹中，薏令人吐，食当去之。<small>《本草拾遗》</small>

莲子不去心，食成霍乱。<small>《孙真人食忌》。又《图经》云莲子苦薏食之令霍乱。</small>

莲子性寒，生食微动气，蒸食之良。<small>《食疗本草》</small>

藕

藕生食，主霍乱后虚渴，烦闷不能食。蒸食甚补五脏，实下焦，与蜜同食，令人腹脏肥，不生诸虫。《食疗本草》

藕除烦，解酒毒，压食及病后热渴。《本草拾遗》

食藕用少盐水，或梅水浸，供多食不损口。《琐碎录》

藕久服轻身耐老，止热破血。《千金要方》

鸡头

鸡头，益精气强志，令耳目聪明。久服轻身，不饥耐老。《本草》

鸡头，作粉食之甚妙，是长生之药，与小儿食，不能长大，故驻年耳。生食动风冷气。《食疗本草》

鸡头实，食多不益脾胃气，兼难消化。《本草衍义》

菱

菱性冷，不可多食。《本草图经》

菱实令人脏冷，损阳气痿茎，可少食。多食令人腹胀满者，可暖酒和姜饮，一两盏即消。《食疗本草》

菱角食之不益脾。《本草衍义》

菜蔬部

总菜

菜不可生茹。《食治通说》

腌菜失覆不可食。同上

檐下滴菜有毒。《酉阳杂俎》

凡海中菜，有小螺子损人，不可多食。《本草》

凡一切菜，熟煮热食。《金匮要略方》

夜食生菜不利人。同上

葱

葱多食昏人神。《本草衍义》

葱初生芽者，食之伤人心气。《金匮要略方》

夜食葱伤人心。同上

生葱和雄鸡、雉、白犬肉食之，令人窍经年血流。同上

生葱合枣食令人病。同上

生葱不可共蜜食之，杀人。《食禁方》

食烧葱并啖蜜，令人拥气而死。同上

生葱和鸡子食，令人变嗽。《本草》

冻葱，冬不死最善，宜冬月食，不宜多。虚人、患病者多食，发气冲人，五脏闷绝。《食疗本草》

葱味辛，能通利肺壅，治百病。《明鉴图》

蒜

凡食小蒜，不可啖生鱼。令人夺气，阴核疼。《千金要方》

小蒜不可久食，损人心力。同上

独头蒜不可共蜜食之，杀人。《食禁方》

凡蒜不可食，食之伤血。同上

啖蒜多，令人眼暗，昏沉好睡。《四时养生论》

韭

韭味酸，补肝，治百病。《明鉴图》

韭春食则香，夏食则臭，多食则昏神。未出粪土为韭黄，最不益人，食之即滞气。《本草衍义》

霜韭，冻不可生食，动宿饮，盛必吐水。《千金要方》

韭能充肝气。《食医心鉴》

韭初生芽者，食之伤人心气。《金匮要略方》

韭多食昏神暗目，酒后尤忌，不可与蜜同食。《本草》

韭不可与牛肉作羹食之，成瘕疾。《食禁方》

食韭后，杨枝皮擦牙，用冷水漱之，即不作气息。《琐碎录》

薤

薤味苦，补心，心病宜食，治百病。《明鉴图》

薤不可共牛肉作羹，食之成瘕疾。《千金要方》

薤白色者最好，虽有辛气，不荤人五脏，学道人长服之，可通神安魂魄，益气续筋

力。《食疗本草》

凡用葱薤，皆去青留白，云白冷而青热也。《本草图经》

葫

葫，大蒜也，久食损目明，又使人白发早。《本草》

生葫合青鱼鲊食之，令人肠内生疮，肠中肿，又成疝瘕。《食医心镜》

生蒜多食伤肝气，令人面无颜色。同上。又《千金要方》云：多食生葫行房，伤肝气，令人面无颜色。

姜

生姜去痰、下气、止呕，除风邪寒热，久服通神明，不可多食。《本草》

夜食姜，损人心。《金匮要略方》

芥菜

紫芥多食之动风。《本草衍义》

芥大叶者良，煮食之动气，生食发丹石。其子有辛气，能通利五脏，其叶不可食多。又细叶有毛者杀人。《食疗本草》

芥菜不可共兔肉食，成恶邪病。《千金要方》

茄子

茄子不可多食，动气及痼疾，熟者少食无畏。《本草拾遗》

茄子熟者，食之厚肠胃，动气发疾。《酉阳杂俎》

菘菜

菘菜有小毒，不宜多食。然能杀鱼腥，最相宜也。多食过度，惟生姜可解其性。《本草图经》

药有甘草而食菘，即令病不除。《本草》

菘菜多食发皮风瘙痒。同上

蒟蒻

蒟蒻不可多食，动气，先患腹冷，食必破腹。《本草》

苜蓿

苜蓿安中利人，可久食。《本草》

苜蓿少食好，多食当冷气入筋中，即瘦人。《食疗本草》

萝卜

上床萝卜下床姜，盖夜间萝卜消酒食，早起姜开胃也。《琐碎录》

萝卜能解面毒。《洞微志》

萝卜根，消食利关节，理颜色，练五脏恶气，解面毒。凡人饮食过度，生嚼咽之，便消破如泥，和面作馎饦佳。《本草》

萝卜和羊肉食，下五脏一切气，令人肥白。如无羊肉，诸鱼肉亦得用也。《食疗本草》

萝卜久服涩荣卫，令人发早白。《孙真人食忌》。又《本草衍义》云：服地黄、何首乌人食萝卜则髭发白。

荠菜

荠菜久食视物鲜明。《本草》

荠和肝气明目，凡入夜则血归于肝，肝为宿血之脏，过三更不睡，则朝旦面色黄燥，以血不得归故也。若肝气和，则血脉通流，津液畅润，疮疥于此何有。君今患疮，宜食荠。其法：取荠一二升许，净洗入淘了米三合，冷水三升，生姜不去皮，挫两指大，同入釜中，浇生油一蚬壳，当于羹面上不得触，触则生油气，不得入盐醋。此物以为幽人山居之禄，不可忽也。《东坡尺牍》

蔓青

蔓青，菜中之最有益者，常食之通中益气，令人肥健。《本草图经》

莼菜

食莼菜能引疫气，莼菜上有水银也。《琐碎录》

莼菜多食动痔病。《千金要方》

莼菜和鲤鱼作羹，下气止呕，多食发痔，虽冷而补。熟食之，亦壅气不下，甚损人胃及齿，不可多食，令人颜色恶。又不宜和醋食之，令人骨痿。少食补大小肠虚气，久食损毛发。《食疗本草》

温病起食莼者多死。《本草拾遗》

牛蒡

牛蒡通十二经脉，洗五脏壅气，可常菜食。《食疗本草》

苋菜

苋菜动气，令人烦闷，冷中损腹。不可与鳖肉同食，生鳖瘕。其鳖甲锉，以苋菜封裹，置于土坑内，上以土盖之，一宿尽成鳖儿也。《食疗本草》

葵菜

葵菜伤人，百药忌食心，心有毒。《千金要方》

霜葵陈者生食之，动五种流饮。同上

葵菜和鲴鱼鲊食之害人。同上

每十日一食葵，葵滑所以通五脏壅气。又是菜之主，不用合心食之。同上

葵能充脾气。又霜葵多食吐水，葵合鲤鱼食害人。《孙真人食忌》

天行病后，食葵一顿便失目。《食疗本草》

菠薐

菠薐久食，令人脚弱不能行，发腰痛。不与鲤鱼同食，发霍乱吐泻。《本草》

芸苔

芸苔，若先患腰膝，不可多食，必加极。又极损阳气，发口疮齿痛，又能生腹中诸虫，道家时忌。《食疗本草》

瓠子

甜瓠，患腰脚肿气及虚肿者，食之永不瘥。《孙真人食忌》

兰香

兰香，不可多食，壅关节，涩荣卫，令血脉不行，又动风发脚气。《本草》

蕨

蕨，久食令人脚弱不能行，消阳气缩茎，多食发落，头皮痒，鼻塞眼暗。腹中冷气食之，当时肚胀。小儿不可食，立行无力。《食疗本草》

郗鉴镇丹徒二月出猎，有甲士折蕨一枝食之，觉心中成疾。后吐一小蛇，悬屋前渐

干成蕨，遂明此物不可生食。《搜神记》

蕨不可共鳖肉食，成鳖瘕。《千金要方》

胡荽

胡荽，不可久食，令人多忘。《千金要方》

胡荽，病人不可食。《金匮要略方》

胡荽，久食发腋臭，根发痼疾。《本草拾遗》

胡荽，不得与斜蒿同食，令人汗臭难瘥。《食疗本草》

胡葱

胡葱，久食伤神损性，令人多忘，损目明，尤发痼疾。患狐臭人，不可食，令转盛。《本草》

食胡葱青鱼，令人肠生虫。同上

胡葱，四月勿食，令人气喘多惊。《孙真人食忌》

胡瓜

胡瓜不可多食，动寒热，多疟病，发百疾及疮疥，发脚气。《孙真人食忌》

胡瓜，天行后不可食。小儿切忌，滑中生疳虫。不与醋同食。《本草》

胡瓜食之发热病。《金匮要略方》

冬瓜

白冬瓜即冬瓜也，此物经霜后，皮上白如粉涂。故云：白冬瓜也。益气耐老，除胸中满，去头面热。热者食之佳，冷者食之瘦人。《食疗本草》

冬瓜煮食之，练五脏，为下气故也。同上

水病初得危急，冬瓜不限多少，任吃之，神效无比。

甜瓜

甜瓜，多食令人阴下痒湿，生疮，发黄疸病。《千金要方》

凡瓜入水沉者，食之得冷气，终身不瘥。同上

甜瓜，多食动寒热，多疟病。同上

瓜两蒂两鼻害人。《本草》

瓜苦有毒。同上

瓜除瓤食之不害人，若觉多，即入水自渍便即消。同上

甜瓜暑月服之，永不中暑气。多食未有不下利者，贫[1]下多食，至深秋作痢为难治，为其消损阳气故也。《本草衍义》

甜瓜不可多食，动宿冷、病弱、脚手无力。《食禁方》

食被霜瓜，向冬发寒热及湿病。《巢氏病源》

越瓜

越瓜不可多食，动气发诸疮，令人虚弱不能行，不益小儿。天行病后，不可食。又不得与牛乳酪作鲊同食及空心食，令人心痛。《本草》

芹菜

水芹寒，养脾益力，令人肥健，杀药毒，置酒酱中香美，和醋食之损齿。生黑滑地名曰水芹，食之不如高田者宜人。余田中，皆诸虫子在其叶下，视之不见，食之与人为患。《食疗本草》

芹菜患鳖瘕者不可食。《本草拾遗》

春秋二时，龙带精入芹菜中，人遇食之为病，发时手青，腹满不可忍，作蛟龙病，服硬糖二三升，日两度，吐出如蜥蜴三五，便瘥。《金匮要略方》

芹赤叶有毒。《本草》

芹菜益筋力，去伏热，止血养精，保血脉，嗜食作菹菹，及煮食并得。《食医心镜》

蒪菜

蒪菜细切，以生蜜洗，或略煎，吃之爽口，妙，能消酒食发痼疾。《琐碎录》

茼蒿

茼蒿动风气，熏人心，令人气满，不可多食。《本草》

鹿角菜

鹿角菜，不可久食，发痼疾，损经络血气，令人脚冷痹，损腰肾，少颜色，服丹石人食之，下石力，又能解面热。《本草》

昆布

昆布，多食令人瘦。《本草》

---

① 贫：疑为"贪"之误。

紫菜

紫菜多食，令人腹痛发气，吐白沫，饮少热醋之。《本草》

决明

决明叶，明目轻身，利五脏，作菜食之良。子主肝家热，每日取一匙，将去空腹吞之，百日后夜见字。《食疗本草》

苦荬

苦荬，夏月宜食以益心。《琐碎录》

莴苣

莴苣多食昏人眼，蛇亦畏之，有人禁此一物不敢食，目不昏。《本草衍义》。又《琐碎录》云：要得远觑，莫出莴苣。

莴菜有毒，百虫不敢近，蛇虺过其下，误触之则目眼不见物。中其毒者，唯生姜汁能解之。《遁斋闲览》

笋

苦竹笋，主不睡，去面目并舌下热黄、消渴、明目、酒毒，除热气，健人。《本草拾遗》

笋，箭笋新者稍可食，陈者不可食。《食疗本草》

淡竹笋，虽美口，发背闷、脚气。同上

笋动气，发冷癥，不可多食。同上。又《千金要方》：患冷之人食笋心痛。

笋以蘘荷叶数片同煮，即无菱味。《琐碎录》

煮笋二三日不烂，脾难克化，脾病者不宜吃。同上

茭白

茭白不可合生菜食之。《食禁方》

茭白多食发气并弱阳。《本草》

茭白杂蜜，食之发痼疾。《本草拾遗》及《本草》云：茭白蜜食下痢。

茭白，主心胸中浮热动气，不中食，发冷滋牙齿，伤阳道，令下焦冷，不食为妙。同上

干苔

干苔发诸疮疥，下一切丹石，杀诸药毒。不可多食，令人痿黄少血色。《食疗本草》

菌蕈

地生者为菌，木生者为檽，江东人呼为蕈。夜中光者有毒，煮不熟者有毒，煮讫照人无影者有毒，采归色变者有毒，有恶虫有毒，欲烂无虫者有毒。冬春无毒者，为蛇过也。《本草》

菌，槐树上生者良，野田中恐有毒，发冷气，令腹中微微痛。《食疗本草》

菌仰卷及赤者不可食。《金匮要略方》

食枫树菌而笑不止。同上

凡食新蕈有毛者，能杀人，以姜钱试之，姜黑则蕈有毒。又无裙者毒，用姜、椒、麻油、盐，慢火熬数十沸，姜椒俱黑者有毒。《琐碎录》

菌下无纹者有毒，食之杀人。同上

蕈，桑、槐树上者良，治风破血益心力。其余树上者多动风，发癫疾、痔病，令人两肋下急痛，损经脉，又令人背膊闷。《药性论》

蕈如弹圆，未敷者为珍，时有毒者，先以生姜同煮，色变者不可食。不幸中毒，急饮地浆乃解。地浆者，掘黄土也深尺余，投新水其中熟搅，俟其稍澄，挹取饮之。《忘倦录》

如掘土中，其下多因有朽壤乃生，遇震雷谓之雷菌。嫩者极珍，虽有土气，味至多。有毒者往往杀人，不可不慎也。凡有折中多细白虫，宜先以油汤灌之，其虫立出。同上

木耳

木耳赤色及仰生者勿食。《金匮要略方》

木耳寒，利五脏。宣腹胃热壅毒，亦不可多食，服丹石人热发，和葱头煮作羹食之，即止。《食疗本草》

草木部

松黄

松花上黄粉名松黄，山人及时拂取，作汤点之甚佳，但不堪停久。《本草图经》。又《本草》云：松黄酒服能轻身疗病。

桃花

酒渍桃花饮之，除百病，益颜色。《太清诸草木方》

橘花

橘花不得便闻，盖花上有姜毒，亦谓之鸡距子，有人曾闻，害鼻臭不可近。《琐碎录》

茉莉

茉莉花，莫安床头，引蜈蚣。《琐碎录》

槿花

木槿花，小儿不可摘弄，能令人病疟，俗谓槿为疟子花。《琐碎录》

菊花

菊花作枕明目。《本草》

白菊味苦，染髭发令黑，和苣藤、茯苓、蜜，尤主头风眩，变白。不老，益颜色。《本草拾遗》

蜡梅

蜡梅花，不可便闻，恐生鼻痔。《琐碎录》

萱草

萱草嫩苗及花跗作菜食，利胸膈，甚佳。《本草图经》

萱草名宜男，妊妇佩其花，必生男。《风土记》

蒲黄

蒲黄，即蒲花中蕊屑也。细若金粉，当其欲开时便取之，以蜜搜作果实，甚益小儿。《本草图经》

芭蕉

人家不可多种芭蕉，久而招祟。《琐碎录》

桑椹

桑椹食之益精神，久食可以代粮不饥，能变白发为黑。《东坡物类相感志》

桑椹补五脏，明耳目，利关节，和经脉，通血气。取黑椹一升，和虵蚪一升，和之瓶中，密封口，于屋东悬之，百日尽化为泥，可染白发，终不复白。《食疗本草》

桑椹暴干和蜜食之，令人聪明，安魂镇神。《本草图经》。又《食疗本草》云：桑椹曝干，末，蜜为丸。每服四十丸，久服良。

探子

探子熟者，和蜜食之，去嗽。《本草》

楮

立截楮木作枕，六日一新者能治头中白屑。《琐碎录》

楮实，益气，充肌肤，明目，久服不饥不老。《本草》

黄精

黄精根如嫩姜黄色，二月采，蒸过，曝干用。令通八月采山中人，九蒸九曝，作果甚甜美。初生苗时，人多采为菜茹，谓之笔菜，味极美。《本草图经》

枸杞

枸杞冬采根，夏采叶，可作羹，味小苦。补益阳事，令人长寿。《本草》

十月内，采枸杞子红熟者，去蒂，水净洗，沥干，砂盆内烂研，以细布袋盛，滤去滓不用，沉清一宿去清水。若天气稍暖，更不待经宿。入银石器中，慢火熬成膏，不住手搅之粘底，候稀稠得所泻，向新垍瓶中盛之，蜡纸封，勿令透气，每日早朝温酒下二大匙，夜卧再服，百日身轻，气壮耳目聪明，髭发为黑。《林泉备用》

菖蒲

菖蒲久服聪明益智。甲子日取菖蒲一寸九节，阴干百日，为末，服方寸匕，日三服。《千金要方》

七月七日，取菖蒲酒服三方寸匕，饮酒不醉，不可犯铁，令人呕逆。同上

食菖蒲忌饴糖、羊肉。《本草》

地黄

地黄初采，水浸沉者是也。采生者去白皮，瓷锅上柳木甑蒸之，摊冷气歇，拌酒再蒸，又出令干，勿令犯铜铁器，令人肾消，并白髭发，男损荣，女损卫也。《本草》

干地黄补五脏，通血脉，益气力，利耳目。生地黄捣饮之，久服轻身不老。同上

造生地黄法：地黄一百斤，拣择肥好者六十斤，有须者去之，然后净洗漉干，暴三数日令微皱，乃取陈退四十斤净洗漉干，于柏木臼中熟捣，绞取汁如尽，以酒投之更捣绞，即引得余汁尽，用拌前六十斤干者，日中暴干。如天阴，即于通风处薄摊之，夜亦如此，以干为服。此法比市中者气力数倍，顿取汁恐损，随日捣绞用，令当日使尽为佳。《忘怀录》

造熟地黄法：斤数、拣择一准生法度，讫候晴日便早蒸之，即暴日中，夜置汁中，以物盖之，明朝又蒸，古法九遍止。今但看汁尽色黑，熟蒸三五遍亦得。每造皆须春秋二时，正月、九月，冷缘寒气，方可宿浸，二月、八月，拌而蒸之，不可宿浸也。地黄汁经宿，恐酸，不如日日捣取汁。用暴药皆须以床架上置薄簟等，以通风气，不然日气微弱，则地气浸也。于漆盘中最好，簟多汗又损汗。同上

造干地黄法：九月末掘取肥大者，去须熟蒸，微暴干，又蒸暴干，食之如蜜可停。同上

薯蓣

薯蓣日干，捣细筛为粉，食之大美，且愈疾而补。《本草》

薯蓣于砂盆中细研，然后下于铫中，先以酥一大匙，熬令香，次旋添酒一盏，煎搅令匀，空心饮之，补虚损益颜色。《圣惠方》

薯蓣和面作馎饦，食之良，微动气为不能毒也。《食疗本草》

茱萸

井上宜种茱萸，叶落井中，饮此水者，无瘟病。《民要录》

舍东种白杨茱萸三根，增年益寿，除患害也。又悬茱萸子于屋内，鬼畏不入也。同上

茱萸杀鬼疰气，又闭目者不堪食。《食疗本草》

茱萸多食冲眼，兼又脱发。《本草图经》

百合

百合二月八月采，暴干蒸食之甚益气。《本草图经》

百合蒸过，蜜和食之，作粉尤佳。红花者名山丹，不堪食。《食疗本草》

槟榔

槟榔多食发热。《食疗本草》

胡椒

胡椒多食伤肺。《本草》

蜀椒

蜀椒久食令人乏气失明。《千金要方》

椒色白者有毒。《本草》

椒口闭者杀人。同上

凡用椒，微火炒之，令汗出有势力。同上

椰子

椰子取其壳为酒器，如酒中有毒则沸起。今人皆漆其里，则全失用椰子之意。《本草衍义》

椰子多食动气。《南海药谱》

椰子肉益气去风，浆服之主消渴，涂头益发令黑。《本草》

预知子

预知子，其壳中有二子取，三子者莫取，为偏气不足故。二子者，阴阳和合，能除一切蛊毒，如采构其间，有爆鸣似人两爪相击，即佩带于衣领，如入蛊毒之乡人家，则其吁鸣，爆其警觉蛊，灵验可知。《物类相感志》

皂荚

铁物搨皂荚，皂荚无力，兼令人患沥液。《续酉阳杂俎》

枳

枳椇多食发蛔虫。昔有南人，修舍用此，悟一片落在酒瓮中，其酒化为水味。《食疗本草》

蜜曲陆木，俗呼枳椇，为蜜曲陆作枕，醉后卧之即醒。《琐碎录》

覆盆子

覆盆子，益肾脏缩小便，服之当覆其溺器，如此取名。食之多热。《本草衍义》

紫苏

紫苏背面皆紫者佳，令人朝暮汤其汁饮为无益，医家以谓芳草，致豪贵之疾者，此有一焉。脾胃寒人饮多泄滑，往往人不觉。《本草衍义》

紫苏子研汁煮粥良，长服令人肥白身香，叶可生食，与一切鱼肉作羹良。《药性论》

荆芥

荆芥多食熏人五脏神。《食疗本草》

荆芥动渴疾。《孙真人食忌》

蘘荷

蘘荷，新大病瘥人不可食，以其能发汗，恐虚人牙。《本草图经》

甘蔗

甘蔗汁煮粥，空心渐食之，日一二服，极润心肺，治咳嗽。《养老奉亲书》

不可烧甘蔗粗，令人目暗。《琐碎录》

甘蔗不可共酒食，发痰。《食疗本草》

甘蔗食后吃之解酒毒。《食医心镜》

芋

芋益气充饥，惠州富此物，然人食者不免瘴。吴远游曰：此非芋之罪也。芋当去皮，湿纸包煨之，火过熟乃热啖之，则松而腻，乃能益气充饥，今惠州人皆和皮煮，令啖坚顽少味，其发瘴固宜。《苏沈良方》

芋有六种，有青芋、紫芋、真芋、白芋、连禅芋、野芋。其青芋细长毒多，初煮要须灰汁易水煮熟，乃堪食尔。白芋、真芋、连禅芋、紫芋毒少。并在尔蒸煮啖之，又宜冷啖，疗熟①止渴，其真、白、连禅三芋，兼肉作羹大佳，野芋大毒，不堪啖。《本草》

芋园圃中种者可食，余者有大毒，不可容易食，生姜煮又换水煮方可食，和鱼煮甚，下气补中调虚。《日华子本草》

芋宽肠胃，主肌肉，令人悦泽。白色者无味，紫色者破气，煮汁饮之即止渴，十

---

① 熟：疑为"热"之误。

月后曝干收之，冬月食不发病，他时月不可食。又和鲤、鲫鱼作臛良，久食令人虚劳无力，又煮汁洗腻衣白如玉，亦可浴去身上浮风，忌风半日。《食疗本草》

芋多食动宿冷。《千金要方》

乌芋

乌芋又名凫茨，可作粉食，明耳目。若先有冷气，不可食，令人腹胀气满。小儿秋食，脐下当痛。《食疗本草》

茨菰

茨菰冷有毒，多食发虚热及肠风、痔瘘、崩中、带下、疮疖，煮以生姜御之佳，怀孕人不可食。《日华子本草》

茨菰不可多食，令人患脚，又发脚气、瘫缓风、损齿，令人失颜色，皮肉干燥，卒食之令人呕冷。《食疗本草》

服饵部

服日月

《太上玄真诀》服日月法，东卿司命君曰：先师王君，昔见授《太上明堂》《玄真上经》，清斋休粮，存日月在口中。昼存日，夜存月，令大如环。日赤色有紫光，九芒；月黄色，有白光，十芒，存咽。服光芒之液，常密行之，无数苦不修。存时令日月住面明堂中，日居左，月居右，令二景与目童气合通也。此道以摄，运生精理，魂神六丁，奉侍天兵，卫护此上真道也，大都口诀正如此。《云笈七签》

服日月之精华者，欲得常食。竹笋者，日华之胎也，一名大明，又欲常食鸿脯者，月胎之羽鸟也，一名月鹭，欲服日月，当食此物，气感运之。太虚真人曰：鸿者羽族之总名也，其鸿、雁、鹅、鸥皆曰鸿鹭也。同上

服日月芒

常存心中有日象大如钱，在心中赤色，又存日有九芒，从心中出喉至齿间，而芒回还胃中，如此良久，临目存自见，心胃中分明，乃吐气漱液，服液三十九过止，一日三为之，行之十八年得道，行日中无影。恒存日在心中，月在泥丸宫。夜服月华，如服日法，存月十芒，白色从脑中下入喉，芒亦未出齿，而回入胃。《云笈七签》

服日月气

服日气法：以平旦采日华，以夜半存之，去面前九寸，令万景照我泥丸下，及五脏洞彻一形，引气入口，光色蔚明，良久乃毕，则常得长生矣。《云笈七签》

又法夜半生气时，若鸡鸣时，正卧闭目，存左目中出日，右目中出月，并径九寸，在两耳之上，两耳之上名为六合，高窗也。令日月使照一身，内照泥丸下，照五脏肠胃之中，皆觉见了了，洞彻内外，令一身与日月光合，良久毕，叩齿九通，咽液九过，乃微祝曰：太上玄一，九皇吐精，三五七遍，洞观幽冥，日月垂光，下彻神庭，使照六合，太一黄宁，帝君命简，金书不倾，五老奉符，天地同诚，使我不死，以致真灵，却遏万邪，祸害灭平，上朝天皇，还老反婴，大帝有制，百神敬听。毕乃开目，名为日月，练根三元，校魂以制，御形神辟，诸鬼气之来侵，使光长生不死，多存之矣。同上

又法又存，左目为日，右目为月，共合神庭之中，却上入于明堂，化生黄英之体醴，下流口中，九咽之，以哺太一，常以生气时存之。毕，微祝曰：日月上精，黄水月华，太一来饮，神光高罗，使我长生，天地同柯。五日一行之。口中舌上为神庭，存日月既毕，因动，舌觉有黄泉，如紫金色，从舌上出流，却入明堂，为黄英之醴也，存思之时，常闭目施念。同上

服日精

吞日精者，用日出卯时，坐西面看东，想日如车轮形，想而吞之，七十二口，亦如河车拗起，昂头搬运，入项后为枕，枕之如小乘人有圆光也。每日吞之，七十二口毕，方吞月华，龙虎大丹。出《生死诀》

服月华

吞月华者，须是过上弦八日晚后，背日向月坐，想月华入于口内，八十一咽，至二十三日，下弦即罢之，至后月八日，依前法吞之，龙虎大丹。出《生死诀》

噏月精，凡月初出时，月中时，日入时，向月正立，不息八通，仰头噏月精，八咽之，令阴气长。妇人噏之，阴精益盛，子道通。《云笈七签》

吸月光精，妇人至四十九已上还生子，断绪者，即有子。久行不已，即成仙矣。

服雾

东海东华玉妃淳文期，授含真台女真张微子服雾之法：常以平旦，于寝静之中，坐卧住已，先闭目内视，仿佛使如见五脏毕，因口呼出气二十四过，临目为之，使目见五色之气，相缠绕在面上，郁然咽入口内此五色气，五十过，毕；咽液六十过，毕，乃微

祝曰：大雾发晖，灵雾四迁，结气琬屈，五色洞天，神烟含启，金石华真，蔼郁紫空，练形保全，出景藏函，五灵分化，合明扇虚，时乘六云，和摄我身，上升九天，又叩齿七通，咽液七过，乃开目事讫。此道神妙。又神州玄都，多有得此术者，久行之常乘云雾而游也。《真诰》

服五星

存五星当按八素，以五星为始，存以生气，时若不玉，星先出者，故宜不先存五也。至于视星入室任意耳，唯以勤感为上耳，亦不必须都见星，然后速通也，视之益审耳。清灵君告存思要法：当觉目观五星于方面并乘芒而下行，我然后依五星下，而存五星，但吞咽一芒毕，又当镇星下，又存镇星良久，捴五星各一芒，使俱入口而咽之，如镇星星过数也。《真诰》

服三气

范幼冲恒服三气，三气之法，存青气、白气、赤气各如缍，从东方日下来，直入口中，抱之九十过，自饱便止，为之十年，身中自有三色气，遂得神仙，此高元君太素内景法，旦旦为之，临目施行，视日益佳。《真诰》

服玉

《玉经》曰：服玉者寿如玉也。又曰服玄真者，其命不极。玄真者，玉之别名也，令人身飞轻举，不但地仙而已，然其道迟成，服一二百斤，乃可知耳。玉可以乌米酒及地榆酒化之为水，可以葱浆消之为饴，亦可饵以为丸，亦可烧以为粉，服之一年已上，入水不沾，入火不灼，刃之不伤，百毒不犯也。不可用已成之器，伤人无益，当得璞玉乃可用也。得于阗国白玉尤善，其次有南阳除善亭部界中玉，及日南卢容水中玉，亦佳。《抱朴子》

赤松子以玄虫血渍玉为水而服之，故能乘烟上下也。同上

服玉屑

玉屑服之与水饵之，俱令人不死，所以为不及金者，令人数数发热，以寒食散状也。若服玉屑者，宜十日辄一服，雄黄、丹砂各一两圭，散发洗沐，迎风而行，则不发热也。董君异常以玉糟与盲人服之，目旬日而愈。《抱朴子》

服银

银不及金玉耳，可以地仙也。服之法以麦浆化之，亦可以朱草酒饵之，亦可以龙膏

炼之。然三年辄大如弹丸者，又非清贫道士所能得也。《抱朴子》

服真珠

真珠仅一寸以上可服，服之可以长久。酪浆渍之皆化如水银，亦可以浮石水蜂窠、鲎化包彤，蛇黄合之，可引长三四尺丸服之，绝谷服之，则不死而长生也。《抱朴子》

服云母

上白云母二十斤薄擘，以露水八斗作汤，分半洮洗云母，如此再过，又取二斗作汤，内芒硝十斤，以云母木器中渍之二十日，出绢袋盛悬屋上，勿使见风日令燥，以水渍鹿皮为囊揉挺之，从旦至中，乃以细绢下筛，淬复揉挺，令得好粉五斗，余者弃之，取粉一斗，内崖蜜二斤，搅令如粥，内生竹筒中薄削之，漆固口埋北垣南岸下，入地六尺，覆土，春夏四十日，秋冬三十日。出之当如淬为成，若洞，洞不消者，更埋三十日出之，先取水一合，内药一合，搅和尽服之，日三，水寒温自在，服十日，小便当便^①黄，此先疗劳气风疹也。二十日腹中寒癖消，三十日龋齿除，更新生，四十日不畏风寒，五十日诸病皆愈，颜色日少，长生神仙，吾自验之，所以述录。《千金要方》

服五云之法。或以桂葱水玉化之以为水；或以露于铁器中，以玄水熬之为水；或以硝石合于竹筒中，埋之为水；或以蜜溲为酪；或以秋露渍之百日韦囊挺以为粉；或以无巅草樗血合饵之，服之一年，则百病愈，三年老翁反成童子，五年则役使鬼神，入火不烧，入水不濡，践棘不伤，与仙人相见。又他物埋之即朽，烧之即燋，而五云以内猛火中经时终不燃，埋之永不腐，故能令人长生也。又云服之十年，云气常覆其上，服其母以致其子，理自然也。又向日看之，腌腌纯黑色起者，不中服，令人病淋，发疮，虽水饵之，皆先以茅屋流水，若东流水、露水渍之百日，淘汰去其土石，乃可用取中山卫叔卿服之，积久乃乘云而行，以其力封之玉匣之中，仙去之后，其子名世，及汉使者梁伯得而按方合服，皆得仙去。《抱朴子》

云母取上上白浑者，细擘以水淘净，漉出蒸之，一日一夜下之，复更淘净，如前去水，令干率云母一升，盐三升，硝石一斤，和云母捣之一日，至暮取少许，掌上泯著，不见光明为熟，出安盆瓮中以水渍之令相得，经一炊久，澄去上清水，徐徐去之尽，更添水如前，凡三十遍，易水令淡如水味，即漉去。其法，一如研粉澄取沉，然后取云母，旋徐徐坐绢袋中滤者，单上暴令干即成矣。久服轻身延年，强筋脉，填髓满，落齿更生，瘢痕消灭。光泽人面，不老耐寒暑，志高可至神仙。《千金要方》

又方云母擘薄，淘净去水余湿，砂盆中研万万遍，以水淘净取泪，见此法即自保爱修而服之。同上

---

① 便：疑为"变"之误。

凡服云母粉治百病，皆用粳米粥和服之，慎房室、五辛、油腻、血食、劳作。同上

凡服云母秘涩不通者，以芜菁菹汁下之，即秘通之。同上

服石中黄子

石中黄子，所在有之，泌水山为尤多。其在大石中，则其石常润湿不燥，打其石有数十重乃得之。在大石中，赤黄溶溶如鸡子之在其壳中也，即当饮之。不饮则渐坚凝成石，不复中服也。法正当及未坚时饮之，既凝则应末服也。破一石中，多者有一升，少者有数合，可顿服也，虽不得多，相继服之，其计前所服，合成三升，寿则千岁。但欲多服，唯患难得耳。《抱朴子》

服石脑芝

石脑芝生滑石中，亦如石中黄子状，但不皆有耳。打破大滑石千许，乃可得一枚。初破之其在石中，五色光明而自动，服一升，得千岁矣。《抱朴子》

服石硫黄芝

石硫黄芝，五岳皆有，而箕山为多，其方言许由就此服之而长生。名流丹者，石之赤精，盖石硫黄之类也，皆浸溢于崖岸之间，其濡湿者可丸服，其已坚者可散服。《抱朴子》

服木芝

木芝者，松柏脂沦入地，千岁化为茯苓，万岁其上生小木，名曰木威，喜芝夜视有光，持之甚滑，烧之不燃，带之辟兵，以带鸡而杂以他鸡十二头共笼之，去之十二步射十二箭，他鸡皆伤，带威喜芝，终不伤也。从生门上采之，于六甲阴干之百日，末服方寸匕，日三。尽一枚，则三千岁也。《抱朴子》

服松子

神仙饵松实，用七月取松实，过时即落难收，去木皮捣如膏，每服如鸡子大，日三服，如服及百日身轻，二百日日行五百里，绝谷久服升仙，渴即饮水，亦可以炼了松脂同服之。《圣惠方》

七月七日采松子，过时即落不可得，治服方寸匕，日三四。一云服三合，百日身轻，三百日日行五百里，绝谷服升仙。渴饮水，亦可和脂服之。若丸如梧桐子大，服十丸。《千金要方》

取松实末之服三合，日三则无饥渴，饮水勿食他物，百日身轻，日行五百里，绝谷

升仙。《千金翼方》

服松脂

松脂以真定者为良，细布袋盛以清水，百沸汤煮，浮水面者，以新箄篱掠取投新水中，久煮不出，煮皆弃不用，入生白茯苓，不制但削去皮，捣罗为细末拌匀，每旦取三钱匕，著口中用少熟水搅漱，更以指点如常法揩牙，揩毕用少熟水咽，水仍灌漱如常法，大能牢齿驻颜乌髭也。《仇池笔记》

百炼松脂下筛，以蜜和内筒中，勿令中风，日服如博棋一枚，博棋长二寸方一寸，日三，渐渐，月别服一斤。不饥延年，亦可淳酒和白蜜如饧，日服一二两至半斤。凡取松脂老皮，自有聚脂者最第一，其根下有伤折处，不见日月，得之名曰阴脂，弥良。惟衡山东行五百里，有大松皆三四十围，乃多脂。又法五月刻大松阳面，便向下一十四株，株可得半升，亦煮老节根处者，有脂得用。《仙经》云：常以三月入衡山之阴，取不见日月松脂炼而饵之，即不召而自来，服之百日耐寒暑，二百日五脏益补，服之五年即见西王母。《仙经》又云：诸石所生三百六十五山，其可食者，满谷阴怀中松脂耳。其谷正从衡山巅直东四百八十里，当横梃正在横岭，东北行过其南，入谷五十里，穷穴有石城白鹤，其东方有大石四十余丈，状如白松，松下二丈有小穴，东入山有丹砂可食。其南方阴中有大松，松大三十余围，有三十余株，不见日月，皆可取服之。《千金要方》

服松脂法：欲绝谷服三两，饥后更服，取饱而止，可至一斤。不绝谷者，服食一两，常先食，须药力尽，乃余食，错者即食不安而吐也。久服延年百病除。《千金要方》

又方：松脂一斤，松实二斤，柏实三斤，菊花五斤，上四味下筛，蜜和服之，如梧子三十丸，分为三服。一百日以上不复饥，服之一年，百岁如三十四十者。久服寿同天地。同上

又方：以夏至日，取松脂日食一升，无食他物，饮水自恣，令人不饥。长服可以终身。河南少室山，取阴处断之，置器中蒸之，膏自流出，炼出去苦气，白蜜相和，食日一升，二日后服如弹丸，渴饮水，令人不老。取无时。同上

又方：松脂五斤，羊脂三斤，上二味先炼松脂令消，内羊脂，日服博棋一枚不饥，久服神仙。同上

又方：白松脂七斤，三遍炼白蜡五斤，白蜜三斤，茯苓粉三斤，上三味合蒸一石斗，顷服如梧子大十丸，饥复取服，日一丸，不得食一切物，得饮酒不过一合，斋戒。咬咀五香以水煮一沸，去滓以药投沸中。又欲致神女者，取茅根治取汁以和之，蒸服之，神女至矣。同上

又方松脂、桑灰，炼百遍色正白，复内之饴蜜中，数反出之，服一丸如梧子，百日身轻，一年玉女来侍。同上

采松脂

指松脂法：以日入时破其阴以取其膏，破其阳以取其脂，脂膏等分食之，可以通神灵。凿其阴阳为孔，令方五寸，深五寸，还以皮掩其孔，无令风入，风入则不可服。以春夏时取之，取讫封塞勿洩，以泥涂之。《千金要方》

取松脂法：斫取老枯肥松细擘长尺余，置瓶中蒸之，满甄脂下流入釜中，数数接取脂，置水中凝之尽，更为。一日可得数十斤，枯节益佳。《千金翼方》

又法：取枯肥松，细破于釜中煮之，其脂自出，接取，置冷水中凝之，引之则成。若以五月就木取脂者，对刻木之阴面，为二三刻，刻可得数斤。秋冬则依煮法取，勿煮生松者，少脂。同上

炼松脂

松脂七斤，以桑灰汁一石，煮脂二沸，接置冷水中凝，复煮之，凡十遍脂白矣，可服。今谷在衡州东南攸县界，此松脂与天下松脂不同。《千金要方》

又法：松脂二十斤为一剂，以大釜中煮水，加甄其上，涂际勿洩，加茅甄上为藉，复加生土茅上，厚一寸，乃加松脂于上，炊以桑薪，汤减添水，接取停于冷水中凝，更蒸之如前法。三蒸毕止，脂色如白玉状，乃用和药，可以丸菊花、茯苓服之。每更蒸易土如前法，以铜锣承甄下，脂当入锣中如胶状下，置冷水中凝，更蒸欲出铜器于釜中，时预置小绳于脂中，乃下，停于水中凝之，复停于炭须臾，乃四过皆解，乃可举也，尽更添水，以意斟酌其火勿大猛，常令不绝而死。《千金翼方》

又法：炼松脂，十二过易汤不能者，五六过亦可服之。同上

又法：薄淋桑灰汁，以煮脂一二沸，接取，投冷水中引之凝，复更煮，凡千过，脂则成。若强者，复以酒中煮三四过则柔矣。先食服一两，日三，十日不复饥，饥更服之，久服去百病，禁一切肉、咸菜、鱼酱、盐等。同上

又方：松脂十斤，用桑薪灰汁二石，内釜中，加甄于上，甄中先铺茅茨、铺黄沙土，可三寸，蒸之，脂少间流入釜中，寒之凝，接取复蒸。如前三上，更以清水代灰汁，复如前三上，去水，更以阴深水一石五斗煮甘草三斤，得一石汁，去滓，内牛酥二斤，加甄釜上，复炊如前，令脂入甘草汁中凝，接取复蒸，又下，如此三上即成。苦味皆去，甘美如饴膏，服如弹丸，日三，久服，神仙不死。同上

又方：好松脂一石，石灰汁三石，上二味于净处为灶，加大釜斩白茅为藉，令可单上以脂，内甄中炊之，令脂自下入釜，尽去甄，接内冷水中，以扇扇之，两人引之三千过，复蒸如前，满三遍三易。灰汁复以白鲜酱三石炼之，三易酢酱也。复以酒炼之一过，亦如上法，讫，以微火煎之，令如饴状，服之无少长。同上

炼松脂春夏可为，秋冬不可为。绝谷，治癞第一，欲食即勿服，亦去三尸。_{同上}

伏虎尊师篇炼松脂法：千斤松脂，五度以水煮过，令苦味尽。取得后，每一斤炼了松脂，入四两茯苓末，每晨水下一刀圭，即终年不食，而复延龄，身轻清矣。《野人闲语》

粉松脂

松脂十斤，丹黍灰汁煮沸，接置冷水中二十过即末矣，亦可杂云母粉，丸以蜜，服之良。《千金翼方》

服松叶

服松叶令人不老，身生绿毛，轻身益气，久服不已，绝谷不饥渴。松叶不拘多少，细切更研，每日食前以酒调下二钱，亦可粥汁服之，初服稍难，久自便矣。《圣惠方》

服松叶法，细切餐之，日三合，令人不饥。《千金翼方》

又方：细切之如粟，使极细，日服三合。四时皆服生叶治百病，轻身，益气，还白，延年。_{同上}

又法：四时采，春东、夏南、秋西、冬北至治，轻身益气，令人能风寒，不病痹，延年。_{同上}

服柏子

凡采柏子以八月，过此零落又喜虫。顿取之，又易得也，当水中取沉者。八月取。并房曝干，末，服方寸匕，稍增至五合，或日一升半。欲绝谷咨口取饱，渴饮水一方，柏子服不可过五合。《千金翼方》

服柏脂

五月六日刻其阳二十株，株可得半升，炼服之。欲绝谷者增之至六两，不绝谷者一两半。禁五辛、鱼、肉、菜、盐、酱。治百病，久服炼形延年，炼脂与松脂法同。《千金翼方》

服柏叶

高子良服柏叶法：采无时，以叶切，置甑中，令满覆盆，甑著釜上蒸之，三石米顷，久久亦善，蒸讫，水淋百余过，讫，阴干。若不淋者，蒸讫便阴干。服一合后食，日三服，势力稍少增，从一合始，至一升。令人长生益气可辟谷不饥。《千金翼方》

又方：取大盆内柏叶者，盆中水渍之，一日一易水，易水者扶甕出水也。如是七日以上，若二七日为佳。讫，覆盆蒸之，令气彻便上，曝干，下筛末一石，以一斗枣膏，搜如作干饭法，服方寸二匕，日三服，以水送下，不饥，饥即服之，渴饮水。以山居读诵，气力不衰，亦可济凶年。同上

又方：柏叶取近上者，但取叶勿杂枝也，三十斤为一剂，当得好不津器，内柏叶于中，以东流水渍之，使上有三寸，以新盆覆上泥封之。三七日出，阴干，勿令尘入中，干便治之，下筛，以三升小麦，净择，内著柏叶汁，须封五六日乃出，阴干，燥复内之，封五六日出，阴干令燥，磨之下筛。又取大豆三升，炒令熟取黄，磨之下筛。合三物搅调相得，内韦囊中盛之。一服五合，用酒水无在，日三，食饮无妨。治百病，病自然消，冬不寒，颜色悦泽，齿脱更生，耳目聪明。赐实服此，食不食无妨。同上

又方：取柏叶三石，熟蒸曝干，下箷大麦一升，熬令变色，细磨之，都合和服，多少自在，亦可作粥服之，可稍饮酒。同上

又方：取柏叶二十斤，著盆中，以东流水渍三七日，出，曝干。以小麦一斗渍汁，三四日出，曝干，熬令香。柏叶亦然。盐一升亦熬之令黄。上三味捣下筛，以不中水猪膏二升，细切著末中搅，复筛之。先食方寸匕，日三匕，不用食良，亦可兼服之。同上

又方：取阴地柏叶，只取阴面皮，咬咀蒸之，以釜下汤灌之，如是至三，阴干百日，下筛，大麦末、大豆末，三味各一斤，治服方寸匕，日三匕，以绝谷不食，除百病延年。同上

又方：柏叶三石熟煮之，出置牛管中以汏之，令水清乃止，曝于以白酒三升溲叶，微火蒸之熟一石米顷，息火复曝干。治大麦三升熬令变色，细治，曝，捣叶下筛，合麦屑中，日服三升，以水浆若酒送之。止谷疗病，辟瘟疬恶鬼，久久可度世。同上

又方：柏叶十斤，以水四斗渍之一宿。煮四五沸，漉出去汁，别以器阁之干，以小麦一升渍柏叶汁中，一宿出，曝燥，复内之，令汁尽。取盐一升，柏叶一升，麦一升，熬令香，合三味末之，以脂肪一斤，合溲酒服方寸匕，日三。病自消减，十日以上便绝谷。若乘骑，取一升半水饮之，可以涉道路不疲。同上

服桂

桂可与葱涕合蒸作水，可以竹沥合饵之。亦可以先知君脑，或云龟和服之，七年能步行水上，长生不死也。《抱朴子》

服楮实

楮木实之赤者，服之一年，老者还少，令人彻视见鬼。昔道士梁须年七十，乃服之转更少，至年百四十岁，能夜书行及奔马，后入青龙山去。《抱朴子》

楮实初夏生，如弹丸青绿色，至六七月渐深红色，乃成熟。八月，九月采，水浸去

皮、穰^①，取甲子日干。仙方草服其实，正赤时收取，甲子阴干，筛末水服二钱匕，益久乃佳。《本草图经》

服槐实

槐子，以新瓦合泥封之，二十余日其表皮皆烂，乃洗之如大豆，日服之，此物主补脑，久服令人发不白而长生。《抱朴子》

槐子明目黑发，于牛胆中渍，阴干百日，食后吞一枚，七日轻身，三七日白发黑，百日内通神。出《本草》

槐者虚星之精，以七月上巳日采子，服之去百病，长生通神。《太清草木方》

服桑椹

桑椹利五脏关节，通血气，久服不饥，多收曝干，捣末蜜和为丸，每日服六十丸，变白不老。取黑椹一升，和蝌蚪子一升，瓶盛封闭，悬屋东头一百日，尽化为黑泥，染白须如漆。又取二七枚，和胡桃脂，研如泥，拔去白发，点根中即生黑者。《本草拾遗》

服桃胶

桃胶以桑灰汁渍，服之百病愈。久久服之，身轻有光明，在晦夜之地，如月出也。多服之则可断谷。《抱朴子》

服杏仁

杏仁五月采，破核去双仁者，自朝蒸之，至午而止，便以慢火微蒸烘至七日，乃收贮之。每旦腹空时，不拘多少任意啖之，积久不止，驻颜延年。云是夏姬法。然杏仁能使人血溢，少误之必出血不已，或至委顿，故近人少有服者。《本草图经》

杏仁酥主万病，除诸风虚劳冷。方取家杏仁，其味甜。杏，特忌用山杏仁，山杏仁慎勿用，大毒害人也。家杏仁一石，去尖皮、两仁者，拣完全者，若微有缺坏，一颗不得用。微火炒，作细末，取白酒二石，研杏仁取汁一石五斗，上一味以蜜一斗，拌杏仁汁煎，极令浓，与醋相似，内两石瓮中搅之，密封泥，勿令浅气，三十日看之，酒上出酥也。接取酥，内瓷器中封之。取酥下酒，别封之，团其药如梨大，置空屋中作阁安之，皆如饴脯状，甚美，服之令人断谷。《千金翼方》

服椒

生椒择去不折者，除去黑子，用四十粒，以梨水浸，经一宿，尽令口合，空心新汲

① 穰：原作"禳"，据《证类本草》卷十二改。

水下，去积年冷，暖脏腑。久服则能驻颜，黑发明目，令人思饮食。《斗门方》

服漆

淳漆不枯者服之，令人通神长生。饵之法，或以大蟹十枚投其中，或以云母水，或以玉水合服之，凡虫悉下，恶血从鼻出，一年六甲行厨至也。《抱朴子》

摄生集览

（宋）寇宗奭 著

（明）胡文焕 校

内容提要

　　《摄生集览》作者寇宗奭，生卒年与生平均不详，宋代药物学家。于本草学尤有研究，尤重视药性之研究。历十余年，采拾众善，诊疗疾苦，和合收蓄之功，率皆周尽。

　　本书乃胡文焕摘录自寇宗奭《本草衍义》之序言编入《寿养丛书》，并题此名。文中提出"养神""惜气""堤疾"养生三原则，调和五味，顺应四时，保养五脏，调节情志，以及"善服药者不若善保养，不善保养者不若善服药""精、气、神，人之大本"等观点。

　　现存版本主要有明万历二十年壬辰（1592）虎林文会堂胡文焕校刻本即《寿养丛书》初刻本、明万历三十一年癸卯文会堂刻本即《格致丛书》本。本次点校，因《寿养丛书》清抄本内容完整、文字清晰，故为底本，以《寿养丛书》初刻本为主校本，以《格致丛书》本为参校本。

目录

摄生集览

天地以生成为德。有生所甚重者，身也。身以安乐为本。安乐可致者，以保养为本。世之人必求其本，则本必固。本既固，疾病何由而生？夭横何由而至？此摄生之道无逮于此。夫草木无知，犹假灌溉，矧人为万物之灵，岂不足资以保养？然保养之义，其理万计。约而言之，其术有三：一养神，二惜气，三堤疾。忘情去智，恬澹虚无，离事全真，内外无寄。如是则神不内耗，境不外惑，真一不杂，则神自宁矣。此养神也。抱一元之本根，固归精之真气，三焦定位，六贼忘形，识界既空，大同斯契，则气自定矣。此惜气也。饮食适时，温凉合度，出处无犯于八邪，痾瘵不可以勉强，则身自安矣。此堤疾也。三者甚易行，人自谓难行而不肯行，如此虽有长生之法，人罕专向，遂至永谢。是以疾病交攻，太和顿失，圣人悯之，故假以保救之术，辅以蠲痾之药，俾有识无识，咸臻寿域哉。

天地既判生万物者，惟五气尔。五气定位则五味生，五味生则千变万化不可穷已。故曰：生物者，气也；成之者，味也。以奇生则成而偶，以偶生则成而奇。寒气坚，故其味可用以火；热气软，故其味可用以坚；风气散，故其味可用以收；燥气收，故其味可用以散。土者，冲气之所生，则无所不和，故其味可用以缓。气坚则壮，故苦可以养气；脉软则和，故咸可以养脉；骨收则强，故酸可以养骨；筋收则不挛，故辛可以养筋；肉缓则不壅，故甘可以养肉。坚之而后可以软，收之而后可以散。欲缓则用甘，不欲则不用。用之不可太过，太过病矣。古之养生治疾者，必先通乎此。不通乎此而能已人之疾者，盖寡矣。

夫安乐之道，在能保养者得之。况招徕和气之药少，攻决之药多，不可不察也。是知人之生须假保养，无犯和气，以资生命。才失将护，便致病生。苟或处治乖方，旋至颠越。防患须在闲日。故曰：安不忘危，存不忘亡。此圣人之预戒也。

摄养之道莫若守中，则无过不及之患。经曰：春夏秋冬，四时阴阳生，病起于过用。盖不失其性，而强云为强，逐处即病生。五脏受气盖有常分，用之过耗，是以病生。善养生者，即无过耗之弊，又能保守真元，何患乎外邪所中也？故善服药不若善保养，不善保养不若善服药。世有不善保养，又不善服药，仓卒病生，而归咎于神天。噫！是亦未尝思也。可不慎欤。

夫未闻道者，放逸其心，逆于生乐。以精神徇智巧，以忧畏徇得失，以劳苦徇礼节，以身世徇财利，四徇不置，心为之疾矣。极力劳形，躁暴气逆，当风纵酒，食嗜辛酸，肝为之病矣。饮食生冷，温凉失度，久坐久卧，太饱太饥，脾为之病矣。呼叫过常，辩争陪答，冒犯寒暄，恣食咸苦，肺为之病矣。久坐湿地，强力入水，纵欲劳形，三田漏溢，肾为之病矣。五病既作，故未老而羸，未羸而病，病至则重，重则必毙。呜呼！是皆弗思而自取之也。卫生之士，谨此五者，可致终身无苦。经曰：不治已病治未病。正此谓也。

夫善养生者养内，不善养生者养外。养外实外，以充快悦泽贪欲恣情为务，殊不知外实则内虚也。善养内者实内，使脏腑安和，三焦各守其内，饮食常适其宜。故庄周曰：人之可畏者，衽席饮食之间而不知为之戒者，过也。若能常如是畏谨，疾病何缘而起？寿命焉得不长？贤者造形而悟，愚者临病不知。诚可畏也哉。

夫柔情难缩而不断，不可不以智慧刚勇决也。故帏箔不可不远。斯言至近易，其事至难行。盖人之智慧浅陋，刚勇粗猛，不能胜其贪欲也。故《佛书》曰：诸苦所因贪欲为本，若灭贪欲，何所依止？是知贪欲不灭，苦亦不灭，贪欲灭，苦亦灭。圣人言近而指远，不可不思，不可不惧。善摄生者，不劳神，不苦形，神形既安，祸何由而致也？

夫人之生，以气血为本。人之病，未有不先伤其气血者。世有童男室女，积想在心，思虑过当，多致劳损。男则神色先散，女则月水先闭。何以致然？盖忧愁思虑则伤心，心伤则血逆竭，血逆竭故神色先散而月水先闭也。火既受病，不能荣养其子，故不嗜食。脾既虚，则金气亏，故发嗽。嗽既作，水气绝，故四肢干。木气不充，故多怒，须发焦，筋痿。俟五脏传遍，故卒不能起，然终死矣。此一种于诸劳者，最为难治。盖病起于五脏之中，无有已期，药力不可及也。若或自能改易心志，用药扶接，如此则可得九死一生。举此为例，其余诸劳，可按脉与证而治之也。

人生，实阴阳之气所聚。若不能调和阴阳之气，则害其生。故《保命全形篇》论曰：人以天地之气生。又曰：天地合气，命之曰人。是以阳化气，阴成形也。夫游魂为变者，阳化气也。精气为物者，阴成形也。阴阳气合，神在其中矣。故《阴阳应象大论》曰：天地之动静，神明为之纲纪。即知神明不可以阴阳摄也。《易》所以言阴阳不测之谓神，盖谓此矣。故曰：神不可大用，大用即竭；形不可太劳，太劳则毙。是知精、气、神，人之大本也，不可不谨。惟智者养其神，惜其气，以固其本。世有不谨卫生之经者，动皆触犯。既以犯养生之禁，须假以外术保救，不可坐以待毙。本草之经于是兴焉。既知保救之理，不可不穷究保救之事。衍义于是存焉。二者其名虽异，其理仅同。欲使有知无知咸臻寿域，率至安乐之乡，适是意者，求其意而可矣。养心之道，未可忽也。六欲七情，千变万化，出没不定，其言至简，其义无穷。而以一心对无穷之事，不亦劳乎心？苟不明，不为物所病者，未之有也。故明达之士，遂至忘心，心既忘矣，则六欲七情无能为也。六欲七情既无能为，故内事不生。内事不生，故外患不能入。外患不能入，则本草之用实世之刍狗耳。若未能达其意而至是地，则未有不缘六欲七情而起忧患者。忧患既作，则此书一日不可阙也。愚何人哉，必欲以斯文绝人之忧患乎？

又曰贵豪之家，形乐志苦者也。衣食足则形乐，心虑多则志苦。岐伯曰：病生于脉，形乐则外实，志苦则内虚，故病生于脉。所养既与贫下异，忧乐思虑不同，当各遂其人而治之。

摄生要义

河滨丈人 著

（明）胡文焕 校

内容提要

　　《摄生要义》成书时间不详，作者河滨丈人，具体为王廷相或沈槑还是另有其人尚有争议。

　　本书以"调息、摄性、缓形、节欲"为养生原则，虽然篇幅不长，但其养生内容全面，包含存想、静坐、导引、按摩、饮食、起居、房中、四时、杂忌等，基本囊括了养生各法。并指出养生应当遵从《黄帝内经》等经典回归自然，更批判了后世养生误入追求修仙、服饵的歧途。

　　《寿养丛书》清抄本内容完整、文字清晰，以为底本，以《寿养丛书》初刻本为主校本。

摄生要义序

　　河滨丈人曰：养生之说，其来尚矣。神农尝草，轩皇立论，秘启造化，德济含灵，天人之蕴，于是昭布矣。迨及后世，论述渐广，高者荡入仙筌，卑者专守方饵，不知调息摄性，缓形节欲，乃人理之隐诀，性命之枢机焉。余自壮年以来，颇讲此术。缘动达形，缘虚达气，下不著伎，上不泥仙，似于摄生之秘，超然有得。乃会综群文，诠取要旨，以著论十篇，用发蒙学。嗟乎！修身体，道弘济，蒸人治世之事业也。养气完形，欲寡啬精，保生之大节也。是故生之道有余，而后治之道斯立。尼父慎疾，礼贵养生，求诸会通，岂复异旨？要在知音察之尔。

目　录

存想篇

夫心宰性真，百体攸宗，用以遣意，意往气从，至微而神，至幽而通。古昔先达，默会神解，假托名义，接引后人，此存想之术所由始也。按《大洞经》有九宫之论，乃斯术之滥觞。其曰：两眉间直上却入三分，为守寸双田。谓对鼻直上下按眉际方一寸处，却向后入骨际约三分以前为守寸之城。右有紫户，左有青房，后二神居之，故曰守寸双田。却入一寸为明堂宫。左有明童真君，右有明女真君，中有明镜神君，凡三^①神君居之。却入二寸为洞房宫。头中虽通名为洞房，此则洞房之正位也。左有元英君，右有元白君，中有黄老君，凡有三神居之。自此以后，凡云却入一寸、二寸、三寸者，皆以两眉直上处为本。却入三分，便是双田。却入一寸，便是明堂。却入二寸，便是洞房。非双田后再却一寸为明堂，明堂后再却二寸为洞房也。却入三寸为丹田宫。亦曰泥丸宫。左有上元赤子帝君，右有帝乡，凡三神居之。却入四寸为流珠宫。有流珠真君居之。却入五寸为玉帝宫。有玉清神母居之。明堂上一寸为天庭宫。此又在明堂上一层言之。谓明堂之上约一寸处，为天庭宫也。有上清真女居之。洞房上一寸为极真宫。太极帝妃居之。流珠上一寸为太皇宫。有太上君后居之。丹田上一寸为玄丹宫。有中黄太乙真君居之。凡一首之中，有此九宫。《黄庭经》所谓，明堂、金匮、玉房间，洞房、紫极、灵门户是也。宫虽有九，惟守寸，左面有绛台，右面有黄阙，九宫真人出入皆以此为路。其余诸宫，皆有前户、后户以相通。惟泥丸一宫有下门，以通喉中，此为大关键也。修养之士，不论四时昼夜方向，欲修此者，先平坐闭气，瞑目握固两膝上，乃先存想守寸，见青房、紫户二大神，并形如婴儿初生之状，衣如房户之色，手执流金铃，摇动闻其声。身发赤光如云霞之气，流于守寸宫外。自此以后，存想其神皆如此状。凡宫中有二神居者，先左次右。有三神居者，先中次左次右。守寸毕，次明堂，次洞房，次泥丸，次流珠，次玉帝，次上及天庭。四宫皆如之，九宫既毕，复想泥丸之神，并口吐赤气灌入已口，吸而咽之。以上灌丹田，行吐行灌，以热为度，如此则九宫之事毕矣。其曰宫、曰神、曰衣、曰铃之类，皆假设之义。盖人之脑，乃精髓之海。丹田，乃气之海。若血气滞塞不通，必不能和合而生精气，日惟枯竭而已。故常加存想，使气薰蒸透彻如云烟，在上变成雨露，即腠理通莹化为精血，补脑益肾之功于是为大矣。若人偶感六气，体中不快，便当就寝，偃卧闭气，瞑目握固，存想明堂二神并亦偃卧。若坐想三神皆向外长跪，此一节是单想明堂，或单想泥丸之想，术竭，法也。各口吐赤气从宫中流出，渐渐缠绕我身周匝。遂将所绕之气吞而咽之，觉勃勃入口，下流胸腹入丹田。此即存想下部之术。须臾绕身，赤气即便成火，火遂烧身，身与火共为一体，内外洞光，

---

① 三：疑为二。

骨肉脏腑，如燃炭之状。如此则身中之气通透上下内外无余矣。由是风寒暑湿以气彻而散，积滞凝结以气达而消，其疾自愈。若能昼夜常行三五过，久久自然百疾不生。凡此皆假设景象，以意引气之术。使上通脑髓之门，下达血气之海耳，非必真有此物也。学道者当自知之。

调气篇

天地虚空中皆气，人身虚空处皆气。故呼出浊气，身中之气也。吸入清气，天地之气也。人在气中，如鱼游水中。鱼腹中不得水出入即死，人腹中不得气出入亦死，其理一也。善摄生者，必明于气之故矣。欲修调气之术者，常得密室闭户，安床暖席，枕高二寸许，正身偃卧，瞑目握固，两足间相去五寸，两臂与体相去亦各五寸。先习闭气，以鼻吸入，渐渐腹满，乃闭之，久不可忍，乃从口细细吐出，不可一呼即尽。气定复如前闭之始，而十息或二十息不可忍，渐熟渐多。但能闭至七八十息以上，则脏腑胸膈之间皆清气之布濩矣。至于纯熟，当其气闭之时，鼻中惟有短息一寸余。所闭之气，在中如火蒸润肺宫，一纵则身如委蜕，神在身外，其快其美，有不可言之状。盖一气流通，表里上下，彻泽故也。其所闭之气渐消，则恍然复旧。此道以多为贤，以久为功，但能于日夜间得此一两度，久久耳目聪明，精神完固，体健身轻，百疾消灭矣。凡调气之初，务要体安气和，无与意争。若不安和，且止俟和，乃为之久而弗倦，则善矣。闭气如降龙伏虎，要须达其神。理胸膈，常宜虚空，不可饱满。若气有结滞，不得宣流，觉之便当用吐法以除之，如吹、嘘、呵、嘻、呬、噫、呼之类是也。不然，泉源壅遏，必至逆流，疮疡中满之患作矣。又苏氏养生诀云：每夜自三更至五更以来，床上拥被盘足，面东或南，叩齿三十六通，握固瞑目，以两手拄腰腹间，闭息，想心为炎火，光明洞彻，下入丹田，待腹满气极，即徐出气，<small>不得令耳闻</small>。复以舌抵齿，取华池水满口，低头咽下送入丹田，用意精猛，令津与气谷谷然有声，径至丹田，毕。再依前为之，凡九闭息，三咽津而止。然后以两手摩热，摩两脚心<small>即涌泉穴</small>，及腰脊两旁<small>即肾堂</small>，皆冷热彻，次以两手摩熨眼面耳项，皆令极热，仍按提鼻梁左右七下，梳头百余梳而卧，熟睡至明。<small>苏氏一段兼按摩法。</small>

按摩篇

夫存想者，以意御气之道，自内而达外者也。按摩者，开关利气之道，自外而达内者也。故医家行之以佐宣通而摄生者，贵之以泄壅滞。凡有行者，当在子后午前之时，平坐东向，以两手大指按拭两目过耳门，使两掌交会于项后，如此三九遍次，存想目中各有紫青绛三色气，如云霞郁郁浮出面前。再依前按拭三九遍，复存想面前云气，晖晖霍霍灌入瞳子，因咽华池之液二十口，乃开目以为常，坐起。皆可行之，不必拘时，一年许，耳目便聪明，久为之彻视数里，听于绝响也。面上常欲得两手摩拭之，使热则气常流行。作时先将两掌摩热，然后以掌摩拭面目，高下随形，皆使极匝，如此三五过，却度手于项后及两鬓，更互摩发如栉头之状，亦数十过。令人面有光泽，皱斑不生，发不白，脉不浮外，久行五年不辍，色如少女。所谓山川行气，常盈不涸，而木石荣润是也。耳欲得数按仰其左右，令人聪彻。鼻亦欲按其左右无数，令人气平。又常以两手按鼻及两目之眦上下，按之无数，闭气，为之气通即止，吐而复始，亦三九遍。能恒为之，鼻闻百步，眼乃洞观。《黄庭经》曰：天中之岳精谨修，灵宅既清玉帝游，通利道路无终休。此之谓也。凡人小有不快，即须按摩按捺，令百节通利，泄其邪气。凡人无问有事无事，须日要一度，令人自首至足，但系关节处，用手按捺各数十次，谓之大度关。先百会穴，次头四周，次两眉外，次目眦，次鼻准，次两耳孔及耳后皆按之，次风池，次项左右皆揉之，次两肩胛，次臂骨缝，次肘骨缝，次腕，次手，十指皆捻之，次脊背，或按之，或捶震之，次腰及肾堂皆搓之，次胸乳，次腹皆揉之无数，次髀骨捶之，次两膝，次小腿，次足踝，次十趾，次足心皆两手捻之。若常能行此，则风气时去，不住膝理，是谓泄气。又常向肾堂及两足心，临卧时令童子用手搓摩，各以热透表里为度。摩肾堂热则肾气透而易于生精，摩足心热则涌泉穴透而血不下滞。

导引篇

庄子曰：吹呴呼吸，吐故纳新，熊经鸟伸为寿而已矣。此导引之士，养形之人，彭祖寿考者之所好也。由是论之，导引之术，传自上世，其来久矣。故曰：彭祖之所好，其法自修，养家、医家所谈，无虑数百首，今取其要约切当诸十六条，参之诸论，大概备矣。凡行导引法，常以夜半及平旦将起之时为之。此时气清腹虚，行之益人。先闭目握固，冥心端坐，叩齿三十六通，即以两手抱项，左右宛转二十四，此可以去两胁积聚风邪。复以两手相叉虚空托天，仰手按顶二十四，此可以除胸膈间邪气。复以两手心掩两耳，却以第二指压第三指弹击脑后二十四，此可除风池邪气。复以两手相捉按左膝左捩身，按右膝右捩身二十四，此可以去肝家风邪。复以两手一向前，一向后，如挽五石弓状二十四，此可以去臂腋积邪。复大坐展两手，纽项左右反顾，肩膊随转二十四，此可以去脾家积邪。复两手握固，并拄两肋，摆撼两肩二十四，此可以去腰肋间风邪。复以两手交捶臂及膊，反捶背上连腰股各二十四，此可以去四肢胸臆之邪。复大坐斜身偏倚，两手齐向上如排天状二十四，此可以去肺间积聚之邪。复大坐伸脚，以两手向前，低头攀脚十二次，却钩所伸脚屈在膝上按摩之二十四，此可以去心胞络邪气。复以两手据地，缩身曲脊，向上十三举，此可以去心肝中积邪。复起立徐行，两手握固，左足前踏，左手摆向前，右手摆向后；右足前踏，右手摆向前，左手摆向后二十四，<small>此可以去两肩俞之邪。</small>复以手向背上相捉，低身徐徐宛转二十四，<small>此可以去两胁之邪。</small>复以足相纽而行，前进十数步，复高坐伸腿，将两足纽向内，复纽向外各二十四。<small>以上二条可以去两膝及两足间风邪。</small>行此十六节讫，复端坐闭目，握固冥心，以舌柱上颚，搅取津液满口，漱三十六次作谷谷声咽之。复闭气，想丹田火自下而上遍烧身体，内外蒸热乃止。按老子导引四十二势，婆罗门导引十二势，赤松子导引法十八势，钟离导引法八势，胡见素五脏导引法十二势，在诸法中颇为妙解，然撮其切要，不过于此。学者能日行一二过，久久体健身轻，百邪皆除，走及奔马不复疲乏矣。

形景篇

　　腑脏内景，各有区别，达以行术，养生之要，参稽古论，述此明征。凡人咽喉，二窍同出一脘，异涂施化。喉在前主出纳，咽在后主吞咽。喉系坚空，连接肺本，为气息之路，呼吸出入，下通心肝之窍，以激诸脉之行气之巨海也。咽系柔空，下接胃本，为饮食之路，水食同下并归胃中，乃水谷之海也。二道并行，各不相犯。盖饮食必历气口而下，气口有形谓之会厌。当饮食方咽，会厌即垂，厥口乃闭，故水谷下咽，了不犯喉。言语呼吸则会厌开张，当食言语，则水谷乘气送入喉脘，遂戕刺而咳矣。喉之下为肺，两叶白莹，谓为华盖，以覆诸脏，虚如蜂窠，下无透窍，故吸之则满，呼之则虚，一呼一吸，消息自然，无有穷已。乃清浊之交运，人身之橐籥也。肺之下为心，心有系络上属于肺，肺受清气下乃灌注，外有胞络，裹赤黄脂。其象尖长圆扁，其色黑青赤黄，其中窍数多寡各异，迥不相同。上通于舌，下无透窍，惟旁有系一脉下连于肾而注气焉。心之下有膈膜，与脊胁周回相著，遮蔽浊气，使不得上薰心肺，所谓膻中也。膈膜之下有肝，肝有独叶者，有二三叶者，其系亦上络心肺，为血之海，上通于目，下亦无窍。肝短叶下有胆，胆有汁，藏而不泻。此喉之一窍，施气运化，薰蒸流行，以成脉络者如此。咽至胃长一尺六寸，通谓之咽门。咽下有膈膜，膈膜之下有胃，盛受饮食而腐熟之。其左有脾，与胃同膜而附其上，其色如马肝赤紫，其形如刀镰，闻声则动，动则磨胃，食乃消化。胃之下，左有小肠，后肘脊膂，左环回周叠积。其注于回肠者，外附脐上，共盘十六曲。右有大肠，即回肠当脐左环回周叠积而下，亦盘十六曲。广肠附脊以受回肠，左环叠积下辟乃出滓秽之路。

　　广肠左侧为膀胱，乃津液之府。五味入胃，其精液上升，化为血脉，以成骨髓。津液之余，留入下部，得气海之气施化，小肠渗出，膀胱渗入而溲便注泄矣。凡胃中腐熟水谷，其精气自胃之上口曰贲门，传于肺，肺播于诸脉。其滓秽，自胃之下口曰幽门，传于小肠，至小肠下口曰阑门，泌别其汁，清者渗出小肠而渗入膀胱，滓秽之浊则转入大肠。膀胱赤白莹净，外无所入之窍，全假气化施行，气不能化则闭膈不通而为病矣。三焦有名无形，主持诸气以象三才。故呼吸升降，水谷往来，皆待此通达。上焦出于胃上口，并咽，以上贯膈而布胸中，走腋循太阴之分而行，传胃中谷味之精气于肺，肺播于诸脉。中焦在胃中脘，不上不下，主腐熟水谷，泌糟粕，蒸津液，化其精微，上注于肺脉，乃化而为血，以奉生身，莫贵于此。故独得行于经，遂命曰营气。下焦如渎，其气起于胃下脘，别回肠注于膀胱，主出而不纳。此脾、胃、大、小肠、三焦，乃咽之一窍资生血气，转化糟粕而入出如此。肾有二精所舍也，生于脊膂十四椎下，两旁各一寸五分，形似豇豆，相并而曲附于脊外，有黄脂包裹，里白外黑，各有带二条，上条系于心，下条过屏翳穴，后趋脊骨，下有大骨在脊骨之端，如半手许，中有两穴，是肾带经过处，上行夹脊至胸中，是为髓海。五脏之真，惟肾为根，上下有窍，谷味之液化而为精，人乃久生。肾虚精绝，其生乃灭。凡人肾虚，水不足也。补以燥药，以火炼水，其精乃烁。摄生者，观于肾之神理，则夭寿之消息亦思过半矣。

饮食篇

人知饮食所以养生，不知饮食失调亦所以害生。故能消息使适其宜，是谓贤哲悟于未病。凡人饮食，无论四时，常欲温暖。夏月伏阴在内，暖食尤宜。不欲苦饱，饱则筋脉横解，肠澼为痔。因而大饮则气乃暴逆。养性之道，不欲食后便卧及终日稳坐，皆能凝结气血，久即损寿。食后常以手摩腹数百遍，仰面呵气数百口，趑趄缓行数百步，谓之消食。食后便卧，令人患肺气、头风、中疽之疾。盖荣卫不通，气血凝滞故尔。故食讫当行步踌躇，有所修，为乃佳。语曰：流水不腐，户枢不蠹。以其动然也。食饱不得速步、走马、登高、涉险，恐气满而激，致伤脏腑。不欲夜食，脾好音声，闻声即动而磨食，日入之后，万响都绝，脾乃不磨，食之即不易消，不消即损胃，损胃则翻，翻即不受谷气，不受即多吐，多吐则转为翻胃之疾矣。食欲少而数，不欲顿而多，常欲令饱中饥，饥中饱为善尔。食热物后不宜再食冷物，食冷物后不宜再食热物，冷热相激必患牙齿。瓜果不时，禽兽自死及生鲊，煎火之肉，与夫多腻难消，粉粥冷淘之物，皆能生痰、生疮疡、生癥癖，并不宜食。五味入口，不欲偏多，多则随其脏腑各有所损。故咸多伤心，甘多伤肾，辛多伤肝，苦多伤肺，酸多伤脾。《内经》曰：多食咸则脉凝涩而变色，多食苦则皮槁毛拔，多食辛则筋急而爪枯，多食酸则肉胝皱而唇揭，多食甘则骨肉痛而发落。偏之为害如此，故上者澹泊，其次中和，饮食之大节也。酒饮少则益人，过多即损人，气畅而止可也。饮少则能引滞气，导药力，润肌肤，益颜色，通荣卫，辟秽恶。过多而醉，则肝浮胆横，诸脉冲激，由之败肾毁筋，腐骨消胃，久之神散魄冥，不能饮食。独与酒宜，去死无日矣。饱食之后，尤宜忌之，饮觉过多，吐之为妙。饮酒后不可饮冷水、冷茶，被酒引入肾中，停为冷毒，多时必腰膝沉重，膀胱冷痛，水肿消渴，挛躄之疾作矣。酒后不得风中坐卧，袒肉操扇，此时毛孔尽开，风邪易入，感之令人四肢不遂。不欲极饥而食，食不可过饱；不欲极渴而饮，饮不可过多。食过多则结积，饮过多则成痰癖。故曰：大渴不大饮，大饥不大食，恐血气失常，卒然不救也。荒年饿莩饱食即死，是验也。嗟乎！善养生者养内，不善养生者养外。养内者，安恬脏腑，调顺血脉，使一身之气流行冲和，百疴不作。养外者，恣口腹之欲，极滋味之美，穷饮食之乐，虽肌体充腴，容色悦泽，而酷烈之气内蚀脏腑，形神虚矣。安能保合太和，以臻遐龄？庄子曰：人之可畏者，衽席饮食之间而不知为之戒，过也，其此之谓乎！

居处篇

《左传》曰：土厚水深，居之不疾。《淮南子》曰：坚土人刚，弱土人肥，垆土人大，沙土人细，息土人美，耗土人丑。山气多男，泽气多女，水气多喑，风气多聋，林气多癃，木气多伛，湿气多肿，石气多力，阴气多瘿，暑气多夭，寒气多寿，谷气多痹，立气多狂，野气多仁，陵气多贪。轻土人利，重土人迟。清水音小，浊水音大，湍水人轻，迟水人重，中土多圣。黄帝问曰：天不足西北，左寒而右凉，地不满东南，右热而左温，其故何也？岐伯曰：东南阳也，其精降于下。西北阴也，其精奉于上。是以地有高下，气有温凉，高者气寒，下者气热。帝曰：其于寿夭何如？岐伯曰：阴精所奉，其人寿，阳精所降，其人夭。帝曰：一州之气，生化寿夭不同，其故何也？岐伯曰：高下之理，地势使然也。崇高则阴气治之，污下则阳气治之，高者其气寿，下者其气夭。由是观之，人之寿夭美恶，由于水土之气。如此善养生者，择地而居，此为至要。或曰：古者，巢居穴处而人多寿，何也？曰：古人淳朴，寡于嗜欲，此实寿本，况巢居则高迥而多寒，穴处则固密而无风湿之患，岂不得寿？今之居处当何如？曰：由水深土厚，阴精所奉之说观之，居处高耸于生乃宜。曰生之所寓，人有定区，高山峻土，恶乎能齐？曰：有山阜则就山阜，临平漫则起楼台，庶乎日袭阴气而不为阳泄矣。古谓仙人好楼居，得非以是乎哉？虽然坐卧之处，必须固密，若值细隙之风，其毒中人尤甚，久之或半身不遂，或角弓反张，或言语謇涩。盖身既中风，鬼邪易入，众病总集，遂致夭其天年尔。是故洼下之地不可处，慎其湿也。疏漏之地不可处，慎其风也。久闭之室不可处，慎其土气之恶也。幽冥之壑不可处，慎其阴郁之毒也。四者皆能病人，养生之士尤宜避之也。

房中篇

天地氤氲，万物化醇，男女媾精，万物化生，此造化之源，性命之根本也。故人之大欲，亦莫切于此。嗜而不知禁，则侵克年龄，蚕食精魄，暗然弗觉，而元神真气去矣。岂不可哀？惟知道之士，禁其太甚，不至杜绝，虽美色在前，不过悦目、畅志而已。决不肯恣其情欲以伐性命。或问抱朴子曰：伤生者，岂非色欲之间乎？抱朴子曰：然长生之要，其在房中。上士知之，可以延年祛病。其次不以自伐，下愚纵欲损寿而已。是以古人于此，恒有节度。二十以前二日复，二十以后三日复，三十以后十日复，四十以后月复，五十以后三月复，六十以后七月复。又曰：六十闭户，盖时加搏节，保惜真元，以为一身之主命。不然，虽勤于吐纳、导引、服饵之术，而根本不固，亦终无益。《内经》曰：能知七损八益，七者女子之血，八者男子之精，则血气、精气二者可调，不知用此，则早衰之节也。故年四十而阴气自半也，起居衰矣。年五十，体重，耳目不聪明矣。年六十，阴痿，气大衰，九窍不利，下虚上实，涕泣俱出矣。故曰：知之则强，不知则老，智者有余，自性而先行故有余，愚者不足，察行而后学故不足。有余则耳目聪明，身体轻强，老者益壮，壮者益治。盖谓男精女血，若能使之有余，则形气不衰而寿命可保矣。不然，窍漏无度，中干以死，非精离人，人自离精也，可不戒哉！养生之士，忌其人者有九：或年高大，或唇薄鼻大，或齿疏发黄，或痼疾，或情性不和，或莎苗强硬，或声雄，或肉涩肢体不膏，或性悍妒忌，皆能损人。并不宜犯之忌，其时者十有一：醉酒，饱食，远行疲乏，喜怒未定，女人月潮，冲冒寒暑，疾患未平，大小便讫，新沐浴后，犯毕出行，无情强为，皆能使人神气昏溃，心力不足，四体虚羸，肾脏怯弱，六情不均，万病乃作，特宜慎之。至于天地晦冥，日月薄食，疾风甚雨，雷电震怒，此阴阳大变，六气失常之时犯之，不惟致疾，且亵汗①神明。倘成子女，形必不周，虽生而不育矣。嗟乎！帏箔之情易绾而难断，不可不以智慧决也。佛书曰：诸苦所因，贪欲为本，贪欲不灭，苦亦不灭，苦不灭则生灭矣。养生者，恶可不以智慧决哉！

四时篇

凡人呼吸出入，皆天地之气。故风寒暑湿之暴，偶一中人，人不胜天，则留而为病。故随时加摄，使阴阳中度，是谓先几，防于未病。春月，阳气闭藏于冬者，渐发于外，故宜发散，以畅阳气。《内经》云：春三月，此谓发陈，天地俱生，万物以荣，夜卧早起，广步于庭，被发缓形，以使志生，生而勿杀，予而勿夺，赏而勿罚，此春气

---

① 汗：疑为渎。

之应，养生之道也。逆之则伤肝，夏为寒变。故人当二月以来，摘取东引桃枝并叶各一握，水三升煎取二升，以来早朝空心服之，即吐却心膈痰饮，宿热即除不为害。春深稍宜和平将息，绵衣晚脱，不可令背寒，寒即伤肺，鼻塞咳嗽。但觉热即去之，觉冷即加之，加减俱要早起之时，若于食后、日中，恐致感冒风寒。春不可衣薄，令人伤寒、霍乱、消渴、头痛。春冻未泮，衣欲下厚而上薄。夏月，人身阳气发外，伏阴在内，是人脱精神之时，特忌下利以泄阴气。《内经》云：夏三月，此谓蕃秀，天地气交，万物华实，夜卧早起，无厌于日，使志无怒，使华英成秀，使气得泄。若所爱在外，此夏气之应，养长之道也。逆之则伤心，秋为痎疟。故人常宜宴居静坐，节减嗜欲，调和心志。此时，心主肾衰，精化为水，至秋乃凝，尤须保啬，以固阴气。常食熟物，使腹中温暖，生瓜果茄，冰水冷淘，粉粥蜂蜜，尤不可食，食多秋时必患痢疟。勿以冷水沐浴、洗手面、淋背，使人得虚热眼暗，筋脉厥逆，霍乱转筋，阴黄之疾。勿当风卧，勿眠中使人挥扇，汗体毛孔开展，风邪易入，犯之使人患风痹不仁，手足不遂，言语謇涩之疾。

年壮虽不即为害，亦种病根。气衰之人，如桴鼓应响矣。醉中尤宜忌之。秋月当使阳气收敛，不宜吐及发汗，犯之令人脏腑消铄。《内经》云：秋三月，此谓容平，天气以急，地气以明，早卧早起，与鸡俱兴，使志安宁，以缓秋形，收敛神气，使秋气平，无外其志，使肺气清，此秋气之应，养收之道也。逆之则伤肺，冬为飧泄。若知夏时多食冷物及生瓜果稍多，即宜以童子小便二升，并大腹槟榔五颗，细切煎取八合，下生姜汁一合，和腊雪三分，早为空心分为两服，泻三两行。夏月所食冷物及膀胱宿水，悉为驱逐而出，即不为患。此药是乘气汤。虽老年之人，亦宜服之。泻后两三日，以薤白粥加羊肾，空心补之，胜服补药。冬月天地闭，血气藏，伏阳在内，心膈多热，切忌发汗，以泄阳气。《内经》云：冬三月，谓之闭藏，水冰地坼，无扰乎阳。早卧晚起，必待日光，使志若伏若匿，若有私意，若已有得，去寒就温，无泄皮肤，使气亟夺，此冬气之应，养藏之道也。逆之则伤肾，春为痿厥。故人当时服浸酒之药，以迎阳气。虽然亦不可过暖，绵衣当晚著，使渐渐加厚，虽大寒，不得向火烘炙，甚损人目睛，且手足能引火气入心，使人心脏燥热，衣服亦不宜大炙极暖。冬月天寒，阳气在内，已自郁热，若更加之炙衣重裘，近火醉酒，则阳气太甚。若遇春寒，闭塞之久不即发散。至春夏之交，阴气既入，不能摄运阳气，必致有时行热疾，甚者狂走妄语，切宜忌之。故寒热适中，此为至要。凡冬不欲极温，夏不欲极凉，不欲露卧星下，不欲眠中操扇。大寒、大热、大风、大雨皆不欲冒之。秋冬温足冻脑，其春夏脑足具冻。故曰：天有四时五行，以生寒暑燥湿风。人有五脏五气，以生喜怒悲忧恐。故喜怒伤气，寒暑伤形，暴怒伤阴，暴喜伤阳，喜怒不节，寒暑过度，生乃不固。此之谓也。

杂忌篇

夫养生者，卧起有四时之早晚，饮食有至和之常制，调利关节有导引之方，流行荣卫有吐纳之术。忍喜怒以养阴阳之气，节嗜欲以固真元之精，保形延寿可谓备矣。使禁忌之理，知有未周，虽云小节之常，亦为大道之累，故事有侵性，不可不慎者。古语云：一日之忌，暮无饱食。一月之忌，暮无大醉。一岁之忌，暮无远行。终身之忌，暮常护气。盖谓暮，乃偃息之时。人若饱食，则腹中空虚之地少，而气之居内以养形者寡，癖瘕壅滞之患作矣。故暮当忌饱食，谓之一日，盖日日慎之也。酒毒酷悍，饮至大醉，则毒气必坏真气，况暮醉而卧，气溢形止，肠胃由之腐烂，经络以之横解，一时不觉，久乃成疾。虽少壮之人，不可使一月之内有此一醉也，况中年以往之人乎！暮而远行，不惟有外触之虞，山川岚雾，夜阴郁发冒之，亦能损人真气，故皆宜忌之。以上三者，不行则真气常保无失，是终身能护其气矣。又久视伤血，久卧伤气，久立伤骨，久行伤筋，久坐伤肉，大抵人之形气，时动时静，其机运而不滞，久于动静，未免有伤也。睡不厌踧，觉不厌舒，踧者，曲膝卷股，以左右肋侧卧，修养家所谓狮子眠是也。如此则气海深满，丹田常暖，肾水易生，益人弘多。舒体而卧则气直而寡畜，神散而不潜，故卧惟觉时可舒体耳。凡人觉大小便即行，勿忍之，忍小便则膝冷成痹，忍大便则成气痔。小便勿努，努久令人两膝冷痛。大便勿努，努久令人腰痛、目昏、气逆急故也。并宜任其自然。凡人大劳则力乏绝，大饥则脏腑脉络有竭，大饱则腠理气溢，大渴则经脉蹶乱，大醉则精神散越，大热则阴气解脱，大寒则血脉凝结并能致疾。凡心有爱，不用深爱。凡心有憎，不用深憎。凡喜至而心不荡，凡怒过而情不留，并能养神。

益寿学道之功至此，乃至人对景忘情之妙，圣人养心定性之学，修养之术不足以尽之也。凡夜非调气之时，常习闭口而睡为佳，口开即失真气，且邪从口入，更牙齿为出入之气所触，后必病齿。凡睡而张口者，牙齿无不早落，可以验之。湿衣及汗衣切不可久著，能伤人心肺之系及发疮疡。十步直墙下，勿得顺卧，风峻利能令人发癫及体重。凡大汗及新浴出，勿赤体，勿即脱衣当风，风入腠理则成半身不遂。夜卧当耳处，勿令有孔隙，令人风吹耳聋，头项亦如之。夜卧勿覆其头得长寿，以常有天地之清气入腹中也。古之善摄生者，居常少思虑，忍嗜欲，平喜怒，寡忧乐，澹好恶，世之美丽贵重物事举，不足以入其心，由是志意舒畅，形体安和，血气顺利，度百岁而后去矣。寇氏曰：人之未闻道者，放逸其心，迷于生乐，以精神徇智巧，以忧畏徇得失，以劳苦徇礼节，以身世徇财利，四徇不置，心为之疾矣。极力劳形，燥暴气逆，当风纵酒，食嗜辛咸，肝为之病矣。饮食生冷，温凉失度，久坐久卧，太饱大饥，脾为之病矣。呼叫过常，辩争陪答，冒犯寒喧，恣食咸苦，肺为之病矣。久坐湿地，强力入水，纵欲劳形，三田漏溢，肾为之病矣。五病既作，故未老而羸，未羸而病，病至则重，重则必死。呜呼！是皆弗思妄行而自取之也。卫生之士，能慎此五者，可以终身无苦矣。经曰：不治已病治未病，其此之谓与。

摄生要义后序

叙曰：世言方技略者，类以非经辟之固也。然经以止道，道以息邪，故有殊途同归而大义不诡，于圣人则固弗可诎也已。今观河滨丈人所纂《摄生要义》，其存想篇则务专精气，洞与神参，要不可以邪汩之一耳。至云守寸及诸景象所见，皆假设之义，则与所谓荡入仙筌者，又大不侔。其诸篇亦皆制外、养中、顺生、节适之道，何尝丧肝胆，遗耳目？嗒然忘其形而与世为罔，两者伦也。噫！达生者，类出于是，其去夭昏札瘥而极蕃祉耆耋者，固其所已，又安知不为经之佐使也哉！河滨丈人为谁？大司马浚川公也。公固志存天下，而思跻之仁寿之域以广熙和之化者，则于是乎！端有赖也。敬序。上蔡，后学张惟恕书。

厚生训纂

（明）周臣　编辑

（明）胡文焕　校正

内容提要

《厚生训纂》成书于明嘉靖二十八年（1549）。作者周臣，字在山，又字子忠，生卒年及生平不详，明代吴县（今江苏苏州）人。

本书系从前代养生书、家训、历书和类书中摘取抄录而成，全书共有 6 卷，分育婴、饮食、起居、御情、处己、睦亲、治家、养老、法言 9 个主题，涉及优生育儿、食疗食补、饮食禁忌、起居坐卧、情志调摄、房中养生、人际交往、治家教子、年老养生等诸多内容，融合儒道释三教修炼方式，养生范畴从个体形神层面扩及日常起居、治家处事等活动，体现明代养生书籍另一重要特色：与前代相比，养生范畴得到极大拓展。

该书版本较多，有明万历二十年壬辰（1592）虎林胡氏文会堂初刻本即《寿养丛书》本，明万历三十九年辛亥（1611）孙成名重刊本（简称"孙成名本"），清代《寿养丛书》精抄本（清人据文会堂刻本精抄而成，内容完备，文字工整，插图亦精美，堪称古代传本之精品，是目前国内外最全抄本）。本次整理以清抄本《寿养丛书》为底本，文会堂《寿养丛书》初刻本为主校本，"孙成名本"为参校本。

厚生训纂引

　　嘉靖己酉，予守衢之八月，以病疡不能视事，日坐郡斋。贰守周公潭石间过予谭，偶及《颜氏家训》《袁氏世范》《三元延寿》《养生杂纂》《便民图纂》《通书》《居家必用》诸书，亟借读之。呜呼！兹数种者，其于民生日用，亦云备矣。顾大繁而言，成文不易了了，且无所执要。因摘取简易者，自婴至老，凡性情之动，饮食起居之节，推而处己、睦亲、治家之大概，附以断章名，云稍为隐括颇铨次成帙，令吏人抄录，以示潭石，乃潭石固欲加诸梓。予笑曰："此直家庭为童子者设教耳，刻之何居？"潭石曰："不然，王者之政，自老老幼幼。始而居处笑语，日用饮食，诗人歌之，况兹生人所厚，日迁去不识不知，盖邈矣。推是以诒告斯人，俾由之生，生而咸登寿考之域，亦政也，奚不可者？"予曰："有是哉。"姑刻之以示衢民，如其礼乐，俟后之君子云。

知衢州府在山周臣撰

目录

卷之一

育婴附产忌

凡受胎三月，禀气未定，逐物变化。故娠妊者，欲观犀象，鸾凤珠玉，钟鼓俎豆，军旅陈设之类。欲闻贤人君子盛德，大师嘉言善行。焚烧名香，诵读诗书，居处简静，调心神，和性情，谨嗜欲，节饮食，慎起居，庶事清净，则生子端正寿考，忠孝仁义，聪慧无疾。盖文王胎教也。

凡妊娠临月，预备好甘草，如中指许，一节擘碎，用水一蚬壳，以绢蘸令儿吮之，若吐出恶汁为佳。次用好朱砂，如大豆许，细研，水飞过，炼蜜和朱砂成膏，旋抹小儿口中，镇心安神，免痘疮之患。凡小儿初生，急以绵裹指，拭尽口中恶血，若不急拭，啼声一出，即入腹成百病矣。亦未可与乳，且先与擘破黄连，浸汤取浓汁，调朱砂细末，抹儿口中，打尽腹中旧屎，方可与乳。

又看舌下，重舌有膜，如石榴子，若啼声不出，速以指抓或针微刺舌线，有血出即活，取桑汁调蒲黄涂之。若血出多者，烧发用猪脂涂之。凡断脐不可用刀，须隔衣咬断，兼以热气呵七遍，然后缠结所留脐带，令至儿足上。若短则中寒，或成内吊。若先断脐而后浴，则水入脐中，后必有患。其脐断讫，脐中多有虫，宜急去之。断脐后用软绵缚之宜紧，免脐风也。凡解脐须闭户下帐，冬间令火温，若脐不干，烧帛末敷之。

初生之儿，全在乳哺得法。乳者奶也，哺者食也，乳后不得与哺，哺后不得与乳。盖小儿脾胃怯弱，乳食相并，难以克化，始则成呕，小则成积，大则成癖，疳气自此始也。凡乳儿不可过饱，满而必溢，则成呕吐。乳或来猛，当取出少捼后再乳。凡乳时，须当捏去宿乳，然后乳之。儿若卧乳，当以臂枕之，令乳与头平，令乳不噎。母欲睡，即夺其乳，睡着不知饥饱，即成呕吐。儿啼未定，气息未调，乳母遽以乳饮之，致不得下，停滞胸膈，而成呕吐。

初生小儿，慎不宜针，针反为害也。婴儿乳母，须每三时，摸儿顶后风池，若壮热即须熨之，使微汗即愈。凡小儿莫抱于檐下澡洗，当风解衣，及神物之前，驴马之畔，各房异户之亲，诸色秽恶异物，并不得触犯，切宜忌之。凡儿春夏间有疾，不可乱用动下之药，使下焦虚，上焦热，变成大病。小儿缺乳，吃物太早，母喜嚼食喂之，致生疳疾，羸瘦腹大，发竖痿黄。凡小儿匍匐以后，逢物便吃，父母喜之，或饮食而以口物饲之，此非爱惜，乃成害一端，食癖疳积，腹痛面黄，腹大颈细，皆由于此。

凡小儿皆阳气有余，阴气不足，故多患惊风痰热之疾。若父母恣其食肉，及诸厚味，必助火益阳，消竭阴气，鲜不为患。其有痘方出，而发紫泡以死者何哉？正以厚味积热，触其相火故耳，切宜戒之。

凡小儿始生肌肤未成，不可衣新绵过暖，当以故絮衣之。况筋骨痿弱，宜时见风日，则血凝气刚，肌肉牢密耐风寒，不致疾病。若藏在帷帐中，重衣温暖，不见风日，则其肌肤脆软，便易中伤矣。凡婴儿三五月，必待人襁褓，贵顺适其宜。如春夏乃万物生长之时，宜时时放令地卧。如秋冬万物收藏之时，宜就温和之处。使不逆岁气，然后血宁气刚，百病无由而入。小儿睡，忌母鼻中吹风及囟门处，成痫疾。交合之间，儿卧于侧，或惊哭便不可乳儿。小儿不宜令指月。母泪不可滴入儿眼中。儿未能行，母更有娠，儿犹食乳，必黄瘦立骨，发热发落。小儿食鸡鸭卵、鱼子之类，长而多忘。食鲟鱼，结癥瘕咳嗽。食鸡肉生蛔虫，食王瓜生疳虫，粟子饲之，生齿迟，肾气弱。黍米饭并蕨食之，脚无力。食荞麦发落，羊肝同椒食损儿，幼女食鱼鲀则拙。吃热莫吃冷，吃软莫吃硬，吃少莫吃多。

婴儿之流，天真未剖，禁忌饮食，又无所犯，至有夭折者，此父母之过也。为父母者，或阳盛阴亏，或阴盛阳亏，或七情郁于内，或六淫袭于外，或母因胎寒而饵暖药，或父因阴痿而饵丹药，或产元既充，淫欲未已，如花伤蒂，结子不实，既产之后，禀赋怯弱，调养又失其宜，骄惜太过，睡思既浓，尚令咀嚼，火阁既暖，犹厚衾重覆，抚背拍衣，风从内作，指物为虫，惊因戏谑，危坐放手，欲令喜笑，肋胁指龁，雷鸣击鼓，且与掩耳，眠卧过时，不令早起，饮食饱饫，不与戒止，睡卧当风，恐吓神鬼，此等不一，父母因是而鉴之，则后嗣流芳而同寿矣。

婴孩于其始，有知不可不使知尊卑长幼之礼，若侮詈父母，殴击兄妹，父母不加诃禁，反笑而奖之，彼既未辨好恶，谓礼当然，及其既长，性习已成，乃怒而禁之，不可复制，于是父母疾其子，子怨其父母，残忍悖逆，无所不至，盖父母无深识远虑，不能防微杜渐，溺于小慈，遂养成其恶，至如此也。教子斋：一曰学礼，凡为人要识道理，识礼数，在家庭事父母，入书院事先生，并教恭敬顺从，遵依教诲与之言，则应教之事，则行，毋得怠慢，自任己意。二曰学坐，凡坐要定身端坐，齐脚敛手，毋得伏盘靠背偃仰倾侧。三曰学行，凡行要笼袖徐行，毋得掉背跳足。四曰学立，凡立要拱手正身，毋得跂倚歌斜。五曰学言，凡言语要朴实，语事毋得妄诞，低细出声，毋得叫唤。六曰学揖，凡作揖要低头屈腰出声收手，毋得轻率慢易。七曰学诵，凡读诵专心，看字断句，谩读须要分明，不可一字放过，毋得目视东西，手弄他物。八曰学书，凡写字专志把笔，字要整齐圆净，毋得轻易糊涂。

《产书》云：一月足厥阴肝养血，不可纵怒，疲极筋力，冒触邪风。二月足少阳胆合于肝，不可惊动。三月手心，主右肾养精，不可纵欲悲哀，触冒寒冷。四月手少阳三焦合肾，不可劳逸。五月足太阴脾养肉，不可忘思饥饱，触冒卑湿。六月足阳明胃合脾，不可杂食。七月手太阴肺养皮毛，不可忧郁叫呼。八月手阳明大肠合肺，以养气勿食燥物。九月足少阴肾养骨，不可怀恐房劳，触冒生冷。十月足太阳膀胱合肾，以太阳为诸阳主气，使儿脉缕皆成，六腑调畅，与母分离，神气各全，候时而生。不言心得，以心为五脏之主，故也。凡妇人妊娠，切忌饮酒叫怒，恐产时心神昏乱。凡妇人妊娠之后，以至临月，脏腑壅塞，关节不利，切须时时行步，不宜食黏硬之物，不可多饮酒，不可乱服药，亦不可妄针灸，须宽心减思虑，不得负重涉险，防诸不测，如此爱护，方保临产无虞，仍不欲见丑恶之物，食当避异味，不然有损无益。凡妊六七月后，须常服益母丸，凡遇临产时，少见不顺当，服柞枝汤一二服，能使横者直，而逆者顺，方用柞枝四两，甘草五钱，好酒三碗，煎去半频服之即效。服至二服，永保无虞。

鸡肉与糯米同食，令子生寸白虫。食羊肝，令子多厄。食山羊肉，令子多病。鲤鱼与鸡子同食，令子成疳多疮。食犬肉，令子无声音。食茨菰，能消胎气。食麝脂及梅、李，令子青盲。食兔肉，令子唇缺。食子姜令子多指生疮。鳝鱼、田鸡同食，令子音痖。鸭子与桑椹同食，令子倒生，心寒。食鳖，令子项短，及损胎。食螃蟹，令子横生。食雀脑，令子雀目。食雀肉饮酒，令子无耻多淫。雀肉、豆酱同食，令子面生黑痣黑斑。豆酱与藿同食，堕胎。食水浆绝产。食浆水粥，令子骨瘦不成人。食骡马肉，过月难产。妊妇不可沐头，沐之则横生逆产。欲分娩者，取酽醋涂口鼻，仍置醋于傍，使闻其气，兼细细饮之，此为上法。如昏晕，即以醋喷面，苏来，即饮醋以解之。

凡生产毕，不可因男女辄喜恶，不得便卧，且宜闭目而坐，须臾方可扶上床，宜盘膝而坐，未可伸足，高倚床头时，令人以手从心擀至脐下，使恶露不滞，如此三日方止，不可令多卧，多卧频要唤醒，或烧干漆器，并醋气蒸薰口鼻，以防血逆、血迷、血晕之患。夏月仍于房门外烧砖，以醋沃之，置于房中，房中不得放火，以煮粥煎药。或有临产，母肠先出者，甚可惊恐，即以盆盛温水，浸其肠入，香油一盏，令母仰卧，以言语安慰其心，却用好米醋半盏，和新汲水七分，搅均忽嘿于产母面，或背微以手拊之，则肠渐收儿即产矣。分娩后须臾，食白粥一味，勿太饱，频频少与之，仍时与童便一盏，温饮之。难产不得与酒，产母脏腑方虚，热酒入腹必致错闷。七日后方进些酒，可以辟风邪、养血气、下恶气、行脉气也。未满月不宜多语笑，惊恐忧惶，哭泣思虑恚怒，强起离床，行动久坐，或作针线，用力恣食生冷、黏硬、肥腻之物，及不避风寒，脱衣洗浴，或冷水洗灌，当时虽未觉大损，后即成蓐劳。

满月之后，尤忌任意饮食，触冒风寒，恣意喜怒，梳头用力，高声作劳，尤忌房欲之类，若不依此，必成大患。产后忌食热药热面，且不可见狐臭人。

未满月饮冷水与血相聚，令腹胀痛。若恶露未止而食酸咸之物，遍体无血色，腹痛发寒热。

卷之二

饮食 <small>附诸忌</small>

　　夫人赖水谷之气以养神，水谷尽而神去。安谷则昌，绝谷则亡，水去则荣散，谷消则卫亡，荣散卫亡，神无所依故死。凡食所以养阳气也，凡饮所以养阴气也，而生血生气，皆本于此。故六畜、果菜、酒浆之类，善养生者取其益人者食之。饮之尤必先渴而饮，饮不过多，多则损气，渴则伤血。先饥而食，食不过饱，饱则伤气，饥则伤胃，仍戒粗与速，恐损气伤心，非福也。减五味浓厚食以免伤其精，省煎煿焦燥物以免伤其血。清晨食白粥，能畅胃气生津液。空心茶、卯时酒、申后饭，宜少。饮茶者宜热宜少，不饮尤佳，久饮去人脂，下焦虚冷，饥则尤不宜，令不眠，惟饱食后一二盏不妨，最忌点盐空心饮。食后以浓茶漱口，齿不败。饮不欲杂，杂之则或有所犯，当时或不觉，积久令人作痰。浆水味甘酸，微温无毒，大益人，为人常用，故不齿其功，然日不可缺也。酒饮之，体软、神昏，是其有毒也，不可过多，过多而恒饮，则损肠烂胃，溃髓蒸筋，伤神伤寿。酒浆照人，无影不可饮。酒后食芥辣物，多则缓人筋骨。凡中药毒，及一切毒，从酒得者难治。醋，多食损人骨，损人胃，损人颜色。美食须熟嚼，生食不粗吞，食物以象牙、金、银、铜为匙，或鱼鲩为器，皆可试毒。热食伤骨，冷食伤肺，热无灼唇，冷无冰齿。食后以小纸拈打喷嚏数次，使气通则目自明、痰自化。每食毕，即呵出口中毒气，则永无患失。百味未成熟，勿食五味太多，勿食腐败，闭气之物勿食。春宜减省酸味，增添甘味；夏宜减省苦味，增添辛味；秋宜减省辛味，增添酸味；冬宜减省咸味，增添苦味。

　　青色属肝合筋，其荣爪，故肝宜酸，多食则令人阴闭。赤色属心合脉，其荣色，故心宜苦，多食令人变呕。黄色属脾合肉其荣唇，故脾宜甘，多食令人缓满。白色属肺合皮，其荣毛，故肺宜辛，多食令人洞心。黑色属肾合骨，其荣发。故肾宜咸，多食令人渴酸，多伤皮肉，皱而唇揭。咸多伤心，血凝注而色变；甘多伤肾，骨痛而齿落；苦多伤肺，皮槁而毛落；辛多伤肝，筋急而爪枯。孙真人曰：食五味不可偏胜，否则五脏不平，百病蜂起。夫人之所慎，切忌饮食便卧，及终日久坐。食欲频而少，不欲频而多，只宜饱中饥，不宜饥中饱，且鱼鲙生肉尤宜忌之。粳米过熟则佳，苍耳同食卒心痛，马肉同食发痼疾。糯米妊娠与杂肉食之，子生寸白虫，久食身软发风动气。秫米似黍而小，亦可造酒动风，不可常食。

黍米发宿疾，小儿食不能行，五种粟米合葵食之成痼疾。饴糖进食，健胃动脾风。食粟米后食杏仁吐泻。稷米，穄也，发三十六种疾，不可同川附子服，陈廪粟米、粳米皆冷，频食之自利。麦占四时，秋种夏收，北方多霜雪，面无毒，南方少雪，面有毒。大麦久食多力健行，头发不白，宜人。麦蘗久食消肾，少用健胃宽中。荞麦多食动风头眩，和猪肉食脱眉发。白扁豆久食头不白。绿豆治病，则皮不可去，去皮壅气，作枕明目。赤小豆行小便，久食虚人，能逐津液。青小豆、赤白豆合鱼、虾食之成消渴。服大豆末者，忌猪肉、炒豆与一岁以上十岁以下小儿食之，即吃猪肉久当壅气死。酱当以豆为之，今以面麦为之，杀药力。芝麻乘熟①，压出生油，止可点灯，再煎炼成，方为熟油可食。黑芝麻炒食不生风疾，风人食之，则步履端正，语言不謇。胡麻服之不老，耐风，补衰老，九蒸九曝为末，以枣丸服之，治白发还黑。

葵同鲤鱼食之害人，食生葵发一切宿疾，百药忌食之。生葱与蜜同食，下痢腹痛，食烧葱啖蜜，壅气死。杂鸡雉白犬肉食之，九窍出血，大抵功在发汗，多食则昏人神。韭，病人可食，多食神昏暗目，酒后尤忌，不可与蜜同食，未出土为韭黄，滞气动风，共牛肉食成瘕。薤肥健人，生食引涕唾，与牛肉同食成癥。大蒜久食，伤肝损目弱阳，多食蒜行房伤肝气，面无光。胡荽久食令人多忘，根②发痼病。芥多食动风发气，与兔肉同食成恶病。芥菜与面同食发病。苋多食动气烦闷，共鳖及蕨食生瘕。鹿角菜久食发病，损经络少颜色。菠菜多食，冷大小肠，久食脚软腰痛。莼菜性滑发痔。芹生高田者宜食，赤色者害人，和醋食之损齿。苦荬夏月食之益心，蚕妇忌食。莴苣久食昏人目。莙荙多食动气。蕨久食，脚弱无力，弱阳眼昏，多睡鼻塞发落，生食成蛇瘕。茄至冷，多食发疮动气，秋后食之损目。冬瓜多食阴湿生疮，发黄疸，九月勿食，老人中其毒，至秋为疟痢。一切瓜苦者有毒，两鼻两蒂者害人。瓠子冷气，人食之病甚。葫芦多食令人吐。紫菜多食腹痛发气，饮少热醋解。茭白不可同生菜食，不可杂蜜食，发痼疾，伤阳气。苦笋主不睡，去面目并舌热黄，消渴明目，解热毒，健人，多食动气。菌，地生为菌，木生为檽，为木耳，为蕈，新蕈有毛者，下无纹者，夜有光者，煮不熟者，欲烂无虫者，煮讫照人无影者，春夏有虫蛇经过者，皆杀人。误食枫树菌者，往往笑不止而死，须掘地为坎，投水搅取清者饮之。木菌，楮、榆、柳、桑、枣五木之耳可食，如前所云者皆杀人，又赤色仰而不覆者，及生田野中者皆毒。甘露子不可多食，生寸白虫。

---

① 熟：疑为"热"字。

② 根：疑衍。

与诸鱼同食翻胃。茉萸六七月食之伤神气。苘荞^①多食气满。

莳萝根曾有食者杀人。蔓青，菜中之最益人者，常食通中益气，令人肥健。多种鸡头、芋奶可以代食，山药、凫茨可以充饥。芋冬月食不发病，薯蓣颇胜芋，小者名山药，佳。萝卜力弱，人不宜多食，生者渗人血。姜九月九日勿食，伤人损寿。

谚云：上床萝卜下床姜，盖夜食萝卜，则消酒食，清晨食姜能开胃。食莲子宜蒸熟去心，生则胀腹，不去心则令人呕。藕久服轻身耐老，止热破血。食生藕，除烦渴，解酒毒，若蒸熟之，甚补五脏，实下焦，与蜜同食，令腹脏肥，不生诸虫。菱多食冷脏伤脾。茨菰动宿冷气腹胀，小儿食之脐下痛。茨菰生食，动风冷气，损脾难消，熟能益精。生枣多食动脏腑损脾，与蜜同食损五脏。梅子坏齿及筋。樱桃多食发暗风，伤筋骨，小儿多食作热。橘、柚酸者聚痰，甜者润肺，不可多食。橙子皮，多食伤肝，与槟榔同食，头旋恶心。杨梅多食发热损齿。杏多食伤筋骨。杏仁久服目盲、眉发须落，动宿痰。双仁者杀人，研细可治大伤。桃损胃，多食有热。桃、杏花本五出，而六出者又双仁，能杀人者，失常也。李发疟，食多令虚热，和白蜜食伤人，五内不可临水上啖之，及与雀肉同食。

李不沉水者有毒。梨治心热，生不益人，多食寒中，产妇金疮人勿食，令痿困，其性益齿而损脾胃，正二月勿食佳。有人家生一梨大如斗，送之朝贵，食者皆死，考之树下有一大蛇，毒在于此，可见凡物异常者，皆不可食也。石榴多食损肺及齿。栗生食治腰脚。熟即发气，宜暴干、蒸炒食。多则气壅，患风气人不宜食。生栗可于灰火中煨，令汁出杀其木气，小儿食生者多难化，熟者多滞气。柿干者性冷，生者弥冷，食多腹痛。白果，生引疳解酒，熟食益人，不可多食。胡桃多食利小便，动风动痰脱人眉，同酒肉多咯血、齿齼并酸，伤齿者食之即已。枇杷多食发痰热。榧子多食，能消谷，助筋骨。行荣卫，明目轻身，治咳嗽，过多滑肠。榛益气力宽肠胃。一切果核双仁者害人。

甜瓜多食动痼疾，发虚热。西瓜甚解暑毒。甜瓜沉水者杀人，双蒂者亦然。生果停久有损处者不可食。甘蔗多食衄血。砂糖多食心痛，鲫同食成疳，葵同食生流癖，笋同食成食痕，小儿亦不宜食。猪肉之用最多，然不宜久食，食之曝肥致风。白蹄青爪者不可食。猪肾理肾气，多食肾虚，久食少子，猪心猪肝不可多食，猪肉共羊肝食之心闷，猪脑损阳，临房不举，嘴动风尤毒。羊肉和鲊食伤人，心脑食之损精少子，六月勿食之，羊心有孔者食之杀人。羊肝有窍，羊有独角头黑者，皆不可食。猪羊血不可多食。黄牛大补脾，黑牛白头并独肝者不可食。凡盛热时卒死者，尤杀人。牛五脏各补人五脏，牛乳不可与醋同食。马生角及白马黑头、白马青蹄者，皆不可食。马自死者害人，不与陈仓米同食，卒浔恶症，十死其九。马汗气及毛，偶入食中害人。凡有马汗阴疮者，近之必杀人。骡肉动风，脂肥尤甚，食之者慎不可饮酒，致疾杀人。白犬虎文，

---

① 荞：疑为"蒿"。

黑犬白耳，畜之家富贵，犬纯白者主凶。犬斑青者，识盗贼则吠之。春末夏初，犬多发狂，当戒，人持杖预防之。鹿肉麞肉，五月勿食之，豹文者杀人。鹿茸内有小虫，不可以鼻嗅虫，入鼻则药力不及。鹿肉痿人阴，饵药人食之无效，以其食解毒之草故也。麞肉，八月至于十一月食之，胜羊肉，余月动气。麋肉动痼疾，以其食蛇也。麋脂，近男子阴冷痿骨，可煮汁酿酒饮之，令人美颜色。猫肉补阴血，能治痨瘵、瘫疾、瘰疬、杨梅毒疮久不收口者，皆宜食。兔八月、十一月可食，多食损阳，兔死而眼合者，食之害人，兔只眼者不可食。獭肉伤阳。熊脂近阴不起。大抵禽肝青者，兽赤足者，有歧尾者，肉堕地不粘尘者，煮熟不敛水者，煮而不熟者，生敛者，禽兽自死无伤处者，犬悬蹄肉中有星如米者，羊脯三日以后有虫如马尾者，米瓮中肉脯久藏者，皆杀人。鸡黄者宜老人，乌者产妇宜之，具五色食之必旺。六指玄鸡白头，或四距及野禽生子，有八字文者，及死不伸足，口目不闭者，俱不可食。乌鸡合鲤鱼食生痈疽，鸡子不宜多食，老鸡头有毒杀人，线鸡善啼肉毒，山鸡养之禳火灾。雉损多益少，久食瘦人。黑鸭滑中发痢，脚气人不可多食，白者六月忌食，白鸭补虚目，白者杀人，鸭卵多食发疾，不合蒜及李子、鳖肉食，老鸭善，嫩鸭毒。野鸭九月以后即中食不动气，身上热疮久不好者，但多食即瘥。白鹅，多食发酒疾，苍鹅发疮浓[1]，卵不可食多。鹌鹑，四月以后八月以前不堪食，《本草》云：虾蟆化也。鹑，患痢人可食之良，与猪肝同食面生黑子，与菌同食发痔疾。凡雀不可合杂生肝食，合酱食妊妇所忌。雀粪和干姜末，蜜丸服之肥白。鹁鸪益人，有病者食之减药力。鲤鱼发风热，五月五日勿食。鳜鱼有十二骨，每月一骨毒杀人，取橄榄核末，流水调服则愈。白鱼发脓，有疮疖人勿食。鲫鱼春不食其头，中有虫也，子与麦门冬食杀人。青鱼及鮓服术者忌之。鲥鱼发疳痼疾。鲂鱼患疳痢者禁之。鲟鱼发诸药毒，鮓不益人，小儿食之成瘕，合笋食之瘫痪。鲈鱼多食令人发痃癖。河豚鱼有毒，浸血不尽，有些赤斑眼者，及修治不如法杀人。肝有大毒，中其毒者，橄榄汁或芦根汁解之。鳝鱼多食成霍乱。乌鱼黑鳢水厌不宜食。鳗鲡鱼治劳，夏月以干鳗鱼室中烧之，蚊虫即化为水。置其骨于衣箱及毡物中，断白鱼蛀虫。一切鱼忌荆芥，食犯必至杀人。凡鱼目能开闭者，及两目不同，无腮无胆连鳞者，无鳞者及白目白背黑点赤鳞有角者，头有白色如连珠至脊上者，皆不可食。

鳖不可食，目大者，赤足者，腹下生王字形者，三足者，独目者，目白者，腹有蛇蟠纹者，并害人。夏月每有蛇化，切不可食，腹下有蛇纹者蛇也。蟹极动风，有风疾人，不可食蟹，背上有星点者，脚生不齐全者，独螯者，独目者，两目相向者，足斑目赤者，腹有毛者并杀人。虾发风动气，无须者，及腹中黑煮而色白不可食。螺大寒疗热醒酒。蚌冷无毒。蚶利五脏健脾。淡菜即壳菜也，多食烦闷。蚬多食发嗽消肾。蛏，天行病后不可食，饭后食之佳。凡肉汁藏器中，气不泄者有毒。以铜器盖之，汁滴入者亦

---

[1] 浓：疑为"脓"。

有毒。铜器内盛水过夜不可饮。陶瓶内插花宿水，及养腊梅花水，饮之能杀人。饮食于露天飞丝堕其中，食之咽喉生泡。穿屋漏水，杂诸脯中食之生癥瘕。暑月磁器，如日晒大热者，不可便盛饮食。盛蜜瓶作鲊，鲊瓶盛蜜，俱不可食。肉经宿并熟鸡过夜，不再煮不可食，祭神肉自动，及祭酒自耗者，皆不可食。诸禽兽脑，滑精不可食。以上饮食所宜所忌。

食豆腐中毒以萝卜汤下药可愈。中蕈毒连服地浆水解之。诸菜毒，甘草、贝母、胡粉等分为末调服，及小儿溺。野芋毒饮土浆水解之。瓜毒，瓜皮汤或盐汤解之。柑毒，柑皮汤或盐汤解之。诸果毒，烧猪骨为末水调服。误食闭口花椒，饮醋解之。误食桐油，热酒解之，干柿及甘草亦可。

食鸡子毒，醇醋解之。凡中鱼毒，煎橘皮汤，或黑豆汁，或大黄、芦根、朴硝汁，皆可解之。中蟹毒，煎紫苏汤一二盏，或冬瓜汁、生藕汁解之。中诸肉毒，壁土调水一钱服之，又方烧白扁豆末可解。

食猪肉过伤者，烧其骨水调服，或芫荽汁、生韭汁解之。饮酒毒，大黑豆一升煮汁二升，服立吐，即愈之。又方生螺蛳、荜澄茄并解之。凡诸般毒，以香油灌之，令吐即解。凡饮食后，心烦闷不知中何毒者，急煎苦参汁饮之令吐。又方煮犀角汤饮之，或以好酒，或以苦酒煮饮之。以上疗饮食之毒。

凡肝病宜食小豆、犬肉、李、韭，心病宜食麦、羊肉、杏、薤，脾病宜食粳米、牛肉、枣、葵，肺病宜食黄黍米、鸡肉、桃、葱，肾病宜食大豆、豕肉、粟藿。有风病者勿食胡桃，有暗风者勿食樱桃，食之立发。时行病后，勿食鱼鲙，及蛏与鳝。又不宜食鲤鱼，再发必死。时气病后百日之内，忌食猪、羊肉，并肠、血、肥鱼、油腻、干鱼，犯者必大下痢，不可复救。又①禁食面及胡蒜、韭、薤、生菜、虾等，食此多致伤发则难治，又令他年频发。患疟者勿食羊肉，恐发热致死。病眼者，禁冷水、冷物挹眼，不忌则作病。牙齿有病者，勿食枣。患心痛、心恙者，食獐心及肝，则迷乱无心绪。患脚气者，食甜瓜其疾永不除，兼不可食鲫鱼及瓠子。黄疸病，忌面、肉、醋、鱼、蒜、韭热物，犯者即死。患咯血、吐血者，忌面、酒、煎煿腌藏、海味、硬冷难化之物。其鼻衄、齿衄诸血病皆仿此。有痼疾者，勿食麋与雉肉。患疖者，不可食姜，忌鸡肉。癫者，不可食鲤鱼。瘦弱者不可食生枣。病瘥者不可食薄荷，食之令人虚汗不止。伤寒得汗后，不可饮酒。久病者食李子加重。产后忌生冷物，惟以藕不为生冷，为其能破血也。以上疾病所忌。

附诸忌

服茯苓忌醋。服黄连、桔梗忌猪肉。服细辛、远志忌生菜。水银、朱砂忌牲肉。服常山忌生葱、生菜并醋。服天门冬忌鲤鱼。服甘草忌菘菜、海藻。服半夏、菖蒲忌饧

---

① 又：原作"尺"，据文义改。

糖、羊肉。服术忌桃、李、雀肉、胡荽、蒜、鲊。服杏仁忌粟米。服干姜忌兔肉、麦门冬皮、鲫鱼。服牡丹皮忌胡荽。服商陆忌犬肉。服地黄、何首乌忌萝卜。服巴豆忌芦笋、野猪肉。服乌头忌豉汁。服鳖甲忌苋菜。服藜芦忌狸肉。服丹药、空青、朱砂不可食蛤蜊并猪、羊血及绿豆粉。凡服药皆忌食胡荽、蒜、生菜、肥猪、犬肉、油腻、鱼鲙、腥臊、生冷、酸臭、陈滑之物。以上服药所忌。

四季用黑豆五升，净洗后蒸三遍，熬干去皮。又用大火麻子三升，汤浸一宿，漉出熬干，胶水拌熬，去皮淘净，蒸三遍，碓捣，次下豆黄共为细末，用糯米粥合和成团如拳大。入甑蒸，从夜子住火，至寅取出，于磁器内盛盖，不令风干，每服一二块，但饱为度，不得食一切物。第一顿七日不食，第二顿七七日不食，第三顿三百日不食，容貌佳胜，更不憔悴。渴即研大麻子浆饮，更滋润脏腑。若要重吃物，用葵子三合杵碎煎汤饮，开导胃脘，以待冲和无损。又方：缩砂、贯仲、白芷、茯苓、藿香、甘草为细末，煮豆熟，以药末拌，却就锅以黄蜡一两薄切，掺在豆上令均，取豆焦干为度，以数粒通松钗中节食之，令人不饥。又方：蜜二斤，白面六斤，小黄米五升炒，香油二斤，白茯苓四两，芝麻一升去皮，甘草四两为细末，拌匀和捏成块，甑内蒸熟，阴干为末，每服一匙，新水调下，其面于青布袋盛之，可留十年。又方：生服松柏叶。茯苓、骨碎补、杏仁、甘草捣罗为末，取生叶蘸水滚药末同服，香美。又方：天门冬二斤，熟地黄一斤，共为末，炼蜜为丸，如弹子大，每服三丸，温酒下，无酒，汤亦可，日进三服。若遇山居之日，辟谷不饥。以上救荒所备。

卷之三

起居<small>附诸忌</small>

　　春三月，此谓发陈，夜卧早起，广步于庭，被发缓行，以使志生，生而勿杀。夏三月，此谓蕃秀，夜卧早起，使志无怒，使气得泄。秋三月，此谓容平，早卧早起，使志安宁。冬三月，此谓闭藏，水冰地坼，无扰乎阳，早卧晚起，必待日光，去寒就温，毋泄皮肤。春冰未泮，衣欲上厚下薄。春天不可薄衣伤寒。夏之一季，是人休息之时，心旺肾衰，液化为水。至秋而凝，冬始坚。当不问老少，皆食暖物，则百病不作。四月、五月，其时金水极衰，火土甚旺，必须独宿，养阴尤胜服药。夏至以后迄秋分，须慎肥腻、饼臛、油酥之物，此物与酒浆瓜果相妨，病多为此也。夏月不宜坐日晒石上，热则成疮，冷则成疝，睡铁石上损目。夏月远行不宜用冷水洗足。夏月并醉时，不可露卧，生风癣冷痹。五六月泽中停水，多有鱼鳖精，饮之成瘕。猛热时河内浴，成骨痹。

　　热极用扇，扇手心则五体俱凉。盛热大汗，不宜当风，冷水沃面成目疾。伏热不得饮水及以冷物迫之，杀人。冬时绵衣毡褥之类，急寒急着，急换急脱。冬寒虽近火，不可令火气聚，不须于火上烘炙衣服，若炙手暖则已，不已损血，令五心热。大雪中跣足，人不可使以热汤洗，或饮热酒。又触寒未解，勿便饮汤食热物。大寒早出，含真酥油则耐寒气。大雾不宜远行，宜少饮酒，以御雾瘴。大寒、大热、大风、大雾勿冒之，行房更忌。天之邪气，感则害人五脏；水谷寒热，感则害人六腑。地之湿气，感则害人皮肉筋脉。朝不可虚，暮不可实。朔不可哭，晦不可歌，招凶。

　　星月下裸形当风中，醉卧以人扇之，皆不可。忽逢暴风雨，震雷昏雾，皆是诸龙鬼神经过，宜入室烧香静坐，以避之，过后方出，吉。尤不可犯房。过神庙，勿轻入，必恭敬，不宜恣视，吉。忽见光怪变异之物，强抑勿怪，吉。心之神发乎目，久视则伤心；肾之精发乎耳，久听则伤肾。五色皆损目，惟皂糊屏风可养目。目不点不昏，耳不挖不聋。生食①五辛接热饮食，极目瞻视山川草木，夜读注疏古书，久居烟火，博奕不

----
① 食：原脱，据"孙成名本"改。

休，饮酒不已，热餐面食，抄写多年，雕镂细巧，房室不节，泣泪过多，月下观书，夜观星斗，刺头出血，驰驱田猎，冒涉风霜，眼目病赤，沐浴房劳，迎风不忌，皆丧明之由，慎之。人身以津液为本，在皮为汗，在肉为血，在肾为精，在口为津，伏脾为痰，在鼻为涕，在眼为泪，出则皆不可回，惟津在，口独可回，回则生意又续矣。人皆终日不唾，常嗽而咽之，则精气常留，面目有光。故曰多唾损神，远唾损气。又曰远唾不如近唾，近唾不如不唾。发是血之余，一日一次梳，通血脉，散风湿。大小便皆不可用力努，亦不可强闭抑忍，一失其度，或涩或滑，皆伤气害生，为祸甚速。忍小便成五淋，忍大便成五痔。大小便时，不可开口说话，切记。夜间小便时，仰面开眼，至老眼不昏。饥则坐小便，饱则立小便，慎之无病。久行伤筋劳于肝，久立伤骨损于肾。行汗勿跋床悬脚，久成血痹腰病。

行路劳倦骨疼，直得暖处睡。行路多，夜间向壁角拳足睡，则明目足不劳。远行触热及醉后用冷水洗面，则生黑点成目疾。早行食煨生姜少许，避瘴开胃。夜行常叩齿杀鬼邪，或用手掠脑后发，而精邪不敢近。夜间行勿歌唱大叫。久坐伤肉，久卧伤气。坐勿背日，勿当风湿，勿坐卧于坟墓之傍，令人精神散。灯烛而卧，神魂不安，尤忌行房。口吹灯则损气。将睡叩齿则齿固。卧宜侧身屈膝，不损心气，觉宜舒展，精神不散，舒卧招邪魅。床高三尺以上，则地气不及，安卧榻当门，不吉。枕内安麝辟邪，安决明子、菊花明目。濯足而卧，四肢无冷疾。卧足一伸一屈不梦泄。寝不得言语，五脏如悬磬然，不悬不可发声。睡不可张口，泄气损气。眠勿歌咏，大不祥。夜间不宜说鬼神事。醉卧黍穰中发疮患。人卧不可戏将笔墨画其面，魂不归体。卧魇不语，是魂魄外游，为邪所执，宜暗唤或以梁上尘吹鼻中即醒，忌以火照，则神魂不入，或于灯前魇者，本由明出不忌火，并不宜近唤及急唤，亦恐失神魂也。起晏则神不清。凡睡觉饮水更睡成水癖。

沐浴未干未可睡。频浴者，气壅于脑，滞于中，血凝而气散，体虽泽而气自损，故有疖疽之患。多汗损血。大汗偏脱衣，及醉令人扇，生偏枯半身不遂。食饱不可洗头，不宜冷水淋。用炊汤洗面无精神。水过夜面上有五色光彩，及磨刀水俱不可洗手。人生十岁，五脏始定，血气通，真气在下，好走。二十岁血气始盛，肌肉方长，好移。三十岁五脏大定，肌内坚固，血脉盛满，好步。四十岁脏腑十二筋脉皆大盛以平定，腠理始疏，荣华颓落，发颇斑白，平盛不摇，好坐。五十岁肝气始衰，肝叶始薄，胆汁始减，目始不明。六十岁心气始衰，善忧悲，血气懈惰，好卧。七十岁脾气虚，皮肤枯。八十岁肺气衰，魄将离，故言善误。九十岁肾气焦，四脏经脉虚。百岁五脏皆虚，神气乃去，形骸独居。人年四十阴气自半矣，五十肝气衰，六十筋不能动，精气少，须当自慎自戒，少加调和摄养，宁不为养生之本。七十岁以上取性自养，不可劳心苦形，冒寒暑。若能顺四时运气之和，自然康健延年，苟求贪得尚如壮岁，不知其可也。养生以不损为延年之术，不损以有补为养生之经，居安虑危，防未萌也。不以小恶为无害而不去，不以小善为无益而不为。虽少年致损，气弱体枯，及晚景得悟防患补益，气血有余而神自足矣。导引法，夜半后生气时，或五更睡觉，或无事闲坐腹空时，宽衣解带，先微微呵出腹中浊气一九止，或五六止，定心闭目，叩齿三十六通，以集身神，然后以手大拇指背拭目，大小九过，使无翳障，明目去风，亦补肾气。兼按鼻左右七过，令表里俱热，所谓灌溉中岳以润肺。次以两手摩令极热，闭口鼻气，然后摩面，不以遍数，连发际，面有光。又摩耳根耳轮，不拘遍数，所谓修其城郭，以补肾气，以防聋聩。真人起居之法，次以舌柱上腭，漱口中内外津液满口，作三咽下之，如此三度九咽，便兀然放身，心同大虚，身若委衣，万虑俱遣，久行之，气血调畅，自然延寿也。又两足心涌泉二穴，能以一手举足，一手摩擦之百二十数，疏风去湿，健脚力。手常摩擦皮肤温热，熨①去冷气，此调中畅外，养形之法。

入山，山精老魅多来试人形，当悬明镜九寸于背后，以辟众恶。盖鬼魅能变形，而不能使镜中之形变，其形在镜中，则消亡退走，不敢为害。渡江河朱笔书"禹"字佩之，能免风涛之厄。如遇风使帆，若风势颠猛，便须少落帆，投港稍泊，不得贪程。倘风势不止，天色昏暮，前行不知，宿泊多有疏失。如使风，遇风忽转，便当使回寻港，不可当江抛锚，止望风息，恐致误事。春夏港汊内泊舡，须多用桩缆，恐忽有山水涨发冲决之患。如秋冬当江稍泊，夜间勤起看风色，加添绳缆，恐贪睡有仓卒之患，措手不及。在船人等，过晚不可尽醉，恐有不测，无人使唤。每到马头关津，不可令妇人妆饰露白，恐惹眼目。在舡器用金银，衣服不必鲜华，到处买物交易，密地包藏上船，毋得彰露。遇晚宿泊，须要赶伴，或前或后，不可孤零，三五生人，不可容易搭载。凡上下水船，忽见后有小船，远近相逐，当早奔汊宿泊，日落泊西，黄昏不见人时，又泊向东，或前或后，使人不认方可。凡夜起必唤知同伴。出门外必回身掩门，恐盗乘隙而入。凡觉有盗及犬吠，宜唤醒同伴，直言有盗，徐起逐之，盗必且窜，不可乘暗击之，恐盗急刀伤及我，及误击自家之人。起逐盗防改易元路。贼以物探，不可用手击。凡刀刃伤，切勿饮水，令血不止而死。当急以布蘸热汤合之，或冷水浸嚼柏叶止血妙。箫管挂壁，取之勿便吹，恐有蜈蚣。古井及深阱中有毒气不可入。窥古井损寿，塞古井令人盲聋。女子不宜祭灶。妇人不宜趺灶。坐灶前不宜歌唱、骂詈、吟哭、咒咀、无礼。刀斧不宜安灶上，簸箕不宜安灶前。灶灰不宜弃厕中。登厕不宜唾，初登时咳嗽三声，吉。日夜无故，不可于官舍正厅，私家正堂向南坐，多招异事。

---

① 熨，原作"慰"，据文义改。

御 情

大道无情，非气不足以长养万物，气化则物生，气壮则物盛，气变则物衰，气绝则物死。此生长收藏之机，万物因之而成变化也。人肖天地，同此一气，七情六欲，交相震挠，真气耗极，形体消亡而神自去矣。故喜乐无极则伤魄，魄伤则狂，令人心意不存，皮革焦。多笑则伤脏且伤神。大怒伤肝，血不荣于筋，而气激上逆，呕血目暗，使人薄厥。怒甚而不止，志为之伤，健忘前言，腰背隐痛。多怒则百脉不定，鬓发焦，筋痿为劳，药力不及。当食暴嗔及晨嗔，令人神惊，夜梦飞扬。悲哀动中则伤魂，魂伤则狂忘失精，久而阴缩拘挛。悲哀太甚则胞络绝，伤气内动。悲哀则伤志，毛悴色夭，竭绝失生。遇事而忧不止，遂成肺劳。忧愁不解则伤意，恍惚不宁，四肢不耐。当食而忧，神为之惊，梦寐不安。大恐伤肾，恐不除则志伤，恍惚不乐。恐惧不解则精伤，骨酸痿疾，精时自下，五脏失守，阴虚气弱不耐。多好则专迷不理，多恶则憔悴无欢。疑惑不止，心无所主，正气不行，外邪干之，必为心疾。思忧过度，恐虑无时，郁而生涎，涎与气结，升而不降，忧气劳思，不食，为五噎之病。女人忧思哭泣，则阴气结，月水时少时多，内热苦渴色恶，肌体枯黑。凡人不可无思，常渐渐除之。人身虚无，但有游气，气息得理，百病不生。道不在烦，但能不思衣食，不思声色，不思胜负，不思得失，不思荣辱，心不劳，神不极，自尔可得百岁。精者，神之本；气者，神之主；形者，气之宅。神太用则耗，气太用则竭，气太劳则绝。气清则神畅，气浊则神昏，气乱则神劳，气衰则神去。乐色不节则耗精，轻用不止则精散。年高之人，血气衰弱，阴事辄盛，必慎而抑之，一度不泄，一度火灭，一度增油，若不制而纵情，则是膏火将灭，更去其油。人年六十者，当闭精勿泄，若气力尚壮盛者，亦不可强忍。能一月再泄精，一岁二十四泄，得寿二百岁。故曰上士异床，中士异被，欲多则损精。人可保者，命；可惜者，身；可重者，精。肝精不用，目眩无光；肺精不交，肌内消瘦；肾精不固，神气灭少；脾精不坚，齿发浮落。若耗散真精，疾病死亡随至。故曰多思则神散，多念则心劳，多笑则脏腑上翻，多言则气海虚脱，多喜则膀胱纳客风，多怒则腠理奔浮血，多乐则心神邪荡，多愁则头面焦枯，多好则智气溃溢，多忿则精爽奔腾，多事则筋脉干急，多机则智虑沉迷。伐人之生，甚于斧斤；蚀人之性，猛于豺狼。夫未闻道者，放逸其心，逆于生乐，以精神殉智巧，以忧畏殉得失，以劳苦殉礼节，以身世殉财利，四殉不置，心为之病矣。极力劳形，噪奉气逆，当风纵酒，餐嗜辛酸，肝为之病矣。饮食生冷，温凉失度，久坐久卧，大饱大饥，脾为之病矣。呼叫过常，辨争倍答，冒犯寒暄，恣食咸苦，肺为之病矣。久坐湿地，强力入水，纵欲劳形，三田漏溢，肾为之病矣。五病既作，故未老而羸，未羸而病，病至则重，重则必毙。呜呼！是皆弗思而自取之也。

强力入房，则精耗肾伤，髓枯腰痛。阴痿不能快欲，强服丹石以助阳，肾水枯竭，心火如焚，五脏干燥，消渴立至。醉饱行房，令人五脏翻覆。忿怒中尽力房事，精虚气壅，发而痈疽。恐惧中房事，阴阳偏虚，发厥，自汗盗汗，积而成劳。

远行疲乏入房，为五痨虚损。月事未绝而交接生白驳，又冷气入内，身面痿黄，不产。忍小便入房得淋，茎中痛，面失血色，或致胞转，脐下急痛，死。新病起而行房，或少年而迷欲，交接输泻，必动三焦，动则热而欲火炽，因入水致中焦热郁发黄，下焦气胜额黑，上焦血走随瘀热行内，大便黑溏。服脑麝入房，关窍开通，真气走散。时病未复犯者，舌出数寸，死。诸神降日犯淫者促寿。朔日减一纪，望日减十年，上弦、下弦、三元减五年，二分、二至、二社各减四年，庚申、甲子、本命减二年。正月初三日万神都会，十四、十六三官降，二月二日万神会，三月初九日牛鬼神降，犯者百日中恶。四月初四日，万佛善化，犯者失音。每月初八，善恶童子降，犯者血死。五月三个五日，三个六日，三个七日，为九毒日，犯者不过三年。十月初十日夜，西天王降，犯之一年死，十一月二五，掠刺大夫降，犯之短年。十二月初七，夜犯之恶病死。二十日天师相交行道，犯之促寿。每月望日，人神在阴，四月十月，阴阳纯用事，俱不可犯淫。童男室女，积想在心，思虑过当，多致苛损。赢女宜及时而嫁，弱男则待壮而婚。

卷之四

处 己

世事多更变，乃天理如此。今世人往往见目前稍稍荣盛，以为此生无足虑，不旋踵而破坏者多矣。大抵天序十年一换甲，则世事一变，今不须广论久远，只以乡曲十年前、二十年前比论目前，其成败兴衰何尝有定势？世人无远识，凡见他人兴进及有如意事则妒忌，见他人衰退及有不如意事则讥笑，同居及同乡人最多此患。若知事无定势如筑墙之板然，或上或下，或下或上，则自虑之不暇，何暇妒人、笑人哉？夸之一字，坏人终身，凡念虑言语，才有夸心，即便断却，满招损，谦受益，时乃天道。又曰作事皆依本分，屈己饶人，终无悔吝。为钱谷毋与人争斗，款款让人。至于祸患中，第一莫使性气，中外些小事，一切用柔道理之。识些道理，不做好人，天地鬼神亦深恶之。盖不识好恶如童稚，如醉人，虽有罪，可赦。若知而故犯，王公不可免也。膺高年，享富贵之人，必须少壮之时，尝尽艰难，受尽辛苦，不曾有自少壮享富贵安逸至老者。故早年登科甲，及早年得意之人，必于中年龃龉不如意，中年龃龉不如意，却于暮年方得荣达。或仕宦无龃龉，必其生平窘薄，忧饥寒、虑婚嫁，有所困郁而然。若早年宦达，不历艰难辛苦，及承父祖生业之厚，更无不如意者，又多不获高寿。盖造物乘除之理，类多如此。其间亦有始终享富贵者，乃是有大福之人，亦千万人中间或有之。今人往往机心巧谋，皆欲不受辛苦，终身享有富贵，且思延其子孙，恐人力终不能胜天，徒为苍苍者笑耳。人生世间自有知识以来，即有忧患不如意事。小儿叫号，皆其意有不平。自幼至少、至壮、至老，如意之事常少，不如意之事常多。虽大富贵之人，天下之所仰羡以为神仙，而其不如意处各自有之。与贫贱人无异，特其所忧患之事异耳，故谓之缺陷世界。以人生世间，无足心满意者。能达此理而顺受之，则可少安。凡人谋事，虽日用至微者，亦须龃龉而难成，或已成而败，既败而复成，然后其成也，永久平宁，无复后患。若偶然易成，后必有不如意者。造物机微，不可测度，如此静思之，则见此理，可以宽怀。人之在世，吉凶悔吝，皆生于动，四者之中，惟吉一而已。人岂可不于举动慎乎？人之性行，虽有所短，必有所长。与人交游，若常见其短，而不见其长，则时日不可同处，若念其长，而不顾其短，虽终身与之交游可也。凡人行己公平正直者，可用此以事神，不可恃此以慢神，可用此以事人，不可恃此以傲人。虽孔子亦以敬鬼神，事大夫，畏大人为言，况下此者哉？彼有行已不当理者，中有所歉，动辄知畏，犹能避远灾祸，以保其身，至于君子而偶罹于灾祸者，多由自负以召致之耳。

人有詈人，而人不答者，必有所容也。不可以为人畏我，而更求以辱之，人或起而我应，恐口噤而不能出言矣。人有讼人，而人不校者，必有所处也。不可以为人畏我，而更求以攻之，为之不已，人或出而我辨，恐理亏而不能逃罪矣。同居之人，或往来须扬声曳履，使人知之，不可默造。倘或适然议我，彼此惭愧，况其间有不晓事之人，好伏于幽暗处，以伺人言，此生事兴讼之端也。凡人僻居静坐，不可辄讥议人，必虑有闻之者，俗谓墙壁有耳是也。稠人中亦不可讥人，恐有相亲厚者。士大夫之子弟，苟无世禄可守，无常产可依，而欲为仰事俯育之计，莫若为儒，命通可以取科第。否则训导生徒，可以取束修之奉。否则后事笔札，可以为糊口之资。如不能为儒，则医卜、农商技艺可以养生，不至辱先，皆可为然。必以廉耻节义为先，虽贫贱至极，亦不可失。不然则安逸无事，流荡无成，心术大坏，甚至为乞丐盗窃者，亦可哀哉。凡人生耽迷曲蘖而纵饮无度，贪饕膏粱而侈滥不已，家富者至于破荡，家贫者必为劫盗，甚至卖坟茔树木，掘父祖棺木者。悲夫！悲夫！有诫饮者曰：吃酒二斤，籴麦一斗，磨面五斤，可饱十口。诫食曰：人能咬菜根则百事可做。倡优起于夏桀声伎之奉，其来虽远，但尤物移人，后必有灾，古人之戒极明，切矣。其不晓世事者，被诱固不足怪，而素称明智，亦有被其狐媚蛊惑，迷不自觉，至于败德丧身乱家者，殊可哀悯也。故有诗曰：二八娇娥体似酥，笑中悬剑斩愚夫，虽然不见头颅落，暗使精神即渐枯。博与奕，乃贪心、杀心、痴心、嗔心之变理也，于事虽小，害道则大。人家不肖子孙，堕其窟窖，至有败荡家业，丧失身命者，要皆一念，贪痴之心，有以溺之耳。少年之人，尤宜警戒。故曰：世人不省事，日日奕与博，赢得转头空，何须论高着。黄白之说，固有是事，乃大福德之人，鬼神欲资其了道，故以畀之，亦非资其富贵也。世之碌碌者，妄意希冀，信丹客虚诳，而迷恋不已，然不知非求之所可得也。况得之未必能享耶。借使有之，彼丹客者岂不自珍秘，而肯轻以与人耶？其不可信明矣。故有诗曰：破布衣衫破布裙，逢人便说会烧银，若还果有烧银术，何不烧此养自身。又云：肯将身后无穷术，卖得人间有限财。卜其宅祧葬之事也，葬乘生气，葬之理也。世乃溺于风水可致当富贵，而百计营求甚至暴露其亲，以俟善地，至终身不葬焉。殊不知人固有得地而发福者，苟非天与善人，或亦地遇其主而然，盖万中之一也。若心慕富贵，不加修为，而颛颛谋人之地，思以致之，是欲以智力而窃夺造化之权，岂理也哉？故有诗曰：风水先生惯说空，指南指北指西东。山中定有王侯地，何不搜寻葬乃翁。

睦 亲

上智不教而成，下愚虽教无益，中庸之人，不教不知也。古者圣王有胎教之法，及子生孩提，师保固明，仁孝礼义，以导习之矣。凡庶纵不能尔，当及婴稚，识人颜色，知人喜怒，便加教诲，使为则为，使止则止，比及数岁，可省笞罚，父母威严而有慈，则子女畏惧而生孝矣。吾见世间无教而有爱，曲意顺从，饮食运为，恣其所欲，宜诫反奖，应诃反笑，至有识知，谓法当耳。骄慢已习，方复制之，垂挞至死而无成，忿怒日隆而增怨，逮于成长必为败德。孔子云：少成若天性，习惯如自然是也。凡人不能教子女者，亦非欲陷其罪恶，但不忍诃怒伤其颜色耳，不忍楚挞惨其肌肤耳。当以疾病为谕，安得不用汤药针艾救之哉？父子之严，不可以狎。骨肉之爱，不可以简。简则慈孝不接，狎则怠慢性焉。由命士以上，父子异宫，此不狎之道。抑搔痒痛，悬衾箧枕，此不简之教也。人之爱子，罕亦能均，自古及今，此弊多矣。贤俊者自可赏爱，顽鲁者亦当矜怜，有偏宠者，虽欲以厚之，更所以祸之。共叔之死，母实为之，赵王之戮，父实使之。刘表之倾宗覆族，袁绍之地裂兵亡，可为灵龟明鉴也。人之有子，必使各有所业。贫贱有业，不致于饥寒。富贵有业，不致于为非。凡富贵之子弟，耽酒色，好博奕，异衣服，饰舆马，与群小为伍，以致破家者，非其本心之不肖，由无业以度日，遂起为非之心。小人赞其为非，则有哺啜钱财之利，常乘间而赞成之，子弟宜早省悟。子孙有过，父祖多不能知，贵官尤甚。盖子孙有过，多掩蔽父祖之耳目，外人知之，窃笑而已。至于乡曲之进见，有时称道盛德之不暇，岂敢言其子孙之非？又自以子孙为贤，而以人言为诬，故子孙有弥天之过，而祖父不知也。间有家训稍严，而母氏犹有庇其子之恶，不使其父知之者。富家之子孙不肖，不过耽酒色，近赌博，破家之事而已。贵家之子孙不止于此，强索人之钱，强贷人之财，强借人之物而不还，强买人之物而不偿，亲近群小则假势以凌人，侵害良善则饰词而妄讼。乡人有曲理犯法事，认为己事，名曰担当。乡人不争讼，则伪作祖父之简，千恳州县，以曲为直。差夫借船，放税免罪，以所得为酒色之娱，殆非一端。其随侍也私令吏人买物，私托场务卖物，皆不偿其直。吏人补名，吏人免罪，吏人有浸润，必责其报。典买婢妾，限以低价，而使他人填赔。或同院子游狎，或于场务放税，其他妄有求觅，亦非一端，不恤误其父祖，陷于刑宪也。凡为人父祖者，常严为关防，更宜询访，或庶几焉。夫有人民而后有夫妇，有夫妇而后有父子，有父子而后有兄弟，一家之亲，此三者而已矣。自兹以往，至于九族，皆本于三亲焉。故于人伦为重，不可不笃。若兄弟者，分形连气之人也。方其幼也，父母左提右挈，前襟后据，食则同案，衣则传服，学则连业，游则共方，虽有悖乱之人，不能不相爱也。及其壮也，各妻其妻，各子其子，虽有笃厚之人，不能不少衰也。姊妹之比兄弟则疏薄矣。今使疏薄之人，而节量亲厚之恩，犹方底而圆盖，必不合矣。惟友爱深至不为傍人之所移者勉。夫二亲既没，兄弟相顾，当若形之与影，声之与响，爱先人之遗体，惜己身之分气，非兄弟何念哉？兄弟之际，异于他人，望深则易怨，望近则易饵，譬犹居室，一穴则塞之，一隙则涂之，庶无颓毁之虑。如雀鼠之不恤，风雨之不防，壁陷楹沦，无可救矣。仆妾之为雀鼠，妻子之为风雨，甚哉。兄弟不睦，则子侄不爱。子侄不爱，则群从疏薄。群从疏薄，则童仆为双舌矣。如此则路行皆错，其面而蹈，其心谁救之哉？人家不和，多因妇女以言激怒其夫，及于同气。盖妇女所见不广远，不公平，所谓舅姑伯叔妯娌，皆假合强为称呼，非自然天属，故轻于割恩，易于悠怨，非丈夫有远识，则为其役而不自觉，一家之中，乖变生矣。于是兄弟子侄，有隔屋连墙至死不往来者，有无子而不肯以犹子为后，有多子而不与兄弟者，有不恤兄弟之贫，养亲必欲如一，宁弃亲而不顾葬亲，亦欲均费；宁留丧而不葬者，其事多端，不可既述。亦有远识之人，知妇女之不可谏诲，而外与兄弟相爱，私救其所急，私赒其所乏，不使妇女知之，彼兄弟之贫者，虽怨其妇女，而爱其兄弟，至于分析，不敢以贫而贪爱兄弟之财产者，盖由不听妇人之言，而先施之厚，因以得兄弟之心也。妇女易生言语者，多出于婢妾，婢妾愚贱，尤无见识，以他人之短，言于主母。若妇人有见识，能一切勿听，则虚妄之言，不复敢进。若听信之，从而爱之，则必再言之，又言之，使主母与人遂成深仇，而婢妾方且得志。奴隶亦多如此。若主翁听信门房族亲，故皆大失欢。有识之人，自宜触类醒悟。兄弟子侄，同居长者，或恃其长，凌轹卑幼，专用其财，自取温饱，因而成私，薄书出入，不令幼者预知，幼者至于饥寒，必启争端，固为不可。或长者处事至公，幼者不能承顺，盗取财物以为不肖之资，尤为不可。若长者总持大纲，幼者分干细务，长必幼谋，幼必长听，各尽公心，自然无事。朝廷立法于分析一事，非不委曲，然有窃众营私，却于典买契中，称系妻财置到，或诡名置产，官中不能尽究。又有处于贫寒，不因父祖资产，自能夺立，营置财业，或虽有祖众财产，别事置立私财，其同宗之人，必求分析。至于经州县所在官府，累年争讼，各至破荡而后已。若富者反思，果因众成私，不分与贫者，于心岂无愧歉？果是自置财产，分与贫者，明则为高义，幽则为阴德，又岂不胜于连年争讼，妨废家务，及资结证佐，嘱托胥吏贿赂官负之费耶？贫者亦宜自思，彼非窃众，亦由辛苦营运，以至增置，岂可悉分之？况彼之私财，吾受之宁有不愧？苟能知此，必不至争讼也。一应亲戚故旧，有所假贷，不若随力给与之。言借则我望其还，不免有所索，索之既频，而负偿者反曰我欲偿之，以其频索，则姑已之。方其不索，则又曰彼不下气问我，我何为强还之？故索亦不偿，不索亦不偿，终于结怨而后已。盖贫人之假贷，初无欲偿之意，纵其欲偿，则将何偿？或假作经营，又多以命穷计拙而折。方其始借之时，礼恭言逊，其感恩之心，指天誓日可表，及其至责偿之日，恨不以兵刃相加，所谓因财成怨矣。不若念其贫，随吾力之厚薄以与之财，我无责偿之念，彼亦无怨于我也。同姓之子，昭穆不顺，亦不可以为后。鸿雁虽微，亦不乱行，人乃不然，至于以叔拜侄于理安乎？设不得已，养弟、养侄孙以奉祭祀，当抚之如子，与之财产。受所养者，奉之如父，如古人为嫂制服，今世为祖承重之意，而昭穆不乱，庶几得之。若近世立继，其在生前者，多出于所后，本心犹不为害。至于死后立继，往往皆为遗资争竞而已。彼贫而无后者，曾见谁为之意哉？此最可为慨叹者也。古人谓：周人恶媒，以其言语反覆，诒女家则曰男富，诒男家则曰女美，近日尤甚。若轻信其言而成婚，则夫妇反目，至于仳离者有之。大抵嫁娶，固不可无媒，而媒者之言，不可尽信。至于为婚姻争告者，盖缘议婚之始，不立婚书，止凭媒言，或小礼为定，亦是一大不美事，婚姻之家，宜谨始可也。人之姑姨姊妹，及亲戚妇人，年老而子孙不肖，不能供养者，不可不收养。然又当关防，恐其身故之后，其不肖子孙妄经官府，称其人因饥寒而死，或称其遗下有囊箧之物，官府受词必为追证所扰。须于生前白之于众，明白知其身外，无余物而后可，凡要为高义之事，必预防之。父祖高年，怠于营干，多将财产，均给子孙。若父祖出于公心，初无偏曲，子孙各能戮力，不事游荡，必致兴隆。若父祖缘有过房之子，有前母后母之子，有子亡而不爱其孙，又虽是一等子孙，自有憎爱，凡衣食财物，亦有厚薄，致令子孙，力求均给，其父祖于其中，又有轻重，安得不起他日争端？若父祖缘子孙内有不肖者，虑其侵害，不得已而均给者，止可逐时均给财谷，未可均给田产。若均给田产，彼以为已分所有，必邀求尊长立契典卖。典卖既尽，窥觊他房，从而婪取，必致兴讼，使贤子贤孙，被其扰害，同于破荡，不可不思。大抵人之子孙，或十数人皆贤，其中有一人不肖，则十数均受其害，至于破家者有之。国家法令百端，终不能禁，父祖智谋日出，终不能防。欲保家延祚者，览他家之已往，思我家之未来，可不悠德熟虑，以为长久之计耶？遗嘱之文，皆贤明之人，为身后之虑然，亦须公平，乃可以保家。如劫于悍妻黜妾，因后妻爱子，中有厚薄偏曲，或妄立嗣，或妄逐子，不近人情之事，不可胜数，皆兴讼破家之端也。

卷之五

治 家

夫风化者，自上而行于下者也，自先而施于后者也。是以父不慈则子不孝，兄不友则弟不恭，夫不义则妇不顺矣。父慈而子逆，兄友而弟傲，夫义而妇陵，则天下之凶民，乃刑戮之所摄，非训导之所遗也。笞怒废于家，则竖子之过立见，刑罚不中，则民无所措手足。治家之宽猛，亦犹国焉。孔子曰：奢则不逊，俭则固，与其不逊也，宁固。又曰：如有周公之才之美，使骄且吝，其余不足观也。已然则可俭而不可吝也。俭者，省约为礼之谓也。吝者，穷急不恤之谓也。今有奢则施，俭则吝，如能施而不奢，俭而不吝可矣。生民之本，要当稼穑而食，桑麻以衣。蔬果之用，取给于园场；鸡豚之畜，所资于坫（shí）圈。爰及栋宇器械樵苏脂烛之类，取足于山林，是闭门而为生之具已足，但无盐井耳。人有事业而能勤俭节用以赡衣食，自能久远，有何不可？惟奢侈者，求炫目前，图人夸羡，易富易贫，多不逮焉。昔人有诗云：莫入州衙与县衙，劝君勤理作生涯。池塘多放聊添税，田地深耕足养家。教子教孙须教义，栽桑栽柘胜栽花。闲非闲事都休管，渴饮清泉困饮茶。又云：仕宦之人，南州北县。商贾之人，天涯海岸。争如农夫，六亲对面。夏绢新衣，秋米白饭，鹅鸭成群，猪羊满圈。官税早输，逍遥散诞。似此之人，直钱千万。妇主中馈，唯事酒肉、衣服之礼耳。国不可使预政，家不可使干蛊。如有聪明才智，识达古今，正当辅佐君子，助其不足。不可牝鸡晨鸣，以致家祸焉。太公曰：养女太多一费也。陈蕃曰：盗不过五女之门，女之为累久矣。然天生蒸民，先人传体，其如之何？世人多不育女，贼行骨肉，岂可如此，而望福于天乎！吾有疏亲，家饶，妓媵，诞育将及，便遣阍竖守之，体有不安窥窗倚户，若生女者，辄持将去，母随号泣，莫敢救之，使人不忍闻也。妇人之性，率宠于婿，而虐儿妇，宠婿则兄弟之怨生焉，虐儿妇则姊妹之谗行焉。然则女之行，得罪于其家者，母实使之。谚云：落索阿姑餐此其相报也。家之常弊，可不戒哉。婚姻量财自是人道之常。近世嫁娶遂有卖女纳财，买妇输绢，比量父祖，计较锱铢，责多还少，此与市井交易无异。或猥婿在门，或傲妇擅室，以致坏家成仇者，往往有之。贪荣求利，反招羞耻，可不慎欤。人家好夜饮，多生奸盗，此最宜戒。

其夜卧若停灯，分明是与贼为眼，切记不可。劫盗虽小人之雄，亦自有识见。如富贵家平时不刻剥，又能乐施，又能种种方便，当兵火扰乱之际，犹得保全，必不忍焚毁其屋。凡盗所决意焚掠者，皆积恶之人，人宜自省。富人有爱其小儿者，以金银珠宝之属饰其身，小人有贪者，于僻静处坏其性命，而取其物。虽闻于官，置于法，何益小儿？非有壮夫携抱，不可令游行巷，恐有诱略之人。清晨早起，昏晚早睡，可防婢仆奸盗。婢妾苦与主翁亲近，多挟此私通仆辈，有子则以主翁藉口，破家多矣。凡有婢妾，不可不谨其始而防其终也。人有婢妾，不禁出入，至于外人私通有妊之日，不正其罪，而遽逐去者，往往有于主翁身故之后，言是主翁遗腹子而求归宗，旋至兴讼。所宜谨此，免累后人。妇人多妒，有正室者，少蓄婢妾。蓄婢妾者，内有子弟，外有仆隶，皆当闲防。制以主母，犹有他事，况无所统辖，以一人之耳目，临之岂难欺蔽哉。暮年及有别宅，尤非所宜，使有意外之事，当如之何？夫置婢妾教歌舞，使侑樽以为宾客之欢，切勿蓄姿[1]貌过人者，虑有恶客起觊觎之心，必欲得之，逐兽则不见太山，苟势可以凌我，则无所不至，绿珠之事，在古可鉴。凡干人须择勤谨，其狡狯者决不可用。其有顽狼全不中使令者，宜善遣之，不可留，留则生事。主或过于殴伤，此辈或挟怨为恶，有不忍言者。婢仆有奸盗及逃亡者，宜送之于官，依法治之，不可私自鞭挞。亦恐有意外之事，或逃亡非其本情，或所窃止于微物，宜念其平日有劳，只略惩之，仍前留备使令可也。婢妾有小过，不可亲自鞭打，盖不时怨气所激，鞭打之数必不记，徒且费力，婢仆未必知畏。惟徐徐责问，令他人执而打之，视其过之轻重，而足其数，虽不过怒，自然有威，婢妾亦自畏惮矣。寿昌胡彦持家，子弟不得自打仆隶，妇女不得自打婢妾，有过则告之家长为之行遣。妇女擅打婢仆则挞子弟，此贤者之家法也。婢仆宿卧去处，当为点检，冬无风寒，夏无蚊蚋。以至牛马六畜，过冬寒各为区处牢圈栖息之处，此仁之用心，物我为一理也。蓄奴婢惟本土人最善，或病患则有亲属为之扶持，或非理自残，有亲以明其事，或婢妾无父母兄弟可依，仆隶无家可归，念其有劳，不可不养，当预经官自陈，则无后患。买婢妾不可不细询其所自来，恐有良人子女为人所诱，若果然则告之于官，不可还与引来之人，恐有自残。佃仆妇女等，于人家妇女小儿辈，每每诱诳，莫令家长知而借贷钱谷，以生放利息者，是皆有心于骗取，必无还意。盖妇女小儿，不令家长知，则不敢取索，不敢取索，则终为所负。为家长者，宜常以此言喻之。尼姑、道婆、媒婆、牙婆及妇人以买卖针炙为名，皆不可令入人家，凡脱漏及引诱为不美之事，皆此曹也。邻近利便之产欲得之，宜增其价，不可恃势执其亲邻典卖，及无人敢买而欲低折其价，万一他人买之，则悔且无及，亦争讼之由也。凡交易必须项项合

---

① 姿：原作"恣"，据文义改。

条，即无后患。不可以人情契密，不为之防，或失欢成争端。如交易取钱未尽，及赎产不曾取契之类，宜即理会去着，或即闻官以绝将来词讼。贫富无定势，田产无定主，有钱则买，无钱则卖，买产之家，当知此理，不可苦抑卖产之人。盖人之卖产，或缺食，或负债，或疾病，或死亡，或婚嫁、争讼，百千之用，则鬻百千之产。若买产之家，即还其值，虽转手无存，已济其用。惟为富不仁之人，知其欲用之急，则阳拒阴钩之以重折其价，既成契，则始还其值之半，延引数日，辞以未辨，或以此少米谷他物，高价补偿，而出产之家所得零微，随即耗散，向之准拟以辨此事，今不复辨矣。而又往来取讨，跋涉之费出乎其中。彼富家方自喜以为善谋，不知天道好还有及其身而获报者。纵不及其身，而及其子孙，富家多不之悟。贪并之家，恃其豪强，见富家子弟，昏愚不肖，及有缓急，多是将钱强以借与，或始借之，时设酒食，以媚悦其意，或既借之后，历数年而不索。待其息多，又设酒食以诱使之，转息并为本钱，而又生息，又诱勒其将田产折还于条，虽幸免天纲则不漏。谚云：富儿更替做迭相报也。诗曰：十分惺惺使五分，且留一半与儿孙。若把惺惺都使尽，恐怕儿孙不如人。又曰：一派青山景色幽，前人田土后人收。后人收得休欢喜，还有收人在后头。凡轻于举债者，多不可借，盖此辈必是无藉之人，已有负赖之意。故凡借人钱谷，少则易偿，多则易负，故借多者，虽力可还，亦不肯还，宁以所还之资，为争讼之费者多矣。凡人之敢于举债者，必谓他日之宽余可以偿也。不知今日之无，他日何为而有。譬如百里之路，分为两日行，则两日可办。若以今日之路，使明日并行，虽劳亦不可至。无远识之人，求目前宽余，而那积在后者，无不破家也。凡人有好争讼者，此不可晓万一，必不得已被人残贼欺害。告状固是正事，其中有小事闲气，及事不干己，并些小财物田产，往往争告累年，不以是非为曲直，惟以胜负为强弱，甚至牵累至死，破产殆尽，伤情害义，而不顾不息者，此愚人之极也。昔有诗曰：些小争差莫若休，不经府县与经州。费钱吃打陪茶酒，赢得猫儿卖了牛。最可念诵。邻里乡党，无所逃于世者也，处之最宜和穆，相胹相恤，相比相容，比之家亲，似当均一。不然，孤立无与，缓急谁为之济哉？凡有产必有税赋，须是先留输纳之费，却将余剩给供日用。所入或薄，只得省俭，不可辄尔侵费，若临时官中追索，未免举贷出息，以致耗家。大抵曰贫曰俭，自是贤德，切不可以此为愧，若能知此，则自无破家之患矣。人有纠率钱物造桥修路及造渡船，宜随力助之，不可谓舍财不见获福而不为。且如道路桥船既成，吾晨出暮回，过桥乘渡，无有疏虞，皆所获福也。凡人之经营财利，偶有得意致富者，必其命运亨通，造物者阴阳至此。其间有不达者，欲以智力求之，如贩米则加之以水，卖盐则加之以灰，卖漆则和之以油，卖药则杂之以他物，如此等类目下，侥幸其心欣然，不知造物者，随即以他事取去，终于贫乏。所谓人力不能胜天，大抵转贩经营，先存心地，凡物贷必真，又须本分不贪厚利，任天理如何？虽目下所得之薄，必无后患矣。起造屋宇，最人家至难之事。盖未造物之时，匠者惟恐主人惮费而不为，则必小其费用，主人以为力量可办，锐意为之。及至半途，凡事顿增，主人势不可止，或举债以图成，事又不能充，或停阁以费前功，甚至破家者有矣。余尝劝人起造屋宇，须数年经营，凡木植瓦石以渐为之，虽工顾之费，亦不取办于仓卒，则屋成而富自若矣。凡人安处，非华堂邃宇重裀广榻之谓，在乎雅素洁净耳。尤须南向而坐，东首而寝，阴阳适中，明暗相半。屋无高，高则阳盛而明多；屋无卑，卑则阴盛而暗多。明多伤魂，暗多伤魄，人之魂阳而魄阴，苟伤明暗则疾病生，此居处高下使然。况天地之气，有亢阳之攻肌，淫阳之侵体，岂可不防慎哉。故曰居室四边皆窗户，遇风即阖，风息即开。前帘后屏，太明则下帘以和其内映，太暗则卷帘以通其外曜，内以安心，外以平目，心目皆安，则身安矣。凡人居洪润光泽阳气者吉，干燥无润泽者凶。前低后高，世出英豪，前高后低，长幼昏迷。左下右昂，男子荣昌，阳宅则吉，阴宅不强。左下右高，阴宅丰豪，阳宅非吉，主必奔逃。两新夹故，死须不住，两故夹新，光显宗亲，新故俱半，陈粟朽贯。实东空西，家无老妻，有西无东，家无老翁。坏宅留屋，终不断哭，宅材鼎新，人旺千春。荐屋半柱，人散无主，间架成只，潜资衣食，接栋连屋，三年一哭。宅欲左有流水为青龙，右有长道为白虎，前有污地为朱雀，后有丘陵为玄武，为最贵地。若无此相应种树，东种桃柳，西槐榆，南种梅枣，北种李杏。凡宅不居当冲口处，不居古寺庙及祠社炉冶处，不居草木不生处，不居故军营战地，不居正当流水，不居山脊冲处，不居城门口处，不居对狱门处，不居百川口处，不居四面冲处。凡宅东有流水达江海吉。东有大路贫，北有大路凶。南有大路富贵。凡树木皆向宅吉，背宅凶。凡宅地形，卯酉不足，居之自如。子午不足，居之大凶，子丑不足，口舌南北长，东西狭吉。东西长，南北狭，初凶后吉。东北开门多招怪异之事。门口不宜有水坑。门前青草多愁怨，门外垂杨非吉祥。墙头冲门，直路冲门，神社冲门，小路冲门，与门中水出并凶。房门不可对天井，厨房不可对房门，两家门不宜相对，天井须方为上。中庭不宜种树，大树不宜近轩。厅内、堂前、堂后不宜开井。灶井不宜相见，主内乱，作灶不宜用壁泥。桑树不宜作木料。死树不宜作栋梁。凡门以栗木为关，可以远盗。盖屋布椽不得齐柱，头梁上须是两边倚梁，不得以小压大。屋梁与门宜只不宜双。水檐头相射主杀伤。外檐广阔为上，不得逼促。斜雨泼压，家多痢疾。风吹不着，不用服药。廒屋漏浆，新妇无良。梁栋偏敧，家多是非。屋势倾斜，赌博贪花。瓦移栋催，子孙贫羸。凡柱尾为斗，枋尾为升，升在斗下，为不顺，主有不孝不弟，斗在升下吉。起造防木匠放木笔于柱下，主人家不吉。更防倒木作柱，亦不吉。厚葬固人子之情，衣衾棺椁已觉无益，况藏奇玩金宝于其中耶？鲜有不为人所窃掘者矣。古今前车可鉴者甚多，故曰未归三尺土，难保百年身；既归三尺土，难保百年坟。可味可味。

卷之六

养　老

老人骨肉疏，冷风寒易中。若窄衣贴身，暖气着体，自然气血流通，四肢和畅。虽遇盛夏，亦不可令袒露其颈项。盖自脑至颈项，乃风府督脉所过，中风人多是风府而入，须常用絮软夹帛贴巾帻中，垂于颈下，着肉入衣领中至背膊间，以护腠理为妙。不然风伤腠中，必为大患，慎之慎之。春时遇天气顿暖，不可顿减绵衣，须一重重渐减，庶不至暴伤。夏月尤宜保辅，当居虚堂静室，水次木阴，洁净之处，自有清凉。不可当风纳凉，饮食勿食太饱，凡饮食尤戒生冷、粗硬、油腻及勉强饮食。渴饮粟米汤、豆蔻熟水为妙。夏至以后，宜服甘寒平补肺肾之药，二三十服，以助元气可也。冬月最宜密室温净，衾服轻软，仍要暖裹肚腹，早眠晚起，以避霜威。朝宜少饮醇酒，然后进粥，临卧服凉膈化痰之剂。其炙煿燥毒之物，尤切戒之。老人以牛乳煮粥食大补益。天寒之日，山药酒、肉酒时进一杯，以扶衰弱，以御寒气，切不可远出，触冒严风。老人当避大风、大雨、大寒、大暑、露雾、霰雪、旋风、恶气，能不触冒，是谓大祥。老人所居之室，必须大周密，无致风伤也。老人之食，大抵宜温热熟软，忌粘硬生冷，其应进饮食，不可顿饱，但频频与食，使脾胃易化，谷气常存。若顿令饱食则多伤胃，老人肠胃虚薄，不能消运，故易成疾。然尤大忌杂食，杂则五味相挠，更易生患，若乳酪酥蜜，冬春间常温而食之颇宜，但不宜多食，恐致腹胀作泻，为人子者宜留意焉。凡老人有患，宜先以食治，未愈然后服药，此养老人之大法也。老人药饵，止是扶持之法，只可温平顺气，进食补虚中和药治之，不可用市肆赎买，他人惠送，不知方味，及狼虎之剂，最宜慎重详审。新登五谷，老人不宜，食动一切宿疾。人年五十以上，率患大便不利，或常若下痢，须当预防。若秘涩则数数食葵菜等冷滑之物，如其下痢，宜用参苓白术，兼与姜韭温热之菜以治疗之。男子六十闭房户，所以补衰败，重性命也。老人之道，当常念善，无念恶，常念生，无念杀，常念信，无念欺。无作博戏，强用气力，无举重，无疾行，无喜怒，无极视，无极听，无太用意，无太思虑，无吁嗟，无叫唤，无吟咏，无歌啸，无啐啼，无悲愁，无哀动，无庆吊，无接对宾客，无预局席，常常淡食，如此者可以无病常寿。老人须知，服食将息，调身按摩，摇动取接，导引行气，不得杀生取内以自养。又当非其书勿读，非其声勿听，非其务勿行，非其食勿食。非其食者，如猪、豚、鸡、鱼、蒜、鲙、生肉、生菜、白酒，一应冷硬之类。常学淡食，轻清甜软为佳。盖淡为五味之本，土德冲和之气，淡食养胃，则百病不生。故云老者，非肉不饱，肥则生风，非人不暖，暖则多淫。必须不饥、不饱、不寒、不热，行住坐卧，言谈笑语，寝食造次之间，不妄失者，则可延年益寿矣。太乙真人曰：一者少言语养内气，二者戒色欲养精气，三者薄滋味养血气，四者咽津液养脏气，五者莫嗔怒养肝气，六者淡饮食养胃气，七者少思虑养心气。人由气生，气由神住，养气全神，可得真道。凡在万物之中所保者，莫先于元气摄养之道，莫若守中实内有陶和将护之方。须在闲日，安不忘危，圣人预戒老人，尤不可不慎也。春夏秋冬，四时阴阳，生病起于过用。五脏受气盖有常分，不适其性而强，云为用之过耗，是以病生。善养生者，保守真元，外邪客气，不得而干之。至于药饵，则招徕真气之药少，攻伐和气之药多，故善服药者，不如善保养。康节诗曰：爽口物多终作疾，惧心事过必为殃。与其病后能加药，孰若病前能自防。郭康伯遇神人授一保身卫生之术云：自身有病自心知，身病还将心自医。心境静时身亦静，心生还自病生时。郭信用其言，知自护爱，康强倍常，年几百岁。年老养生之道，不贵求奇，先当以前贤破幻之诗，洗涤胸中忧郁，而名利不苟求，喜怒不妄发，声色不因循，滋味不耽嗜，神虑不邪思。三纲五常，现成规模，贫富安危，且处见定，是亦养寿之大道也。庞居士诗云：北宅南庄不足夸，好儿好女眼前花；忽朝身没一丘土，又属张三李四家。先贤诗云：克己工夫未肯加，吝骄封闭宿如蜗。试与静夜深思省，剖破藩篱即大家。又诗云：世人用尽机关，视为贪生怕死，我有安乐法门，直须颠倒于此。祁孔宾，闻窗外诗云：祁孔宾隐去来，修饰人间事甚苦，不堪偕，所得末，毫铢所丧如山崖。晁文地公云：众所好者，虚名客气冗具羡财，予所好者，天机道眼法要度门。又云：观身无物，从外化缘生，观心无物，从颠倒想生。又云：身有安全败坏者，事之招也。即世而可见性有起升沦坠者，行之报也。异世而不知，譬如形声之有影响，必然之理也。人云：人有疾苦或多偶尔，非因所作，无如之何？历观幻化之躯，而有甚于此者，能推此理，足以自宽。又云：仕宦之间，暗触祸机；衽席之上，密涉畏途；输回之中，枉入诸趣。古人云：心死形方活，心强命即亡。又云：你喜我不喜，君悲我不悲，雁飞思塞北，鹰忆旧巢归。秋月春花无限意，个中只许自家知。天师云：灵台皎洁似冰壶，只许元神里面居。若向此中留一物，平生便是不清虚。老子云：虚其心，实其腹，是皆融智慧，黜聪明，而宅天和，以却百邪者也。比于金石草木刚烈之剂，丧津枯液以求补益者，其功远矣。此又老人之所当知者。温公率真约会，序齿不序官为，具务简素，朝夕食不过五味、菜果、脯醢之类，各不过三十器，酒巡无算，深浅自斟，主人不劝，客亦不辞。逡巡无下酒时，作菜羹不禁，召客共用一简。客住可否，于字不下别作简。或因事分简者，听会早赴不待促。违约者，每事罚一巨觥。诗曰：七人五百有余岁，同醉花前今古稀。走马关鸡非我事，纻衣丝发且相辉。又曰：经春无事连翻醉，彼此往来能几家。切莫辞斟十分酒，尽教人笑满头花。当时同会伯康温公之兄与君从席汝言七十八岁，安之王尚恭七十七岁，正叔楚建中七十四岁，不疑王谨言七十三岁，叔达七十岁，温公六十五岁，合五百一十岁。口号成诗用安之韵。呜呼！为人子者，于亲寿在堂之时，随分约邻里之老者，约为此会以娱其颓龄，无不可者，故特取云。罗大经云：予家深山中，每春夏之交，苍藓盈阶，落花满径，门无剥啄，松影参差，禽声上下。午睡初足，旋汲山泉，拾松枝煮苦茗啜之。随意读书，或诗数篇。从容步山径，抚松竹，与麛麋共偃息于长林丰草之间，坐弄流水，漱口濯足。既归竹窗下，山妻稚子作笋蕨，供麦饭，欣然一饱。美笔墨，任大小，作数十字，展所藏法帖尽卷纵观之。兴到则吟小诗一两首，再煮苦茗一杯。出步溪边，邂逅园翁溪友，门桑麻，说粳稻，量时校雨探节数，时相与剧谈一饷。归而倚杖柴门之下，则夕阳在山，紫绿万状，变幻顷刻，可悦人目。牛背笛声，两两归来，而月印前溪矣。唐子西云：山静似太古，日长如小年。玩味此句最妙，然识其妙者盖少。彼牵黄臂苍，驰猎于声利之场者，但见滚滚马头尘，忽忽驹隙影耳，人能真知此，妙则东坡所谓无事。此静坐一日是两日，若活七十年，便是百四十，所得不已多乎？易曰：观颐观其自养也。康节诗云：老年躯体素温存，安乐窝中别有春。尽道山翁拙于用，也能康济自家身。此自养之旨也。善自养如鹤林，斯可以逸老矣。

法　言

　　君子处身，宁人负己，已无负人。小人处事，宁己负人，无人负已。小人诈而巧，似是而非，故人悦之者；众君子诚而拙，似迂而直，故人知之者寡。闻君子议论如啜苦茗，森严之后甘芳溢颊。闻小人谄笑如嚼糖冰，爽美之后寒凝沍腹。君子择而后交，故寡过，小人交而后择，故多怨。君子之利利人，小人之利利已。耳不闻人之非，目不视人之短，口不言人之过，庶几君子。君子对青天而惧，闻雷霆而不惊；履平地而恐，涉风波而不疑。天网恢恢，疏而不漏。种谷得谷，种豆得豆。人以巧胜天，天以直胜人。为子孙作富贵计者，十败其九；为人已善方便者，其后受惠。以德为后者昌，以祸遗后者亡。谦柔卑退者福之余，强忍奸诈者祸之胎。要知前世因，今生受者是；要知来世因，今生作者是。逆取顺取命中只有这些财，紧走慢走前程只有许多路。祸福无门，唯人自召，善恶之报，如影随形。人可欺天不可欺人，可瞒天不可瞒人；人善人欺天不欺，人恶人怕天不怕。深耕浅种尚有天灾，利己损人岂无果报。为善得祸乃是为善未熟，为恶得福乃是为恶未深。慧不如命，智不如福。祸不可以幸免，福不可以苟求。料得人生皆素定，空多计较竟何如。用不节，财何以丰；民不苏，国何以安。饱藜藿者鄙膏粱，乐贫贱者薄富贵，安义命者轻生死，达是非者忘臧否。仁者阳之属，暴者阴之属。好生者祥，好杀者殃，天行也。力除闲气，固守清贫。饱肥甘，衣轻暖，不知节者，损福；广积聚，骄富贵，不知止者，杀身。少不勤苦，老必艰辛；少能服劳，老必安逸。为家以正伦理，别内外为本，以尊祖睦族为先，以勉学修身为要，以树艺畜牧为常。好义如饮食，畏利如蛇虺，居官如居家，爱民如爱身。人有过失己必知之，己有过失岂不自知。喜是非者检人，畏忧患者检身。诚无悔，恕无怨，和无仇，忍无辱。寡言择交可以无悔吝，可以勉忧辱，坐密室如通衢，驭寸心如六马可以免过。语人之短不曰直，济人之恶不曰义。以众资己者，心逸而事济；以己御众者，心劳而怨聚。不自重者取辱，不自畏者招祸，不自满者受益，不自是者博闻。广积不如教子，避祸不如省非。责人者不全交，自恕者不改过。以爱妻子之心事亲，则无往不孝；以保富贵之心事君，则无往不忠。以责人之心责己，则寡过；以恕己之心恕人，则全交。节食养胃，清气养神，口腹不节，致疾之由。念虑不正，杀身之本。心可逸，形不可不劳，道可乐，身不可不忧。形不劳则怠惰易弊，身不忧则荒淫不定。故逸生于劳而常休，乐生于忧而无厌。以忠孝遗子孙者昌，以智术遗子孙者亡。以谦接物者强，以善自卫者良。日费千金为一瞬之乐，孰若散而活冻馁者几千人？处眇躯以广厦，何如庇寒士一席之地乎？夙兴夜寐所思忠孝者，人不知天必知之；饱食暖衣怡然自得者，身虽安其如子孙何。骄富贵者戚戚，安贫贱者休休，所以景公千驷，不如颜子之一瓢。屈己者能处众，好胜者必遇敌。利可共而不可独，谋可寡而不可众，独利则败，众谋则泄。保生者寡欲，保身者避名，无欲易，无名难。溺爱者受制于妻子，患失者屈己于富贵。莫大之患起于斯须之不忍，一言一动毫厘不忍，遂致数年立脚不定。得便宜事不可再作，得便宜处不可再去。衣冠佩玉可以化强暴，深居简出可以却猛兽，定心寡欲可以服鬼神。盛名必有重贵，大巧必有奇穷。气宇要老成近厚，不要有芒角，防有钝挫缺折。甚爱必太费，多藏必厚亡。祸莫大于纵己之欲，恶莫大于言人之非。事有垂成而复败者，或者惜之，非也，得之本有，失之本无。观朝夕起卧之早晏，可以卜人家之兴替。一年之计在春，一日之计在寅，一生之计在勤。宝货用之有尽，忠孝享之无穷。好名则立异，立异则身危，故圣人以名为戒。内睦者家道昌，外睦者人事济。不护人短，不赒人急，非仁义也。心不清则无以见道，志不确则无以立功。结怨于人谓之种祸，舍身不为谓之自贼。广积聚者遗子孙以祸害，多声色者残性命之斧斤。外事无大小，中欲无浅深，有断则生，无断则死，大丈夫以断为主。人非贤莫交，物非义莫取，念非善莫举，事非见莫说。谨则无忧，忍则无辱，静则常安，俭则常足。修身莫若敬，避强莫若顺。诫酒后语，忌食时嗔。忍难忍事，顺自强人。伪贾乱廛，惰农败田，谗夫挠邦，害为污群。拙制伤锦，侈用破家。欺人者不旋踵人必知之，感人者益久人益信之。赒人之凶，乐人之善，济人之急，救人之危。信者行之基，行者人之主，人非行无以成，行非信无以立。贪利者害己，嗜欲者戕生，肆傲者纳侮，讳过者长恶。言而不益，不若勿言，为而无益，不若勿为。天道远，人道迩，顺人情，合天理。身闲不如心闲，药补不如食补。富贵不知止，杀身；饮食不知止，损寿。富时不俭贫时悔，见时不觉用时悔，醉后狂言醒时悔，安不将息病时悔。务德莫如滋，去恶莫如尽。嘉谷不早实，大器当晚成。安分身无辱，知机心自闲。避色如避仇，避风如避箭。作福不如避罪，服药不如忌口。服药千朝不如独宿一宵，饮酒一斛不如饱食一粥。粗茶淡饭饱即休，补缀遮寒暖即休，三平二满过即休，不贪不妒老即休。得忍且忍，得诫且诫，不忍不诫，小事成大。舌存以软，齿亡以刚。百战百胜不如一忍，万言万当不如一默。施恩勿求报，与人勿追悔。凡事只须求顺理，所为不可道天高。天意顺时为善计，人情安处是良图。眼前随分好光阴，谁道人生多不足。见人富贵不可妒，见人贫贱不可欺，见人之善不可掩，见人之强不可扬。德业，常看胜于我者则耻愧自增；福禄，常看不及我者则忌尤自息。知止自当除妄想，安贫须是禁奢心。得便宜是失便宜，失便宜是得便宜。耕尧田者有水虑，耕汤田者有旱忧，耕心田者无忧无虑，日日丰年。衣垢不澣，器缺不补，对人犹有惭色；行垢不澣，德缺不补，对天岂无愧心。富贵过目，无异梦觉，既觉不可复为梦也。故贫贱人事之常，富贵暂时事耳，有得必有失。易损而难复者，精也，易躁而难静者，神也，唯养气使充，则精神庶全，精神苟全，则功名事业皆可为之也。不妄求则心安，不妄作则身安，身心既安，乐在其中矣。彼以悭吝狡伪之心待我，吾以正大光明之体待之。人如负我我何预，我若辜人人有词。盛喜中勿许人物，盛怒中勿答人简。看经未为善，作福未为愿，莫若当权时，与人行方便。勤为无价之宝，慎是护身之门。寡言则省谤，寡欲则保身。福生于清俭，德生于早退，道生于安静，命生于和畅，患生于多欲，祸生于多贪，过生于眩慢，罪生于不仁。宁可正而不足，不可邪而有余。短莫短于苟得，孤莫孤于自恃。知足常足，终身不辱；知止常止，终身不耻。心不负人，面无惭色。不作皱眉事，应无切齿人。薄施厚望者不报，贵而忘贱者不久。寸心不寐，万法皆明。过去事明如镜，未来事暗如漆。人为事遂，志不可喜，有不遂，志不可忧，其中祸福难知故也。自信者不疑人，人亦信之，吴越皆兄弟；自疑者不信人，人亦疑之，身外皆敌国。势交者近势，竭而亡；财交者密财，尽而疏；色交者亲色，衰而绝。踏实地无烦恼。居必择邻，交必择友。勤俭常丰，生老不穷。蔬菜当肉，缓步当车，无罪当贵，无灾当福。大厦千间，夜眠八尺；良田万顷，日食二升。富因忔借许，贫为不争多。人于仓卒颠沛之际，善用一言，上资祖考，下荫儿孙。饮卯时酒，一日不快活，多置宠妾，一生不快活。至乐莫如读书，至要莫如教子。至富莫盖屋，至穷莫卖田。欲要宽先了官。少追陪，紧还债，家缘成，人情在。利心专则背道，私意确则减公。轻诺者必寡信，面誉者背必非。欲去病须正本，本固则病可攻，药石可以效；欲齐家须正身，身端则家可理，号令可以行。固其本，端其身，非一朝一夕之故也。立身之道内刚外柔，肥家之道上逊下顺。不和不可以接物，不公不可以驭下。谗臣乱国，妒妇乱家。妇人悍者必淫，丑者必妒。士大夫谬者忌，险者疑，必然之理也。孝于亲则子孝，钦于人则众钦。不肖之子志在游荡，身在屋下，心在屋上。家欲成，看后生。子孙不如我，要钱做甚么。子孙强如我，要钱做甚么。教子婴孩，教妇初来。遗子千金不如教子一经，养身百计不如随身一艺。为子孙者欲其悫，不欲其浮，欲其循循然，不欲其额额然。养儿如虎，犹恐如鼠；养女如鼠，犹恐如虎。起家之子惜粪如金，败家之子弃金如粪。养男之法莫听诳语，育女之法莫教离母。国之将兴实在谏臣，家之将兴必有诤子。痴人畏妇，贤妇敬夫。健奴无礼，娇儿不孝。读书起家之本，勤俭治家之本，和顺齐家之本。事不可做尽，势不可倚尽，言不可道尽，福不可享尽。留有余不尽之巧以还造化，留有余不尽之禄以还朝廷，留有余不尽之财以还百姓，留有余不尽之福以还子孙。

类修要诀

〔明〕胡文焕 撰

内容提要

　　《类修要诀》成书于明万历二十年壬辰（1592），作者胡文焕，字德甫，一字德父，号全庵，别署全道人、抱琴居士、西湖醉渔，生卒年不详，生活于明万历至天启年间，钱塘（今浙江杭州）人。文焕通音律，长于琴鼓。博学多才，家富藏书。青年时经营商业，致富后居杭州操刻书业，创文会堂，后取晋张翰逸事改名思莼馆。又设书肆，用于流通古籍，一生刻书多达六百余种，一千三百多卷。又尝辑刻《格致丛书》，收典籍数百种，其中多珍贵秘本。

　　本书是一部以歌诀形式为主的综合性养生著作，书中收集了古人有关修身明性、养生却病的论述，认为养生之关键在于慎寒暑、节口腹、寡嗜欲。此外，对饮食起居、四时调摄、劳逸房室、七情忌宜、导引按摩，以及内丹术等方面的内容均有论述。内容以歌诀形式记载，诵之朗朗上口，通俗易记。

　　《寿养丛书》清抄本内容完整，文字清晰，以为底本；《寿养丛书》初刻本为校本。

类修要诀序

人之有生孰要哉？要莫过于全此生也。全此生孰要哉？要莫过于修此身也。于是玄门有修真之说，实吾儒修身之理一也。矧其间，慎寒暑、节口腹、养性情、寡嗜欲，而尤修身之要者哉。且夫欲全此生，人心之所同然，然未有不修其身而能全此生者也。苟有以昧之，是何异愿凉而执热乎？噫！人心既欲全此生，则其惧死也必矣。故修真之说易为动之无惑乎？舍本求末，舍近求远，舍易求难，种种为无益之举也。余既有感于中，而复为多病所楚，妄希全生，敢曰无之第惧蹈夫无益之举耳。故于暇日，采其摄修之法，当于理而切于人者，编辑成书，目为《类修要诀》。内非歌诀，虽要而不录者，又取便夫记诵也。盖修门之端不一，余固编辑之而分其类，使之便于览而知所趋矣。乃复等之以自本而末，自近而远，自易而难者何哉？亦欲使世之为全生计者，不为易动所惑，躐等妄行，而至于无益已也。试举其要者，而先行之。非惟合于吾儒修身之理，即自此而全生之效，庶亦为可获矣。倘未能合夫彼而惟徒务诸此，是虽生犹弗生也。奚益之有哉？此又余之深意存焉。世之论修者，悟此而知虽死犹生之道，不以儒玄为二途，则余是书或有小补。余不佞谨序。

秣陵陈邦泰大来书

目录

卷 上

类修要诀续附

类修要诀后言

卷　上

孙真人卫生歌

天地之间人为贵，头象天兮足象地。父母遗体宜宝之，箕裘五福寿为最。卫生切要知三戒，大怒大欲并大醉。三者若还有一焉，须防损失真元气。欲求长生先戒性，火不出兮神自定。木还去火不成灰，人能戒性还延命。贪欲无穷妄却精，用心不已失元神。劳形散尽中和气，更仗何能保此身。心若大费费则竭；形若大劳劳则怯；神若大伤伤则虚，气若大损损则绝。世人欲识卫生道，喜乐有常嗔怒少。心诚意正虑自除，顺理修身去烦恼。春嘘明目夏呵心，秋呬冬吹肺肾宁。四季长呼脾化食，三焦嘻却热难停。发宜多梳气宜炼，齿宜数叩津宜咽。子欲不死修昆仑，双手揩磨常在面。春月少酸宜食甘，冬月宜苦不宜酸，夏要增辛宜减苦，秋辛可省但教酸。季月少咸甘略戒，自然五脏保平安。若能全减身康健，滋味偏多无病难。春寒莫放绵衣薄，夏月汗多宜换著，秋冬衣冷渐加添，莫待病生才服药。惟有夏月难调理，伏阴在内忌冰火。瓜桃生冷宜少餐，免至秋来成疟痢。心旺肾衰宜切记，君子之人能节制。常令充实勿空虚，日食须当去油腻。大饱伤神饥伤胃，大渴伤血多伤气。饥餐渴饮莫大过，免致膨胀损心肺。醉后强饮饱强食，未有此身不生疾。人资饮食以养生，去其甚者将安适。食后徐行百步多，手搓脐腹食消磨。夜半灵根灌清水，丹田浊气切须呵。饮酒可以陶情性，大饮过多防有病。肺为华盖倘受伤，咳嗽劳神能损命。慎勿将盐去点茶，分明引贼入肾家。下焦虚冷令人瘦，伤肾伤脾防病加。坐卧防风来脑后，脑内入风人不寿。更兼醉饱卧风中，风才着体成灾咎。雁有序兮犬有义，黑鲤朝北知臣礼，人无礼义反食之，天地神明终不喜。养体须当节五辛，五辛不节反伤身。莫教引动虚阳发，精竭容枯病渐侵。不问在家并在外，若遇迅雷风雨大，急须端肃畏天威，静室收心宜谨戒。恩爱牵缠不自由，利名萦绊几时休。于宽些子自家福，免致中年早白头。顶天立地非容易，饱食暖衣宁不愧。思量无以报洪恩，晨夕焚香频忏悔。身安寿永福如何，胸次平夷积善多。惜命惜身兼惜气，请君熟玩卫生歌。

陶真人卫生歌

世言服灵丹、饵仙药，白日而轻举者，但闻而未见也。至于运气之术，甚近养生之道。人禀血气而生，故《摄生论》云："摄生之要在去其害生者。"此名言也。予所编此歌，盖采诸家养生之要，能依而行之，则获安乐。若尽其妙，亦长生之可觊。今著其歌于下：

万物惟人为最贵，百岁光阴如旅寄。自非留意修养中，未免病苦为心累。何必餐霞饵火药，妄意延龄等龟鹤。但于饮食嗜欲间，□① 其甚者将安乐。食后徐徐行百步，两手摩胁并腹肚。须臾转手摩肾堂，谓之运动水与土。仰面仍可三呐呵，自然食毒气消磨。醉眠饱卧俱无益，渴饮饥餐犹戒多。食不欲粗并欲速，只可少餐相接续。若教② 一饱顿充肠，损气伤脾非汝福。生餐粘腻筋韧物，自死牲牢皆勿食。馒头闭气宜少餐，生脍偏招脾胃疾。鲊酱胎卵兼油腻，陈自腌菹尽阴类。老衰莫欲更餐之，是借寇兵无以异。炙煿之物须冷吃，不然损齿伤血脉。晚食常宜申酉前，向夜徒劳滞胸膈。饮酒莫教令大醉，大醉伤神损心志。渴来饮水兼啜茶，腰脚自兹成重坠。尝闻避风如避箭，坐卧须当预防患。况因食后毛孔开，风才一入成瘫痪。视听行坐不必久，五劳七伤从此有。人体亦欲得小劳，譬如户枢终不朽。卧不厌蹙觉贵舒，饱则入浴饥则梳。梳多浴少益心目，默寝暗眠神晏如。四时惟夏难将摄，伏阴在内腹冷滑。补肾汤药不可无，食物稍冷休哺啜。心旺肾衰何所忌，特忌疏通泄精气。寝处尤宜绵密间，宴居静虑和心气。沐浴盥漱皆暖水，卧冷枕凉俱勿喜。瓜茹生菜不宜食，岂独秋来多疟痢。伏阳在内三冬月，切忌汗多泄阳气。阴雾之中无远行，暴雨震雷宜速避。不间四时俱热酒，太热不须难入口。五味偏多不益人，恐随脏腑成灾咎。道家更有颐生法，第一令人少嗔恶。秋冬日出始求衣，春夏鸡鸣宜早起。子后寅前寝觉来，眼目叩齿二七回。吸新吐故无人悟，咽漱玉泉还养胎。热手摩心贵两眼，仍更揩擦额与面。两指时将摩鼻茎，左右耳根筌数遍。更能干浴遍身间，按胜时须纴③ 两肩。纵有风劳诸冷症，何忧腰背复拘挛。嘘呵呼嘻吹及呬，行气之人分六字。果能依用口诀中，新旧有疴皆可治。声色虽云属少年，稍知种节乃无愆。闭精息气宜闻早，莫使羽苞火中燃。有能操履长方正，于名无贪利无竞。纵向歌中未能行，百行周身亦无病。

---

① □：原脱，明文会堂刻本此处有字，但字迹模糊无法辨认，疑为"戒"。

② 教：原脱，据文会堂刻本补入。

③ 纴：待考。

孙真人枕上记

侵晨一碗粥，晚饭莫教足。撞动景阳钟，叩齿三十六。大寒与大热，且莫贪色欲。醉饱莫行房，五脏皆翻覆。火艾慢烧身，争如独自宿。坐卧莫当风，频于暖处浴。食饱行百步，常以手摩腹。莫食无鳞鱼，诸般禽兽肉。自死禽与兽，食之多命促。土木为形像，求之有恩福。父精母生肉，那忍分南北。惜命惜身人，六白光如玉。

孙真人养生铭

怒盛偏伤气，思多太损神。神疲心易役，气弱病相萦。勿使悲欢极，当令饮食均。再三防夜醉，第一戒晨嗔。夜静鸣云鼓，晨兴漱玉津。妖邪难犯己，精气自全身。若要无诸病，常须节五辛。安神当悦乐，惜气保和纯。寿夭休论命，修行本在人。若能遵此理，平地可朝真。

戒怒歌

君不见大怒冲天贯斗牛，擎拳嚼齿怒双眸，兵戈水火亦不畏，暗伤性命君知否。又不见楚伯玉、周公瑾，匹马乌江空自刎。只因一气殒天年，空使英雄千载忿。劝时人，须戒性，纵使闹中还取静。假若一怒不忘躯，亦至血衰生百病。耳欲聋，又伤眼，谁知怒气伤肝胆。血气方刚宜慎之，莫待临危悔时晚。

抱一子逍遥歌

人言晚饭少吃口，享年直到九十九。我今一百又三岁，晚饭越多越寿久。日间乳饼粥三顿，一顿两碗无余剩。缓足徐行百步多，双手摸肚往下运。临卧两碗山药粥，煮熟红枣二十六。油盐炒栗十三双，雄吞大嚼才压足。未到五更心上饿，糖煮秋梨吃一回。翻来覆去睡不着，老来还要少年货。大便坚润小便长，精神矍砾骨筋强。有时矜持学检束，有时叫跳任猖狂。子前午后正好修，心君常静肾常兜。牙齿常叩耳常按，手常辘轳脚常勾。面皮呵手勤勤摸，脐腹换手勤勤擦。眼珠常转口常闭，唾津常咽胜服药。脚底涌泉时常摩，腰眼肾腧时常搓。头颈常转肩常耸，鼻吸常调不嫌多。夜间守定泥丸宫，日间守定脐腹中。行住坐卧无间断，丹田里面暖溶溶。锁住心猿不敢劣，拴住意马不敢蹶，守住庚申不敢犯，固住元阳不敢泄。年来又长坚固子，两胯两肘皮肤里，不疼不痒如铁石，佛家舍利子可比。一阴一阳之谓道，此语在人元切要。阴阳乖戾疾病生，阴阳翕合真玄妙。齿落更生世罕有，一二十里不惮走。嘉肴佳蔬十数样，杂东杂西不离口。背不负重腰不痛，眼不昏花耳不聋。三花已聚顶门上，五气复朝元海中。半夜元神常放光，皮肤滋润不生疮。贪嗔痴绝性天定，精气神全骨肉香。寿筋鲇背身有之，半夜肾囊如荔枝。外肾有时不见了，想归内窍筑丹基。子子孙孙三十七，习诗习春兼学易。杼朱拽紫有定命，偎红倚翠无虚日。我先每寻安乐法，逢人常结喜欢缘。吟风咏月偿吾债，随时保重学延年。人人呼我陆地仙，曾炼先天与后天。铅汞相投丹易就，住世延年五福全。修真事件虽然多，其间作用赖黄婆。人衰人补真妙诀，听我长生逍遥歌。

养心要语

笑一笑，少一少；恼一恼，老一老。斗一斗，瘦一瘦；让一让，胖一胖。

养身要语

元气实，不思食；元神会，不思睡；元精足，不思欲；三元全，陆地仙。

养生要诀

无劳尔形，无摇尔精，无动尔神，乃可长生。

又，发宜多栉，手宜在面，齿宜数叩，津宜常咽。

又，安谷则生，绝谷则亡，饮食自倍，肠胃乃伤。

又，春夏宜早起，秋冬任晏眠。晏忌日出后，早忌鸡鸣前。

又，避色如避仇，避风如避箭。莫吃空心茶，少食中夜饭。

又，莫吃空心茶，休饮卯时酒。更兼戌后饭，禁之当谨守。

吕纯阳祖师未生诗

父母未生前，与母共相连。十月胎在腹，能动不能言。昼夜母呼吸，往来通我玄。无情生有情，虚灵彻洞天。剪断脐带子，一点落根源。性命归真土，此处觅真铅。时时防意马，刻刻锁心猿。迷失当来路，轮回苦万千。若遇明师指，说破妙中玄。都来二十句，端的上青天。

逍遥子导引诀

水潮除后患。平明睡醒时，即起，端坐，凝神息虑，舌抵上腭，闭口调息，津液自生，渐至满口，分作三次以意送下。久行之，则五脏之邪火不炎，四肢之气血流通，诸疾不生，永除后患，老而不衰。

火起得长安。子午二时，存想真火自涌泉穴起，先从左足行上玉枕，过泥丸降入丹田三遍。次从右足，亦行三遍。复从尾闾足，又行三遍。久久纯熟，则百脉流通，五脏无滞，四肢健而百骸理也。

梦失封金柜。欲动则火炽，火炽则神疲，神疲则精滑而梦失也。寤寐时调息思神，以左手搓脐二七，右手亦然。复以两手搓胁腹，摆摇七次，咽气纳于丹田。握固良久乃止。屈足侧卧，永无走失。

形衰守玉关。百虑感中，万事形劳，所以衰也。返老还童，非金丹不可。然金丹岂易得哉？善提生者，行住坐卧一意不散，固守丹田，默运神气，冲透三关，自然生精生气，则形可以壮，寿可以延矣。

鼓和消积聚。有因食而积者，有因气而积者，久则脾胃受伤，医药难治。孰若节饮食，戒嗔怒，不使有积聚为妙？患者当升身闭息，鼓动胸腹，俟其气满，缓缓呵出。如此行五七次，便得通快即止。

兜礼治伤寒。元气亏弱，腠理不密，则风寒伤感。患者端坐盘足，以两手紧兜外肾，闭口缄息，存想真气自尾闾升过夹脊，透泥丸，逐其邪气。低头屈抑如礼拜状，不拘数，以汗为度，其疾自愈。

叩齿牙无疾。齿之有疾，乃脾胃之火薰蒸。侵晨睡醒时，叩齿三十六，通以舌搅牙根之上，不论遍数，津液满口，方可咽下，每作三次乃止。及凡小解之时，闭口紧叩其齿，解毕方开，永无齿疾。

升观鬓不班[1]。思虑太过则神耗，气血虚败而鬓班。以子午时握固端坐，凝神绝念，两眼含光，上视泥丸，存想追摄二气自尾闾上升，下降返还元海，每行九遍。久则神全，气血充足，发可返黑也。

运睛除眼翳。伤热伤气，肝虚肾虚，则眼昏生翳，日久不治，盲瞎必矣。每日睡起时，趺坐凝息，塞兑垂帘，将双目轮转十四次，紧闭少时，忽然大睁开，行久不替，内障外翳自散。切忌色欲并书细字。

掩耳去头旋。邪风入脑，虚火上攻，则头目昏旋，偏正作痛，久则中风不语，半身不遂，亦由此致。治之须静坐，升身闭息，以两手掩耳，折头五七次，存想元神逆上泥

---
① 班：通"斑"。

丸，以逐其邪，自然风邪散去。

托踏应轻骨。四肢亦欲得小劳，譬如户枢终不朽，熊经鸟伸，吐纳导引，皆养生之用也。平时双手上托如举大石，两脚前踏如履平地，存想神气依按四时，嘘呵二七次，则身健体轻，足耐寒暑矣。

搓涂自美颜。颜色憔悴，良由心思过度，劳碌不谨。每晨静坐闭目，凝神存养，神气冲澹，自内达外，两手搓热拂面七次，仍以漱津涂面，搓拂数次。行之半月则皮肤光润，容颜悦泽，大过寻常矣。

闭摩通滞气。气滞则痛，血滞则肿，滞之为患，不可不慎治之。须澄心闭息，以左手摩滞七七遍。右手亦然。复以津涂之。勤行七日，则气通血畅，永无凝滞之患。修养家所谓于沐者，即此义也。

凝抱固丹田。元神一出便收来，神返身中气自回。如此朝朝并暮暮，自然赤子产真胎。此凝抱之功也。平时静坐，存想元神入于丹田，随意呼吸。旬日丹田完固，百日灵明渐通，不可或作或辍也。

淡食能多补。五味之于五脏，各有所宜。若食之不节，必致亏损。孰若食淡谨节之为愈也？然此淡，亦非弃绝五味，特言欲五味之冲淡耳。仙翁有云：断盐不是道，饮食无滋味。可见其不绝五味也。

无心得大还。大还之道，圣道也。无心，常清常静也。人能常清静，天地悉皆归，岂圣道之不可传，大还之不可得哉？《清静经》已尽言之矣。修真之士体而行之，欲造夫清真灵妙之境若反掌耳。

钟离祖师八段锦导引法

闭目冥心坐，握固静思神。叩齿三十六，两手抱昆仑。左右鸣天鼓，二十四度闻。微摆撼天柱，赤龙搅水浑。漱津三十六，神水满口喷。一口分三咽，龙行虎自奔。闭气搓手热，背摩后精门。尽此一口气，想火烧脐轮。左右辘轳转，两脚放舒伸。叉手双虚托，低头攀足频。以候逆水上，再漱再吞津。如此三度毕，神水九次吞。咽下汨汨响，百脉自调匀。河车搬运讫，发火遍烧神。邪魔不敢近，梦寐不能昏。寒暑不能入，灾病不能逃。子后午前作，造化合乾坤。循环次第转，八卦是良因。

许真君引导诀

仰托一度理三焦，左肝右肺如射雕。东肝单托西通肾，五劳回顾七伤调。游鱼摆尾通心脏，手攀双足理于腰。次鸣天鼓三十六，两手掩耳后头敲。

长生引导歌

子午披衣暖室中，凝神端坐面朝东。澄心闭目鸣天鼓，三十六局声亦同。两手向腮匀赤泽，七回摩掌熨双瞳。须知吐纳二十四，舌搅华池三咽终。

钱九华山人金锁歌

人生寿夭贪色欲，听我从头说补益。要补益，锁心猿，牢擒意马养心田。若还不守真阳气，气散形枯命不坚。紧提防，降五贼，时时照顾猿马劣。猿马颠狂伏最难，一时火起性根灭。要保命，在坚精，坚精之法不易寻。鸳鸯枕上叮嘱记，切莫男儿先动情。初下手，调鼎器，温存相抱胸前戏。摩挲两乳他兴浓，含唇咂舌通心气。手抚琴弦牝户开，滑津流泄真情至。玉茎坚刚宜浅裁，九一之法留心记。鼓橐籥，往来诀，进则呼兮退则吸。舌拄上腭牙紧关，毋令气喘真精泄。但气喘，且停机，神气相随精自回。若还走泄真阳气，将何配对作丹基。他若紧，我不忙，深则益阴浅补阳。龙弱虎强宜缓刺，虎弱龙强势要刚。情意浓，莫贪味，守丹田，牢固济。鼎中春气霭融和，调理神龟慢慢戏。慢慢戏，似火热，少时舌冷如冰铁。须臾一点过吾来，补续天年莫乱说。莫乱说，此事不比寻常言。一度栽接一纪寿，十二周时陆地仙。陆地仙，不易得，天机不谨精走泄。精走精牢把截上，弦细细吸清风下。弦紧闭，勿令泄，毋令泄少人知强。兵战胜，用枢机，倒吸小腹须着力，紧撮谷道内中提。内中提，三十六，上关提动下关续。若要夹脊双关透，倒骑意马双辘轳。双辘辘，大关键，铜汞相投成一片。黄河逆转至昆仑，九窍三关都贯串。三十六宫总是春，须臾火发周天遍。先后天，着意寻，得之如醉保长春。云情雨意休贪久，恐丧吾家无价珍。无价珍，要安逸，夫妇交欢情意翕。壶中别有一乾坤，塞兑垂帘慢调息。绵绵固蒂与深根，时时温养知消息。一日炼之一日功，功夫纯粹须百日。若人透得金锁歌，陆地神仙能事毕。

起阳诀

急讨华池数十口，引气送下丹田守。令彼呵手擦热搓，八十一次阳刚久。一七之内似婴儿，固济真阳永不走。若能炼气并采阳，返老还童天地久。

散精诀

精回通夹脊，一气撞三关。耸肩撮谷道，仰目视泥丸。双手分开阖，辘轳九转还。拍顶轻三下，精化如云烟。此是还元道，非人誓莫传。

交媾法

九浅轻提慢一深，二迟八速要留心。天门细吸清风气，地户牢关莫出声。舌拄上腭牙紧合，毋令气喘丧精魂。劝君临阵休轻战，恐泄元阳无处寻。

固精诀

惯骑三足马，能牵独角牛。内提三十六，黄河水逆流。

蠡斯秘诀计七条

三十时辰两日半，二十八九君须算。落红将尽是佳期，金水过时徒霍乱。徒霍乱兮枉用功，树头树底觅残红。解得花芳能结子，莫愁我代继前踪。一日十二时，两日半者，三十时辰。盖妇人月信来止是有两日半，假如初一日子时月信来，数至初三日巳时是也。当此算之落红将尽，乃是月信行至二十八九时也。佳期指阴阳交姤也，盖此时子宫开而纳精也。金水即月信，若过此时，子宫已闭而不纳精矣。若金水有过不及者，是血脉之不调，宜服药饵也。

结胎受形

洞里桃源何处寻，都来一寸二分深。交欢之际君须记，过却区区枉费心。洞里者，阴户也。桃源者，子宫也，在阴内一寸二分深。泄精之时不可深入，深入则泄精他处，胎不结而子难成，是区区无益也。若值桃源，定生男产女。

虚实论

他虚我实效乾坤，以实投虚是的真。总是两家皆寡欲，佳期相值始相亲。男寡欲则实，女寡欲则虚。又值落红将尽，佳期调琴鼓瑟，候彼先悦，阴血先至而阳精后冲，则血裹精而乾道成矣。结胎之后，更不可搅乱，若恣一时之乐，胎亦动摇。至子将成复产，必多风疾，俗谓之胎病。

占男女诀

双岁是双单是单，乾坤爻位两头安。中间正位玄机事，产女生男在此间。上爻为父，下爻为母，中间正位为下种之月。假如父母年俱是单，若单月下种是得乾卦为男。父母年俱是双，若双月下种是得坤卦为女。余皆仿此。下种之月，以得节气为准。如正月内得二月节，作二月算。若节气交度之际，慎不可交接下种，犯之恐成半阴半阳骈胎品体也。慎之！慎之！

又云

七七四十九，问娘何月有。除却母生年，单奇双是偶。奇偶若不常，寿命不长久。先下四十九数于算盘，乃加其母受胎月数，总之得若于数是总数。中除却母年，余单是男，余双是女。若单而生女，双而生男，定有夭折之灾。假如四十九数，若值正月受胎，是总数五十，其母年三十一，除去母年，此数是余一十九数，九则为单，单则男矣。余仿此。

总　数

古今此法少人知，别是天机一段奇。寄语世间无嗣者，生男生女定无疑。

又

要知产女生男法，似向家园下种时。此法直白，诚为粗俗无状，实非矫揉，不假药饵滋荣。虽有栽栽培种树，然庸夫孺子，农家市户，无意之所为者，偶合自然之要，盖巧窃天机之妙。孕嗣人伦之大端也，大凡仕宦流俗中，如得其人而不传者，是失其人也。不得其人而反传之，是失其传也。但当敬授之慎，默之可也。

采产芝田歌诀

采阴须采产芝田，十五才交二八年。不瘦不肥颜似玉，能红能白脸如莲。胎息有育都是汞，命门无路不生铅，炼成铝汞归元海，大药能为陆地仙。

采战六字延生歌诀

一曰存　守城
出入由从自有方，入时宜弱出宜强。时须闭口神游外，进退何劳急急忙。
二曰缩　知止
两肾中间一足神，命门之处是精根。莫令走失牢坚固，穷取生身死户门。
三曰抽　野战
元精欲走禁无由，手足须知钳与钩。努目掣提玉茎退，身如缩项一猿猴。
四曰吸　采取
人炉温养意悬悬，一深九浅数为先。进迟退速能收取，益精补髓壮丹田。
五曰闭　持盈
收取华池玉液津，情浓速要退灵根。真机闪过徐徐出，吸夺归来贺万春。
六曰展　练习
精养灵根气养神，元阳不走得其真。丹田养就千金宝，万两黄金莫与人。

采战举要歌诀十二首

上峰玉池
上峰玉液浸华池，玄妙真机君不知。青龙摆尾银波涌，白虎先奔造化奇。
中峰神水
细问中峰事合宜，胸中两粒是根基。频频采助真阳实，岁月长生不老期。
下峰玄库
一峰一窍扉门中，多少男儿错用功。妄采花心为服饵，此回端的误春风。
搬运还元
采罢须当仰卧眠，切须谷缩与腰悬。双肩紧束鸣天鼓，搬运真精得复元。
采战要旨
采花须采花中心，采得花心保此身。会取花间消息意，从教不老得长生。
爱护精气
醉饱饥寒切莫亲，大劳荣卫损元精。贪欢窃取一时乐，气耗精枯自误身。
休亲败炉
休亲瘦病生新疾，产后之炉损丈夫。年少若教依老妇，阳衰阴盛是危途。
提防误害

女抱休教抚肾堂，命门要处怕侵伤。无心对景须情畅，玉液真峰要得香。

待时行道

抚弄双峰待兴浓，灵根方种牝池中。阴精动处炉中润，风月无边造化功。

黄河逆流

初从脐腹升腰脊，次想真精住玉山，此号黄河逆流水，存精进气过三关。

无根妙药

未见开花结子处，固令补益我丹田。此是无根真妙药，调匀铅汞作神仙。

采炼真阳

采得真阳火里炎，炼成温养若烹煎。阳衰阴补花移树，此术神仙口内传。

吕纯阳祖师可惜许歌

可惜许！可惜许！可惜元阳宫里主，一点既出颜色枯，百神泣送真阳去。三尸喜，七魄舞，血败气衰何所补。灵源真物属他人，赤宅元君谁做主。劝世人，须慕道，休慕色，慕色贪淫有何益？不念形骸积渐枯，逢人强说丹砂力。丹砂力，人难识，谁人肯向身中觅？灵源经里号真铅，丹华诀内名金液。三茅真君唤作一，子得一时万事毕。圣人秘一不能传，不晓分明暗如漆。一神去，百神离，百神去后人不知。几度欲说不欲说，临时下口泄天机。

又诗

醉饱无忧倚翠娥，闻将精气自消磨。当时只道欢娱好，今日番成怨悔多。锦帐张时开陷井，金钗横处动干戈。玉山自倒难扶起，纵有仙方怎奈何。

又，倾国倾城古有之，未闻好德似于斯。一朝乐极悲生处，纵有灵丹也莫医。

又，精养身兮气养神，此真之外别无真。丹田幸有菩提子，不与人间种子孙。

卷下

张紫阳真人金丹四百字<small>内外丹注</small>

真土擒真铅，真铅制真汞。铅采归真土，身心寂不动。《内丹》注曰：真土是意，真铅是身中一点真阳之气，真汞是心中一点真阴之精。以意求铅，铅自制汞，铅汞归意，身心不动。故悟真云：好把真铅着意寻。《外丹》注曰：真土是黑铅、朱砂，真铅是黑铅中之气也，真汞是砂中水银也。真土能制真铅，真铅能干真汞。故曰：铅会汞黑气，径死石中砂。虚无生白雪，寂静发黄芽。玉炉火温温，鼎上飞紫霞。《内丹》注曰：头为金顶，腹为玉炉，驱铅汞二物归玉炉化为气，故为黄芽。以火养之，升上金鼎，到此气化为液，谓之白云。故曰：鼎上飞紫霞。《外丹》注曰：铅中乾汞为之黄芽，鼎上交乾汞养作明窗尘，为之白雪。《参同契》曰：二物合，相形变化号黄芽，第一变化。毁性便受其形体为灰土状，若明窗尘，即是白雪，此第二变化也。华池莲花开，神水金波静。夜深月正明，天地一轮镜。《内丹》注曰：以铅名曰华池，即身中真阳之气升在心中；真阴之精，包含身中真一之气而下降也。《外丹》注曰：乾汞为华池，伏采为神水也。朱砂炼阳气，水银烹金精。金精与阳气，朱砂而水银。《内丹》注曰：朱砂是液中正阳之气，水银是气中真一之精。学仙之士，液中采取真阳之气，气中采取真一之精，二气交感，炼而成丹，则凡精凡气亦化为真气矣。《外丹》注曰：砂中采真汞，铅中采真铅，二物相感，结成一块，是谓金精与阳气。朱砂、黑铅化而成立，是谓朱砂而水银。水银者，黑铅也。砂中汞，为真汞也。《丹书》曰：欲要水银死，先须死水银。水铅是黑铅中采取真铅，谓之水中银。若将水中银制伏而死，作大丹之基制，水银立便倒矣。故曰：水银若不死，如何死水银。故祖师亲口诀一味水中银。日魂玉兔脂，月魄金乌髓。掇来归鼎内，化作一泓水。《内丹》注曰：心属乾，纯阳，阳中真阴之精。阳中有阴为离，离者，日也。日中有金乌，魂也。身属坤，纯阴。阴中有真阳之气。阴中有阳为坎。坎者，月也。月中有玉兔，魄也。二物采归鼎中，则化一泓水矣。《外丹》注曰：朱砂是日中之精所产，中感月华而生为真汞。黑铅是月中之华所产，中感日之精而生真铅。所谓阴中有阳，阳中有阴。故曰：一千八百年成形，产出谁知日月精。天上毕方原是相，人间铅汞本无根。药物生玄窍，火候发阳炉。龙虎交会时，金鼎产玄珠。《内丹》注曰：药物者，真精气也。生玄窍，身心也。在下，为阳炉，二物至此起；火在上，为宝鼎，三物至此产。《玄珠外丹》注曰：药物者，铅汞也；生玄窍者，朱砂也，黑铅也。二气交感于阳炉，产宝于金鼎也。此窍非凡窍，乾坤共合成。名为神气穴，内有坎离精。《内丹》注曰：此窍只是自己身心。心属乾，身属坤，故曰乾坤共合成也。心为神室，身为气府，故曰：名为神气穴也。人身中有一点真阳之气，气属离；心中有一点真阴之精，精属坎。故曰：内有坎离精。学道之士，离了此个身心，向外求玄关一窍，采坎离之精，便是外道邪谬之说也。《外丹》注曰：此窍只是朱砂与黑铅也。朱砂属乾，天硫也，黑铅属坤，地矿也。故曰：乾坤共合成。砂为神室，铅为气府，名为神气穴也。朱砂中有真阴之精，属离，乃是真火也；黑铅中有真阴之精，属坎，乃是真汞也。故曰：内有坎离精也。炼丹之士，若离了朱砂、黑铅，向外求寻三黄八石之药而成丹，谬矣。故曰：若用凡杂类，总是不成真。木汞一点红，金铅三斤黑。铅采结成珠，耿耿紫金色。《内丹》注曰：心中一点真阴之精，名曰木汞，取将身中一点真阳之气，点化心中一点真阴之精，立化为阳，则一身之阴气皆化为纯阳之体也。《外丹》注曰：将真汞炼而成丹，取之一丸，点汞三斤，立便为金矣。故信金丹一粒，蛇吞成龙，鸡餐成凤，飞入清阳真境也。家园景物丽，风雨正春深。耕锄不费力，大地皆黄金。《内丹》注曰：家园景物者，是心中有宝也。遍体阳和，风升雨降，当此之时，正好下功，不用纤毫之力，则一身变为金也。《外丹》注曰：家园景物者，鼎中药物和气氤氲于其中。风者，火也；雨者，水也。水火既济，进退得宜，则鼎中之药无不成宝也。真铅生于坎，其用在离宫。以黑而变红，一鼎云气浓。《内丹》注曰：真铅即是身中一点真阳之气也。离宫者，心火也。欲求其气则用此心，一静则真铅之气自然飞冲上升也。《外丹》注曰：黑铅属坎，坎中有真铅，朱砂属离。欲取坎中真铅，须将黑铅匮于砂釜之中，则真铅自然出矣。真汞出于离，其用却在坎。姹女过南园，手持玉橄榄。《内丹》注曰：真汞者，即心中一点真阴之精也。坎位者，身也。欲采其精，须用其身，身不动，则真汞之液自然奔驰下炉也。《外丹》注曰：朱砂属离，离中有真汞，黑铅属坎。欲取离中真汞，须将朱砂种于铅鼎之中，则真汞自然出矣。震兑非东西，坎离不南北。斗柄运周天，要人会攒簇。《内丹》注曰：水中有金，火中有木，二物包含四象。若人得斗柄之机，则水中金而上升，得火中木则下降，水火既济，金木交并，四象和合攒簇，归于中宫矣。《外丹》注曰：水中有金铅也，火中有木汞也，二物包含四象。炼丹之士得此造化之机，水火既济，金木交并，四象和合攒簇，归入鼎也。火候不用时，冬至不在子。及其沐浴法，卯酉时虚比。《内丹》注曰：一阳升初为之卯，一阴交媾为之午，阳分阴降为之酉，此身中之节候。非用人间之子时为冬至，午时为夏至。卯酉为之沐浴，不刻时中分子午，无爻卦内别乾坤是也。《外丹》注曰：一年火候，鼎中置药，进火之日为之子月之初。值卯酉月不增大火，不减火，为之沐浴。值午退符抽火之日为之午月之初，亥月进火候数足，此一年之火候也。故曰；内有天然真火候，外炉增减要勤功。乌肝与兔髓，擒来归一处。一粒复一粒，从微而至著。《内丹》注曰：人禀天地真元气三百八十四铢而重一斤八两，日之精八两，月之精八两，故曰：乌肝兔髓行火之日。日采一粒，重一铢二分，着行十个月火候，采九百粒，重三百八十四铢，入于中宫而成丹也。故曰：河车九万匝，搬运入泥丸。又曰：药重一斤须二八，调停火候托阴阳。《外丹》注曰：取一斤真铅乾一斤真汞，养为明窗尘，不制入于金鼎，养火一年，炼成紫粉，用楮汁为丸，如黍米大。每服一粒，空心清水送下。改换凡形，玉骨金筋则成仙矣。《参同契》曰：金砂入五内，雾散若风雨。混沌包虚空，虚空括三界。及寻其根源，一粒如黍大。《内丹》注曰：混沌者，父母之精血也。虚空者，气也。三界者，气化为骨血也。根源者，乃先天一气也。大如一粒之黍，是人生之本也，即真铅汞也。《外丹》注曰：混沌生天地，天地运日月，日月产砂铅，砂铅含至精。炼成丹此是根源也。天地交真液，日月含真精。会得坎离基，三界归一身。《内丹》注曰：乾宫是天地交真液之谷，坤宫是坎离交媾之基，中宫是结丹之处。人若得此造化，则三界归于一身矣。《外丹》注曰：天地是炉鼎，日月是药物，坎离是真土。炼丹之士得此造化，则三才备矣。龙从火里出，虎向水中生。两兽战一场，化作天地髓。《内丹》注曰：震为青龙，东方起向西山，若使龙吟云起而下降，虎啸风生而上升，二兽相逢，交于黄庭，则风云庆会，自混合为一块矣。《外丹》注曰：沧海浪涌青龙至，华岳颠峰白虎来。恶猖狂，谁敢敌？被吾活捉到瑶台。龙吞虎髓云见散，虎啖龙精风自开。不是金公与土母，至今那得结成胎。金华开汞叶，玉蒂长铅枝。坎离不曾闲，乾坤经几时。《内丹》注曰：金华者，身中真铅也。玉蒂者，心中真阴也。真铅乃真阳之气，擒制化心中真阴之精，如金乌搦玉兔，一上一下，往来不息。故曰：坎离不曾闲。工夫至日，水火既济，天清地宁，身心大定也。《外丹》注曰：以铅制汞销汞乾，故曰：金公无言姹女死，黄婆不言犹怀胎。所谓铅销汞自干，薰蒸丹已熟。阴尽变纯阳，体貌如玷玉。沐浴防危险，抽添自谨持。都来三万刻，差失恐毫厘。《内丹》注曰：一年十二月，一月三十日，共三百六十日。一日一百刻计，三万六千刻。行火候之时，簇在半月之内。以一日异两个月，六个时异十二个月，不行火候之时。沐浴余十个月，但行火候也。此火候，身中水火一升一降谓之周天。升则为进，火谓之抽铅；降则为退，符谓之添汞。沐浴防则为进，火谓之抽铅；降则为退，符谓之添汞。沐浴防危险，恐行火之躁，有危有险而伤其丹，故子午卯酉沐浴，谓之水候，不行火候，以防水之患也。日用火候玄微秘细，尽行泄漏，悉备其中矣。《外丹》注曰：进火候退符时，谓之抽添，频频水，谓之沐浴。水者，以防火躁也，恐伤其丹耳。夫妇交会时，洞房云雷作。一载生个儿，个个会骑鹤。

《内丹》注曰：夫妇者，身中真阴真阳也。二气交感，云腾雨施，一年之内，胎息气足，产个婴儿。九载功成三千，行满八百，超脱凡躯，白日动举，谓之天仙也。子又生孙，化造三界，个个会骑鹤也。《外丹》注曰：夫妇者，真铅、真汞也。二气相感，汞中阴气绝，一年之火候数足，则体变为纯阳。人若服之，变为仙侣。初服身轻体健，行步如飞；次服则涉江河如登平地；终服则跨鹤乘鸾。此则外丹之功效也。

吕纯阳祖师三字诀

这个道，非常道，性命根，生死窍。说着丑，行着妙。人人憎，个个笑。大关键，在颠倒。莫厌秽，莫计较。得他来，立见效。地天泰，为朕兆。口对口，窍对窍。吞入腹，自知道。药苗新，先天兆。审眉间，行逆道。滓质物，自继绍。二者余，方绝妙。要行持，令人叫。气要坚，神莫耗。若不行，空老耄。认得真，老还少。不知音，莫语告。些儿法，合大道。精气神，不老药。静里全，明中报。乘风鸾，听天诏。

吕纯阳祖师百字碑

养气忘言守，降心为不为，动静知宗祖，无事更寻谁。真常须应物，应物要不迷。不迷性自住，性住气自回。气回丹自结，壶中配坎离。阴阳生返复，普化一声雷。白云朝顶上，甘露洒须弥。自饮长生酒，逍遥谁得知。坐听无弦曲，明通造化机。都来二十句，端的上天梯。

崔公入药镜了真子注

先天气，后天气。先天气乃天元一气也，在天枢之上注之。后天气，地元一气也，在地枢之下注之。人若得斗柄之机斡运，则升降往来，周而复始，与天同运矣。元和子曰：人身大抵同天地也。得之者，常似醉。人能得斗柄之机斡运阴阳之气，则恍恍惚惚，杳杳冥冥，自然身心和畅，如痴如醉，肌肤爽透，美在其中。日有合，月有合，夫月因日以受其明，晦朔合璧之后，魄中生魂，以阳变阴。月晦象年终，月朔象岁首。自朔旦受日辰之符，因水生银，至月晦阳气消尽，即金水两物情性之符，自相包裹。《参同契》云：月晦日相包，隐藏其匡廓。穷戊己，定庚申。金液还丹，非土则不能造化，当穷究其真土。古歌曰：五行处处有，何处为真土。紫阳诗曰：离坎若还无戊已，虽合四象不成丹。庚西方金也，甲东方木也，二物间隔，不能交并，须仗黄婆媒合，金始生水，木始生火，水火既旺，则金木交并矣。高真人《象先歌》曰：庚要生，甲要生，生甲生庚道始荫。西华圣母曰：生甲生庚，堪为大丹之祖，真土者，坤位是也。上鹊桥，下鹊桥，此复指上下二源，鹊桥乃天河也，人能运用，若天河之流转上下无穷也。天应星，地应潮。在天应星，如斗柄之斡运；在地应潮，如月之盈亏。《元枢歌》曰：地下海潮，天上月是也。起巽风，运坤火，息者，风也，火不能自炎，须假风以吹之。《钟离丹诀》云：炼药凭巽风。《古林诗》曰：吹嘘藉巽风。运者，动也。坤乃西南之地，水火聚会之源也。入黄房，成至宝。既经起火符之后，则运入黄房之中，结成至宝矣。黄房亦曰黄华，玄关一窍乃真土，故曰黄房也。水怕干，火怕寒，修炼金丹全藉火工调变。添水之时，以救其火之燥也；运火之时，又恐其火之寒也。故水亦怕溢，亦怕干；火亦怕燥，亦怕寒。故有斤两法度，须要调匀，使其不致于大过，亦不致于不及也。差毫厘，不成丹。运火之际，细用调变，毫发之差则天地悬隔矣。《紫阳诗》曰：毫发差殊不作丹。铅龙升，汞虎降。铅，火也，龙也，沉而在下。汞，水也，虎也，浮而在上。太白真人曰：五行不须行，虎向水中生。五行颠倒术，龙从火里出。以法制之，则自然升降矣。驱二物，勿纵放。当其龙虎升降之时，须要把捉，不可纵放也。《紫阳诗》曰：既驱二物归黄道，怎得灵砂不解生。产在坤，种在乾，药产西南，西南乃坤地也，产于坤地则移种于乾宫也。上下二源，其理明矣。但至诚，合自然。真一子云：至诚修炼此药乃白日飞升之道也。阴真君曰：不得地，莫妄为。须隐密，审护持，善保守，莫失天地机。盗天地，夺造化，修炼莫不盗天地之机，夺造化之妙，运用日符乾坤，否泰抽添，则象日月盈亏，定刻漏，分二弦，隔子午，接阴阳，通晦朔，合龙虎，依天地之大数，叶阴阳之化机，阴符阳火依约卦爻周而复始，循环互用，不失其时。一鼎之中造化，一一明象天地，运动发生万物也。倘或火候失时，抽添过度，寒暑不应，进退差殊，即令天地之间凭何而生万物哉？阴阳之气凭何而生龙虎哉？攒五行，会八卦。五方以中为主，五行以土为主，位居于中而有土德之尊。故水得土则潜其形，火得土则隐其明，金得土而增其色，木得土而益其润。土无正形，挨排四象，五行既聚，则八卦自然相会矣。水真水，火真火，离中有阴，则心中之液乃真水也；坎中有阳，则肾中之气乃真火也。此一身之真水大也。水火交，汞不老。夫地之气，上腾而为雾；天之气，下降而为露。阴阳相交而成膏雨，滋荣万物者也。一身阴阳之相交而成真液，滋荣五脏六腑，复归于下田①。结而为丹。故万物无阴阳之气则不生，五脏六腑无津液则病矣。水能流，火能焰，水在上，故能流下；火居下，故能炎上。《参同契》云：水流不炎上，火烈不润下。是此意也。在身中，自可验。真水真火在人一身之中，于修炼之际，自可验也。是性命，非神气，左为性，性属离；右为命，命属坎。坤之中，阴入乾而成离；乾之中，阳入坤面成坎。当知离坎是性命神气之穴也。水乡铅，只一味。水乃坎也，铅乃金也，亦曰水中金。《云房丹诀》曰：铅铅水乡，灵源庚辛，室位属乾，常居坎户，

————————————

① 田：原脱，据文会堂刻本补入。

隐在兑边。刘海蟾诗曰"炼丹须是水乡铅，只此一味乃还丹"之根蒂也。归根窍，复命根，既得上下二源乃归根，复命之根窍也。贯尾间，通泥丸。上通泥丸宫，下贯尾间关，言其一气上下循环而无穷也。真橐籥，真鼎炉，《升降论》曰：人能效天地橐籥之用，开则气出，合则气入，气出如地气之上升，气入如天气之下降，一气周流，自可与天地齐其长久矣。上曰金鼎，下曰玉炉，然皆人身之真，造化也。无中有，有中无。《金碧经》曰：有无互相制，上有青龙居。两无宗一有，灵化妙难窥。《参同契》曰：上闭即称有，下闭即称无。无者以奉上，上有神德居此两孔穴，法金气亦相须。托黄婆，媒姹女，姹女在离宫也，坎男不能与交会，须托黄婆而媒合之。黄婆乃真土也。轻轻运，默默奉。进火之际，当轻轻然运，默默然奉也。《杏林诗》曰"如如行火候，默默运初爻"是也。一日内，十二辰，年中用月，以一月三百六十时准，一年月中取日，则一日十二时准。一月日中用时，时中用刻，到此微妙，莫非口诀。意所到，皆可为。一日十二时辰内，遇一阳动皆可下手也。紫阳曰：一刻之工夫，自有一年之节候，此乃顷刻之周天也。马自然诗曰：不刻时中分子午，无爻卦内别乾坤。饮刀圭，窥天巧，飞剑自上釜采而饮之，故曰饮刀圭也。上下二源皆真土也。窥者，观也。《阴符经》曰：观天之道，执天之行，尽矣。辨朔望，知昏晓。可辨明一身之朔望也。昏晓者乃朝屯暮蒙二卦也。识浮沉，明主客，铅沉而银浮，铅沉而在下，银浮而在上。既识浮沉，须明主客。《紫阳诗》云：饶他为主我为宾。无他，此乃先升后降之理也。要聚会，莫间隔。水火常要聚会，莫使之间隔也。采药时，调火功，采药之时，全藉调变火功，一刚一柔，一文一武，二八封门，六一固济，循卦爻，沿刻漏，分二弦，隔子午，始于复而终于坤也。《参同契》曰：既得真铅，又难真火，可不细意调变而使之无大过不及之患也欤？受气吉，防成凶。《紫阳诗》曰：受气之初容易得，抽添火候要防危。受气之初，使金木交并，水火同乡，若可喜也。及其脱体归坤，沐浴以防其凶，守诚以虑其险也。火候足，莫伤丹，九转火足，当息符火。若不知止足，必致灵汞飞走矣。天地灵，造化悭。此乃言其悭吝者不可纵意也。初结丹，看本命，初结圣胎，则看受气之初，初本命也。终脱胎，看四正。终脱胎，则看四正宫，乃玄关也。密密行，句句应。能依此密密而行之，则句句应验矣。吕公诗云：因看崔公入药镜，令人心地转分明。

吕纯阳祖师敲爻歌

汉终唐国飘蓬客，所为敲爻不可测，纵横逆顺没遮①拦，静则无为动是色。也饮酒，也食肉，守定胭花断淫欲。行谈畅咏胭粉词，持戒酒肉常充腹。色是药，酒是禄，酒色之中无拘束。只因花酒悟长生，饮酒戴花神鬼哭。不破戒，不犯淫，破戒真如性即

---

① 遮：原脱，据文会堂刻本补入。

沉，犯淫碎却长生宝，得者须由道理人。道理人，真散诞，酒是良朋花是伴。花待柳陌觅真人，真人只在花街玩。摘花戴，饮琼浆，境里无为道自昌。一任群迷多笑怪，仙花仙酒是仙乡。到此乡，非常客，姹女婴儿生喜乐。洞中常有四时花，花花结就长生药。长生药，采花心，花蕊层层艳丽春。时人不达花中理，一诀天机值万金。谢天地，感虚空，得遇钟离是祖宗。附耳低言玄妙诀，提上蓬莱第一峰。第一峰，是神物，惟产金芽生恍惚。口口相传不记文，须得灵根坚髓骨。坚髓骨，炼灵根，片片桃花洞里春。七七白虎双双养，八八青龙总一斤。真父母，送元宫，木母金公两情通。十二宫中蟾魄现，时时地魄降天魂。铅初就汞初生玉，炉金鼎，未经烹。一夫一妇同天地，一男一女合乾坤。庚要生，甲要生，生甲生庚道始萌。拔取天根并地髓，白雪黄芽渐长成。铅亦生，汞亦生，生汞生铅一处烹。烹炼不是津和液，天地乾坤日月精。黄婆匹配得团圆，时节无差口付传。八卦三元全藉汞，五行四象岂离铅。铅生汞，汞生铅，夺得乾坤造化权。杳杳冥冥生恍惚，恍恍惚惚结成团。性须空，意要专，莫遣猿猴取次攀。花露初开切忌触，锁归土釜勿抽关。玉炉中，文火烁，十二时中惟守一。此时黄道会阴阳，三性元宫无漏泄。气若行，真火炼，莫使玄珠离宝殿。抽添火候切防危，初九潜龙不可炼。消息火，刀圭变，大地黄芽尽长遍。五行数内一阳生，二十四气排来宴。火数足，药方成，便有龙吟虎啸声。三铅只得一铅就，金果仙芽未现形。再安炉，重立鼎，跨虎成龙离凡境。日精才现月华凝，二八方当返在丙。龙汞结，虎铅成，咫尺蓬莱抵一程。坤铅乾汞金丹祖，龙铅虎汞最通灵。达此理，道方荣，三万神通护水晶。黑铅过，药素清，一阵交锋定太平。天神佑，地祇迎，混合乾坤日月精。虎啸一声龙出窟，鸾飞凤舞出金城。朱砂配，水银停，一派红霞列太清。铅池进出金光现，汞火流珠入帝京。龙虎炉，外持盈，走圣飞灵在宝瓶。一时辰内金丹就，上朝金关紫云生。仙桃熟，摘取饵，万化来朝天地喜。斋戒等候一阳生，便进周天参同理。参同理，炼金丹，水火薰蒸透百关。内丹成，外丹就，内外相接好延寿。丹入腹，非寻常，阴形剥尽化纯阳。飞升羽化三清客，名遂功成达上苍。三清客，驾琼舆，跨鹤腾霄入太虚。太虚之上修真士，顿了圆成一物无。一物无，惟显道，五方透出真人貌。仙童仙女彩云迎，五明宫内传仙教。传仙教，话幽清，只是真铅炼汞精。声闻缘觉冰消散，外道修罗缩颈惊。点枯骨，立成形，信道天梯似掌平。九祖先灵悉解脱，谁羡繁华富与荣。寻烈士，觅贤才，同安炉鼎化凡胎。若是悭财并吝宝，千万神仙不肯来。修真士，不妄说，妄说一句天公折。万劫尘沙道不成，七窍眼睛皆进血。贫穷子，发愿切，要把凡流尽提接。同起蓬莱仙会中，凡境熬煎尽了歇。尘世短，受思量，洞府乾坤日月长。坚志苦心三二载，百千万劫寿无疆。达圣道，显真常，虎兕刀兵不敢伤。水火蛟龙无损害，拍手天宫笑一场。这些功，真奇妙，分付与人谁肯要。愚徒死恋色和财，所以神仙不肯照。真至道，不择人，岂问高低富与贫。日饶帝子共王孙，须去繁华锉锐纷。嗔不除，怒不改，堕入轮回生死海。堆金积玉满山川，神仙冷笑应不采。名非贵，道极尊，圣圣贤贤示子孙。腰金跨玉骑骄马，瞥见如同隙里尘。隙里尘，石中火，何枉留心为久计。苦苦煎熬唤不回，夺利争名如鼎沸。如鼎沸，水沉沦，失道迷真业所根。有人平却心头棘，便把天机说与君。命要诀，性要悟，入圣超凡由汝做。三清路上少人行，六道门中争入去。报贤良，休慕顾，性命关键堪守护。若是缺一不芳菲，执着波查应失路。悟真常，不达命，此是修行第一病。只修祖性不修丹，万劫阴灵难入圣。悟命基，迷祖性，恰似整容无宝镜。寿同天地丈夫儿，把握阴阳为本柄。性命全，玄又玄，海底洪波渡法船。生擒活捉蛟龙首，始知匠手不虚传。

吴尊师大道歌

大道不远在身中，物即皆空性不空。性若不空和气住，气归元海寿无穷。欲得身中神不出，莫向灵台留一物。物在心中神不清，耗散真精损筋骨。神御气，气留形，不须杂术自长生。术则易，知道难，遇纵饶遇了不专。行所以千人万人，学毕竟终无一二。成神若出便收来，神返身中气自回。如此朝朝并暮暮，自然赤子结真胎。

丘长春真人青天歌_{混然子注}

青天莫起浮云障，云起青天遮万象。青天者，指人性而言也；浮云者，指人杂念而言也。此二句是修行人一个提纲。大凡平日二六时中，心要清净，意要湛然，不可起一毫私念间隔真性，自然如青天无云障也。若苟有心，君不能为王，对境触物，随念所迁，其出弥远，是云起而遮万象也。万象森罗镇百邪，光明不显邪魔旺。此谓一性正位，百邪自归，则身中天地万气一气也，万神一神也，自然心君泰定而镇百邪也。若忿不能惩，欲不能窒，放情不返，被魔所摄，是吾光明不显而邪魔旺矣。我初开廓天地清，万户千门歌太平。此言得道之士，勘破生身，本来无个什么，只什么清静存真，常如赤子，性自空而命自固，则通身四六八万四千毫孔血气周流，无处不畅。易坤卦云：黄中通理，正位居体，畅于四肢，美在其中矣。岂不是天地清而万户平也欤？有时一片黑云起，九窍百骸俱不宁。此言有人恶念动处，即如黑云之起，当此时急要知觉，便好回光返照，养其良心可也。若无禁戒，随眼耳鼻舌四门所漏，被形所役者，性天则黑云销门，苦海则淫欲波翻，是以一身九窍百骸俱不宁也。《道德经》云：开其门，济其事，终身不救。禅家所谓不怕恶念生，只怕知觉迟。孟子又曰：失其鸡犬而知求，放其心而不知求，哀哉！学者可不戒欤？是以长教慧风烈，三界十方飘荡彻。此一节警戒学人：心常要在腔子里，一动一静在乎刚洁，不可与万缘作对。若遇诸色相须是决烈其志，慎勿动念。尹喜真人曰：凡物之来，吾则应之以性而不对之以心。《金刚经》亦曰：不应住色生心，不应住声香味触法生心，应无所住而生其心，如是降伏其心。孔子故曰：君子素其位而行不愿乎，其外此所以教人。心君若能主正，智慧自然圆通，则身中三宝归体，十方肃清，无有障碍也。云散虚空体自真，自然现出家家月。此承上云既得三界十方荡彻自然，一念不生，则吾真性常存其妙，通身星月俱现光明，此乃内景坐忘之道也。如《度人经》云：诸天复位，又如颜子屡空是也。月下方堪把笛吹，一声响亮振华夷。此以下乃言修命工夫。月下者，言身中冬至子时，一阳动处癸生时也。当此时急下手采之，便以神呼气，气归窍，内吹其音，外闭其门，调和律吕，混合百神。此乃吹吾身中无孔之笛，发一声响亮而振动华夷也。非遇真师口诀不可知也。惊起东方玉童子，倒骑白鹿如星驰。惊起者，熏蒸也，从下而上也。东方者，甲木生火于寅位也。玉童子者，流意飞神也。倒骑者，逆转也。白鹿者，炼精化为白气也。总而言之，凡作丹入室之时，性君主内，流意沉下，水府熏蒸存中根，候阳火渐炽，举动上头关，捱从寅至巳流戊土，督进阳火，进逐金精，直透三关，上入南宫，补离中之阴，是成乾象，则要如星驰之速。逡巡别转一般乐，也非笙兮也非角。逡巡者，杜渐也，从上而下也。别转一般乐者，此言六阳会乾阳，无终阳之下，继此以从则当杜渐。自午至亥，以巳土退阴符，从金阙下鹊桥华池，滂滂沛沛入重楼绛宫，直送至坤宫土釜而止。产个明珠似月之圆，非笙非角之可比也。三尺云璈十二徽，历劫年中混元斫。此承上文别转一般乐之义，于此故云。三尺云璈者，乃言三般大药归鼎，妙合凝真，一息工夫即夺回一年十二月造化。丹经所谓簇年归月，簇月归日，簇日归时。一时之中只用二候，运行周天符火，采药入室，以行内事。混融煅炼，结成圣胎，乃曰历劫年中混元斫也。《度人经》云：中理五气，混合百神，十转回灵，万气齐仙了。真子故曰"大药三般精气神，天然子母互相亲。回风混合归真体，炼煨工夫日日新"是也。玉韵琅琅绝郑音，轻清遍贯达人心。此承上云混元斫之义，于此故云。玉韵琅琅者，乃得其真大锻炼之功，脱去其旧染之污，是得神和而气和，如舜韶之纯翕。从此绝其郑声之淫，觉吾身中土皆作碧玉，无有异色，自然遍贯达于人心也。《度人经》云：金真朗郁，流响云营，玉音摄气，灵风聚烟是也。若非真传实践工夫知如是妙乎？我从一得鬼神辅，入地上天超古今。此言丹道圆成变化自在，则宇宙在乎我，万化归乎身。到此地位，阴阳由我运，五行由我役，风雨由我召，雷霆由我呼。是以现大身遍微尘，藏小身载须弥，于是鬼神莫测其机，自得束首侍卫。入其地，上其天，超古今，总在我应化无穷也。纵横自在无拘束，心不贪荣身不辱。此承上云超古今之义，于斯故云。纵横自在者，乃言唯道为身，不随世变，倒用横拈，变化由我，岂有拘束也？富贵荣华，到此时尽底掀翻，岂心再有贪荣而身有辱也？此个活路，若非大丈夫决烈手段，焉能致此？闲唱壶中白雪歌，静调世外阳春曲。此言闲唱者，自得其真乐也。则吾身别有壶天景致，常有漫天白雪之飞，清清朗朗，了无纤尘，可入庄子所谓虚室生白，神明自来。尹真人亦曰：一息冥情而登大道。此所以九和十合，一气绳阳而超三界之外，岂非歌阳春之曲乎？我家此曲皆自然，管无孔兮琴无弦。此言九转丹成，脱胎神化，是自然之道。体同虚空，非形象之可睹。元始天尊故曰：视不见我，听不得闻，离种种边，名为妙道。岂管真有孔而琴有弦邪？这些消息，可以默会。古人所谓道本无形，我亦非我，铁壁银山，蓦直透过。学人于此转得一语，则参学事毕，有何疑哉？得来惊觉浮生梦，昼夜清音满洞天。此一节总结一篇首尾之妙。所谓得来者，得来真道，永证金刚不坏之身，觉悟浮生一切有为之法，知梦幻耳。是得今日升无上妙道身中，昼夜常有不乐之音满洞天也。此又警示后之学者，纵得功名盖世，文章过人，不得真传至道，到头总是虚浮不着实也。若只管贪迷不醒，流入浮生，梦寐轮回无期，何能出于生死？除是决烈丈夫信得及参得透，割得断，一悟回头，直超无色之界，向吾大道而修，内则存神养气，外则混俗同尘。此乃东世出世即与仙佛并驾，岂虚语哉？

注解金谷歌 附诗三首

炼丹诀，炼丹诀，无限天仙从此越。达人悟此寿延长，愚人不省天还折。此诀相传有万年，予今料得徒饶舌。我哀丹士空高慢，不肯低头谁肯说。

仔细对君说。宝丹非凡物，一味分两穴。空告木头人，枉把天机泄。良言告诫耳边风，吐出鲜红不当血。母气初传子，石中有宝天然理，逼出水中真汞体。精凝气结长黄芽，运化成功感戊已。初子性初掘。子幼初迷母气绝，欲待峥嵘难辨别。温温惟恐失寒泉，轰轰又怕身枯竭。次子亦如然，混沌难分别。家传二代生子孙，柔性难凭立祖业。阳炎韶光未度秋，焉敢与弟分优劣。三子始光明，点化分刚诀。离兄离弟自优游，一点芳心启阃阅。火速灵棋法正严，虎奔龙跃都除灭。一子诞一子，九子性猛烈。祝融烧竭水晶宫，龙女随夫朝玉阙。摘下骊珠曜日辉，万劫之中尤难说。清净步太虚，天仙来迎接。气化神真体更轻，血变白膏三虫灭。名销紫府注南宫，自有群仙下降接。此丹传圣道，莫与非人说。丹宝相传惟圣贤，丹经莫对愚顽阅。参同煅炼止三人，市井临凡皆隐密。丹丹丹一粒，遐龄千万劫。一粒朝生一粒接，从微至著何曾歇。是知大地总黄金，续绪产砂超亿劫。一生二,二生三,三生万物无休歇。水火均平惟自生，化生遍遍物芸芸。子识一谷三十辐，上下轮环岂暂停。无缘难遇此丹经，此是圣人真口诀。缘薄分浅一生分，睹面相逢话不说。蓦幸千生一遇逢，契合丹经千万帖。艮无头，斧无耳；庚为表，辛为里。子艮还向赤中求，金银由从黑里取。玄黄相抱返阴阳，内外刚柔铅汞体。别无别药直下取，惟有水火相配对。都来一味水中银，莫听狂徒用杂类。水汞将来合火铅，均停盛化成既济。燕雀相生凤，狐兔不乳马。物因类聚必用徒，牝牡乌能马附狐。

燕雀不生鸾凤子，五金徒炼八石枯。若无真父母，所生都是假。金公玉母两相依，玄女黄男暗约期。无质有形真是母，先天原不是凡躯。种禾当用粟，无粟谷不生。嘉禾玉稻非草子，丹宝金母岂金银。多因愚迷无高见，使我疏狂要注经。炼宝须用宝，无宝丹不成。不是朱砂及水银，只因神气结丹匀。堪笑狂徒炼草木，徒劳八石与金银。若用凡杂类，总是不在真。世物滓质是有形，遇迷只作炼丹成。逢人先说十分会，炼到百年枉费功。用铅不用铅，须向铅中作。此铅不是炼形铅，权借天铅作匡郭。自有真铅里面生，须赖天铅主鄞鄂。及至用铅时，用铅还是错。真铅老母三旬体，化成器尘俱零落。用罢真铅向弃捐，况他黑锡与银朱。若要水银死，先须死水银。湿汞须凭干汞擒，汞干宝死水银真。不知先死铅干汞，白发中年只是贫。水银若不死，如何死水银。谩烧八石与金银，草木灰霜更不亲。脆汞结砂并铅煮，不明阳火总为阴。生熟自相制，相制自通灵。自生铅火号为生，抽出朱砂熟水银。金木并时为自制，调和子性自通灵。黑赤丹砂汞结成，明知此理最幽深。黑赤熟生两相因，汞虎铅龙是的亲。炼药须凭金里水，丹成还是水中金。不离男女生男女，生下男女更长孙。阴阳二八变成三，父变坤兮母变乾。八卦六爻生万物，丹丹一粒满金丹。水银一物别无物，先作肉兮后作骨。同出异名非二物，华池神水悠漂没。表铅里汞分离坎，红化肉兮黑化骨。骨肉相亲化作真，从此河车任反复。刚柔表里返阴阳，结成一粒大如橘。硁硁河车不暂停，还丹终坤始由复。此药无炉只有鼎，一鼎化为千万鼎。太乙神炉亦有准，火中真鼎配客明。金光照定玉龙子，好把真胎分石金。金化金兮银化银，何曾别有外神灵。水里藏龙化子银，子银化作满堂金。庚辛气化凭神火，何用他家异物亲。转制分胎三次后，却嫌宗祖是器尘。季子英豪益子兄，数足三十转匀明。元茭后代增枝叶，谁念当年老母恩。药即是金金是药，母能养子意偏深。铅气谁知药是金，汞乾子隐母铅因。汞成芽子凭铅母，子母相亲实更亲。姹女牢藏神室内，深闺养之自坚心。翠娥归于黄婆舍，愿与金郎自合亲。门户合辟因戊巳，炎天谁敢出黄庭。玉田金谷谁时种，吾今细说论分明。王粒频收天地金，一斛结熟万石粳。不得中秋真种子，去年徒费万年心。得之守之宜秘隐，不秘不隐遭天嗔。得意须知后水银，师真弟信两思诚。若将此真为常语，自有天雷斧劈形。

下手工夫口诀

脚跟着地鼻辽天，两手相悬在穴边。一去引从天上降，吞时须要满山川。

修炼精气神

此精不是交感精，乃是玉皇口中涎。此气不是呼吸气，乃是元始一比肩。

玄关无定位

有形有质皆非正，无质无形始是玄。无极无极中太极，太极中便是后天。

萧紫虚橐籥歌

乾坤橐籥鼓有数，离坎刀圭采有时。铅龙升兮汞虎降，灶蛇上下两相持。天上日头地下转，海底婵娟天上飞。乾坤日月本不运，皆因斗柄转其机。人心若与天心合，颠倒阴阳止片时。虎龙战罢三田静，拾取玄珠种在泥。黄婆媒合入中宫，婴儿姹女相追随。年中用月日用时，刻里功夫妙更奇。暗合斗牛共欢会，天机深远少人知。进火烹煎天地髓，开炉沐浴霞迸辉。九还七返在片饷，蒸气熏蒸达四肢。温养婴儿惟藉母，守城野战要防危。一时八刻一周天，十二时辰准一年。始于复卦终于剥，朝屯暮蒙有后前。春夏秋冬依次第，练至坤宫始凝坚。不须究易行卦气，身中自有一坤乾。天地日月若交会，打破虚空只一拳。宇宙造化在吾手，向上天机不妄传。惟人至尊而至贵，可炼金液大还丹。还丹口诀无多字，练就移身入洞天。

重阳祖师坐忘铭

常默元气不伤，少思慧烛内光。不怒百神和畅，不恼心地清凉。不求无谄无明，不执可圆可方。不贪便是富贵，不苟何惧君王。味绝灵泉自降，气定真息自长。触则形毙神游，想则梦离尸僵。气漏形归厚土，念漏神趋死乡。心死方得神活，魄灭然后魂昌。转物难穷妙理，应化不离真常。至精潜于恍惚，大象混于渺茫。造化若知规绳，鬼神莫测行藏。不饮不食不寐，是谓真人坐忘。

胎息铭

三十六咽，一咽为先。吐唯细细，纳唯绵绵。坐卧亦尔，行立坦然。戒于喧杂，忌以腥膻。假名胎息，实曰内丹。非只治病，决定延年。久久行之，名列上仙。

马自然金石诰

大海东头红日轮，青山几度辗为尘。百年三万六千日，一日死生多少人。九转灵丹非五金，若无神授恐难寻。欲知子母真仙诀，炼药先须学炼心。何必烧丹学驻颜，闹非朝市静非山。时人欲觅长生药，对境无心是大还。速养丹田速养身，好将阴德济斯民。此身不向今生度，更向何生度此身？欲得长生调伏心，莫观往古与来今。但向静中神气合，何愁不到大仙林。

李清庵太极颂计二十四章

道本至虚，至虚无体。穷于无穷，始于无始。

虚极化神，神变生气。气聚有形，一分为二。

二则有感，感则有配。阴阳互交，乾坤定位。动静不已，四象相系。健顺推荡，八卦兹系。运五行而有常，定四时而成岁。

冲和化醇，资始资生。在天则斡旋万象，在地则长养群情。

形形相授，物物相孕。化化生生，奚有穷尽。

天地万物生于有，有生于无。有无错综，隐显相扶。

原其始也，一切万有未有不本乎气；推其终也，一切万物未有不变于形。

是知万物本一形气也，形气本一神也。神本至虚，道本至无，易在其中矣。

天位乎上，地位乎下，人物居中。自融自化，气在其中矣。

天地物之最巨，人于物之最灵，天人一也。宇宙在乎手，万化生乎身，变在其中矣。

人之极也，中天地而立命，禀虚灵以成性。立性立命，神在其中矣。

命系乎气，性系乎神。潜神于心，聚气于身，道在其中矣。

形神则有生，有生即有死。出生入死，物之常也。

气化则无生，无生故无死。不生不死，神之常也。形化体地，气化象天。形化有感，气化自然。

明达高士，全气全神，千和万合，自然成真。

真中之真，玄之又玄。无质生质，是谓胎仙。

欲造斯道，将奚所自？惟静惟虚，胎仙可冀。

虚则无碍，静则无欲。虚极静笃，观化知复。

动而主静，实以抱虚。二理相须，神与道俱。

道者神之主，神者气之主，气者形之主，形者生之主。

无生则形住，形住则气住，气住则神住，神住则无住。是名无住住。

金液炼形，玉符保神。形神俱妙，与道合真。

命宝凝矣，性珠明矣，元神灵矣，胎仙成矣，虚无自然之道毕矣。

大哉，神也！其变化之妙欤？

类修要诀续附

太清中黄胎截论略

内养形神除嗜欲，心不动摇，六腑如烛，常修此道，形神自足。专修静定身如玉。内绝所思，外绝所欲。一者上虫居脑宫，《洞神玄诀》曰：上虫居上丹田，脑心也。其色白而青，名彭居，使人好嗜欲凝滞。学道之人，宜禁制之。万端齐起摇子心。常思饮膳味无穷，想起心生若病容。学道者，不得内行扶身，却为三虫所惑乱也。二者中虫住明堂，《洞神玄诀》曰：中虫，名彭质，其色白而黄，居中丹田，使人贪财好喜怒，浊乱真气。遣子魂梦神飞扬。或香或美无定方，或进或退难守常。精神恍惚似猖狂，令子坐卧败谷粮。子若知之道自昌。怡然不易，其道自成也。三者下尸居腹胃，下尸其色白而黑，居下丹田，名彭矫，使人爱衣服，耽酒好色。令子淡泊常无味。若常守淡泊，三尸既亡，永无思虑矣。静则心孤多感思，挠则心烦怒多起，服气未通，被三尸虫较力，或多怒，或多悲思，或多嗜滋味。使人邪乱失情理。子能守之三虫弃，得见五牙九真气。五牙为五行气生子五脏中。五牙咸恶辛酸味，若五味不绝，五脏灵气不生，终不断思欲想。为有三虫镇随子。尸鬼坐待汝身死，何得安然不惊畏？三尸之鬼，常欲人早终，在于人身中，求人罪状。每至庚申日，白于司命。若不惊不惧，不早修炼形神，使年败气衰，形神枯悴，纵使志若松筠，亦复无成矣。劝子将心舍烦事，静持心神，止舍烦务。超然自得烟霞志。超然洞悟，烟霞之畅在乎目前。咸美辛酸五脏病，津味入牙昏心境。但是五味入牙，皆通于两眼之穴，散沾于百脉之内。致令六腑神气衰，百骸九窍不灵圣。九仙真气常自灵，三虫已死复安宁。由千运动呼吸生，神气若足，呼吸运动兴起，云雾自然得成，隐化无滞。居在丹田内荧荧。服气成者，居在丹田中，凝结若鸡子炳焕，肌肤坚白，筋骸清劲。地府除籍天录名，坐察阴司役神明。内合胎仙道自成，入胎息至五百息，当入异境，地籍除名，三天录仙。至千息，魂游上境。胎息真仙食气得，却闭真气成胎息。服气二百日，五脏虚疏，方可学入胎息准九天。《五神经》云：先须密室无风，厚软毡席，枕高四指，才与身平。求一志人，同心为道侣。然后捐舍心识，握固仰卧，情无所得，得无所牵，灵气渐开，心识怡然。初闭息经十息，至五十息，至百息，只觉身从一处，如在一房中。只要心不动移，凡一日一夜十二时都一万三千五百息。故《太微升玄经》云：气绝曰死，气闭曰仙。魄留守身，魂游上天。至百息后，魂神当见其魄。缘是阴神常不欲人生耳。羽服彩霞何所得，皆自五脏生云翼。蝉为饮气乘露故生羽翼，人服元气而天衣不碍于体。五脏真气芝苗英。《太华受经》曰：元气含化，布成六根，吉凶受用，应行相从。内气为识，胎气为神，子能胎息，复还重婴。反魂五脏之始，先布于水，内有六腑，外应六根。丹主东方其色青，《五纬经》曰：肝主于木，生于水，克之于土，来自东方，其色苍。当存想青气出之于左胁，但六时思之不辍，当见此气如青云。用此气可治一切人热疾、时行、肝肿、疥癣、急嗽，但观前人疾状，量其浅深，想此气攻之，无不愈者。如观前人肝色枯悴，不可治也。子但闭固千息经，青气周流色自成。胎息经千息为内养，此气青色，当自凝结。心主南方其色赤，服之千息赤色出。《五纬经》曰：心主于火，生之于木，克之于金，来自南方，其色赤。每日午时，想赤气在心大如鸡子，渐渐自顶而出，自散。咒曰：南方丙丁，赤龙居停，阴神避住，阳官下迎。思之必至，用之必灵。如此三咒之，能常行此气，存想五十日不阙，当为赤气如火光自见。用此气可治人一切冷病，当用气攻之。若病人面色带青，即不治。肺主西方其色白，服之千息白色极。《五纬经》曰：肺主于金，生之于土，克之于木，来自西方。常服每至丑时，存想肺间有气状如白珠，其光渐渐上注于眉间。后乃咒曰：西方庚辛，太微玄真，内应六腑，化为肺神。见于无上，游于丹田，固护我命，用之成仙。急急如律令。存念一遍，如此四十九日，肺中有气如白云自见。此气照地下一切宝物，及察人善恶。如寒，用心气，缘是火气；如热，用肾气，缘是水气。不辨用气，即无效也。脾主中央其色黄，服之千息黄色昌。《五纬经》曰：脾主于土，生之于火，克之于水。闭气千息，不敢伏脏藏，存想黄色。但一念一想，不限时节，亦无咒。其脾脏存之四十九日，自见此气。已后用，可能自蔽形影。肾主北方其色黑，服之千息黑色得。《五纬经》曰：肾主于水，生之于金，克之于火。此五牙神气。但至五更初，各存想气色都出于顶上讫即止，亦不假一一别存想，兼不用咒亦得。只是较迟，满百日方有效验也。驱役万灵自有则，服气心志，正兼行内，行内外相扶，一年后，应是人间鬼怪精魅及土地神祇并不敢藏隐；所到去处，地界神祇随卫道者，阴司六籍，善恶具知也。乘服彩霞归太极。《胎息伏气经》曰：内息无名，唯行想成，若不行戒，行入胎息未得合神。《太微灵隐书》曰：凡人入胎息，游人间，行尸解术，随物所化。故有托衣衾所化者，常以庚辛日取庚时，于一净室内，焚名香一炉于所卧床头。兼须设几案，上著香炉，下著所柱者龙杖及履鞋等物，尽安置于头边，身衣不解，以衾盖之，首西而卧；自念身作死人，当阴念此咒七遍。咒曰：太一玄冥，受生白云，七思七召，三魂随迎。代余之身，掩余之形，形随物化，应化而成。此存念一食间，但依寻常睡，如常存念之起。一食久，辄不得与人语。若与人语，其法不成。如此常行四十九日，渐渐成法。后要作，不问行住坐卧，阴念此咒七遍，随手捉物，便别处去。众人只见所把之物身以死矣，后却见物还归本形。此法即可以下界助身，不可以便行非法之事，大须护慎。其法大须隐默，若卧在床上，但以被覆身，隐念一遍，便却出入。只见所卧衾被是身，不见被形。若于财色留心，当为神理销折矣。九行空门至真路，大道不与人争怒。动息能持勿暂停，阴神返照神常助。持心不息，其道易成。诸行无心是实心，因心运得归天去。无心之心，因心运心。虽无有心，还因心有。除苟无心是谓真，众事曰苟，无事曰除。除心上念，万行归余。自随胎息入天门。胎息以善行为要机，无念为至路。玄元正理内藏身，无曲潜形体合真。《洞玄经》曰：心无曲，万神足。三部清虚元气固，六腑翻成百万神。三元静，六腑调，真气归于真形，二理相合，五脏六腑诸神共有百万，自然相和应也。大肠之府主肺堂，肺为首，三焦之主。中有元神内隐藏。《太明经》曰：大肠主肺也，鼻柱中央为候色也，元气自足，其气当见。肾府当明内宫女，外应耳宅为门户。《内神经》曰：精主肾，肾为后官，内官列女主。耳，肾之官，承气于耳。左肾为任，右肾为癸，循环两耳门内，有元神守自都管，兼主志。凡人好嗔怒即伤肾，肾伤即失志，俱丧元神。故道者忌嗔怒。膀胱两府合津门，气海循环为要路。膀胱是两府气，肾合膀胱，乃受津之府，上应于舌根也。津液往来常润，肥泽舌岸，以应两膀胱气。若少不润，服气人未成，当欲少语，以养津也。语多即口干，难用气也。中有神，其神常抱无贪之行。故道者不贪，志合神理。子当得见内神章，终身不泄神常助。

李真人长生一十六字妙诀

一吸便提，气气归脐。一提便咽，水火相见。上十六字，仙家名曰十六锭金，乃至简至易之妙诀也。无分于在官不妨政事，在俗不妨家务，在士商不妨本业，只于二六时中，略得空闲，及行住坐卧，意一到处，便可行之。口中先须嗽及三五次，舌搅上下腭，仍以舌抵上腭，满口津生，连津咽下，汩然有声。随于鼻中吸清气一口，以意会及心目寂地，直送至腹脐下一寸三分丹田元海之中。略存一存，谓之一吸。随用下部轻轻如忍便状，以意力提起，使归脐，连及夹脊双关肾门，一路提上，直至后顶玉枕关，透入泥丸顶内。其升而上之，亦不觉气之上出，谓之一呼。一呼一吸，谓之一息。气既上升，随又似前汩然有声咽下。鼻吸清气，送至丹田，稍存一存，又自下部如前轻轻提上，与脐相接而上。所谓气气归脐，寿与天齐矣。凡咽下，口中有液愈妙，无液亦要汩然有声咽之。如是一咽一提，或三五口，或七九，或十二，或二十四口。要行即行，要止即止。只要不忘作为正事，不使间断，方为精进。如有疯疾，见效尤速。久久行之，却病延年。形体变，百疾不作，自然不饥不渴，安健胜常。行之一年，永绝感冒、痞积、逆滞不和、痈疽疮毒等疾，耳聪目明，心力强记，宿疾俱瘳，长生可望。如亲房事，欲泄未泄之时，亦能以此提呼咽吸，运而使之归于元海，把牢春汛，不放龙飞，甚有益处。所谓造化吾手，宇宙吾心，其妙莫能述也。

胎息秘要歌诀

闭气歌诀

忽然身染疾，非理有损伤。敛意归闲室，脱身卧本床。仰眠兼握固，叩齿与焚香。三十六咽足，丹田气越常。随心连引到，损处最为良。汗出以为度，省求广利方。

布气与他人攻疾歌诀

修道久专精，身中胎息成。他人凡有疾，脏腑审知名。患儿向王气，澄心意勿轻。传真气令咽，使纳数连并。作念令其损，顿能遣患情。鬼神自逃遁，病得解缠萦。

六气歌诀

病瘥即止，不可过，过即败气。

一曰呬。呬法最灵应须秘，外属鼻根内关肺，寒热劳闷及肤疮，以斯吐纳无不济。

二曰呵。呵属心王主其舌，口中干涩身烦热，量疾深浅以呵之，焦腑疾病自消灭。

三曰呼。呼属脾神主其土，烦热气胀腹如鼓，四肢壅闷气难通，呼而理之复如故。

四曰嘘。嘘属肝神主其目，赤翳昏昏泪如哭，都缘肝热气上冲，嘘而理病更神速。

五曰吹。吹属肾脏主其耳，腰膝冷多阳道萎，微微纵气以吹之，不用外边求药饵。

六曰嘻。嘻属三焦有疾起，三焦所有不和气，不和之气损三焦，但使嘻嘻而自理。

调理津液歌诀

人因食五味，壅滞闭三焦。热极苦涩盛，冷多淡水饶。便将元气疗，休再问壶瓢。热随呵自退，冷宜吹始销。口中频漱咽，津液自然调。若得如斯妙，冷热可无交。

服气饮食所宜歌诀

修道欲得见真的，庖馔之中堪者吃。淡粥朝餐渴自销，油麻润喉足津液。就中粳米饭偏宜，淡面馎饦也相益。好酒饮时勃气销，生椒服之百病息。食前宜咽六七咽，以食为主是准则。饭了须呵三五呵，免教毒气烦胸臆。

服气饮食杂忌歌诀

密室避风隙，高床免鬼吹。藏精身有益，保气命无亏。喜怒情须戢，利名心可灰。真神兼本属，禽兽及虫鱼。此等血肉食，皆能致食危。荤茹既败气，饥饱也如斯。生硬冷须慎，酸咸辛不宜。雨云风罢作，雷电晚休为。萝卜羹须忌，白汤面勿欺。更兼避热食，瓜果勿委随。陈臭物有损，死生秽无裨。须防咽入腹，服气勿多疑。

休粮歌诀

千日功夫如不辍，心中渐得尸虫灭。更教充实三丹田，转得坚牢百骨节。只欲思惟断食因，懒将品味加餐啜。腹虚即咽下脐轮，元气便将为休绝。饱即宁心勤守中，饥来闭咽忘言说。如斯励力久成功，方信养生在秘诀。岂并凡常服药人，终朝修炼无休歇。营营药力尽成空，矻矻忍饥守不彻。争似常服太和精，便能清净生光悦。如贪外美乱正元，百疾临身自尪劣。

慎守歌诀

精气切须坚慎守，益身保命得长久。人多嗜欲丧形躯，谁肯消除全永寿。未病忧病病难成，已灾去灾灾遣否。临终始解惜危身，不及噬脐身已朽。胎息纵然励力修，欲情不断也殃咎。阴丹体得道方全，如此之人还鲜有。

九载功变歌诀

气并血脉共肉髓，筋骨发形依次起。欲遣衰老却童华，一年一为九载矣。

先端坐澄定，闭目息气，然后鸣天鼓四八通。以舌掠上唇外九遍，次掠下唇外九遍，又掠上唇里九遍，又掠下唇里九遍。即上唇外为南方，下唇外为北方，上唇里为东方，下唇内为西方，即以舌柱为中方。待津满口，即数努两腮，内气二十一遍，微从鼻洟出些子便咽。咽时须喉中鸣即汩汩也，想津气入下丹田。如此三遍五遍。又，咽时须俟气出便咽也。

去病延年六字法其法以口吐鼻取

总诀，此行六字功夫秘要诀也。非此六气行不到于本经，以此导之若引经耳，不可不知。

肝若嘘时目睁睛，肺知咽气手双擎。
心呵顶上连叉手，肾吹抱取膝头平。
脾病呼时须撮口，三焦客热卧嘻宁。

吹，肾气诀

肾为水病主生门，有疾尪羸气色昏。
眉蹙耳鸣兼黑瘦，吹之邪妄立逃奔。

呵，心气诀

心源烦躁急须呵，此法通神更莫过。
喉内口疮并热痛，依之目下便安和。

嘘，肝气诀

肝主龙涂位号心，病来还觉好酸辛。

眼中赤色兼多泪，嘘之立去病如神。

呬，肺气诀

呬呬数多作生涎，脑膈烦满上焦痰。

若有肺病急须呬，用之目下自安然。

呼，脾气诀

脾宫属土号太仓，痰病行之胜药方。

泻痢肠鸣并吐水，急调呼字免成殃。

嘻，三焦诀

三焦有病急须嘻，古圣留言最上医。

若或通行去壅塞，不因此法又何知。

四季却病歌

春嘘明目木扶肝，夏至呵心火自闲。

秋呬定收金肺润，肾吹唯要坎中安。

三焦嘻却除烦热，四季长呼脾化餐。

切忌出声闻口耳，其功尤胜保神丹。

许真君暗铭注

学道养圣胎，长生久视之道，人人尽有希生之心，亦少学者也。圣胎者，胎息也，想婴儿赤子即长生不死之道也。存亡不存来。有信道气之者，不惜身命，始坚学道之心，深采玄微，方知究竟，则存亡而不存来。学之道，气通流以得玄趣为期，不畏亡而成之也。泥丸通百节，泥丸眉间入三寸是也，中有路入通顶后背脊，兼通达脚骨，中入气海大小利门，出似醍醐之效也。丹阙脉三才。丹阙，中宫心所治。丹者，赤色也，为绛宫，心君治之。管百城千国，皆心君血脉通焉。脉者，调摄和净也。三才者，三焦。上焦象天，中焦象人，下焦象地，治取元和之气也。去作三周计，不知玄道是气冈，测远近宽迮程途，亦恐不逢。坚志往游且若探讨学之周也。还时七日回。探讨得气之术，妙不能已，身不在他人，故不用多时回也。玄珠求海阔，言海内求珠，向来曾求则求无不得也。但恐思之能成，若不曾求，即如海阔也。赤水路无媒。赤水者，血也。玄珠未得，津血不成，无媒路也。善恶怀中秀，长生之术，善修之则易到，恶者不达之玄妙。修到气海，怀先光彩，一如秀影也。尿阿两畔催。唯思蕙白之气于背脊两畔去来。催者，急也，而成玄珠也。其中无一物，气在其中无一物，道气已成，用心已到无心之境，行住合无为之理，自然之乡也。搔首坐瑶台。首者，头也。搔者，动也，去之貌也。瑶台琼室，则日月之宫也。此为阳界，三魂受事之府，人神所居之宫也。

杨少师神仙起居法

行住坐卧处，手摩胁与肚。心腹通快时，两手肠下踞。踞之彻膀腰，背拳摩肾部。才觉力倦来，即使家人助。行之不厌频，昼夜无穷数。岁久积功成，渐入神仙路。

白玉蟾真人秘诀

我有神仙方，教子无损伤。频频热擦手，勤勤摩肾堂。心火常宜健，神水不可吐。华池灌频吞，切不可回顾。精盛而生气，气盛而生神。三物药周流，金刚不坏身。一念起于心，龙虎难拘束。子若不谨戒，安能去色欲。

养生要诀

戒暴怒以养其性，少思虑以养其神。省言语以养其气，绝私念以养其心。

又

早漱不若晚漱，晚餐岂若晨餐。节饮自然脾健，少餐必定神安。

又

服药千朝不如独宿一宵，饮酒一斛不如饱食一粥。

正阳翁诀

修真法，也无多，只要忘机炼睡魔。静定惺惺神不昧，养成真体出娑婆。

左野云口诀

先补气，后补血，补得丹田温温热，便是长生不老诀。

紫阳真人固精铸剑接命口诀

龙吞虎气全凭剑，虎气投龙剑自灵。

曲直刚柔从我用，诛妖万里不容情。

固精有妙诀，作用不寻常。左手拿龙住，右手运顶良。卧时数数百，前轻后重忙。心酸频洗水，才得剑坚刚。若是精微动，三指谷道藏。急将小便缩，提气望明堂。如此四五口，精回气自扬。二七令鼎作，诚心不要狂。缓缓依前法，从容体自强。三七行捶打，龙身壮且长。左手顺托住，右手作拳张。周回轻重打，洗水要相当。若有精微动，如前便气扬。周而复有作，百日剑光铓。此是仙家法，知音要保藏。炼成行采补，却病一身康。

孙真人保生铭略

人若劳于形，百病不能成。饮酒忌大醉。诸疾自不生。食了行百步，数将手摩肚。睡不苦高枕，唾涕不远顾。寅丑日剪甲，理发须百度。饱则立小便，饥乃坐漩溺。行坐莫当风，居处无小隙。向北大小便，一生昏幕幕。日月固然忌，水火仍畏避。每夜洗脚卧，饱食终无益。思虑最伤神，喜怒伤和息。每去鼻中毛，常习不唾地。平明欲起时，下床先左脚。但能七星步，令人长寿乐。酸味伤于筋，辛味损正气。苦则损于心，甘则伤其志。咸多促人寿，不得偏耽嗜。春夏任宣通，秋冬固阳事。独卧是守贞，慎静最为贵。强知事大患，少俗终无累。

类修要诀后言

心丹歌

内丹成就能有几，外丹我心亦不喜。惟晓人生天地间，顺受其正而已矣。父母遗体宜保全，更须为圣与为贤。圣贤万世不泯灭，要知能此即神仙。神仙有个捷径法，便泄天机且谈却。真丹原来即此心，心本良兮休作恶。任他众独不拘时，一味应教静养之。君既静兮则日休，四体诸臣自得宜。修行第一戒妄想，妄想能令真元丧。真元既丧病来侵，未免魂升与魄降。这粒真丹忒煞灵，好将性命认分明。若还苦被尘嚣累，何异风前去点灯。更闻心是枢机比，不运之时心要死。去拙存仁念莫差，视听言动一以礼。外役纷纷不可劳，精神有限易年高。行立坐卧皆须慎，无益之人莫妄交。虽然莫劳亦莫逸，陶侃终朝曾运甓。若逢有事力不胜，此是先时未能习。作事莫待筋力衰，少年去了不复来。天生我才必有用，肯教虚负天生才。我负才兮因嗜酒，极能溃胃休沾口。我今止酒觉气清，寡欲由来寿能久。寿能久，色莫贪，贪色何能种女男。采补之说亦邪道，阴阳道理合自然。合自然，须听命，财若妄求命亦尽。至于大怒更伤肝，不见乌江空自硬。人之脏腑要调和，大勇还须令不磨。七情俱要得其正，心自无疚乐自多。寒和暑，慎衣服；饥与饱，节口腹。衣服慎兮虚亦安，口腹节兮穷亦足。为人不可不知医，知医不被别人欺。无病休教常服药，药多不效反伤脾。一身全是脾为主，脾若一伤无计处。六般呼吸甚分明，升得水时火不举。火不举，在静中，莫听人言学坐功。坐功运气气不接，往日功夫一旦空。劝君更莫将摩按，按摩血脉终分散。只是搓揉自己行，自己行时甚方便。或对天时欠爽神，也须珍重小天身。小天能与大天合，那羡大天千万春。千万春兮如瞬息，此心更要存阴德。阴德从来用不穷，子子孙孙受其益。受其益，莫蹉跎，也须牢护此黄婆。若要形名长住世，请君试玩心丹歌。我作此歌皆正道，歌向君前君莫笑。世人苟能依此修，内丹外丹俱不要。舍却心丹若外求，何异挟山超海俦。不信但看黄河水，昼夜滔滔只顺流。

余既编辑是书而序诸前矣，不尽之意，将复有所后言。客曰：盍亦作一歌以代后言哉？余曰：余愧村妇驽马，乌敢效颦于西施之侧？ 驱驰于良骥之前哉？客曰：何伤乎？亦各言其志也。余遂唯唯承客命，援笔而作此歌，不尽之意，聊一写之。第以玄学，素昧其间，多所妄率，似有逆乎编辑之旨。然而要其理，实无二端。故玄则系之以迩，幽则系之以显，盖亦欲人得其旨而归之于正耳目者，幸勿讶焉。

万历壬辰孟秋朔日钱塘洞玄子胡文焕德甫书于全初庵中

三元参赞延寿书

（元）李鹏飞 编

（明）胡文焕 校

内容提要

　　《三元参赞延寿书》成书于元至元二十八年（1291），作者李鹏飞（1222—?），安徽省池州（今安徽省青阳县）人，一般认为《元史》中所记载的李鹏飞生平与此人相似点颇多，两者为同一人。

　　本书是一部综合性养生理论著作，"三元"指书的三个部分：天元之寿、地元之寿和人元之寿，各60岁的养生单元。"参赞"即"参天地，赞化育"，书名大概为天地人三元相参，赞化育之功，而成延寿之书。主要论及人欲生殖、节护精气、顺应四时气候变化、保持平和心态、养成良好卫生习惯、食物宜忌，强调行善延寿等。

　　现存版本较多，最早版本为明正统《道藏》本，多有删改，还有明万历二十年壬辰（1592）虎林文会堂胡文焕《寿养丛书》本，明万历三十一年（1604）的《格致丛书》本。《寿养丛书》清抄本内容完整、文字清晰，以为底本；《寿养丛书》初刻本为主校本，《格致丛书》本为参校本。

三元参赞延寿书序

黄帝问岐伯曰:"余闻上古之人,春秋皆度百岁而动作不衰,今时之人,年至半百而动作皆衰,时世异耶?人将失之耶?"岐伯对曰:"上古之人,其知道者,法于阴阳,和于术数,食饮有节,起居有常,不妄作劳,故能形与神俱,而尽终其天年。今时之人不然也。以酒为浆,以妄为常,以欲竭其精,以耗散其真,不知持满,不时御神,务快其心,逆于生乐,故半百而衰也。"又曰:"知之则强,不知则老,知则耳目聪明,身体轻健,老者复壮,寿命与天地无穷。"此仆养生延寿之书所由作欤。所谓养生者,既非炉鼎之诀,使惮于金石之费者不能为;又非吐纳之术,使牵于事物之变者不暇为。郭橐驰有云:"驰非能使人寿且孳也,以能顺人之天,而致其性焉耳。"仆此书,不过顺乎人之天,皆日用而不可缺者,故他书可有也,可无也。此书则可有,也必不可无也。仆生甫二周,而生母迁于淮北,壮失所在,哀号,奔走淮东西者,凡三年。天悯其衷,见母于蕲之罗田。自是岁于涉淮。一日道出庞居士旧址,遇一道人,绿发童颜,问姓,曰:"宫也。"问所之,曰:"采药。"与语移日,清越可喜,同宿焉。道人夜坐达旦,问其齿,九十余矣。诘其所以寿?曰:"子闻三元之说乎?"时匆匆不暇叩。后十年戊辰,试太学至礼部,少憩飞来峰下,忽复遇其人,貌不减旧。始异之,携手同饮。因诘向语,道人曰:"此常理耳。"余稽手请之,曰:"人之寿天元六十,地元六十,人元六十,共一百八十岁。不知戒慎,则日加损焉。精神不固,则天元之寿减矣;谋为过当,则地元之寿减矣;饮食不节,则人元之寿减矣。当宝啬而不知所爱,当禁忌而不知所避,神日以耗,病日以来,而寿日以促矣。其说皆具见于黄帝、岐伯、《素问》、老聃、庄周及名医书中。其与孔孟无异,子归以吾说求之,无他术也。复为余细析其说,且遗以二图,余再拜谢。蚤夜以思之,前之所为,其可悔者多矣。于是以其说,搜诸书集而成编,以自警焉。仆年七十,父年且九十一矣,蒙恩免役,侍奉他无以仰报。

明时愿镌诸梓与众,共之庶读者详焉。不敢以父母遗体行,殆安乐寿考,以泳太平,似于天朝好生之德,不为无补云。

昔至元辛卯菊月吉日九华澄心老人李鹏飞

目 录

卷之首

卷之一

卷之二

卷之三

卷之四

卷之首

人　说

天地之间人为贵，然囿于形而莫知其所以贵也。头圆象天，足方象地，目象日月，毛发肉骨象山林土石，呼为风，呵为露，喜而景星庆云，怒而震霆迅雷，血液流润，而江河淮海。至于四肢之四时，五脏之五行，六腑之六律，若是者，吾身天地同流也。岂不贵乎？按：藏教父母及子相感，业神入胎，地水火风，众缘和合，渐得长生。一七日如藕根；二七日如稠酪；三七日如鞋袜；四七日如温石；五七日有风触胎，名摄提，头及两臂胫，五种相现；六七日有风，名旋转，两手足四相现；七七及八七日，手足十指二十四相现；九①七日眼、耳、鼻、口及下二穴、大小便处九种相现；十七日有风，名普门吹，令坚实及生五脏；十一七日上下气通；十二七日大小肠生；十三七日渐知饥渴，饮食滋味，皆从脐入；十四七日身前身后，左右二边各生五十条脉；十五七日又生二十条脉，一身之中共有八百吸气之脉，至是皆具；十六七日有风，名甘露，安置两眼，通诸出入息气；十七七日有风，名毛拂，能令眼、耳、鼻、口、咽喉、胸臆一切合入之处，皆得通滑；十八七日有风，名无垢，能令六根清净；十九七日眼耳鼻舌四根成就得种报，曰身命意；二十七日有风，名坚固，二脚二手二十指节至，一身二百大骨及诸小骨，一切皆生；二十一日有风，名生起，能令生肉；二十二七日有风，名浮流，能令生血；二十三七日生皮；二十四七日皮肤光悦；二十五七日血肉滋润；二十六七日发毛爪甲皆与脉通；二十七七日发毛爪甲悉皆生就；二十八七日生屋宇园池河等八想；二十九七日各随自业，或鬓或白；三十七日鬓白想现；三十一七日至三十四七日渐得增长；三十五七日肢体具足；三十六七日不乐住腹；三十七七日生不净臭秽，黑暗三想；三十八七日有风，名蓝花，能令长伸两臂，转身向下，次越下风，能令足上首下，以向生门。是时也，万神必唱，恭而生男，万神必唱，奉而生女。至于五脏六腑，筋骨髓脑，皮肤血肢，精脏水脏，二万八千形景，一万二千精光，三万六千出入，八万四千毛

---

① 九：原作"凡"，据文意改。

窍，莫不各有其神以主之。然则人身，岂易得哉？鞠育之恩，又岂浅浅哉？夫以天地父母之恩生，此不易得之。身至可贵，至可宝者五福，一曰寿而已。既得其寿，则富贵利达，致君泽民，光前振后，凡所掀揭宇宙者皆可为也。盖身者，亲之身。轻其身是轻其亲矣，安可不知所守以全天与之寿而有以尽事亲之大乎？或曰：婴孺之流，天真未剖，禁忌饮食又无所犯，有至夭枉者，何欤？曰：此父母之过也。为父母者，或阳盛阴虚；或阴盛阳虚；或七情郁于内；或八邪袭于外；或母因胎寒而饵暖药；或父阴萎而饵丹药；或胎元既充，淫欲未已，如花伤培，结子不实。既产之后，禀赋怯弱，调养又失其宜，骄惜太过。睡思既浓，尚令咀嚼；火合既暖，犹令饮酌；厚衾重覆，且令衣着，抚背拍衣，风从内作。指物为虫，惊因戏谑，危坐放手，我笑渠恶，欲令喜笑，肋胁指齚。雷鸣击鼓，且与掩耳，眠卧过时，不令早起，饮食饱于，不与戒止。睡卧当风，恐吓神鬼。如此等事，不一而已。斯言也，演山省翁之至言也。父母者因是而鉴之，则后嗣流芳，同此一寿，岂不伟欤。

卷之一

天元之寿精神不耗者得之

男女居室，人之大伦，独阳不生，独阴不成，人道有不可废者。庄周乃曰："人之可畏者，衽席之间，不知戒者过也。"盖此身与造化同流，左为肾，属水；右为命门，属火。阳生于子，火实藏之，犹北方之有龟蛇也。膀胱为左肾之腑，三焦为右肾之腑。三焦有脂膜，如掌大，正与膀胱相对，有二白脉，自中而出，夹脊而上，贯于脑。上焦在膻中，内应心；中焦在中脘，内应脾；下焦在脐，下即肾间，动气分布，人身方其湛寂。欲念不兴，精气散于三焦，荣华百脉。及欲想一起，欲火炽然，翕撮三焦，精气流溢，并从命门输泻而去。可畏哉。嗟夫。元炁有限，人欲无涯，火生于木，祸发必克，尾闾不禁，沧海以竭。少之时，血气未定，既不能守夫子在色之戒，及其老也，则当寡欲闲心。又不能明列子养生之方，吾不知其可也。麻衣道人曰："天地人等列三才，人得中道，可以学圣贤，可以学神仙。"况人之数，多于天地万物之数。但今①之人不修人道，贪爱嗜欲，其数消灭，只与物同也。所以有老、病、夭、伤之患。鉴乎此，必知所以自重而可以得天元之寿矣。

欲不可绝

黄帝曰："一阴一阳之谓道，偏阴偏阳之谓疾。"曰："两者不和，若春无秋，若冬无夏，因而和之，是谓圣度。"圣人不绝和合之道，但贵于闭密，以守天真也。

《素女》曰："人年二十者，四日一泄；三十者，八日一泄；四十者，十六日一泄；五十者，二十日一泄。"此法语也，所禀者厚，食饮多，精力健，或少过其度，譬之井焉，源深流长，虽随汲随满，犹惧其竭也。若所禀者薄，元气本弱，又食减精耗，顾强而为之，是怯夫而试冯妇之术，适以蹈虎牙耳。《素女》曰："人年六十者，常闭精勿泄，

---

① 今：原作"令"，据文义改。

若气力尚壮盛者，亦不可强忍久而不泄，致生痈疾。"

彭祖曰："男不可无女，女不可无男。若念头正直，无可思者，大住长年也。"又曰："人能一月再泄精，一岁二十四泄，得寿二百岁。"

《名医论》曰："思欲无穷，所愿不得，意淫于外，为白淫而下，因是入房太甚，宗筋纵弛。"

《书》云："男子以精为主，女子以血为主，故精盛则思室，血盛则怀胎。若孤阳绝阴，独阴无阳，欲心炽而不遂，则阴阳交争，乍寒乍热，久而为劳。"富家子唐靖，疮发于阴至烂，道人周守真曰："病得之欲泄而不可泄也。"《史记》济北王侍人韩女，病腰背痛，寒热。《仓公》曰："病得之欲男子不可得也。"

欲不可早

齐大夫褚澄曰："嬴女则养血，宜及时而嫁；弱男则节色，宜待壮而婚。"《书》云：男子破阳太早，则伤其精；气女破阴太早，则伤其血脉。《书》云：精未通而御女，以通其精，则五体有不满之处，异日有不状之疾。《书》云：未笄之女，天癸始至，已近男色，阴气早泄，未完而伤。《书》云：童男室女积想在心，思虑过当，多致苛损，男则神色先散，女则月水先闭。

欲不可纵

《黄庭经》曰：长生至慎房中急，何为使作令神泣。

彭祖曰：上士异床，中士异被，服药千裹，不如独卧。

老君曰：情欲出于五内，魂定魄静，生也。情欲出于胸臆，精散神惑，死也。

彭祖曰：美色妖丽，娇妾盈房，以致虚损之祸，知此可以长生。

《阴符经》曰：淫声美色，破骨之斧锯也，世之人若不能秉灵烛以照迷情，持慧剑以割爱欲，则流浪生死之海，害生于恩也。

全元起曰：乐色不节则精耗，轻用不止则精散，圣人爱精，重施髓满骨坚。

《书》云：年高之时，血气既弱，觉阳事辄盛，必慎而抑之。不可纵心竭意，一度不泄，一度火灭，一度火灭，一度增油。若不制而纵欲，则是膏火将灭，更去其油。

庄子曰：嗜欲深者，其天机浅。

春秋秦医和，视晋候之疾曰："是谓近女室，非鬼非食，惑以丧志。"公曰："女不可近乎。"对曰："节之。"

玄枢曰：元气者，肾间动气也，右肾为命门，精神之所舍，爱惜保重，荣卫周流，神气不竭，可与天地同寿。

《元气论》曰：嗜欲之性，固无穷也，以有极之性命，遂无涯之嗜欲，亦自毙之甚矣。

《仙经》云：无劳尔形，无摇尔精，归心静默，可以长生。经颂云：道以精为宝，宝持宜秘密，施人则生人，留己则生已，结婴尚未可，何况空废弃，弃损不觉多，衰老而命坠。

《仙书》云：阴阳之道，精液为宝，谨而守之，后天不老。

《书》云：声色动荡于中，情爱牵缠，心有念，动有着，昼想夜梦，驰逐于无涯之欲，百灵疲役而消散，宅舍无宝而倾颓。

《书》云：恣意极情，不知自惜，虚损生也。譬枯朽之木，遇风则析①，将溃之岸，值水先颓。苟能爱惜节情，亦得长寿也。

《书》云：肾阴内属于耳中，膀胱脉出于目眦，目盲所视，耳闭厥聪，斯乃房之为患也。

《书》云：人寿夭在于樽节，若将息得所，长生不死，恣其情，则命同朝露。

《书》云：欲多则损精，人可保者命，可惜者身，可重者精。肝精不固，目眩无光；肺精不交，肌肉消瘦；肾精不固，神气减少；脾精不坚，齿发浮落。若耗散真精不已，疾病随生，死亡随至。

神仙可惜许歌曰：可惜许，可惜许，可惜元阳宫无主。一点既随浓色拓，百神泣送精光去。三尸喜，七魄怒，血贩气衰将何补。尺宅丹田属别人，玉炉丹灶阿谁主。劝世人，休恋色，恋色贪淫有何益？一神去后百神离，百神去后人不知。几度待说说不得，临临下口泄天机。

欲不可强

《素问》曰："因而强力，肾气乃伤，高骨乃坏。"注云："强力入房也。强力入房则精耗，精耗则肾伤，肾伤则髓气内枯，腰痛不能俛仰。"

《黄庭经》云："急守精室勿妄泄，闭而宝之可长活。"

《书》云：阴痿不能快欲，强服丹石以助阳，肾水枯竭，心火如焚，五脏干燥，消渴立至。

近讷曰：少水不能灭盛火，或为疮疡。

《书》云：强勉房劳者，成精极、体瘦、尪羸、惊悸、梦泄、遗沥、便浊、阴痿、小腹里急、面黑耳聋。

---

① 析：疑为折。

真人曰：养性之道，莫强所不能堪尔。《抱朴子》曰：才不逮，强思之，力不胜，强举之，伤也甚矣。强之一字，真戕生伐寿之本。夫饮食所以养生者也。然使醉而强酒，饱而强食，未有不疾而害其身，况欲乎？欲而强，元精去，元神离，元气散，戒之。

欲有所忌

《书》云：饱食过，房室劳损，血气流溢，渗入大肠，时便清血，腹痛，病名肠癖。

《书》云：大醉入房，气竭肝伤，丈夫则精液衰少，阴痿不起；女子则月事衰微，恶血淹留，生恶疮。

《书》云：燃烛行房，终身之忌。

《书》云：忿怒中尽力房事，精虚气节，发为痈疽。恐惧中入房，阴阳偏虚，发厥、自汗、盗汗，积而成劳。

《书》云：月事未绝而交接，生白驳。又冷气入内，身面萎黄不产。

《书》云：金疮未瘥而交会，动于血气，令疮败坏。

《书》云：忍小便入房者，得淋疾，茎中疼痛，面失血色，或致胞转，脐下急痛死。

《书》云：或新病可而行房，或少年而迷老，世事不能节减，妙药不能频服，因兹致患。岁月将深，直待肉尽骨消，返冤神鬼，故因油尽灯灭，髓竭人亡。添油灯壮，补髓人强，何干鬼老来侵，总是自招其祸。

《书》云：交接输泻，必动三焦，心脾肾也，动则热而欲火炽，因入水致中焦热郁发黄；下焦气胜额黑；上焦血走随瘀热行于大便，黑溏。男女同室而浴者，多病死。

《书》云：服脑麝入房者，关窍开通，真气走散，重则虚眩，轻则脑泻。

《本草云》：多食葫行房，伤肝，面无光。

《书》云：入房汗出中风，为劳风。

《书》云：赤目当忌房事，免患内障^①。

《书》云：时病未复，犯者舌出数寸死。

《三国志》子献病已瘥，华佗视脉曰："尚虚未复，勿为劳事，色复即死，死当舌出数寸。"其妻从百里外省之，止宿，夜交接，三日病发，一如佗言。可畏哉。

欲有所避

孙真人曰：大寒与大热，且莫贪色欲。

---

① 障：原文为"瘴"，据文义改。

書云：凡大风、大雨、大雾、雷电霹雳、日月薄蚀、虹霓地动、天地昏冥、日月星辰之下、神庙寺观之中、井灶圊厕之侧、塚墓、尸柩之傍，皆所不可。若犯女，则损人神。若此时受胎，非止百倍损于父母，生子不仁、不孝，多疾损寿。

唐·魏征令人勿犯长命及诸神，降日犯淫者，促寿。及《保命诀》所载：朔日减一纪，望日减十年，晦日减一年。初八上弦，二十三下弦，三元减五年；二分二至二社，各减四年；庚申甲子本命减二年。正月初三万神都会，十四十六三官降，二月二日万神会，三月初九牛鬼神降，犯者百日中恶。四月初四万佛善化，犯之失音。初八夜盖恶童子降，犯者血死。五月三个五日、六日、七日为九毒日，犯者不过三年。十月初十夜，西天王降，犯之一年死。十一月二十五日，掠剩大夫降，犯之短命。十二月初七夜犯之恶病死；十日天师相交行道，犯之恶病死。二十天师相交行道，犯之促寿。每月二十八人神在阴；四月十月阴阳纯用事，已上辰犯淫且不可，况婚姻乎。

按《庚申论》曰：古人多尽天数，今人不尽天年，何则？以其罔知避慎，肆情恣色，暗犯禁忌，阴司减其龄，算能及百岁者，几何人哉。蜀王孟昶，纳张丽华于观测，一夕迅雷电火，张氏殒。道士李若冲，于上元夜，见殿上有朱履衣冠之士，面北而立廊下，罗列罪人，有女子甚苦，白其师唐洞卿，师曰："此张丽华也，昔宠幸于此，亵渎高真所致。"由是观之，天地间禁忌不可犯也。

嗣续有方

建平孝王妃姬寺，皆丽无子，择良家未笄女，入内又无子，问褚澄曰："求男有道乎？"澄曰："合男女必当其年，男虽十六而精通，必三十而娶；女虽十四而天癸至，必二十而嫁，皆欲阴阳完实，然后交合，合而孕，孕而育，育而子壮强寿。今也不然此，王之所以无子也。"王曰："善。"未再期，生六男。

书云：丈夫劳伤过度，肾经不暖，精清如水，精冷如冰，精泄，聚而不射，皆令无子。近讷曰：此精气伤败。

《书》云：女人劳伤气血，或月候愆期，或赤白带下，致阴阳之气不和，又将理失宜，食饮不节，乘风取冷，风冷之气，乘其经血，结于子脏，皆令无子。

《书》云：月候一日至，三日子门开，交则有子，过四日则闭，而无子。又经后一日、三日、五日受胎者，皆男；二日、四日、六日受胎者，皆女。过六日胎不成。

凌霄花，凡居忌种此，妇人闻其气，不孕。

妊娠所忌

《产书》云：一月足厥阴肝养血，不可纵欲，疲极筋力，冒触邪风；二月足少阳胆，合于肝，不可惊动；三月手心主右肾养精，不可纵欲，悲哀，触冒寒冷；四月手少阳三焦合肾，不可劳逸；五月足太阴脾养肉，不可妄思，饥饱，触冒卑湿；六月足阳明胃合脾，不得杂食；七月手太阴肺养皮毛，不可忧郁叫呼；八月手阳明大肠合肺以养气，勿食燥物；九月足少阴肾养骨，不可怀恐，房劳，触冒生冷；十月足太阳膀胱合肾，以太阳为诸阳，主气，使儿诊①缕皆成，六腑调畅，与母分气，神气各全，候时而生。所以不说心者，以心为五脏主，如帝王，不可有为也。若将理得宜，无伤胎脏。又每月不可针灸其经。如或恶食，但以所思物与之食必愈。所忌之物，见食物门中。

《太公胎教》云：母常居静室，多听美言，讲论诗书，陈说礼乐，不听恶言，不视恶事，不起邪念，令生男女，福寿敦厚，忠孝两全。

演山翁云：成胎后，父母不能禁欲，已为不可。又有临产行淫，致其子头戴白被而出，病夭之端也。

婴儿所忌

《书》云：儿未能行，母更有娠，儿饮妊乳，必作魃病，黄瘦骨立，发热发落。

《书》云：小儿多因缺乳，吃物太早，又母喜嚼食喂之，致生疳病，羸瘦腹大，发竖萎困。

《养子直诀》云：吃热莫吃冷，吃软莫吃硬，吃少莫吃多，真妙法也。

《书》云：母泪勿堕子目中，令子目破，生翳。

《琐碎录》云：小儿勿令指月，主生月蚀疮，勿令就瓢及瓶中饮水，令语讷；又衣服不可夜露。

---

① 诊：疑为"脉"之误。

卷之二

地元之寿起居有常者得之

人之身，仙方以屋子名之。耳、眼、鼻、口其窗牖、门户也；手足肢节其栋梁、橡桷也；毛发体肤其壁瓦、垣墙也。曰气枢、曰血室、曰意舍、曰仓廪玄府、曰泥丸绛宫、曰紫房玉阙、曰十二重楼、曰贲门、曰飞门、曰玄牝等门，盖不一也，而有主之者焉。今夫屋或为暴风疾雨之所飘摇，蝥虫蚁蠹之所侵蚀，或又为鼠窃狗偷之所损坏，苟听其自如而不知检，则日积月累，东倾西颓，而不可处矣。盖身者屋也，心者居室之主人也。主人能常为之主，则所谓窗户、栋橡、垣壁皆完且固，而地元之寿可得矣。

养生之道

老子曰：人生大期，百年为限，节护之者，可至千岁。如膏之小炷与大耳。众人大言，而我小语，众人多烦，而我少记，众人悸暴，而我不怒。不以人事累，意淡然无为，神气自满，以为不死之药。

庄子曰：能尊生者，虽富贵不以养伤；身虽贫贱，不以利累形。今世之人，居高年尊爵者，皆重失之。

《孙真人铭》曰：怒甚偏伤气，思多太损神，神疲心易役，气弱病相萦。勿使悲欢极，当令饮食均，再三防夜醉，第一戒晨嗔。夜寝鸣云鼓，晨兴漱玉津，妖邪难犯已，精气自全身。若要无诸病，常当节五辛，安神宜悦乐，精气保和纯。寿夭休论命，修行本在人，若能遵此理，平地可朝真。

《书》云：未闻道者放逸其心，逆于生乐，以精神殉智巧，以忧畏殉得失，以劳苦殉礼节，以身世殉财利；四殉不置心，为之病矣。

陶隐居云：万物惟人灵且贵，百岁光阴如旅寄，自非留意修养中，未免疾苦为身累。

喜　乐

《书》云：喜乐无极则伤魄，魄伤则狂，狂者意不存，皮革焦。

《书》云：喜怒不节，生乃不固，和喜怒以安居处，邪僻不至，长生久视。

《书》云：喜怒不测，阴气不足，阳气有余，荣卫不行，发为痈疽。

《聚书》云：喜则气和，性达荣卫通行。然大喜伤心，积阳则损，故日少喜则神不劳。

《淮南子》曰：大喜坠阳，大乐气飞扬，恣乐伤魂魄，通于目，损于肝则目暗。

唐柳公度喜摄生，年八十余，步履轻健。或求其术，曰：吾无术，但未常以元气佐喜怒，气海常温耳。

《东楼法语》曰：心喜则阳气散。是故，抑喜以养阳气。

忿　怒

《书》云：忿怒则气逆，甚则呕血。少怒则形佚，悄悄忿恨则损寿，怒目久视日月去则损明。

《书》云：大怒伤肝，血不荣于筋而气激矣，气激上逆，呕血、飧泄、目暗，使人薄厥。

《书》云：切切忿怒，当止之。盛而不止，志为之伤，喜忘前言，腰背隐痛，不可以俯仰屈伸。

《书》云：多怒则百脉不定。又多怒则鬓发焦，筋萎为劳，卒不死，俟五脏传遍终死矣。药力不及。苟能改心易志，可以得生。

隐居云：道家更有颐生旨，第一令人少嗔恚。

《书》云：当食暴嗔，令人神惊，夜梦飞扬。

《淮南子》曰：大怒破阴，又勿恚怒，神不乐。

《名医叙论》曰：世人不终耆寿，皆由不自爱惜，忿争尽意，聚毒攻神，内伤骨髓，外乏肌肉，正气日衰，邪气日盛，不异举沧波以注爝火，颓华岳以涓流。

先贤诗曰：怒气剧炎火，焚和徒自伤，触来勿与竞，事过心清凉。

悲　哀

《书》云：悲哀、憔悴、哭泣、喘乏，阴阳不交，伤也。故吊死问病，则喜神散。

《书》云：悲哀动中则伤魂，魂伤则狂忘不精，久而阴缩拘挛，两胁痛不举。

《书》云：悲哀太甚，则胞络绝。而阳气内动，发则心下溃，溲数血也。

《书》云：大悲伐性，悲则心系急，肺布叶举，上焦不通，荣卫不舒，热食在中而气消。又云：悲哀则伤志，毛悴色夭，竭绝失生。近讷云：肺出气，因悲而气耗，不[①]所以心系急而消矣。夫心主志，肾藏志，悲属商，因悲甚则失精阴缩，因悲而心不乐，水火俱离，神精丧亡矣。

思　虑

黄帝曰：外不劳形于事，内无思想之患，以恬愉为务，以自得为功，形体不弊，精神不散，可寿百数也。

彭祖曰：凡人不可无思，当渐渐除之，人身虚无，但有游气，气息得理，百病不生。又曰：道不在烦，但能不思衣，不思食，不思声色，不思胜负，不思得失，不思荣辱，心不劳，神不极，但尔可得千岁。

庚桑楚曰：全汝形，抱汝生，无使汝思虑营营。

《灵枢》曰：思虑怵惕则伤神，神伤则恐惧，自失破䐃，脱肉毛悴色夭。

《书》云：思虑过度，恐虑无时，郁而生涎，涎与气搏，升而不降，为忧气劳思食，五噎之病。

《书》云：思虑则心虚，外邪从之喘而积气，在中时害于食。又云：思虑伤心，为吐衄，为发焦。

《书》云：谋为过当，食饮不敌，养生之大患也。诸葛亮遣使至司马懿营，懿不问戎事，但以饮食及事之繁简为问，使曰："诸葛公夙兴夜寐，罚二十以上，皆亲览焉，饮食不数升。"懿曰："孔明食少事烦，其能久乎？"以后果然。

张承节云：劳，经言瘵证，有虫，患者相继，诚有是理。只譬如俗谈，不晓事人，吉相思病也。与一女人情密，忽经别离，念念不舍，失察忘餐，便觉形容瘦悴，不偿所愿，竟为沉疴。

士人有观书忘食，一日有紫衣人立前曰："公不可久思，思则我死矣。"问其何人？曰："我谷神也。"于是绝思，而食如故。

盖思则气结，喉热不散，久而气血俱虚，则疾速至而夭枉也。

---

① 不：疑衍。

忧　愁

《灵枢》曰：内伤于忧愁则气上逆，上逆则六输不通，温气不行，凝血蕴里而不散，津液涩渗著不去，积遂成矣。

《书》云：忧伤肺气而不行。又云：遇事而忧不止，遂成肺劳，胸膈逆满，气从胸达背，隐痛不已。

《书》云：忧愁不解则伤意，恍惚不宁，四肢不耐。

《书》云：当食而忧，神为之惊，梦寐不安。

《书》云：女人忧虑，思想哭泣，令阴阳气结，月水时少时多，内热苦渴，色恶，肌体枯黑。

《书》云：深忧重恚，寝息失时，伤也。又云：久泣神悲感，大愁气不通，多愁则心慑。

愁　泣

《真诰》曰：学生之法，不可泣泪及多唾泄，此皆为漏精损液，使喉脑大痛，是以真人、道士常吐纳咽味，以和六液。又云：哭者亦趣死之音，哀者乃朽骨之大患，恐君子未悟之，相为忧耳。

《巢氏病源》曰：哭泣悲来，新哭讫不用即食，久成气病。不可泣泪，使喉涩大渴。愤懑伤神，神通于舌，损心则謇吃。

惊　恐

《书》云：因事而有大惊恐，不能自遣，胆气不壮，神魂不安，心虚烦闷，自汗体浮，食饮无味。

《书》云：恐惧不解则精伤，骨痠痿厥，精时自下，五脏失守，阴虚气不耐。

《书》云：惊则身无所倚，神无所归，虑无所定，气乃乱矣。

《书》云：大恐伤肾，恐不除则志伤，恍惚不乐，非长生道。

《书》云：惊恐忧思，内伤脏腑，气逆于上，则吐血也。

《书》云：恐则精却，却则上焦闭，闭则气逆，逆则下焦胀，气乃不行。有妇人累日不产，以坐草太早，恐惧气结而然，遂与紫苏药破气，方得下。

《书》云：临危冒险则魂飞，戏狂禽异兽则神恐。

《淮南子》曰：大怖生狂。

高逢辰表侄，常游惠山，暮归遇一二人，醉卧寺门，惊悸不能解，自是便溺，一日五六十次。心、小肠受盛府也，因惊而心火散失，心寒肾冷而然，其伤心伤肾之验欤。有朝贵坐寺中，须臾雷击坐后柱，且碎，而神色不动。又有使高丽者，遇风樯析，舟人大恐，其人恬然读书，如在斋阁。苟非所守如此，则其为疾，当何如耶？

憎　爱

老子曰：甚爱必大费，多藏必厚亡，知足不辱，知止不殆，可以长久。甚爱色，费精神；甚爱财，遇祸患。所爱者少，所费者多，惟知足知止，则自可不辱而不危也，故可长久。

《书》云：憎爱损性伤神，心有所憎，不用深憎，常运心于物平等。心有所爱，不用深爱，如觉偏颇，寻即改正。不然损性伤神。

《书》云：多好则专迷不理，多恶则憔悴无欢，乃戕生之斧也。

《淮南子》曰：好憎者使人心劳，弗疾去则志气日耗，所以不能终其寿。

视　听

老子曰：五色令人目盲，五音令人耳聋。

彭祖曰：淫声哀音，怡心悦耳，以致荒耽之惑，知此可以长生。

孔子曰：非礼勿视，非礼勿听。

孟子曰：伯夷目不视恶色，耳不听恶声。

孙真人曰：生食五辛，接热食饮，极目远视，夜读注疏，久居烟火，博奕不休，饮酒不已，热餐面食，抄写多年，雕镂细巧，房室不节，泣泪过多，月下观书，夜视星斗，刺头出血多，日没后读书数卷，日月轮看，极目瞻视，山川草木，驰骋田猎，冒涉风霜，迎风追兽，日夜不息，皆丧明之由。慎之。

《书》云：心之神发乎目，久视则伤心；肾之精发乎耳，久听则伤肾。

《书》云：耳耽淫声，目好美色，口嗜滋味，则五脏摇动而不定，血气流荡而不安，精神飞驰而不守，正气既散，邪淫之气乘此生疾。

《叙书》云：久视日月星辰损目，路井莫顾损寿，故井及水渎勿塞，令人目盲、耳聋。玩杀看斗，则气结。

《书》云：五色皆损目，惟皂糊屏风可养目力。

《淮南子》曰：五色乱目，使目不明，五声哗耳，使耳不聪。又曰：耳目曷能久熏劳而不息乎。有年八十余，眸子瞭然，夜读蝇头字。云别无服药，但自小不食畜兽肝，人以《本草》羊肝明目，而疑之。余曰：羊肝明目，性也。他肝不然，畜兽临宰之时，忿气聚于肝，肝主血，不宜于目明矣。

疑　惑

《书》云：疑惑不已，心无所主，正气不行，外邪干之，失寐忘食，沈沈默默，气血以虚，渐为虚劳。春秋晋侯有疾，秦医和视之，曰："不可为也，疾如蛊。"赵孟曰："何谓蛊？"对曰："淫溺惑乱所生也，于文血[①]，虫为蛊，在《易》女惑男，风落山谓之蛊。其卦巽下艮上。巽为长女，为风；艮为少男，为山。少男而悦长女，非匹，故惑。山木得风而落也。"

《国史补》云：常疑必为心疾。李蟠常疑遇毒，锁井而饮。心灵府也，为外物所中，终身不痊。多疑惑，病之本也。昔有饮广客酒者，壁有雕弓，影落杯中，客疑其蛇也，归而疾。作复再饮其地，始知其为弓也，遂愈。又僧入暗室，踏破生茄，疑为物命，念念不释，中夜有扣门索命者，僧约明日荐拔，天明视之，茄也。疑之为害如此。

谈　笑

老子曰：塞其兑，闭其门，终身不勤；开其兑，济其事，终身不救。谓目不妄视，口不妄言，终身不勤苦。若目视情欲，又益其事则没，身不可救矣。

《书》云：谈笑以惜精气为本，多笑则肾转腰疼。

《书》云：多笑则神伤，神伤则悒悒不乐，恍惚不宁。

《书》云：多笑则脏伤，脏伤则脐腹痛，久为气损。

真人云：人若不会将理者，只者多说话。戒多言损气，以全其寿也。

《书》云：呼叫过常，辩争问苦，冒犯寒暄，恣食咸苦，肺为之病矣。又云：多笑则伤脏，多乐则意溢，多喜则忘错昏乱。

《书》云：行语令人失气，语多须住乃语。

津　唾

真人曰：常习不唾地，盖口中津液，是金浆玉醴，能终日不唾，常含而咽之，令人精气常留，面目有光。

---

① 血：疑为"皿"之误。

《书》云：养性者，唾不至远，远则精气俱损，久成肺病。手足重，皮毛粗涩，脊痛，咳嗽。故曰远唾不如近唾，近唾不如不唾。

《书》云：嗌为醴泉，聚流为华池府，散为津液，降为甘露，溉脏润身，宣通百脉，化养万神，肢节毛发，坚固长春。

《书》云：人骨节中有涎，所以转动滑利，中风则涎上潮，咽喉衮飨，以药压下，俾归骨节可也。若吐其涎，时间快意，枯人手足，纵活亦为废人。小儿惊风，亦不可吐涎也。《仙书》云：亥子日不可唾，亡精失气，灭损年命。

有人喜唾，液干而体枯，遇至人教以回津之法，久而体复润。盖人身以滋液为本，在皮为汗，在肉为血，在肾为精，在口为津，伏脾为痰，在眼为泪。曰汗、曰血、曰泪、曰精，出则皆不可回，为津唾则独可回，回则生意又续矣。滋腋[①]者，吾身之宝。金丹诀曰：宝聚则为富家翁，宝散则为孤贫客。

起　居

广成子曰：无劳尔形，无摇尔精，乃可以长生。所谓无劳者，非若饱食坐卧，兀然不动，使经络不通，血气凝滞。但不必提重执轻，吃吃终日，无致精力疲极，则妙矣。

庄周曰：人有畏形恶迹而走，举足愈数而迹愈多，走愈疾而影不随，是自以为尚迟，疾走不休，绝力而死。不知处阴以休影，处静以息迹，遇亦甚矣。

《书》云：勇于敢则杀，勇于不敢则活。盖敢于有为即杀身，不敢有为则活其身也。

《书》云：起居不节，用力过度，则络脉伤，伤阳则衄，伤阴则下。

《书》云：起居不时，食饮不节者，阴受之而入五脏，填满拍塞为飨泄，为肠癖。贼风虚邪者，阳受之而入六腑，身热不得卧，上为喘呼。

《书》云：精者，神之本。气者，神之主。形者，气之宅，神大用则竭，精大用则竭，气大劳则绝。

《书》云：清旦常言好事，勿恶言。闻恶事，即向所来方唾之三遍，吉。又勿嗔怒，勿叱咤咄呼，勿嗟叹，勿唱奈何，名曰请祸。

《书》云：早起以左右手摩肾，次摩脚心，则无脚气诸疾。以热手摩面，则令人悦色，以手背揉眼，则明目。

煨生姜早晨含少许，生胃气，辟山瘴邪气。早起先以左足下床，则一日平宁。每日下床，先左脚，念"乾元亨利贞"；下右足，念"日日保长生"，如此各念三遍，则终日吉。晨兴以钟乳粉入白粥中，拌和食之，极益人。早起不可用刷牙子，恐根浮，兼牙疏易损极，久之患牙疼。盖刷牙子皆是马尾为之，极有所损。今时出牙者，尽有马尾灰，

---

① 腋：疑为"液"之误。

盖马尾能腐齿根。

《书》云：早起向东坐，以两手相摩令热，以手摩额上至顶上，满二九，正名曰存泥丸。

清旦初起，以两手又两耳极上下之二七止，令人不聋。次缩鼻闭气，右手从头上引左耳二七止，次引两发鬓，举之，令人血气流通，头不白。又摩手令热，以摩身体，从上至下，名干浴，令人胜风寒，时气，寒热头疼，百病皆除之。凡人旦起，常言善事，天与之福。夜起坐以手攀脚底，则无筋转之疾。

行　立

《书》云：久行伤筋，劳于肝；久立伤骨，损于肾。

《养生》云：行不疾步，立不至疲，立勿背日。

《书》云：奔走及走马，大动其气，气逆于膈未散，而又饮水，水搏于气，为上气。

《书》云：水有沙虱[①]处勿浴勿渡，当随牛马急渡之，不伤人。水中又有弩射人影即死，以物打水，令弩散，急渡吉。

《书》云：行汗勿跂床悬脚，久成血痹，足痛腰疼。

真人曰：夜行常啄齿，杀鬼邪。又疾行损筋，行不得令人失气。又行及乘马，不用回顾，则神去。

凡欲行来，常存魁罡在头上，所向皆吉。

行不多言，恐神散而损气。

夜行常琢齿，琢齿亦无限数也，煞鬼邪。鬼邪畏琢齿声，是故不敢犯人。

夜行及冥卧，心中恐者，存日月还入于明堂中，须臾百邪自灭，山居恒尔此为佳。

夜归左手或右手，以中指书手心，作"我是鬼"三字，再握固，则不恐惧。

沈存中《笔谈草闲》有黄花蜘蛛，名天蛇。遭其螫仍濡露，则病如癞，通身溃烂，露涉者慎之。

《书》云：大雾不宜远行，行宜饮少酒，以御露瘴。昔有三人早行，一食粥而病，一空腹而死，一饮酒而健，酒能壮气，辟雾瘴也。

坐　卧

《书》云：久坐伤肉，久卧伤气，坐勿背日，勿当风湿，成劳；坐卧于塚墓之傍，精神自散。

---

① 虱：原作"风"，据文义改。

《书》云：卧出而风吹之，血凝于肤为痹，凝脉为血行不利，凝于足为厥。

《书》云：灯烛而卧，神魂不安。卧宜侧身屈膝，不损心气，觉宜舒展，精神不散，舒卧招邪魅。

孔子云：寝不尸。

《书》云：寝不得言语，五脏如悬，磬不悬，不可发声。孔子曰：寝不言。

《书》云：卧不可戏将笔墨画其面，魂不归体。

《书》云：卧勿以脚悬踏高处，久成肾水，损房足冷。

《书》云：卧魇魂魄外游，为邪所执，宜暗唤，忌以火照，照则神魂入，乃至死于灯前。魇者本由明出，不忌火，并不宜近唤及急唤，亦喜失神魂也。

《书》云：卧处头边勿安火炉，日久引火气，头重目赤鼻干，发脑痈疮疖。

《书》云：卧习闭口，气不失，邪不入。若张口久成消渴，无血色。又夜卧勿覆头，得长寿。灌足而卧，四肢无冷病。又醉卧当风，使人发痓。醉卧黍穰中，发疮，患大风眉堕。又雷鸣时，仰卧星月下，裸卧当风中，醉卧以人扇之，皆不可也。

隐居云：卧处须当傍虚歇，烘烘衣衾常损人。

《书》云：饱食即卧，久成气病，腰痛，百疴不消，成积聚。

《书》云：汗出不可露卧及浴，使人身振，寒热风疹。《西山记》：坐卧于塚墓之间，精神自散。枯木大树之下不可息，防阴气触人阳神。

孙真人曰：坐卧莫当风，频于暖处浴。

《书》云：坐卧处有隙风急避之，尤不宜体虚年老之人。昔有人三代不寿，问彭祖，祖观其寝处，果有一穴，当其脑户，令塞之，遂得寿。盖隙风入耳吹脑，则阳气散。头者诸阳所聚，以主生也。

沐浴洗面

《书》云：频沐者，气壅于脑，滞于中，令形瘦体重，久而经络不通畅。

《书》云：饱食沐发，冷水洗头，饮水沐头，热泔洗头，冷水濯足，皆令人头风。

《书》云：新沐发勿令当风，勿湿萦髻，勿湿头卧，令人头风、眩闷及生白屑、发秃、面黑、齿痛、耳聋。

《书》云：女人月事来不可洗头，或因感疾，终不可治。

《书》云：沐浴渍水而卧，积气在小腹与阴，成肾痹。

《书》云：炊汤经宿洗体成癣，洗面无光，作甄哇疮。

《书》云：频浴者，血凝而气散，体虽泽而气自损，故有痈、疽、疮、疖之疾者，气不胜血，神不胜形也。

《书》云：时病新愈，冷水洗浴，损心胞。

《书》云：盛暑冲热，冷水洗手，尚令五脏干枯，况沐浴乎？

《书》云：因汗入水，即成骨痹。昔有名医将入蜀，见负薪者，猛汗河浴。医曰：此人必死，随而救之。其人入店中，取大蒜细切，热面浇之，食之汗出如雨。医曰："贫下人且知药，况富贵乎。"遂不入蜀。

《书》云：远行触热，逢河勿洗，面生乌肝。

《闲览》云：目疾切忌浴，令人目盲。白彦良壮岁，常患赤目。道人曰：但能不沐头，则不病此。彦良记之，七十余更无眼疾。

栉　发

真人曰：发多栉，去风明目，不死之道。曰：头发梳百度。

陶隐居云：饱则入浴饥则梳，梳多浴少益心目。故道家晨梳，常以百二十为数。

真人曰：发宜多栉，手宜在面，齿宜数叩，精宜常咽，气宜精炼。

此五者，所谓子欲不终，修昆仑耳。

安乐诗云：发是血之余，一日一次梳。通血脉，散风湿。

《琐碎录》云：乱发藏卧房壁中，久招不祥。又云：勿令发覆面，不祥。头发不可在鱼鲊中食之，杀人。

《本草》云：收自己乱头发，洗净，干，每一两入椒五十粒，泥固封，入炉，大火一煅，如黑糟，细研，酒服一钱匕①，髭发长黑。

刘安君烧自己发，合头垢等分，合服如大豆许三丸，名曰还精。令头不白，服气积义。

刘根曰：取七岁男齿女发，与已颈垢合烧，服之一岁，则不知老，常为之，使老有少容也。

《书》云：凡梳头发及爪皆理之，勿投水火，正尔抛掷。一则敬父母之遗体，二则有鸟，曰鹆鹈，夜入人家，取其爪发，则伤魂。

《书》云：发落诸饮食中，食之成瘕。

宋明帝宫人腰痛引心，发则气绝，徐文伯曰："发瘕也。"以油灌之，吐物长二尺，头已成蛇，悬柱上水沥尽，惟余一发。唐·甄立言为太常，昔有病人心腹满烦弥瘴，诊曰："误食发而然。"令饵雄黄，吐一蛇，如拇指大，无目。烧之，有发气，若头尾全，误食必然。

———————
① 匕：原作"上"，据文义改。

大小腑

《书》云：忍尿不便，成五淋；膝冷成痹；忍大便成五痔。

《书》云：弩小便，足膝冷呼气；弩大便，腰痛目涩。

《书》云：或饮食，或走马，或疾走，或为寒热所迫，令胞转，脐下痛，胞屈辟，不小便致死。

《琐碎录》云：夜间小便时，仰面间[①]眼，至老眼不昏。又丈夫饥欲坐小便，若饱则立小便，慎之无病。

又云：不可对正北溺，及对三光便溺，及向西北，并损人年寿。

《书》云：凡人求道受戒，勿犯五逆，有犯者凶。大小便向南一逆，向北二逆，向日三逆，向月四逆，仰视天及星辰五逆。

《书》云：大小二事，勿强关抑忍，又勿失度，或涩，或滑，皆伤气害生，为祸甚速。

刘惟简至乾宁军，有人献金花丸，以缩小便，药犯砒蜡，服三日，小便极少。至羁州，肢体通肿。盖被闭却水道，水溢妄行。不遇卢昶，几为所误。盖水泉不止者，膀胱不藏也，宜服暖剂以摄水，可强止之耶？

衣着汗

《书》云：春冰未泮，衣欲下厚上薄，养阳收阴，继世长生。

《书》云：春天不可薄衣，伤寒、霍乱、食不消、头痛。

《书》云：冬时绵衣、毡褥之类，急寒急着，急换急脱。

陶隐居云：绵衣不用顿加添，稍暖又宜时暂脱。

《琐碎录》云：若要安乐，不脱不着，北方语也。若要安乐，头脱头着，南方语也。

《书》云：醉酒汗出，脱衣靴袜，当风承凉，成脚气。

《书》云：大汗能易衣佳，或急洗亦好。又多汗损血。

又云：大汗偏脱衣，得偏风，半身不遂。又云：劳伤汗出成疾。

《书》云：大汗急宜敷粉。汗湿衣不可久着，令人发疮及风瘙，大小便不利。

《书》云：汗出毛孔开，勿令人扇，亦为外风所中。又人汗入诸肉，食之作疔疮。

《黄帝素问》曰：饮食饱甚，汗出于胃，饱甚胃满，故汗出于胃也；惊而夺精，汗出于心，惊夺心精，神气浮越，阳内薄之，故汗出于心也；持重远行，汗出于肾，骨劳

---

① 间：疑为"闭"之误。

气越，肾复过疲，故待重远行汗出于肾也；疾走恐惧，汗出于肝，暴役于筋，肝气罢极，故疾走恐惧汗出于肝也；摇动劳苦，汗出于脾，摇动体劳，苦谓动作施力，非疾走远行也，然动作用力则谷精四布，脾化水谷，故汗出于脾也。

天时避忌

《内经》云：阳出则出，阳入则入，无扰筋骨，无见雾露，违此三时，形乃困薄。

《经》云：大寒大热、大风大雾勿冒之。天之邪气，感则害人五脏。水谷寒热，感则害人六腑。地之湿气，感则害人皮肉筋脉。

先贤曰：人以一握元气，岂可与大造化敌，康节有四不出之训。

《书》云：犯大寒，而寒至骨髓，主脑逆、头痛、齿亦痛。

又云：不远热而热至，则头痛、身热、肉痛生矣。

真人曰：在家在外，忽逢大风、暴雨、震雷、昏雾，皆是诸龙鬼神经过，宜入室，烧香静坐以避之，过后方出，吉，不尔杀人。

《书》云：大忌朔不可哭，晦不可歌，招凶。

四时调摄

《内经》曰：春三月，此谓发陈，夜卧早起，生而勿杀，逆之则伤肝，夏为寒变，奉长者少。又春伤于风，夏必飧泄。

《书》云：春夏之交，阴雨卑湿，或引饮过多，令犯风湿，自汗体重，转侧难，小便不利。作他治必不救，惟五苓散最佳。

《内经》曰：夏三月，此谓蕃秀，夜卧早起，使志无怒，使气得泄。逆之则伤心，秋为疟，奉收者少。

陶隐居云：四时惟夏难将息，伏阴在内腹冷滑，补肾汤剂不可无，食物稍冷休哺啜。

《书》云：夏之一季，是人休息之时，心旺肾衰化为水。至秋而凝，冬始坚，当不问老少，皆食暖物，则不患霍乱，腹暖百病不作。

《书》云：夏冰止可隐映饮食，不可打碎食之，入腹冷热相搏成疾。

《书》云：夏至以后迄秋分，须慎肥腻，饼臛、油酥之属，此物与酒浆、瓜果极理相妨，所以多病者，为此也。

陶隐居云：冷枕凉席心勿喜。凡枕冷物大伤人目。

《书》云：夏不宜露卧，令皮肤厚，成癣或作面风。

《书》云：夏伤暑，秋痎疟。忽大寒，勿受之。患时病由此。

《书》云：暑月日晒处，有石不可便坐，热生疮，冷成疝。

《书》云：盛热带汗，当风不宜过。自日中来，勿用冷水沃面，成目疾。伏热者，未得饮水及以冷物迫之，杀人。

《书》云：五六月泽中停水，多有鱼鳖精，饮之成瘕。

《内经》曰：秋三月，此谓容平，早卧早起，使志安宁，逆之则伤肺。冬为飧泄，奉藏者少。

《书》云：秋伤于湿，上逆而咳，发为痿厥。又立秋日勿浴，令皮肤粗燥，因生白屑。又八月一日后，微火暖足，勿令下冷。

《内经》曰：冬三月，此谓闭藏，水冰地坼，无扰乎阳，早卧晚起，必待日光，去寒就温，毋泄皮肤，逆之伤肾，春为痿厥，奉生者少。

《书》云：冬时忽大热，勿受之，患时病由此。又曰：冬伤于寒，春必病温。

《书》云：冬时天地闭，血气藏，作劳不宜，汗出冷背。

《书》云：冬寒虽近火，不可令火气聚，不须于火上烘炙，若炙手暖则已，不已损血，令五心热，故手足应于心也。

《书》云：大雪中，跣足人不可便以热汤洗，或饮热酒，足趾随堕。又触寒来，寒未解，勿便饮汤食热物。

《四气调神论》曰：夫四时阴阳者，万物之根本也。所以圣人春夏养阳，秋冬养阴，与万物浮游于生长之门。逆其根则伐其本，坏其真矣。故阴阳四时者，万物之终始，死生之本也。逆之则灾害生，从之则苛疾不起，是谓得道。故《天真论》曰：有贤人者，逆从阴阳，分别四时，将从上古合同于道，亦可使益寿而有极时也。

旦暮避忌

《书》云：早出含煨生姜少许，辟瘴开胃。又曰：起空腹不宜见尸臭气，人鼻、舌上白起、口臭，欲见宜饮酒少许。

真人曰：平明欲起时，下床先左脚，一日无灾咎，去邪兼辟恶，如能七星步，令人长寿乐。

又清旦常言善事，闻恶事则向所来方三唾之吉。又旦勿嗔恚，暮无大醉，勿远行。

《经》曰：平旦人气生，日中阳气隆，日西阳气已虚，气门乃闭。是故暮而收拒，无扰筋骨，无见雾露，违此三时，形乃困薄。

《书》云：夜行用手掠发，则精不敢近。常啄齿，杀鬼邪。又夜卧，二足伸屈不并，无梦泄。

真人云：夜梦恶不须说，且以水面东噀之，咒曰：恶梦着草木，好梦成珠玉。吉。有教入广者曰：朝不可虚，暮不可实。今气候不齐，不独入广也。

杂　忌

《书》云：过神庙勿轻入，入必恭谨，不宜恣视，吉。

《书》云：忽见光怪变异之物，强抑勿怪，吉。

伊川官廨多妖，有报曰鬼使扇，曰：他热。又曰鬼打鼓曰以槌与之。范文正公常读书于府学，每夜有大面之鬼怪近案边，范公以笔书其面曰：汝面非常大，难欺范仲淹。二公不以怪处之，而怪自灭。可为法也。

《书》云：脂油燃灯，人神不安在血光之下，等闲刀画地，乃招不祥事。

《感应篇》曰：勿朔旦号怒，勿对北恶骂。

不可脢腊歌舞，不可对灶吟咏，不可向灶骂詈，不祥。慎勿上床卧歌凶。凡欲眠，勿歌咏，不祥。

《书》云：凡刀刃所伤，切勿饮水，令血不止而死。若血不止，急以布蘸热汤盦之，或冷水浸之，嚼苧叶止血妙。

《书》云：凡古井及深井中多毒气，不可辄入，五六月最甚，先下鸡、鸭毛试之，若旋转不下，是有毒气，便不可下去。

又云：山有孔穴，采宝者惟三月、九月，余月山闭气交，死也。

《琐碎录》云：萧管挂壁取之，勿便吹，恐有蜈蚣。

祖师刘复真，赴召早起，见店妇仆地，叫号可畏，但见吹火筒在傍，刘知其蜈蚣入腹，刺猪血灌之，吐出蜈蚣，可不慎欤。

卷之三

人元之寿饮食有度者得之

《黄帝内经》曰："阴之所生，本在五味；阴之五宫，伤在五味。"扁鹊曰："安身之本，必资于食，不知食宜者，不足以存生。"乡党一篇具载圣人饮食之节为甚详。后人奔走于名利而饥饱失宜，沉酣于富贵而肥甘之人，是务不顺四时，不和五味而疾生焉。戒乎此则人元之寿可得矣。

五 味

《内经》曰："谨和五味，骨正筋柔，气血以流，腠理以密，长有天命。"

《淮南子》曰："五味乱口，使口爽，伤病也。"

陶隐居云："五味偏多不益人，恐随脏腑成殃咎。五味稍薄，令人神爽，若稍偏多，损伤脏腑，此五行自然之理。初则不觉，久当为患也。"

酸多伤脾，肉䐈而唇竭，故春七十二日，省酸增甘，以养脾气。

曲直作酸，属木，脾主肉，属土，木克土也。

酸过食，损胃气及肌脏筋骨，不益男子，损颜色。不与蛤同食，相背也。有云："饮少热醋，辟寒胜酒。"

黄戬云："自幼不食醋，今逾八十，尤能传神。"

又：心色赤，宜食酸，小豆、犬肉、李、韭皆酸。

咸多伤心血，凝泣而变色。故冬七十二日，省咸增苦，以养心气。

润下作咸，属水，心主血，属火，水克火也。

盐过于咸，则伤肺，肤黑损筋力，西北人食而耐咸，多寿；东南人食绝欲咸，少寿。病咳及水气者，全宜禁之。

晋桃源避世之人，盐味不通，多寿。后五味通而寿啬矣。

又：脾色黄，宜食咸，大豆、豕肉、栗、藿皆咸。

甘多伤肾，骨痛齿落，故季月各十八日，省甘增咸，以养肾气。

稼穑作甘，属土，肾主骨，属水，土克水也。蜜饧、沙糖，各见本条。

又：肝色青，宜食甘，粳米、牛肉、枣、葵皆甘。

苦多伤肺，皮槁而毛落，故夏七十二日，省甘增辛，以养肺气。

炎上作苦，属火，肺主皮毛，属金，火克金也。胆、柏皮等。

又：肺色白，宜食苦，麦、羊肉、杏、薤皆苦。

辛多伤肝，筋急而爪枯，故秋七十二日，省辛增酸，以养肝气。

从革作辛，属金，肝主筋，属木，金克木也。

胡椒和气，过多损肺，令人吐血。

红椒久食，失明乏气，合口者害人，十月勿食。椒损人心，伤血脉，多忘除湿，湿[①]中益妇人。

又肾色黑，宜食辛，黄黍、鸡肉、桃、葱皆辛。

饮　食

《书》云：善养性者，先渴而饮，饮不过多，多则损气，渴则伤血；先饥而食，食不过饱，饱则伤神，饥则伤胃。

《书》云：饮食务取益人者，仍节俭为佳，若过多，觉彭亨短气便成疾。

《书》云：饮食于露天，飞丝堕其中，食之，咽喉生泡。

《书》云：饮食收器中，宜下小而上大，若覆之不密，虫鼠欲盗食而不可，环器堕涎，食者得黄病，通身如蜡，针药不能疗。

《书》云：饮食以铜器盖之，汗若入内，食者发恶疮肉疽。

《书》云：饮食土蜂行住，或猫犬吮破之水生疮。

《书》云：饮食生冷，北人土厚水深，禀气坚实，不损脾胃。久居南方，宜忌之。南人土薄水浅，禀赋多虚，不宜脾胃。久居北方者，尤宜忌之。

《书》云：空心茶，宜戒；卯时酒、申后饭，宜少。

《书》云：极饥而食且过饱，结积聚极，渴而饮且过多，成痰癖。日没后食讫，便未须饮酒，不干呕。

太宗谓宰臣曰："朕每日所为，自有常节，饮食不过度，行之已久，甚觉有力。老子云：'我命在我，不在天，全在人之调适。'卿等亦当加意，毋自轻摄养也。"

陶隐居云：何必餐霞服大药，妄意延年等龟鹤，但于饮食嗜欲中，去其甚者将

---

① 湿：疑为"温"字，更切。

安乐。

浆水，按《本草》：味甘，酸，微温，无毒。调中引气，开胃止渴，强力通关，治霍乱泻痢。消宿食，解烦去睡，调理脏腑，治呕哕，白人肤体如缯帛，为人常用，故不齿其功。

世之所用熟水品目甚多，贵如沉香则燥脾，木骨草则涩气，蜜香则冷胃，麦门冬则体寒，如此之类，皆有所损。

紫苏汤，今人朝暮饮之，无益也。芳草致豪贵之疾，此有一焉。

宋仁宗命翰林院定熟水，奏曰："紫苏第一，沉香第二，麦门冬第三，以苏能下胸膈浮气。"殊不知久则泄人真气，令人不觉。

《本草》云：酒饮之，体软神昏，是其有毒也，损益兼行。

扁鹊云：久饮常过，腐肠烂胃，溃髓蒸筋，伤神损寿。

有客访周颙，颙出美酒两石，颙饮石二，客饮八斗。次明，颙无所苦，酒量贯也，客已死矣。观之，客肠已出，胁已穿，岂非量过，而犯扁鹊之戒欤。

饮白酒，食牛肉，生虫。酒浆，照人无影不可饮，不可合乳汁饮，令人气结，祭酒自耗者杀人。酒后食芥辣物多，则缓人筋骨。

卧黍穰，食猪肉，患大风。凡中药毒及一切毒，从酒得者难治。酒性行血脉，流遍身体也。

《书》云：饮酒，醉未醒，大渴饮冷水，又饮茶，被酒引入肾脏，为停毒之水。腰脚重腿，膀胱冷痛，兼患水肿，消渴挛痹。

《书》云：酒醉当风，以扇扇之，恶风成紫癜。又：醉酒吐罢，便饮水，作消渴。神仙不禁酒，以能行气壮神，然不过饮也。

《本草》：茶饮者，宜热，宜少，不饮尤佳。久食去人脂，令人瘦，下焦虚冷，惟饱食后一二盏不妨消渴也。饥则尤不宜，令人不眠。同韭食身重。

《书》云：将盐点茶，引贼入家，恐伤肾也。

东坡说茶除烦去腻，世固不可无茶。然暗中损人不少，吾有一法常自修之。辄以浓茶漱口于食后，烦腻既去而脾胃不知，凡肉之在齿者，得茶漱涤，乃不觉脱去，不烦挑剔也。盖齿性便苦，缘此渐坚牢，而齿蠹且日去矣。

《书》云：饮多，则肺布叶举，气逆上奔。

《书》云：阴地流泉，六月行路，勿饮之，发疟。

《书》云：饮宴于圣像之侧，魂魄不安。

《书》云：饮水勿急咽，久成气病。

《书》云：形寒饮冷，则伤肺，上气咳嗽，鼻鸣。

《书》云：粥后饮白汤，为淋，为停湿。

陶隐居云：食戒欲粗并欲速，宁可少餐相接续。莫教一饱顿充肠，损气伤心非尔福。

《养生》云：美食须热嚼，生肉不须吞。

又云：食毕漱口，数过齿不龋，口不臭，漱口忌热汤，则损牙齿。

又云：食炙煿，宜待冷，不然伤血脉，损齿。

《书》云：食厨屋漏水，堕脯肉，成癥瘕，生恶疮。

《书》云：人汗入肉，食之作疔疮。又食诸兽自死肉亦然。

《书》云：食物以象牙、金铜为匙箸，可以试毒。

隐居云：生冷黏腻筋韧物，自死牲牢皆勿食。馒头闭气莫过多，生脍偏招脾胃疾。炸酱胎卵兼油腻，陈臭淹藏尽阴类。老人朝暮更餐之，借是寇兵无以异。

《琐碎录》云：馒头闭气悔血，汤以破之。包子包气，好醋以破之。

《书》云：食物以鱼鲢器盛之，有蛊毒，辄裂破入闽者，宜审之。

《书》云：夜半之食宜戒，申酉前晚食为宜。

《周礼》：乐以消食。

盖脾喜音声，夜食则脾不磨，为音响绝也。夏月夜短，尤宜忌之。

老子云：不饥强食，则脾劳。不渴强饮，则胃胀。食欲常少，勿令虚。冬则朝勿虚，夏则夜勿饱。

《书》云：君子慎言语，节饮食，人之当食，须去烦恼，食毕当漱口，数过令人牙齿不败，口香。

天隐子云：人之有斋戒者，斋乃洁净之物，戒乃节慎之称，有饥即食，食勿全饱，此所谓中也。百味未成熟，勿食，此皆宜戒也。手常摩擦皮肤，温热熨去冷气，此所谓畅外也。此是调理形骸之法。

《书》云：色恶不食，臭恶不食，失饪不食，不时不食。

前云：色臭二恶不食者，谓饭食及肉颜色香臭变恶者，皆不食之。失饪不食者，谓非朝夕日中时也。

《书》云：饮食以时，饥饱得中，水谷变化，冲气和融，精血生，荣卫以行，腑脏调平，神志安宁，正气充实于内，元真通会于外，内外邪沴，莫之能干，一切疾患无从所作也。又：饮食之宜，当候已饥而进食，食不厌熟嚼，仍候焦渴而引饮，饮不厌细呷，无待饥甚而后食。食不可饱，或觉微渴而省饮，饮不欲太烦，食不厌精细，饮不厌温热。

食无生冷、韧、焦燥、黏滑物伤，则胃中水谷易于腐化矣。食物饱甚，耗气非一，或食不下而上涌呕吐以耗灵源，或饮不消而作痰咯唾以耗神水。

好食炙煿者，将为口疮、咽痛、壅热、痈疡之疾。偶食物饱甚，虽觉体倦，无辄就寝，可运动徐行纳百余步，然后解带、松衣、伸腰、端坐，两手按摩心腹，交叉来往约一二十过，复以两手自心胁间按擦，向下约十数过，令心腹气道不至壅塞，过饱食随手消化也。当盛暑时，食饮加意调节，缘伏阴在内腐化稍迟，又果瓜园蔬，多将生啖，苏水桂浆，唯欲冷饮，生冷相值，克化尤难。微伤即飧泄，重伤即霍乱吐利。是以暑月食物尤要节减，使脾胃易于磨化，戒忌生冷，免有腹脏之疾也。

《琐碎录》云：暑月瓷器如日照者，不可便盛饮食。

阎孝忠曰：吴楚之人，每中脘有疾，翻谓脾病，胸腹痛不以虚实，悉谓脾病。凡脾药皆椒姜术附之类。又盛夏必热食，居密室服药，习以为常。余劝以夏当寒食，高居以远炎暑。

则曰：吴楚与北人异，以此自将安乐，充实岂不难哉。《经》云：春夏养阳，秋冬养阴，顺天地之柔刚。注：阴报于阳谓五月，五阳一阴始生，圣人春食温，夏食寒，以抑阳扶阴。十一月，五阴一阳，故热附炎以抑阴扶阳，反此者是谓伐根。盛夏热食，穷冬寒食，以自取困踣，吾未如之何。

一日之忌：暮无饱食物，至饱伤脏腑。又人之阳气，随日升沉，日中则隆，日西则虚。无劳复筋骨，当休息肢体，力省运行，食难磨化，或即就寝，不免重伤。故云：夜食饱甚损一日之寿也。

王叔和洞识摄生之道，常谓：人曰食不欲杂，杂则或有所犯，当时或无灾患，积久为人作疾。寻常饮食，每令得所，多食令人膨脝短气，或致暴疾。夏患，积久为人作疾。寻常饮食，每令得所，多食令人膨脝短气，或致暴疾。夏至秋分少食肥腻、饼臛之属，此物与酒食瓜果相妨，当时不必习病，入秋节变阳消阴息，寒气总至，多诸暴卒。良由涉夏取冷太过，饮食不节故也。而不达者，皆以病至之日便谓是受病之始，而不知其所由来者渐矣。岂不惑哉。

食　物

物之无益而有损者，常人尤不可多食，况病人当避忌者乎，此书所载。凡物之有益而无损者，不书。或损益相半者，则书其损而不书其益。

果　实

生枣令人热，渴、气胀、寒热、羸瘦者，弥不可多，动脏腑，损脾元，与蜜同食损五脏。

软枣冷，动宿疾，发嗽，与蟹相忌。

梅子坏齿及筋，多食发热。

生龙眼平，沸汤内淖过不动脾。

樱桃，寒热病多食，发暗风，伤筋骨，呕吐。小儿多食作热，性热也。

生荔枝性热，多食发虚热、烦渴、口干、衄血。

楂子不可多食，损齿及筋。

乳柑太寒，冷脾，发痼疾，利肠，发轻汗。脾胃冷人，尤不可多食，诸柑性同。

橘柚酸者聚痰，甜者润肺，不可多食，令人口爽，不知五味。

橙子温，皮多食伤肝，与槟榔同食，头旋恶心，生痰疟。

杨梅多食发热，损齿及筋。

杏实热，多食伤筋骨。杏酥生熟吃俱得，半生半熟，杀人。杏仁久服，目盲，眉、发、须落，动宿疾。双仁者，杀人，可研细治犬伤。

桃实，发丹石，损胃，多食有热。饱食桃仁，水浴成淋。

桃杏花，本五出而六出者，必双仁能杀人者，失常故也。

李子平，发疟，多令虚热，白蜜和食，伤人五内，不可临水上啖之及与雀肉同食。李不沉水者，毒。仁和鸡子食，内结不消。

梨寒，乳鹅梨、紫花梨治心热，此外生不益人，多食，寒中。产妇，金疮人，勿食，令萎困。其性益齿而损脾胃，正二月勿食佳。

有人家生一梨，大如斗，送之朝贵，食者皆死。考之树下有大蛇，聚毒于此，不常为妖也，他仿此。

藤梨，名沐猴梨，食多冷中。

林檎多食，发热涩气，好睡发冷疾，生疮疖，脉闭不行，子不可食，令人烦。

石榴多食，损肺及齿。山石榴多无益，涩气。

栗子，温，生治腰脚。生即发气，宜暴干蒸炒，食多即气壅，患风水气，人不宜食。生栗可于灰火中煨，令汗出，杀其水气，不得通熟。小儿食生者，多难化。熟者，多滞气。

柿子，寒，日干者，性冷，多食腹痛，生者弥冷。红柿与蟹同食，吐红；饮酒食红柿，心痛至死，亦易醉，不解酒毒。一种塔柿引痰，日干多动风火，干味不佳。

椑子性尤冷，与蟹同食，腹疼大泻。

葡萄酒过，昏人眼，架下饮酒，防虫屎伤人。

白果生引疳，解酒；熟食益人，然不可多食，腹满，有云满一千个者，死。此物二更开花，三更结子，当是阴毒之物。

有人艰粜，取白果以为饭，饱食，次日皆死。

菱芰也，冷脏色利，损阳，令阴萎，不益脾，难化，令胀满，姜酒解之。七月食生菱，作蛲虫。

茨菰，大寒，动宿冷气，腹胀满，小儿秋食之，脐下痛，孕不可食。吴茱萸食，患脚气，瘫痪，损齿，失颜色。

荸荠性与乌芋同。

芡实生食，动风冷气，损脾难消却益精。

藕多食，冷中，能去疫气，产后惟此不同生冷忌者，破血故也。

甜瓜，动痼疾，多食，阴下湿痒，生疮，发虚热。破腹，令人惙惙弱，脚手无力。少食则可不中暑，多食未有不下。贫下多食，深秋下痢难治，损阳故也。患脚气食此，永不除。五月甜瓜沉水者，杀人。多食，发黄疸，动气，解药力。双蒂者，杀人。与油饼同食发病。

防州太守陈逢原，避暑食瓜至秋，忽腰腿痛，不能举动，遇商助教疗之，更生。

西瓜甚解暑毒，北人禀厚食惯，南人禀薄，不宜。多食至于霍乱，冷病人终身不除。

木瓜，温，皮薄微赤黄，香，甘酸不涩，向里子头尖，一面方，是真。益脾而损齿。若圆和子微黄，蒂粗涩小圆，味涩微咸，伤人气，多食损牙。

甘蔗多食，衄血，烧其滓，烟入目则眼暗。

砂糖，寒，多食心痛。鲫同食成疳；葵同食成流癖，身重不能行。小儿多食，损齿及生蛲虫。

榅桲不可多食，损齿伤筋。

松子多食，发热毒。

柰子多食，胪胀，不益人，病人尤甚。

胡桃，平，多食，利小便，脱人眉，动风，动痰，恶心呕吐。酒同食过多，咯血。

五月食未成果核，发痈疖寒热。

秋夏果落地，恶虫缘食之，患九漏。

一切果核双仁害人。

生果停留多日，有损处，食之伤人。

治诸果毒，烧猪骨过为末，水服方寸匕。

枇杷多食，发痰热。

橄榄食之，必去两头，有大热。过白露摘食，庶不病沾。

榧子多食，能消谷，助筋骨，行荣卫，明目轻身，治咳嗽。食之过多，则滑肠。

榛子，益气力，宽肠胃。

莲子，食之宜蒸，生则胀人腹中，噎，令人吐。食当去之，不去心食之霍乱。又，性寒，生食微动气，蒸食之良。

藕生食，主霍乱后烦渴，虚闷不能食，蒸食能补五脏，实下焦。与蜜同食，令人腹脏肥，不生诸虫。

除烦解酒毒，压食反，病后热渴，食藕用少盐水或梅水浸，供多食，不损口。久服轻身耐老，止热破血。

鸡头益精气志①，令耳目聪明。久服，轻身不饥，耐老，作粉食极妙，是长生之药。与小儿食，不能长大，故驻年耳。生食，动风冷气，多食不益脾胃气兼难消化。

米　谷

粳米，生者冷，燔者热，生不益脾，过熟则佳。苍耳同食，卒心痛；马肉同食，发痼疾。

稻米，糯米也。妊娠与杂肉食之，不利其子，生寸白。久食，身软缓筋故也。性寒，壅经络气，使人四肢不收，昏闷多睡，发风动气，可少食。

秫米，似黍而小，亦可造酒。动风，不可常食。

黍米，发宿疾，久食，昏五脏，好睡。小儿食，不能行，缓人筋骨，绝血脉。白黍久食，多热，令人烦。赤黍不可合蜜，惟可作糜。不可为饭，粘着难解。

五种黍米，合葵食之，成痼疾，藏脯于中，食之闭气。肺病者，宜此。

生米戏食，久为米瘕，肌疲如劳，缺米则口吐清水。

饴糖进食，健胃，多食则动脾风。

麦占四时，秋种夏收。西北多霜雪，面无毒；南方少雪，有毒。

小麦，性壅热，小动风气，治面后觉中毒，以酒咽汉椒三五粒不为疾。

大麦，久食宜人，带生则冷，损人。

麦蘖，久食消肾，不可多。

矿麦，西川多种，山东河北人，正月方种，先患冷气，人不宜食。

荞麦，性寒难消。久食动风，头眩，和猪肉食八九次，患熟风，脱眉须。

粟米食后，勿食杏仁，令人吐泻。

稷米，穄也，发三十六种病。八谷之中最为下，不可同川附子服。

陈廪粟米、秔米，陈者，性皆冷，频食之，自利。藏脯腊于中，三月久满不知而食之，害人。

绿豆治病，则皮不可去，去皮，食少壅气。

赤小豆，行小便，久食虚人，令人黑瘦枯燥，能逐津液，身体重。

青小豆，一名胡豆，合鲤鱼鲊食之，肝黄，五年成干消。

---

① 志：疑衍。

赤白豆合鱼鲊食之，成消渴。

黑白黄褐豆，大小豆，作豉极冷，黄卷及酱皆平，多食体重。服大豆末者，忌猪肉。炒豆与一岁以上十岁以下食之，即啖猪肉，久当壅气死人。有好食豆腐中毒，不能治。更医至中途，遇作腐人家相争，因问，妻误将莱菔汤置锅中，腐更不成。医得其说，以莱菔汤下药而愈。

莱菔，即萝卜也。

酱，当是豆为者，今以面麦为者，食之多杀药力。

夫子云：不得其酱，不食，故五脏悦而爱之，此亦安乐之端。

脂麻炒熟，乘热压出生油，但可点。再煎炼，方方^①谓熟油，可食。油发冷疾，滑骨髓，困脾脏，经宿即动气。牙齿脾疾人宜陈油，饮食须逐日熬熟。黑脂麻，炒食之，不生风疾，风人日食之，则步履端正，语言不謇。

白脂麻，生则寒，炒则无发霍乱，抽人肌肉。又，别有胡麻，味苦，乃苣胜也，不可为补益。用乌麻最益人。

胡麻，一名苣胜，服之不老，耐风湿，补衰老。九蒸九曝，末之，以枣膏丸服之，治白发还黑。补五内，益气力，长肌肉，填骨髓脑，坚筋骨。久服轻身不老，明耳目，耐饥渴，延年。

逐日熬熟，用经宿即动气，有牙齿并脾胃疾人，切不可吃。

大麻仁，不宜多食，损血脉，滑精气，痿阳气，妇人多食，发带疾。以五升同葱一握捣，和浸三日，去滓沐发，令白发不生。研取汁，煎三十余沸收之，常取汁和羹兼煮粥，食之去一切五脏气。

菜　蔬

葵为五菜，主秋种，早者至春作子，名冬葵。其心有毒，伤人。性冷，热食之亦令热闷，甚动风气。葵冻者，生食之，动五种瘤，饮甚则吐水，和鲤鱼食之，害人。四季勿食。生葵不化，发人一切宿疾。百药忌食之，发狂犬咬。吴葵，一名蜀葵，不可久食，钝人志性。被狗咬戒食，误食之，永不瘥。

戎葵并鸟肉食，无颜色。

生葱食之，即啖蜜，下痢。食烧葱啖蜜，壅气，死。杂白犬肉食之，九窍出血。患气者多发气，上充人，五脏闭绝，虚人胃，开骨节，正月食之，生面上游风。大抵功在发汗，多则昏人神。

胡葱，多食伤神，损性多忘，损目发痼疾，狐臭、䘌齿人食之甚，青鱼合食，

---

① 方：疑衍。

生虫。

韭，俗呼草钟，乳病人可食。然多食，昏神暗目，酒后尤忌。不可与蜜同食。未出土为韭黄，不益人，滞气。花动风。过清明勿食，不利病人，心腹痼疾者加剧。

霜韭，不可食，动宿饮，必吐水。五月食之损人滋味，乏气力，不可共牛肉食，成瘕热病。后十日，不可食，发困。葱亦不宜。

薤，肥健人。生食，引涕唾，与牛肉食，作瘕。四月勿食薤。三冬至食，多涕唾。

葫，大蒜也，久食伤肝损目，弱阳。煮以合青鱼鲊发黄作，啖鲙伐命。惟生食，不中煮。暑毒，烂嚼下咽即知，仍禁冷水。四月八月，食之伤神，损胆气，喘悸气急，腹内生疮，肠肿成疝瘕。多食葫行房，伤肝，面无光，北方人禀厚者，食惯病少。

小蒜不可常食，食而啖生鱼夺气，阴核疼，欲死。

三月勿食，伤志。时病瘥后，与一切食，竟入房，病发必死。

胡荽，荞子也，久食令人多忘，狐臭，口气，䘌齿，脚气加剧，根发痼疾。

蓼子，是水浸令生芽而食之者，多食令人吐水，损阳少精，心痛寒热，损骨髓。二月食之，伤肾，和生鱼食，夺阴气，核子痛，欲死。

萱草，一名忘忧，嫩时取以为蔬，食之动风，令人昏昏然，终日如醉，因得其名。

菘，发诸风冷，有热，人食之，不发病，性冷也。

芥，多食动风气，发丹石，与兔肉同食，成恶病。

芜青，蔓青也，根不可多食，令气胀，子作油涂，头发黑。

莱菔，即萝卜，力弱。人不宜多食，生者渗人血。

生青菜，时病瘥后食之，手足青肿。

一切菜，五月五日勿食之，变百病。

一切菜，熟煮热食之。凡澹流滴着者，有毒。

十月被霜菜，食者面无光目涩，腰疼，心疟。发时，足十指爪青，萎困。

荠菜，不宜面同食，令人瞀①闷发病，凡用甘草皆忌此。

苋菜，多食动气，冷中损腹，共蕨及鳖食，生瘕。

堇菜，不宜多食，令人身重，多肿，只可一二顿。

芸苔菜，患腰脚人，多食加剧。损阳气，发口疮，齿痛生虫，狐臭人忌之。

鹿角菜，久食发宿疾，损经络，少颜色。

菠薐菜，北人食肉面即平，南人食鱼米即冷。多食，冷大小肠；久食，脚软腰痛。

莼菜，多食性滑发痔，引疫气，上有水银故也。七月蜡虫着上，令霍乱，勿食之。

芹菜生高田者，宜人。黑滑地名水芹，赤色者害人，性寒，和醋食之损齿。

---

① 瞀：疑为"瞀"之误。

春秋龙带精入芹中，偶食之，手青肚满，痛不可忍，服砂糖三二斤，吐出蛐蝎^①，便愈。

苦荬，夏月食之以益心，蚕妇忌食之。

莴苣冷，久食昏人目。白莴苣，冷气人食之，腹冷。产后不可食，寒中。共饴食，生虫。苦苣不可与蜜同食。

菩荙多食，动气冷气，人食之，必破腹。

苜蓿，利在小肠。蜜食下痢，多食瘦人。

蕨，久食脚弱无力，弱阳，眼暗多睡，鼻塞，发落，小儿食之，不行。冷气食之，腹胀。生食成蛇瘕。

郄鉴镇丹徒出猎，有甲士折一枚食之，觉心淡淡成疾，后吐一小蛇，悬屋前，渐成干蕨，信不可生食蕨也。

茄至冷，五劳不可多食，发疮损人，动气发痼疾。熟者少食无忧患，冷人不可食，秋后食之损目。

黄瓜，本名胡瓜，不益人。患脚气虚肿者，毒永不除。

越瓜，色白，动气发疮，脚弱不益。小儿、时病后勿食，与乳酪鲊及空心食，心痛。

青瓜，令人多忘。

冬瓜多食，阴湿生疮，发黄疸，九月勿食。被霜瓜向冬发血寒热，反恶。病初食，吐，食竟心下停水，或为翻胃。有冷者食之瘦，瓜能暗人眼，尤不宜。老人中其毒，至秋为疟痢。一切瓜，苦者有毒。两蒂两鼻者，害人。

瓠子，冷气人食之病甚。大耗食，患脚气，虚肿。人食之，毒永不除。

葫芦，多食令人吐。

芋，一名土芝，有紫有白，冬月食，不发病，他月不可食。

薯蓣，亦有紫白，颇胜芋。有小而名山药者佳，蒟蒻冷气人少食之。

曾有患瘵，自谓无生，是物不忌，邻家修蒟蒻，求食之，美，遂多食，竟愈。有病腮痈者数人，余教多食此而愈。

甜瓜多食，令人阴下痒湿生疮，发黄疸病。凡瓜入水沉者，食之得冷气，终身不瘥。

上床萝卜下床姜。盖夜间萝卜消宿食，早起姜能开胃也。

萝卜和羊肉食，下五脏一切气冷，人肥白。如无羊肉，诸鱼肉皆得用也。久服涩肠卫，令人发早白。

牛蒡，通十二经脉，洗五脏壅气，可常菜食。

---

① 蛐蝎：疑为"蛐蜒"之误。

蒪菜细切，以生蜜洗或略煎，吃之爽口，妙，能消宿食。多食发瘤疾。昆布多食令人瘦。

紫菜多食，令人腹痛，发气吐白沫，饮少热醋解。

决明叶，明目轻身，利五脏，作菜食之良。子，主肝家热，每日取一匙，将去土，空腹吞之，百日后夜见字。

干苔，发诸疮疥，下一切丹石，杀诸药毒，不可多食，令人动血气。

茭白，不可合生菜食之。多食发气并弱阳，不可杂蜜食之，发瘤疾。主心胸中浮热动气。不中食，发冷，滋牙齿，伤阳道，不食为妙。

苦笋，主不睡，去面目并舌下热黄，消渴，明目，解热毒，除热气，健人。

笋箭，荀新者，稍可食，陈者，不可食。

淡竹荀，虽口美，发背闷、脚气。

笋以薄荷叶数片同煮，即无苦味。

诸笋煮二三日不烂，脾难克化，脾病者，不宜吃。

生姜，九月九日勿食之，伤神损寿。干姜，妊多食内消。

椿芽，多食神昏。

榆仁，多食发热、心痛。

菌，地生为菌，木生为檽、为木耳、为蕈。新蕈有毛者、下无纹者、夜有光者、煮不熟者、欲烂无虫者、煮讫照人无影者、春夏有恶虫毒蛇经过者，皆杀人。误食毒菌，往往笑不止而死。惟掘地为坎，投水搅取清者饮之。

木菌，楮、槐、榆、柳、桑五木之耳可食，冬春无毒，木耳亦不宜多食，如前所云者皆杀人。又，赤色仰面不覆者，及生野田中者，皆毒。又，发冷风气痔，多睡无力。

甘露子，不宜生食，不可多食，生寸白虫，与诸鱼同食，病生反胃。

茱萸，六七月食之，伤神气。

茼蒿，多食气满。

莳萝根，曾有食者杀人。

蔓菁，菜中之最益人者，常食之，通中益气，令人肥健。

兰香，不可多食，壅关节，涩荣卫，令人血脉不行，又动风，发脚气。

飞 禽

鸡，黄者宜老人，乌者暖血，产妇宜之。具五色，食者必狂，六指。玄鸡白头家鸡及野禽生子有八字文及死不伸足，害人。乌鸡合鲤鱼食，生痈疽。丙午日食鸡肉，主丈夫烧死，目盲，女人血死，妄见。《千金方》载：四月勿食暴鸡肉，作疽液漏，男女虚劳乏气。八月食之伤神气。妊妇多食，子患诸虫。妊食鸡子，多令子失音。鸡子动风，动气，合鳖肉食害人；合犬肝、犬肉食泄利害人；合鱼汁内成心瘕；合獭肉及野鸡共家鸡肉合食之，成遁尸，尸鬼缠身，四肢百节疼痛。鸡子白合胡荽、葱、蒜食，滞气短气；合生葱、犬肉食，谷道流血，疹。食鸡鸭子眼翳。鸡过宿收不密，蜈蚣必集其中，不再煮而食之，为害非轻。

鸡并子不可合李子食之。老鸡能呼人姓名，杀之则止。鸡有四距重翼者，龙也，杀之震死。乌鸡最暖，可补血，妇人可食。阉鸡善啼，内毒。踏鸡子壳令人得白癜风。半夜鸡啼则有忧事。鸡生子皆雄者必有喜事。

雉离，禽也。损多益少，久食瘦人，春夏多食有毒。九、十至十一月稍补，他月发痔及疮疥，八月忌之。益人神气，丙午日不可食，明主于火也。四月勿食，气逆。和胡桃、菌子同食，下血，有痼疾者不宜。和荞麦面食生肥虫。卵不与葱同食生寸白。

鹜，鸭也，六月勿食，益神气。黑鸭滑中，发冷痢脚气，人不可多食，有毒。妊娠多食，令子倒生。野鸭不可与胡桃、木耳同食。

《异苑》曰：章安有人元嘉中啖鸭肉成瘕，胸满面赤，不得饮食，医以秫菜食之，须臾吐一鸭雏，遂瘥。此因内生所致，又食过而然。

白鸭，补虚，目白者杀人。鸭卵多食发疾冷气。

老鸭善，嫩鸭毒。鸭子不可合蒜食之，又不可合李子、鳖肉食之。野鸭九月已后，即中食，全胜家者，虽寒不动气，又身上生热疮，多年不好者，但多食之即瘥。

白鹅，肉性冷，多食霍乱发痼疾。卵不可多食。苍鹅发疮脓。老鹅善，嫩鹅毒。鹅毛柔暖而性冷，选细毛夹以布帛，絮而为被，偏宜覆婴儿而辟惊痫也。

鹌鹑，四月已后，八月已前，不堪食。《本草》云：虾蟆化也。鹑，患痢人可煮食之，良。和生羹煮食泄痢，酥煎偏令下焦肥。与猪肝同食面生黑子。与菌同食发痔疾。

鹧鸪不可与笋同食，令人腹胀。此鸟天地之神，每月取一只飨，至尊，自死者忌之。

山鸡顿食发五痔，和荞麦食生疮，不与豉同食，杀人，卵不可与葱同食，生寸白，不可久久食，令人疫。鹭雉，一名山鸡，养之禳火灾，山鸡类也。

南唐相冯延巳苦脑痛，久不减，太医吴延绍诰。庖人曰：“相公平日多食鹧鸪、山鸡。”吴曰：“得之矣。”投以甘草汤而愈。盖此禽多食乌头、半夏，有毒，以此解之。又类编通判杨立之官南方，多食鹧鸪，生喉痈，脓血日夕不止。泗水杨吉老令先啖生姜一片，愈。盖以制半夏毒也。唐崔魏公，以多食竹鸡暴亡，梁新命捩生姜汁，折齿灌之，复活。亦此意也。

鸳鸯肉常食之患大风。夫妇不相和，煮鸳鸯肉食之，即时和顺相爱也。

雀肉不与李同食。合酱食妊娠所忌。不可合杂生肝食之。雀粪和老姜末蜜丸服之，令人肥白。

鹁鸽，虽益人，病者食之多减药力。

雄鹊，妇人不可食，烧毛纳水中沉者是雄。

乌鸦，肉涩不中食。鸦瘦，病嗽骨蒸者，可和五味腌炙食之。鸦眼睛，研，注入目中，令人见神鬼。

燕肉，人不可食，入水必为蛟龙所害，食者损人神气。_{出《千金博物志》。}

雁肉勿食，损人神气。脂，可和豆黄末服，令人肥白。

孔雀毛入人眼即瞎。

诸般死鸟皆不可食。

杜鹃初鸣先闻者，主别离。学其声吐血。厕上闻者，不祥；作犬声应之，吉。

凡禽自死口不闭者杀人。

走　兽

猪肉之用最多，然不宜人，食之暴肥，致风虚也，闭血脉，弱筋骨，虚人肌，病人金疮者尤甚。食其肉饮酒，不可卧秫穰中。又，白猪白蹄杂青者，不可食。猪肾理肾气，多食肾虚，久食少子。

猪心肝不可多食，无益，猪临宰惊入心，绝气归肝也。猪肝、鹌鹑同食，令人面生黑点。

猪肉共羊肝和食之，令人心闷；不可与生胡荽同食，烂人脐；不可合龟鳖肉，食之害人；不可合葵及乌梅，食之气少；不可合鸡子同食，令人气消闷；食猪脂忌乌梅、生梅子，害人。

野猪青蹄者不可食，江猪多食者令人体重。

豪猪不可多食，发风气，令人虚羸。凡煮猪肉用桑白皮、皂荚、高良姜、黄蜡块同煮，食不发风。脂油作灯，目暗。肝肺共鱼鲙或饴，食之作痈疽。共鲤子食，伤人神。八月勿食佳。脑子损阳，临房不能举。今食者以盐酒，是引贼也，曾不思皮尚可消而不觉其毒耶？头动风，其嘴尤毒，风人不宜食者。以竹叶烧烟撑口熏之，得口鼻涎出则无害。猪不姜食之，中年气血衰，面生黑点。俞氏云："猪肉生姜同食，发疾风。"又云："发大风。"

羊肉，性大热，时病愈，百日内不可食，食则复令骨蒸。和鲊食伤人心，和生鱼酪食害人。生脂宿有热者不可食。蹄甲中有珠子白者，名悬筋，发人癫。肝和猪肉及梅子、小豆食之伤人，心肝有窍，不可合乌梅、白梅食之，皆害人。

山羊肉不可久食，及楮木炙食，及合鸡子食，令人腹生虫。大病人妊娠食肝，令子多厄。一切羊肝共生椒，食之破五脏，伤心，小儿亦忌之。

肚子，病人共饭常食之，久成反胃，作噎病。共甜粥，食之多唾，吐清水。脑子，男子食之损精，少子，欲食者，研细醋和之。猪脑亦然，不食佳。白羊黑头，食其脑作肠痈。饮酒后不得食羊、豕脑，大害人。心有孔者及一角者，皆杀人。

羖羊，青羝羊也。肉以水中柳木及白杨木，不得于铜器内煮。食之丈夫损阳，女子绝阴，暴下不止。髓及骨汁合食，烦热难退，动利。六月勿食，以益神气。

青羊肝和小豆食之，目少明。

羊不酱同食，久而生癞，发痼疾。

羊、猪血，人不可过，多食则鼻中毛出，昼夜可长五寸，渐粗圆如绳，痛不可忍，虽忍痛摘去，即复生。子益治奇疾，方用乳石、硇砂各一两为末，以饭丸如桐子大，空心临卧水吞下十粒，自然退落。

牛，盛热时卒死者，不食，作肠痈，下痢者，必剧。丑月食之，伤神气。患牛脚蹄中拒筋，食之作肉刺。合马肉食，身痒；共猪肉食，生寸白。不可和黍米、白酒、桑柴火炙，并生栗食，生寸白虫。牛肉，患冷人不宜食。五脏各补人五脏。沙牛肉，常食发宿疾。

牛者，稼穑之资，不可屠杀，自死者，血脉已绝，骨髓已竭，不堪食。牛黄发病，黑牛尤不可食。牛乳汁及酪合生鱼食，成鱼瘕。花牛最毒，眼疾人吃双盲，用姜损齿。独肝牛肉食之杀人，牛食蛇者独肝。

一切牛，盛热气时奇死者，总不堪食，生肠痈之疾。食牛之人，生遭恶鬼侵害，多染疫疠，死入地狱，受赦所不原之罪，戒杀编类。

台州摄参军陈昌梦入东岳，见廊下有罪数人，悉断割肢体，号叫极甚。陈问阴吏，曰："此数人以食牛肉，宰杀耕牛，受此报也。"既觉遂不食牛肉与鸡。台州起瘟疫，环城几无免者，陈颇忧之，梦神告曰："子不食牛肉，我当护卫。邪疫之气，各自回避，不必忧也。"其患遂息。好食牛肉，人寿禄皆减，百神皆散。戒食者，百神守护，妖邪鬼魅不敢侵犯。

马肉，自死者害人，甚者杀人，勿食。下痢人食者加剧。肉多着水浸洗，方煮得烂，去血始可煮。炙肥者亦然，不然毒不出，患疔肿。只可煮，余食难消，不可多食。妊不食。五月食之，伤神气。食肉而心烦闷者，饮清酒则解，浊酒则剧。不与陈食、米同食，卒得恶，十死九。姜同食，生气嗽，患痢，食心闷。血有毒，饮美酒解。白马玄蹄脑令人癫；白马青蹄肉不可食；黑脊斑臂肉不可食；鞍下黑色彻肉里者，伤人五脏。马头骨作枕，令人不睡。食死马，勿食仓米，发百病。马汗气及毛，不可偶入食中，害人。汗不可近阴，先有疮，不得近马汗及肉汁、马气并毛等，必杀人。马筋肉非十二月采者，宜火干。马心，下痢人不可食。马蹄，夜^①目五月以后，勿食之。肉不可与鹿膳同食。患疥人食之，令人身体痒。马肉不可热吃，伤人心。马猪肉共食，成霍乱。

驴肉病死者，不堪^②。骡，驴、马为其十二月胎，骡又不产妊，不可食。驴肉动风，脂肥尤甚，食肉慎不可饮酒，至疾杀人。尿稍毒服不过二合。驴、猪肉合食，霍乱。醍醐酥酪有益无损，羊、牛、马酪食竟即食大酢，变血澹，尿血。牛乳不可与酸物食，成坚积。驴乳冷不堪酪。一切牛马乳及酪共生鱼食，成鱼瘕。乳酪煎鱼，主霍乱。甲子日勿食一切兽肉，大吉。

《五行书》云："白犬虎文，南斗君，畜之，可致万石也。黑犬白耳犬，王犬也。畜之令家富贵；黑犬白前两足，宜子孙；白犬黄头，家大吉；黄犬白尾，代有衣冠。又白前两足利人。人家养犬，纯白者，主凶。"

犬黑色者，养之能辟伏尸。若斑青者，识盗贼则吠之。犬肉不熟食及多食，令人成瘕，患消渴病。

白犬合海鲥食，必生恶病。白犬自死舌不出，食之害人。不与蒜同食，损人，及悬蹄犬肉有毒，败人。犬瘦者，是病不可食；妊娠食犬，儿无声。九月禁食，以养神气。血，食肉而去血，不益人。狂犬，若鼻赤起与燥者，此欲狂，其肉不堪食。

孙真人曰："春末夏初，犬多发狂，当戒，小弱持杖预防之。防而不免，莫出于灸。其法只就咬处牙上灸一日一次，灸一二三丸，在意灸至百二十日止。咬后便讨韭菜煮食之，日日食为佳。此病至重，世不以为意，不可不知也。"

吃犬肉人，减克年寿《戒杀编》。人能戒牛、犬，寿命延长。

《真武启圣录记》云："食犬折寿禄，作事大不利。"

鹿肉、獐肉为一，不属十二辰也。五月勿食之，伤神，豹文者，杀人。鹿茸不可以鼻嗅，有小虫入鼻为虫颡，药不及也。鹿肉痿人阴，不可近。

鹿肉，多食令人弱房，发脚气。麋不可合獭肉，食之害人。不可合杂鹄肉食，不可合生菜、虾米，同食之害人。鹿角锉为屑，白蜜五升淹之，微火熬令小变，曝干更携筛，服之令人轻身，益气强骨髓，补绝阳。

鹿一千年为苍鹿，又百年化为白鹿，又五百年化为玄鹿，玄鹿为脯，食之寿二千岁。狸肉骨，可治劳。白鹿肉和蒲白作羹，发恶疮。

壶居士云："饵药人食鹿肉，必不得效。以其食解毒之草，能散药力也。"

獐肉，八月至十一月食之，胜羊肉，余月动气。

獐肉不可合虾及生菜、梅、李、果实食，发痼疾。

獐肉不可炙食，令人消渴。

---

① 夜：疑为"及"之误。

② 堪：后疑脱"食"字。

麂肉，多食动痼疾。以其食蛇，所以毒。

麋肉，不与野鸡及虾、生菜、梅、李、果实同食，皆病人。

麋脂，不可近男子阴，令痿。肉不可与雉肉同食。

麋脂及梅、李子，若妊娠妇人食之，令子青盲，男子伤精。

麋骨，可煮汁酿酒饮之，令人肥白，美颜色。

生麋肉共虾汁合食之，令人心痛。

生麋肉共雉肉食之，作痼疾。

麕肉不可合鹄肉食之，成瘕病。

麝肉共鹄肉食之，作瘕病。

麝脐中香，治一切恶气，疰。百疾研服之，立瘥也。

象肉不可食，令人体重。

虎肉不可热食，坏人齿。虎肉正月忌食，以益寿。药箭死者，毒渍骨间，血犹能伤人，不可食。狸、豹同。

人家畜猫一产止一子者，害其主人，急弃之乃免。又云：虽一产三四而皆雄或皆雌者，亦不可畜。

兔肉，妊娠食，生子缺唇，兔产从口出，忌之宜。丹石人八月、十一月可食。多食损阳绝血脉，令人萎黄。豆疮，食之大毒，斑烂损人。二月勿食，养神气。共獭肉、肝食，成遁尸。鹅肉同食，血气不行。

白鸡肝同食，面失血色，一年成疸。共姜、橘同食，心气痛，成霍乱。

兔肉，深时则可食，令气全生。

兔死而眼合者，食之害人。

川山甲，多食动旧风气。

豹肉，酸不可食，消人脂肉，令人瘦，损神情。

獭肉，只治热，若冷气、虚胀，食之甚也。消阳不益，男子宜少食。五脏及肉性寒，惟肝温，治传尸劳。

熊肉，有痼疾者不可食，终身不愈，十月禁食。脂，不可作灯，烟气入目，失明。不可近阴，不起。

麝肉共鹄肉食，作瘕。此物夏月食蛇，带其香，日久透关成异疾。不得近鼻，有白虫入脑，患虫颡。

猿猴，小儿近之伤志。

猬肉，可食，骨不得食，能瘦人，使人缩小。

肉汁在密器中气不泄者、禽畜肝青者及兽赤足者、有歧尾者、煮熟不敛水者、煮而不熟者、生而敛者、野兽自死北首伏地者、祭肉无故自动者、禽兽自死无伤处者、犬悬蹄沾漏、肉中有星如米者、羊脯三月以后有虫如马尾者、米瓮中肉脯久藏者皆杀人。

脯暴不燥，火烧不动，入腹不消。自死，肝脏不可食。肉虽鲊似有息气，损气伤脏。肉及肝落地不粘尘，不可食。诸心损心，诸血损血，一切脑、一切肝不可食，皆能害人。

一切肉惟烂煮停冷食之，食毕漱口数过，齿不龋。食肉过度，还饮肉汁，即消。禽畜五脏，三月三日勿食，则吉。

鱼 类

鲩鱼及鲢鱼，有疮者不可食。

鲤鱼，至阴之物也。其鳞三十六，阴极则阳复。所以《素问》曰："鱼，热中。"王叔和曰："热即生风，食之所以多发风热。"诸家所解皆不言。日华子云："鲤鱼，凉。"今不取，直取《素问》为正。万一风家使食鱼，则是贻祸无穷矣。

鲤鱼多发风热，修理当去脊上两筋及黑血。沙石溪中者，毒多在脑，勿食其头。山上水中有鲤，不可食。五月五日，勿食鲤。

天行病后不可食，再发痈疽。鲤鲊不可合小豆、藿食。食桂竟食鲤，成瘕。

鱼及子不可合猪肝食，鲫鱼亦然。

鳜鱼背上有十二蓍骨，每月一骨，毒杀人，宜尽去之。

苏州王顺食鳜骨，鲠几死。渔人张九取橄榄核末，流水调服而愈。人问其故，九曰："父老传橄榄木作掉，鱼触便浮，知鱼畏此木也。"

白鱼，泥人心。疮疖人不可食，其发脓，炙疮不发。鲙食之，久食发病。

鲤鱼不可合犬肉食之。

六甲日，勿食鳞甲之肉。二月庚寅日，勿食鱼，大恶。

鲫鱼，春不食，其头中有虫也。合猴、雉肉、猪肝食之，不宜。子合猪肉食不宜；和蒜少热；和姜、酱少冷；与麦门冬食，杀人；与芥菜同食，水肿。

青鱼及鲊，服木者忌之。合生葫、葵、蒜、麦酱食不宜；青鱼不可合小豆、藿食之。

黄鱼发气、发疮、动风，不可多食。合荞麦食，无音；黄颡鱼不可合荆并食，令人吐血。犯者以地浆解。时鱼味美，稍发疳痼。

鲂鱼，患疳痢者禁之。

鲇鱼勿多食，赤目赤须者杀人。合鹿肉及无鳃者同。

鲻鱼久食，令人肥健。

鲟鱼味美而发诸药毒，鲊虽世人所重，不益人，丹石人不可食，令少气，发疮疥，动风气。小儿食之多成瘕及咳，大人久食卒心痛，合干笋食之瘫痪。

鳜鯨鱼腹中有子，最毒，不可食，令人下痢。

鲨鱼，多食发疥。

比目鱼，多食动气。

鲈鱼，多食令人发痃癖病，鲊尤良。肝不可食，中其毒，面皮剥落及疮肿。不可与乳酪同食。

鲫鱼，不可同砂糖食，令人成疳虫；不可合乌鸡肉同食，令人发疽。

石首鱼和莼菜作羹，开胃益气，只不堪鲜食。

鳜鱼益气力，令人肥健，仙人隐常食之。

章鱼冷而不泄。

狗鱼暖而不补。

鲇鱼不可与牛肝合食，令人患风，多噎、涎。又不可与野猪肉同食，令人吐泻。

鲲鱼，即鲍鱼也，不可合鹿肉食之，令人筋甲缩。

河豚，又名胡夷鱼，味珍。《经》云："无毒。"实有大毒，修治不如法，杀人。眼赤者害人，独行者不可食。

食河豚罢，不可啜菊头。肝有大毒，中之立死。中其毒者，橄榄、芦根汁解之。

鳜鱼，肝及子有毒，入口烂舌，入腹烂肠。

鲍鱼，即鼍也，老者多能变化为邪魅，又能吐气成雾。梁周兴嗣常食其肉，后患恶疮，切勿食之。

鳅鱼，不可合白犬肉、血食之。

鲦鳝，不可合白犬肉血食之。

鳝鱼，时病起，食之复，过则成霍乱。四月食之，害神气，腹下黄为黄鳝。

又有曰鳝，稍粗，二者皆动风气。妊娠食之，胎生疾。凡头中无腮，皆有白点并杀人。

《茅亭客话》云："鳝鳖不可杀，大者，有毒，杀人。"

京师一郎官喜食鳝，一日过度，吐利大作，儿殂，信不可多食也。

鳝鱼肝生恶疮，勿以盐炙。食鳝，不可用桑柴煮之。

鳝是赤图，形类圣蛇，宜放，不可杀食。

食鳝折人寿禄，作事无成。

乌贼鱼久食，主无子。

乌鱼，水厌焚修者，忌之。

鲨鱼，多食发嗽并疮癣。小者，谓之鬼鲨，害人。

鱼鲊中若有头发在内，误食杀人。

黄鲹鱼食后，食荆芥杀人。凡食一切鱼，皆忌荆芥。

一切鱼毒。鱼油点灯，烟盲人眼，诸禽兽油亦然。无鳞恶荆并，无腮发癫，全腮发痈。鱼目有睫，目自开合，二目不同。鱼连鳞者、无鳞者，皆杀人。

腹下丹字鱼，煮不熟，食之成瘕。

石矾鱼，勿食肠卵，就成霍乱吐泻。

鱼无肠胆，食之三年，丈夫阴萎，女人绝产。

头有白色如连珠至脊上者，杀人。

白目、白背黑点、赤鳞、目合，并不可食。有角食之发心惊；目赤者，作鲙成瘕，作鲊害人，共菜食，作蛔蛲虫。下痢者食鱼，加剧难治。

一切鱼尾不益人，多有勾骨着人咽。

鱼子共猪肝，食不化，成恶病。妊娠食干鱼，令子多疾。鱼汁肉不可合鸬鹚肉食。鱼鲙、瓜，忌同食。

鳗鲡鱼，虽有毒而治劳。

昔陈通判女病劳将死，父母以船送之江中，飘泊孤洲，渔人见而怜之，与之鳗鲡羹，渐有生意，越月渔人送还陈府，女病已脱然矣。

治蚊虫，以鳗鲡鱼干于室中烧之，蚊子即化为水矣。烧烟熏毡中蛀虫，置其骨于箱衣中，断白鱼蛀虫。

鳢鱼属北方癸化，不可杀，只宜放。能发疮，忌食。又能治脚气、风气，食之效。

南方溪涧中有鱼，生石上，号石班鱼，作鲊甚美，至春有毒，不可食，云与蜥蜴交也。

《真武启圣录》大忌食鳖，系四足状，如神龟，只宜放，不宜杀，食折人寿禄，作事不利。

鳖居水底，性甚冷海①。有劳气、癥瘕人，不宜食。肉主聚，甲主散，凡制鳖当锉其甲，同煮熟，则去其甲食之，庶几性稍平。目大者、显足者、肉下有王字形者、三足者并能杀人。独目者、目白者害人。腹下有蛇纹者，是蛇，须看之。合鸡子、鸭、猪肉、兔肉、芥子、酱，食之损人。

妊娠食之，令子短项。六甲日忌食龟鳖及鳞甲，害人心神。薄荷煮鳖，曾杀人。合苋菜食，腹中生鳖。

巢氏云："有主人共奴俱患鳖瘕，奴前死，剖腹得一白鳖仍活。有人乘白马来看，马尿落鳖上即缩头，寻以马尿灌之，化为水。其主曰吾病将瘥矣。即服之，果瘥。"

龟黑者，常啖蛇不中食，其甲不可入药。十一月勿食龟鳖，能发水病。

---

① 海：疑衍。

龟肉共猪肉食害人；合酒并菰、白米、果子同食，令人生寒热；不可^①瓜食之；不可合苋莱食之。

六甲日勿食龟，害人心神。

蟹未被霜者，甚有毒，云食水莨。人中之不即疗，多死。背上有星点者、脚不全者、独螯者、独目者、两目相向者、足斑目赤者、腹下有毛、腹中有骨并杀人。中其毒，速以冬瓜汁、紫苏汤或大黄汁灌之。

妊娠食之，令子横生。

蟹及动风，体有风疾、风气人，不可食之。

至八月蟹肠有真稻芒长寸许，向冬输与海神，未输芒未可食，十二月勿食，以养神气。

食蟹即食红柿及荆芥，动风，缘黄下有风虫，去之不妨，与灰酒同食吐血。

海边又有蟛蚑拥出，似蟛蜞而大，似蟹而小，不可食。

蔡谟初渡江，不识而食之，几死。叹曰：读《尔雅》不熟，几为所误。

蛙，骨热食之，小便淋^②，甚苦。妊娠食之，令子寿夭。

蛙之小者，亦令多小便闭，脐下酸疼，有至死者，冷水擂车前草饮之。

牡蛎火上炙令沸，去壳，食之最美，令人，细肌肤，美颜色。

虾，发风动气及疮癣、冷积之疾。无须者及腹中通黑煮而色白者，不可食。

鲙虾、生虾不可合杂肉，食之损人。

鲊内有者，大毒。以热饭盛密器中，作鲊毒人至死，虾鲙共猪肉食之，常恶心，多唾，损颜色、精气。

螺，大寒，疗热，醒酒，压丹石，不可常食。螺、蚌、菜共食之，心痛三日一发。蚌着甲之物，十二月勿食之。

蚌，冷，无毒。明目除烦，压丹石药毒。

蚶子，每食后以饭压之，不尔令人口干。

蚶，益血色，利五脏，健脾，可火上暖之令沸，空腹中食十数个，以饭压之，大妙。

蛤蜊，服丹石人食之，腹中结痛。

淡菜多食，烦闷、目暗，微利即止。

蚬多食，发嗽并冷气、消肾。

马刀，京师谓之橦岸，发风痰，不可多食。

蛏与服丹石人相宜，天行病后不可食，切忌之。又云：主胸中烦闷，邪热相过，须

---

① 可：后疑脱"合"字。

② 淋：原脱，据文会堂刻本补入。

在饭后食之佳。

虫　类

蜜，七月勿食，生韭发霍乱，蜜瓶不可造鲊，鲊瓶不可盛蜜。煎，损神气。

白花蛇，用之去头尾，换酒浸三日，弃酒不用，大炙仍令去皮骨，此物毒甚，不可不防。

乌蛇，生商洛，今蕲黄有之，皆不三棱，色黑如漆，性善，不啮物，多在芦丛嗅花气，尾长能穿百钱者佳。市者伪以他蛇，烟熏货之，不可不察。脊高，世谓敛脊乌稍。

商州有患大风，家人恶之，为起茅屋，山中有乌蛇，堕酒罂，病人不知而饮，遂瘥。《史记》有患者，食至胸，即吐，作胃疾不愈。病者曰素有大风，求蛇肉，风愈而有此疾。盖蛇瘕，腹上有蛇形也。

蛇头不可以刀断，必回伤人，名曰蛇箭。

已年不宜杀蛇。见蛇莫打，损寿，凡见蛇交则有喜。

蛤蜊 ①，其毒在眼，其功在尾，尾全为佳。

水蛭干者，冬月猪脂煎令黄，乃堪用，腹有子去之，此物极难死，火炙经年，得水犹活。

石蛭，头尖腹大，不可药用，误用令人目生烟不已，渐至枯损，不可不辨。

有吴少师得疾数月，肉瘦，食下咽，腹中如万虫钻刺且痒痛，皆以为劳，张蜕取黄土温调服，下马蝗千余，皆困。云：去年出师饮涧水，似有物入口，吞入喉，自得疾。夫虫入肝脾，势须滋生，食时则聚丹田间，吮咂精血，随则散处四肢，久则杀人，不可不甚也。

蜈蚣黄足者甚多，不堪用。

鸡杀过宿，收拾不密，此虫必集其中，不再煮而食之，其害非轻。

花蜘蛛丝，最毒，能瘤，断牛尾，人有小遗，不幸而着阴，缠而后已，切宜慎之。

曾有断其阴者。

蚕砂煮酒，色清美，能疗病疾。

蜘蛛，灰色大腹，遗尿着人，作疮癣。

蚯蚓，著月履湿毒，能中人。

昔有中其毒者，腹大，夜闻蚯蚓鸣于身，以盐水浸之而愈。又张歆为蚓所咬，形如大风，眉须尽落，蚓鸣于身，亦以此取效，仍当饮盐汤。

---

① 蜊：疑为"蚧"之误。

卷之四

神仙救世却老还童真诀

　　三元之道，所谓天元、地元、人元，百二十岁之寿，得其术则得其寿矣。如迷途，一呼万里可彻然，天元六十者，固已失之东隅，能不收之桑榆者乎？归而求之，又将与天地始终，岂止六十而已哉？乔松彭祖，当敛在下风，或曰此道神仙所秘也。少火方炎，强勉而行真，可一蹴而造仁寿之域？奈之何！道不易知也，纵知之亦未易行也。人年八八，卦数已极，汞少铅虚，欲真元之复殆，渴而穿井，不亦晚乎？煮石为粥，曾不足喻其难，于是岂知道也哉？剥不穷则复不返也，阴不极则阳不生也，知是理可以制是数矣。《回真人内景诀》曰："天不崩地不裂，惟人有生死何也？"曰："人昼夜动作，施泄散失元气不满天寿，至六阳俱尽，即是全阴之人，易死也。"若遇明师指诀，信心苦求则虽一百二十岁，犹可还乾，譬如树老用嫩枝再接，方始得活。人老用真气还补，即返老还少。勤修一年，元气添得二两，便应复卦道。《书》曰：人者，物之灵也。寿本四万三千二百余日，元阳真气，本重三百八十四铢，内应乎乾。乾者，六阳具而未知动作施泄。迨十五至二十五，施泄不止，气亏四十八铢。存者，其应乎姤。加十岁焉，又亏四十八铢。存者，其应乎遁。加十岁焉，又亏四十八铢。存者，其应乎否。至此乃天地之中气。又不知所养，加五岁焉，其亏七十二铢。存者，其应乎观。加五岁焉，其亏九十六铢。存者，其应乎剥。剥之为卦，上九一阳爻而已。《仙书》曰："有一爻阳气者不死。"倘又不知所觉则元气尽矣，其应乎坤。坤者，纯阴也，惟安谷而生，名曰苟寿。当此苟寿之时，而不为延寿之思，惑矣。天下无难事也，马自然怕老怕死。有六十四岁将谓休之叹，汲汲求道，遇刘海蟾传以长生之诀，返老还婴，遂得寿于无穷。彼何人哉？睎之则时在一觉顷耳。苟能觉之体大易之，复日积月累，元气充畅，复而临，临而泰，泰而大壮，大壮而夬，真精纯粹，乾阳不难复矣。箕畴五福之一微，斯人吾谁与归？虽然此道天之宝也，有能觉之，天不负道，必将默佑于冥冥中，当遇至夫如刘海蟾者，以尽启其秘。滋补有药，导引有法，还元有图，则俱列于左。

滋补有药

孙真人曰："人年四十以后，美药当不离于身。"神仙曰："世事不能断绝，妙药不能频服，因兹致患，岁月之久，肉消骨弱。"彭祖曰："使人丁壮，房室不劳损，莫过麋角，妙药也。"

麋角末七两，酒浸炙熟　生附子一个炮熟

上为末，合和，每服方寸匕，酒调，日三。

昔城都府有绿须美颜道士，酣酒楼歌曰：尾闾不禁沧海竭，九转丹砂都谩说，惟有班龙脑上珠，能补玉堂关下血。

乃奇方也，今名班龙珠丹。

鹿角霜十两，为末　鹿角胶十两，酒浸数日，煮糊丸药　菟丝子十两，酒浸二宿，蒸焙　柏子仁十两，净，别研　熟地黄十两，汤洗，清酒浸二宿，蒸焙入药用

上末，以胶酒三四升煮糊，杵一二千下，丸如梧桐子大，食前盐汤或酒吞下，五六十丸。

导引有法

夜半后生气时，或五更睡觉，或无事闲坐，腹空时宽衣解带，先微微呵出腹中浊气，一九止或五六止，定心闭目，叩齿三十六通，以集身中神气。然后以大拇指背拭目，大小九过，使无翳障，明目去风，亦补肾气。兼按鼻左右七过，令表里俱热，所谓灌溉中岳以润肺。次以两手摩令极热，闭口鼻气，然后摩面不以遍数，连发际，面有光。又摩耳根、耳轮不拘遍数，所谓修其城郭以补肾气，以防聋聩。

名真人起居之法：以舌柱上腭，上漱口中内外，津液满口作三咽下之，如此三度九咽。《黄庭经》曰"漱咽灵液，体不干"是也。便兀然放身心同太虚，身若委衣，万虑俱遣，久久行之，血气调畅，自然延寿也。

又两足心涌泉二穴，能以一手举足一手摩擦之百二十数，疏风去湿健脚力。

欧阳文忠公用此有大验。

神枕法：昔太山下有老翁者，失其名姓，汉武帝东巡见老翁锄于道傍，背上有白光高数尺。帝怪而问之有道术否？老翁对曰："臣昔年八十五时，衰老垂死，头白齿落，有道士者教臣服枣，饮水绝谷，并作神枕法，中有三十二物，其三十二物中二十四物药以当二十四气，其八物毒以应八风。臣行之转少，白发返黑，堕齿复生，日行三百里。臣今年一百八十岁矣，弃世入山，顾恋子孙，复还食谷，又已二十余年，犹得神

枕之力，往不复老。"武帝视老翁颜状当如五十许人，验问其邻，皆云信。帝乃从受其方作枕而不能随其绝谷饮水也。方用五月五日、七月七日取山林柏以为枕，长一尺二寸，高四寸，空中容一斗二升，以柏心赤者为盖，厚二分，盖致之令密，又当使可开用也，又钻盖上为三行，每行四十孔，凡一百二十孔，令容粟米大。其用药：芎䓖、当归、白芷、辛夷、杜衡、白术、藁本、木兰、蜀椒、官桂、干姜、防风、人参、桔梗、白薇、荆实、飞廉、柏实、白术、秦椒、靡芜、肉苁蓉、薏苡仁、款冬花，凡二十四物以应二十四气；加毒者八物以应八风：乌头、附子、藜芦、皂荚、甘草、矾石、半夏、细辛。

上三十二物各一两，俱㕮咀，以此药上，安之满枕中，用布囊以衣，枕百日面有光泽。一年体中所疾及有风疾一一皆愈，满身尽香。四年白发变黑，齿落更生，耳目聪明，神方有验，秘不传其非人也。藁本是老芎䓖母也，武帝以问东方朔，答曰："昔女廉以此方传玉青，玉青以传广成子，广成子以传黄帝。近者，谷城道士淳于公枕此药枕耳，百余岁而头发不白。夫病之来皆从阳脉起，今枕药枕，风邪不得侵人矣。又当以布囊衣枕，复以韩囊重包之，须欲卧枕时乃脱去之耳。"帝大喜，诏赐老翁匹帛，老翁不受。曰："陛下好善，故进之耳。"

神仙警世

黄帝问气之盛衰，岐伯对曰："人生十岁，五脏始定，血气通，真气在下，好走；二十岁血气始盛，肌肉方长，好移；三十岁五脏大定，肌肉坚固，血气盛满，好步；四十岁脏腑十二筋脉皆大盛以平定，腠理始疏，荣华颓落，发颇斑白，平盛不摇，好坐；五十岁肝气始衰，肝叶始薄，胆汁始灭，目始不明；六十岁心气始衰，善忧悲，血气懈惰，好卧；七十岁脾气虚，皮肤枯；八十岁肺气衰，魄离，故言善误；九十岁肾气焦，四脏经脉虚；百岁五脏皆虚，神气乃去，形骸独居。"

《经》曰："人年四十阴气陪；五十肝气衰；六十筋不能动，精气少，须当自慎自戒，少知调和摄养，宁不为养生之本；七十以上，宜取性自养，不可劳心苦形冒寒暑，若能顺四时运气之和，自然康健延年，苟求贪得，尚如壮岁，不知其可如矣。"

《壮神真经》曰："养生以不损为延年之术，不损以有补为卫生之经，处安虑危防未萌也，不以小恶为无害而不去，不以小善为无益而不为。虽少年致损，气弱体枯。及晚景得悟，防患补益，气血有余而神自足矣，则自然长生延寿也。"

阴德延寿论

一念所觉，因所以得三元之寿，考一德之修，又所以培三元之寿脉甚矣。念之不可以不觉，而德之不可以不修也。老子曰："我命在我，不在天。"紫阳真人曰："大药修之有易难也，须由我也，由天若非积行施阴德，动有群魔作障，缘是可以自信矣。"道人郭太史，精于谈天者也，应天有书，后之星翁推步必来取法。曰："五行四柱曰星辰运限如是，而富贵寿考如是，贫贱疾苦如是，而是凶恶夭折若镜烛影，若契合符，世之人似不能逃其数者及其究也。合于书者固多，其不合者亦不少，是何欤？岂人生宇宙间，或囿于数，或不囿于数欤？盖尝考之。其推玄究微，既条列于前，至其后则曰："阴功不延其寿，吉人依旧无凶。"又曰："随时应物行方便，纵犯凶星亦不危。"是必有见矣，不然，寿夭休论命，修行本在人。

孙思邈曰："何以有此言欤？"太极真人徐来勒尝遇南斗寿星，问寿夭吉凶之事，星君曰："天道福善祸淫，神明赏善罚恶逆。人能刻意为善，静与道合，动与福会，如此则我命在我，不为司杀所执，不求寿而自寿，不求生而自生。苟或堕纲纪，违天地，肆愚悖侮神明，背仁慈，亏忠孝，明则刑纲理之，幽则鬼神诛之，是不知所积，冥冥中夺其算而夭其寿者矣，广行阴德如于公治狱，子为丞相；徐卿积善，衮衮公侯，在所不论。昔比丘得六神通，与一沙弥同处林野间，比丘知沙弥七日当死，因曰父母思汝可暂归，八日复来。沙弥八日果来，比丘怪之入三昧。察其事，乃沙弥于归路中脱袈裟壅水，令不得入蚁穴，得延寿一纪。孙叔敖儿时见两头蛇，恐他人又见，杀而埋之，母曰："吾闻有阴德者，天报之福，汝不死也。"后为楚令尹。

窦禹钧夜梦祖父谓曰："汝年过无子，又寿不永，当早修阴德。"禹钧自是勤修阴德，行之罔倦。后又梦其祖父与曰："天以汝阴德，故延寿三纪，赐五子，荣显后，居洞天之位。"范仲淹为之记。由是观之，三元寿考，固得于一念之觉，三元寿脉，又在于一德之修也。或曰：阴德曷从而修之？曰："凡可修者，不以富贵贫贱拘，亦不在勉强其所为，但于水火、盗贼、饥寒、疾苦、刑狱逼迫、逆旅狼狈、险阴艰难，至于飞、潜、动、植，于力到处种种，多行方便，则阴德无限量，而受报如之矣。善乎！

《西山之记》曰：至人得传真法，虽云修养所至，是亦阴德之报也。此予所以于参赞书后，复作论曰：阴德延寿。

函三为一歌图

天地人三元，每元六十年，三六一百八十年，此寿得于天。天本全付与，于人或自偏。全之有其法，奈何世罕传。函三为一图，妙探太极先。外圆而内方，一坤与一乾。定体凝坤象，妙用周乾园。寿年在黄间，得之本自然。一岁加一点，渐此乔彭肩。未悟参赞法，所点恐莫全。此书神仙诀，识者作寿仙。颜朱发长绿，髓满骨且坚。岂特点尽图，天地相周旋。

行天之健应地无疆

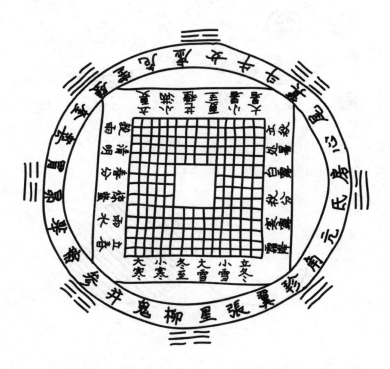

　　乾，阳刚也，生意本具，一旦为阴柔乘之，为姤、为遁、为否、为观、为剥，剥极而为坤。坤，纯阴也，阴极则主杀矣。苟知所复则硕果不食，阴极而阳，静极而动，生意又勃然矣。

　　坤，阴也，阴极阳复。阴，人欲也。阳，天理也。以理制欲，于是阳长阴消，患迷复耳。苟不迷焉复而临，临而泰，泰而大壮，大壮而夬。夬，决也，决则纯乾可复，行天之健，与天同寿矣。

还元图

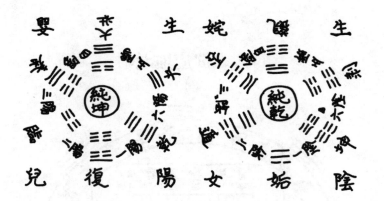

道心泯而人心胜，则自望至晦之月也。

人欲尽而天理还，则自旦至望之月也。

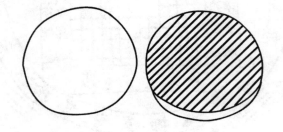

养生食忌

（明）胡文焕　纂辑

内容提要

　　《养生食忌》是一部食疗著作，篇幅较小，主要对饮食禁忌进行了汇集，辑有五谷食忌，孕妇食忌、乳母食忌、小儿食忌、逐月食忌等。具体内容为有些食物之间相反相忌，不可同时杂然食用，孕妇、乳母、小儿不同生理时期的饮食禁忌，还附有食用食物中毒后或发生意外时的急救方法。

　　《寿养丛书》清抄本保存较好，印刷较精，以此为底本；以文会堂初刻本为校本。

目录

五谷食忌

晚米合苍耳食，令人卒心痛，或成走注。合马肉，发痼疾。陈仓米和马肉食，发痼疾。和苍耳食，卒心痛。

粟米合杏仁食，令人吐泻。荞麦合猪肉食，患热风。大黑豆合猪肉食，令人闷。青豆忌与鲤鱼同食。赤小豆合鱼鲊食，令人消渴。

五味食忌

醋忌与蛤肉同食。饧糖忌与菖蒲根同食，菖蒲根忌与羊肉同食。蔗糖同鲫鱼食，成疳虫；同葵菜食，生流癖；同笋食，不消，成癥。荆芥忌与黄颡鱼食。莳萝忌与阿魏食。小麦酱同鲫鱼食，咽喉生疮。

五果食忌

芡实合蜜食，生虫。橘同螃蟹食，患软痈。橙同槟榔食，发头风，恶心。桃同鳖肉食，心气痛。椑柿同蟹食，令人腹痛，大泻。芋头同鲤鱼、鲫鱼食，令人虚劳无力。李同蜜食，损五脏；同雀肉食，发痰疟。樌同鹅肉食，生段[①]节风。枣同生葱、蜜食，五脏不和；同白鱼食，患腰痛。枇杷和炙肉、热面食，患热毒，发黄。

西瓜同油饼食，损胃。稍瓜忌与牛乳酪、煎鲊同食。

五菜食忌

黄菜同兔肉食，生积；同鲫鱼食，水肿。葱忌与菘菜及蜜同食，服常山药人忌食。韭忌与蜜食。薤合牛肉食，成瘕疾。苦荬，蚕妇忌食。苋菜忌与鳖肉食，令生鳖瘕。白苣合酪乳、蜜食，令人生虫，产妇食之小腹痛。荠菜合面食，令人背闷。紫苏合青鱼鲊食，令人肠内生疮，成疝气。菠菱合蛆鱼食，发霍乱。菰根忌同蜜食，服巴豆药人忌食。苦笋同羊肝食，患青盲。青蒿同葫荽食，气臭。

---

① 段：文会堂初刻本作"贮节风"，待考。

六畜食忌

黄牛肉合猪肉桑柴炙食，生寸白虫。羚羊肉合鲊食，伤人心；合荞麦面食，患大疯，疫病、疟病后食之，发热致死。羊肝与生椒同食，伤五脏；同苦笋食，患青盲。马肉与苍耳、生姜同食，令人气嗽；与陈仓米同食，必得卒患。豚肉合生葫荽食，烂人脐；合葵菜食，令人少气；合生姜食，令人患疯。羊肝、黄豆同食，令人心闷。猪肝合鱼鲊食，发痈疽；同鲤鱼子食，伤人神。

猪肺忌与白花菜合食。犬肉炙食，恐成消渴；同菱米食，令人生疯癫。鹿肉合蒲作羹发疮，令人患发背，忌与雉肉同食。驴肉同荸荠食，患筋急。兔肉合白鸡食，令人发黄；合獭肉食，病遁尸；同干姜食，成霍乱；同胡桃食，患背疮；合芥菜食，成积。麋肉合雉肉、生菜梅李之属食，发病。

诸禽食忌

丹雄鸡合葫荽、蒜、薤食，气滞；合牛肉汁食，患心瘕疟；病后忌食。白雄鸡合獭肉食，作鬼疰，不能治。鸡卵同葱蒜食，令人气促生疮；同鳖食，患异病；韭子同食，患胺节疯。鸭卵合鳖肉食，令人短气。野鸡、木耳、胡桃、豆豉不可同食。鹧鸪与竹笋食，令人小腹胀。雉鸡与胡桃、菌蕈、木耳同食，发痔下血；和荞麦食，生寸白虫；同家鸡子食，成遁尸。山鸡同荞麦面食，生肥虫。雀肉忌与李子同食。鹑同猪肉食，令人生黑子；和菌蕈食，令人发痔。

虫鱼食忌

蜂蜜同生葱食，杀人；青赤酸者食，心烦。鱼鲊忌与小豆藿食。鮧鱼、鳢鱼同野猪肉食，令人吐泻。鲍鱼同野猪、鸡食，令人患癫，动痫疾。鳝鱼、鱿鱼忌与白犬血食。鲫鱼合芥菜食，令人水肿。鱼子忌合猪、猴等肉食。鳗鲡合银杏食，患软风。鲈鱼合乳酪食，发疢癣疮肿。鲭鱼忌与蒜、葫荽、生葵、麦酱同食。

白鱼合枣子食，患腰痛。黄鱼合荞麦食，令人失音。鲟鱼忌合干笋食。蚌螺同芥菜食，令人心气痛。车螯同榅桲食，患大疝。鳖肉合苋菜、蕨食，令人生鳖瘕，同马肉食，令人心气痛；同芥菜食，生恶瘕。

蟹合红柿食，令人吐血，后生膈气病。鲤鱼鲊同青豆藿食，令人消渴。蜜瓶盛鲊，杀人。鲊内有虾，不可食。鲭鱼鲊忌与葫荽、葵、麦酱食，又恐同羊肉食，伤心。

孕妇食忌

食羊肝令子多厄。食兔肉令子缺唇。食雀脑令子雀目。食茨菰能消胎气。食山羊肉子多病。食蛙令子寿夭。食麋脂及梅李令子青盲。食子姜令子多指，生疮。食干鱼令子多疾。食雀肉、饮酒令子无耻多淫。食犬肉令子无声，怀娠亦不良。

食虾蟆、鳅、鳝令子声哑。食鸳鸭及螃蟹令子横生。食浆水粥令子骨疲不成人。食浆水绝产。食驴、螺、马肉过月难产。食鳖令子项短及损胎。豆酱合藿同食堕胎。食酱面多黑点。食鳝鱼合田鸡令子瘖哑。食暴鸭令子患诸虫。糯米与杂肉同食，令子生寸白虫。菌有大毒，食之令子成疯。

鳞鱼与蒜食，毒胎。雀肉合豆酱食，令子面生点点黑子。鸡、鱼与粳米同食，令子生寸白虫。鲤鱼与鸡子同食，令子成疳，多疮。鸭子与桑椹同食，令子倒生。

乳母食忌

食寒凉发病之物，子有积热、惊风、疡。食湿热动风之物，子有疥癣疮病。食鱼、虾、鸡、马肉，子有癣疳瘦疾。

小儿食忌

鸡、鸭卵，鱼子之类，儿食长而多忘。食鸡肉生虫。

栗子饲之，齿生迟，肾气弱。食王瓜生疳虫。黍米饭并蕨食之，脚无力。食荞麦主令发落。蕺菜食之，三岁不行。就瓢并瓶饮水，语言多呐。羊肝同椒食，损五脏。食鲟鱼结癥瘕及咳嗽。幼女食鱼鲀则拙。

逐月食忌 附永当戒食

正月戒食虎、豹、狸肉，令人伤神。勿食生蓼，令人伤肾。

二月戒食兔，伤神，且孕妇食之，主子唇缺。戒食鸡子，忌心。初九日勿食鱼，仙家大忌。

三月勿食鸟兽五脏，百草，仙家大忌。庚寅日食鱼大凶。

四月勿食雉，令人气逆。勿食鳝鱼，勿食蒜，伤气伤神。

五月勿食桑浓，勿食煮饼。凡君子，此月当斋戒、节嗜欲、薄滋味为紧要，慎之。

六月勿食生葵，宿疾尤忌。泽水令人病鳖瘕。

七月勿食莼，是月蜡虫着上，人不见。勿食蜜，令人霍乱。

八月勿食姜蒜，令人损寿减智。勿食鸡子，令人伤神。

九月蟹腹有真稻芒，长寸，向冬输与东海神。若未输芒，便不可食。

十月勿食猪肉，令人发宿疾。勿食椒，令人损神。

十一月勿食龟鳖，令人水病。勿食陈脯，令人恶心。戒食鸳鸯，不致恶心。

十二月勿食生葵，发痼疾。勿食薤，则伤人。勿食鳝，勿食鳖，必致害人。

永当戒食病猪、死禽不正之物。若不禁之，为害则大。

又永戒食牛肉，此太牢之牲，不食可也。若患杨梅恶疮，食之则发。若痔漏，服药痊瘥，一食牛肉、驴马肉、烧酒、芥辣、缩砂、官桂、生萝卜，发之，复难治。

诸果有毒

桃杏仁双者。五月食未成核果，令人发痈疖及寒热。秋冬果落地，食之令人患漏症。

诸兽有毒

自死、疫死者，犬马悬蹄肉，肉落水浮者，诸兽足赤者，皆不可食。

诸禽有毒

白色玄首者，玄色白首者，卵有八字者，自死无伤者，鸭目色白者，禽有大爪者，死不伸足者，死不闭目者，皆不可食。

诸鱼有毒

目能开合者，脑白连珠者，逆鳞逆鳃者，二目不同者，腹下丹字者，有角白背者，目鳞须赤者，皆有毒，杀人。无鳃白鬣者，连鳞黑点者，无胆全鳃者，皆不可食。

饮食害人

银鱼不可与麦门冬同食，杀人。盛蜜瓶作鲊，食之杀人。凡肉炙不动，暴不干，食并杀人。菌下无纹者，食之杀人。肉纳在蜜器，气大泄者，皆杀人。新菌有毛者，食之杀人。檐滴水生菜有毒，食之杀人。

禽兽肝青者，食之杀人。凡鸟兽自死，口不闭者，食之杀人。蟹目相向者，食之杀人。头发不可在鱼鲊内，食之杀人。祭酒自耗者，食之杀人。鱼头有白连背上者，食之杀人。河豚眼赤者，食之杀人。

祭神肉无故自动者，食之杀人。羊肝有窍者，食之害人。生果停久有损处者，食之害人。瓜有两蒂两鼻者，食之害人。鲨鱼小者，谓之鬼鲨，食之害人。曝肉脯不干者，食之害人。饮酒后不得食羊豕脑，食之大害人。食黄鳝后食荆芥者，则杀人。

饮食相反

螃蟹与灰酒相食，令久吐血。食粟米勿食杏仁，令人吐泻。薤菜与牛肉同食，令人生瘕。食兔肉勿食姜干，令人霍乱。兔肉与白鸡同食，令人发黄。

食死马勿食仓米，发人百病。鲖鱼与芥菜同食，令人黄肿。食猪肉勿食生姜，令人大风。鸡肉与胡蒜同食，令人气滞。糖蜜与小虾同食，令人暴下。

食羊肝勿食生椒，伤人五脏。枣、李与蜂蜜同食，五脏不和。饮酒后勿食芥辣，缓人筋骨。兔肉与鸭肉同食，血气不行。饮酒后勿食胡桃，令人呕血。

猪肉与鹌鹑同食，面生黑点。食粥后勿食白汤，令人成淋。牛肉与白酒同食，生寸白虫。诸禽兽鱼油点灯炬，令人盲眼。

附　急救良方

急救六畜中毒

以水服壁上黄土，或地浆解之。

食牛肉中毒

以猪牙烧灰为末，水调服二钱，即愈。

食马肉中毒

饮好酒微醉，即愈。

食狗肉中毒

用杏仁二两，和皮研细，以热汤三盏拌匀，分三服，其狗肉皆全片泻出，即愈。

食猪肉中毒

以烧猪粪为末，水调服二三钱，不过三服，即瘥。

急救食诸鱼毒

用橘皮汁、大豆汁、马鞭草汁、紫苏汁，俱可解之。

急救食诸蕈毒

掘地坑汲井水在内，搅之，连饮泥水数碗，取吐，即瘥。

急救中巴豆毒

其症口渴，脸赤，五心烦热，利不止。捣芭蕉根叶汁，饮之，即瘥。

急救天行热病

鬼臼一钱真者　鬼箭羽一钱　朱砂一钱　雄黄一钱　石菖蒲五分　上炼蜜丸如大豆大，每日米饮下二丸。若与病人同床共衣，将二丸塞鼻，不染。

急救夏途热死

切不可以冷水灌及以冷物逼心，急移阴凉处，取路上热土于死人脐上作窝，令人尿其中，又取路上热土并蒜同研，水调去渣，灌下，即活。

急救冬途冻死及落水冻死

微有气者，急脱去湿衣，解生人热衣包之。用炒灰令热，以囊熨之心上，冷即换之，令暖气通里。以热酒或姜汤灌之，即活。

急救中砒霜毒

用好白蜡三五钱擂细，冷水灌下，解之。

急救男妇缢死

口闭捏拳者可救，口开手散者不救。头莫放倒，刺鸡冠血滴入口中，即活。男用雌，女用雄，仍涂喉下，更效。

急救木石压死

并跌磕伤。从高坠下跌死，气绝不能言者，服药不便，急擘开口，以热小便灌之，立效。

又方，用松节炒出烟，入好生酒挽内，尽量饮，极佳。

食物本草

（明）卢　和　编辑

（明）胡文焕　校正

内容提要

　　《食物本草》成书于明正德年间（1506—1521），作者卢和（1440—1514），字廉夫，浙江东阳人，明代医家。卢氏为朱丹溪私淑弟子，主要著作有《食物本草》《丹溪纂要》。

　　该书是明代重要的食疗专著，其中收入日用饮食物 395 种，分类很有特色，分为水、谷、菜、果、禽、兽、鱼、味八类。所载食物内容充实，详述了其性味、功效、有无毒性及主治病症、用法、禁忌等。

　　本书现存版本有明万历年间虎林文会堂胡文焕《寿养丛书》本、明万历夷白堂主人校勘本、明隆庆一乐堂后泉书舍重刊本（尚友堂梓行本）、明隆庆金陵仲氏后泉书室梓行本（大成斋藏版，辛丑重刻本）。其中《寿养丛书》清抄本保存较好，印刷较精，本次整理以此为底本，以《寿养丛书》文会堂初刻本、尚友堂梓行本为主校本，明万历夷白堂主人校勘本为参校本。

序

　　从来饮食用以养生，而性味之类各殊，盖烹治调和之道，是不可以不识。予于诸书，考集其类，凡属饮食，编录一集，庶无昧于其味与性焉耳。

东阳卢氏识

目录

卷　上

卷　下

卷　上

水　类

井水　新汲即用，利人疗病。平旦第一汲者，为井华水，又与诸水不同。凡井水，有远从地脉来者为上，有从近处江河中渗来者，欠佳。又城市人家稠密，沟渠污水杂入井中成碱，用须煎滚，停顿一时，候碱下坠，取上面清水用之。否则气味俱恶，而煎茶、酿酒、作豆腐三事尤不堪也。又雨后其水浑浊，须擂桃、杏仁，连汁投入水中搅匀，少时则浑浊坠底矣。《易》曰：井泥不食。谨之。

千里水　即远来流水也。从西来者，谓之东流水。二水味平无毒，主病后虚弱，及荡涤邪秽。扬之过万，名曰甘澜水。以木盆盛，水杓扬之，泡起作珠子数千颗，拿取煮药。治霍乱及入膀胱奔豚气，用之殊胜，诚与诸水不同。炼云母粉用之，即其验也。古云流水不腐，但江河水善恶有不可知者。昔年予在浔州，忽一日城中马死数百。询之，云：数日前，有雨洗出山谷中蛇虫之毒，马饮其水而致然也。不可不知。

秋露水　味甘，平，无毒。在百草头上者，愈百病，止消渴，令人身轻不饥，肌肉悦泽。柏叶上者，明目。百花上者，益颜色。

腊雪水　甘，大寒。解天行时疫及一切毒，淹藏果实良。春雪水生虫不堪。

乳穴水　乃岩穴中涓涓而出之水，秤之重于它水，煎沸上有盐花。味温，甘，无毒。肥健人，令能食，体润不老，与乳同功。取以作饭及酿酒，大有益也。穴有小鱼补人，见鱼类。

寒泉水　味甘，平，无毒。主消渴反胃，去热淋及暑痢，兼洗漆疮，射痈肿令散，下热气，利小便，并宜饮之。

夏冰　味甘，大寒，无毒。去热除烦。暑月食之，与气候相反，入腹冷热相激，非所宜也。止可隐映饮食，取其气之冷耳。若敲碎食之，暂时爽快，久当成疾。

温泉水　性热，有毒，切不可饮。一云：下有硫黄，即令水热，当其热处可焊猪羊。主治风顽痹，浴之可除。庐山下有温泉池，往来方士教令患疥癞及杨梅疮者，饱食入池，久浴得汗出乃止，旬日诸疮自愈。然水有硫黄臭气，故应愈诸风恶疾，体虚者毋得轻入。

浆水　以粟米或仓米饮酿成者。味甘酸，微温，无毒。调中引气，宣和强力，通关开胃，止霍乱泄痢，消宿食，解烦，去睡，止呕，白肤体。似水者至冷，妊娠忌食。不可同李子食，令吐利。丹溪云：浆水性冷，善走化滞物，消解烦渴，宜作粥。薄暮食之，去睡，理脏腑。

热汤　须百沸过，若半沸者饭之，病胀。患霍乱手足转筋者，以铜瓦器盛汤熨脐，效。

繁露水　是秋露繁浓时水也。作盘以收之，煎令稠，食之延年不饥。以之造酒，名秋露白，味最香冽。

梅雨水　洗癣疥，灭瘢痕，入酱令易熟。沾衣便腐，浣垢如灰汁，有异它水。

半天河水　即上天雨泽水也。治心病、鬼疰、狂、邪气恶毒。

冬霜水　寒，无毒。团食者，主解酒热、伤寒鼻塞、酒后面赤。

雹水　酱味不正，当时取一二升内瓮中，即如本味。

方诸水　味甘[1]，寒，无毒。主明目定心，去小儿热烦，止渴。方诸，大蚌也。《周礼》明诸承水于月，谓之方诸，陈馔以为玄酒。

花水　平[2]，无毒。主渴。远行无水，和苦瓜蒌为丸，服之永无渴。

粮罂水　味辛平，小毒。主鬼气中恶、疰忤、心腹痛、恶梦鬼神。进一合，多饮令人心闷。又云，洗眼见鬼出古冢物罂中。

甑气水　主长毛发。以物于炊饭时承取，沐头令发长密黑润。不能多得，朝朝梳摩小儿头，渐觉有益。

生熟汤　味咸，无毒。熬盐投中饮之，吐宿食毒恶物，消气胪胀，亦主痰疟，调中消食。又人大醉及食瓜果过度，以生熟[3]汤浸身，汤皆为酒及瓜果气味。

屋漏水　大有毒，误食必生恶疾。以洗犬咬疮可即愈。

猪槽水　无毒。治诸蛊毒蛇咬，可浸疮。

溺坑水　无毒。主消渴，解河豚鱼毒。

盐胆水　味咸苦，有大毒。此水盐初熟[4]槽中沥黑汁也，人与六畜皆不食。

冢井水　有毒，人中之不活。欲入者，先试以鸡毛，如直下者无毒，如回旋而舞者则有毒。先以热醋数斗投井可入。

---

① 甘：原脱，据文会堂初刻本补入。

② 平：原脱，据文会堂初刻本补入。

③ 熟：原脱，据文会堂初刻本补入。

④ 熟：原脱，据文会堂初刻本补入。

洗碗水 主恶疮久不差者。煎沸以盐投中，洗之立效。

蟹膏水 以膏投漆中化为水，古人用和药。又蚯蚓去泥，以盐涂之，或内入葱中化为水。主天行诸热病、癫痫等疾。又涂丹[①]毒并敷漆疮，效。

阴地流泉水 饮之令人发疟瘴，又损脚令软。又云饮泽中停水，令人主瘕病。

卤水 味苦咸，无毒。主大热，消渴，狂烦，除邪及下蛊毒，柔肌肤，去湿热，消痰，磨积块，洗涤垢腻。勿过服，顿损人。

地浆水 气寒，无毒。掘地作坎，以水沃其中，搅令浊，俄顷[②]取之。主解中诸毒烦闷、山中菌毒。又枫树上菌食之，令人笑不止，饮此解之。

清明水及谷雨水 味甘。取长江者为良，以之造酒可储久，色绀味冽。此水盖取其时候之气耳。

炊汤水 经宿洗面无颜色，洗身成癣。

甘露水及醴泉水 味甘美，无毒。食之润五脏，长年不饥，主胸膈诸热，明目止渴。此水不可易得，附录之以备参考。

上诸水日常所用，人多忽之。殊不知天之生人，水谷以养之。故曰：水去则荣散，谷消则卫亡。仲景曰：水入于经，其血乃成；谷入于胃，脉道乃行。水之于人，不亦重乎？故人之形体有厚薄，年寿有长短，多由于水土禀受滋养之不同。验之南北水土、人物可见矣。

谷 类

粳米 味甘苦，平，无毒。主益气，止烦，止泄痢，壮筋骨，通血脉，和五脏，补益胃气，其功莫及。小儿初生，煮粥汁如乳，量与食，开胃助谷神，甚佳。合芡实煮粥食之，益精强志，耳目聪明。新者乍食，亦少动风气。陈者更下气，病人尤宜。服苍耳人，食之急心痛。有早、中、晚三收，以白晚米为第一。各处所产，种数甚多，气味不能无少异，而亦不大相远也。天生五谷，所以养人，得之则生，不得则死。此其得天地中和之气，同造化生育之功，故不比它物可名言也。本草所主在药，故略耳。

粟米 味咸，气微寒，无毒。主养肾气，去脾胃热，益气。陈者味苦，主胃热消渴，利小便，止痢，压丹石毒，解小麦毒。煮粥性暖，初生小儿研细煮粥如乳，每少与饮之，助谷神，达肠胃，甚佳。不可与杏仁同食，令人吐泄。粟类多种，此则北[③]人所常食者是也。又舂为粉食，主气弱，食不消化呕逆，解诸毒。又蒸作粮食，味甘苦寒，

---

① 丹：原脱，据文会堂初刻本补入。

② 顷：原脱，据尚友堂梓行本补入。

③ 北：原脱，据文会堂初刻本补入。

又云酸寒，主寒中，除热渴，解积实大肠。一种糯粟，即秫也，余见粳米下。

糯米 味苦甘，温，无毒。主温中，令人多热，大便坚，此《本草经》文也。诸家有云：性微寒，妊娠与杂肉食不利子，久食身软，以缓筋也。又云：寒，使人多睡，发风动气，壅经络气，止霍乱。又云：凉，补中益气，行荣卫中积血。所论盖不同也。夫所谓不利、缓筋、多睡之类，以其性懦所致。若谓因其性寒，糯米造酒最宜，岂寒乎？农家于冬月用作糍，喂牛免冻伤最验，是则糯米之性当如经文所言。

黍米 味甘，温，无毒。主益气补中，多热令人烦。又云：性寒，有小毒，不可久食，昏五脏，令人好睡，小儿食之不能行，缓人筋骨，绝血脉。不可与白酒、葵菜、牛肉同食。有丹黑数种，比粟米略大。今此地所种，多是秫黍，最粘，又名黄糯，只以作酒，谓之黄米酒，此米且动风，人少食。

秫米 味甘，微寒。止寒热，利大肠，疗漆疮，杀疮疥毒热，壅五脏气，动风。作饭最粘，惟可作酒，汁亦少。

黄粱米 味甘平，无毒。益气和中，止泄痢，去风湿痹。其穗大毛长，谷米俱粗于白粱，取子少，不耐水旱。食之香美，逾于诸粱，号为竹根黄。其青白二色，微凉，惟此甘平，岂非得中和之正气多邪？

白粱米 味甘，微寒，无毒。主除热益气，移五脏气，续筋骨，止烦满。其穗大，多毛且长，谷粗扁长不似粟圆，米亦白而大。食之香美，次于黄粱，亦堪作粉。

青粱米 味甘，微寒，无毒。主胃痹，热中消渴，止泄痢，利小便，益气补中，健脾，止泄精，轻身。一云，此米醋浸三日，百蒸百暴，裹藏远行，一餐可度数日。其谷穗有毛，微青而细，早熟少收。夏月食之极清凉。但味短而涩，色恶不如黄白粱，故人少种。

稷米 味甘，无毒。益气补不足。又云，冷，治热，发冷病气，解瓠毒。以其早熟，又香可爱，因以供祭。然味淡，诸谷之中，此为下。苗种者，惟以防荒年耳。

陈廪米 味咸酸，温，无毒。主下气，除烦渴，调胃，止泄泻。又云，廪米有粳，有粟，诸家并不说何米。然二米陈者，性冷，频食令人自利，此说与上经文稍戾。

秫蜀 谷之最长，米粒亦大而多者。北地种之，以备缺粮，否则喂牛马也。南人呼为芦穄。

香稻米 味甘软，其气甜香可爱，有红白二种。又有一类红长者，三粒[①]仅一寸许，比它谷晚收，开胃益中，滑涩补精。但人不常食，亦不多种也。

菱米 生湖泊中，性微寒，无毒。古人以为美馔，作饭亦脆涩。

蔄米 味甘，寒，无毒。主利肠胃，久食不饥，去热益火。可为饭，生水田中，苗子似小麦而小，四月熟。

---

① 三粒：原脱，据文会堂初刻本补入。

蓬草米　作饭食之，无异粳米，俭年物也。

狼尾子米　作黎食之，令人不饥，生泽地中。

稗[1]子米　味脆，气辛，可以为饭。

秕米　味甘平。通肠开胃，下气，磨积块。制作糗食，延年不饥，充滑肤体，可以颐养。昔陈平食糠而肥，秕米即精米上细糠也。

小麦　味甘，微寒，无毒。除热，止燥渴咽干，利小便，养肝气，止漏血、唾血。秋种冬长，春秀夏实，具四时之气，为五谷之贵。有地暖，春种夏收者，气不足，有小毒。面味甘温，补虚养气，实肤体，厚五脏肠胃，强气力。然性壅热，少动风气，不可举菜同食。萝卜能解面毒，同食最宜。

面筋　以麸洗去皮为之，性与面仍相类且难化。丹溪曰：面热而麸凉，若用麦以代谷，须晒令燥，以少水润之，舂去外皮，煮以为饭，食之庶无面热之患。愚以东南地本卑湿，又雨水颇多，麦已受湿，又不曾出汗，食之故作渴，动风气，助湿发热。西北地本高燥，雨水又少，麦不受湿，复入地窖出汗，至八九月食之。又北人禀厚少湿，宜其常食而不病也。

大麦　味咸甘，温，微寒，无毒。主消渴，除热，益气调中。又云，令人多热，为五谷长，平胃消食，疗胀。暴食亦似脚软，以其下气也。久食甚宜人，头发不白，补虚劳，壮血脉，益颜色，实五脏，止泄，令人肥白滑肌。为面胜小麦，无燥病。丹溪云：初熟[2]时，人因缺谷，多炒而食之，有火，能生热病。一云，久食多食，能消肾，戒之。

荞麦　味甘平，寒，无毒。实肠胃，益气，久食动风，令人头眩。和猪肉食，令人患热风，脱人眉须。虽动诸病，犹锉丹石，炼五脏滓秽。俗谓：一年沉滞积在肠胃间，食此麦乃消去。

黑大豆　味甘，平，无毒。炒食去水肿，消谷，止膝痛腹胀，除湿痹。乍食体重，忌食猪肉。十岁以下小儿勿食，恐一时食猪肉，壅气至危。煮食及饮汁，凉，下热肿，解热毒及乌、附、丹石诸毒，除胸胃中热、大小便血，散五脏结气。一种小黑豆最佳。陶节庵以黑豆入盐煮，时常食之，谓能补肾。盖豆味咸，肾之谷，又形类肾，黑色属水也，妙哉。

白豆　平，无毒。补五脏，益中，助经脉调和，暖肠胃，杀鬼气。浙东一种味甚胜，用以作酱、作腐，极佳。北之水白豆相似而不及也。青黄班等豆，本草不著，大率相类亦不及也。

赤小豆　味甘酸，平，无毒。主下水，消热毒，排脓血，止泄，利小便，去胀满，

---

① 稗：原脱，据尚友堂梓行本补入。

② 熟：原脱，据文会堂初刻本补入。

除消渴，下乳汁。久食虚人，令枯瘦。解小麦毒，和鲤鱼煮食，愈脚气水肿。痢后气满不能食者，宜煮食之。不可同鱼酢食。

绿豆 味甘寒，无毒。主治消渴，丹毒，烦热，风疹，补益，和五脏，行经脉，解食物诸药毒发动风气，消肿下气。若欲去病，须不去皮，盖皮寒内平。煮食作饼，炙佳。一云，为粉荡皮，能解酒毒，以水调服之，亦能解菰砒毒。

豌豆 味甘，平，无毒。调顺荣卫，益中平气。又云，发气疾。

扁豆 味甘，气微温。主和中下气，治霍乱吐痢不止，杀一切草木及酒毒。生嚼及煎汤服，亦解河豚毒。叶主霍乱，花主女子赤白下，干末米饮和服之。有黑白二种，黑者少冷，入药俱用白者。患寒热病及患冷气人不可食。

蚕豆 味甘，温，气微辛。主快胃，利五脏。或点茶，或炒食，佳。又有筋豆、蛾眉豆、虎爪豆、羊眼豆、劳豆、豇豆类，只可茶食而已。一种刀豆，长尺许，可入酱用之。

罂粟 味甘，平，无毒。行风气，逐邪热，疗反胃，胸中痰滞，丹石发动不下食。和竹沥煮粥食极佳。然性寒，以有竹沥，利大小肠，不宜多食。又过度则动膀胱气。粟壳性涩，止泄痢涩肠，令人虚劳。嗽者多用止嗽，及热湿泄痢者用止痢，劫病之功虽急，杀人如剑，戒之。

芝麻 味甘，气寒，无毒。治虚劳，滑肠胃，行风气，通血脉，去头浮风，润肌肤。乳母食之，小儿不生热病。又生嚼敷小儿头上诸疮，良。

胡麻 味甘，气平，无毒。一名巨胜苗，名青蘘。

麻黄 味辛[1]，气平，有毒。主劳伤，利脏，下血寒气，破积，止痹，散脓。多食令见鬼狂走，久服通神明，轻身。麻子，味甘平，无毒。入足太阴经、手阳明经。诗所谓丘中有麻是也。

扩麦 味甘，微寒，无毒。主轻身，除热，久服令人多力健行。作蘖[2]，温，消食和中。作饼食，不动气，甚益人。

菡实 味苦，平，无毒。主赤白冷痢，破痈肿，亦可食。

上五谷，乃天生养欠之物，但人之种艺，一则取其资生之功，二则计其肥家之利。南之粳，北之粟，功利两全，故多种食之。如黄粱甚美而益人，故有膏粱之称，人则以其费地薄收[3]而不种。识者，凡谷类当不计其利，惟取其能养人者多种而食之，可也。

---

① 辛：原脱，据文会堂初刻本补入。

② 蘖：原脱，据文会堂初刻本补入。

③ 收：原脱，据文会堂初刻本补入。

菜 类

萝卜 味甘，温平，无毒。散气，及炮煮食大下气消谷，去痰癖，利关节，炼五脏恶气，治面并豆腐毒，止咳嗽，疗肺痿吐血，温中，补不足，肥健人，令肤肌白细。生汁，主消渴、噤口痢，大验。同猪羊肉、鲫鱼煮食，更补益。服地黄、何首乌者，食之发白。其茎叶气性大率相类。丹溪云：熟者多食，停滞膈间成溢饮，以其甘多辛少也。《本草》谓之莱菔。《衍义》云：散气用生姜，下气用莱菔子。治喘嗽，下气消食。水研服吐风痰；醋研涂消肿毒。一种胡萝卜，味甘而用不及。

韭菜 味辛微酸，温，无毒。归心，安和五脏六腑，除胸中热，下气，令人能食，利病人，可久食。又云，益阳，止泄尿血，暖腰膝，除胸腹冷痛疝癖。春食香，夏食臭，冬食动宿饮，五月食昏人乏力。不可合牛肉食，酒后忌食。丹溪云：韭汁冷饮，下膈中瘀血甚验。以其属金而有水与土，其性急，又能充肝气，多食则昏神。其子治虚劳损肾梦泄良。又未出土者为韭黄，食之即滞气，最不宜人。花食之动风。根治诸癣。大抵葱、韭皆常食，但葱冷而韭温，于人有益。

薤 味辛苦，气温，入手阳明经，无毒。主金疮、疮败，轻身不饥，耐老，宜心，归骨，菜芝也。除寒热，去水气，温中散结，利病人，止久痢、冷泄、赤白带，通神，安魂魄，益气续筋骨，解毒。骨鲠，食之即下。有赤白二种，白者补而美，赤者主金疮风，苦而无味。又云，白色者最好，虽有辛而不晕五脏。又云，凡用葱薤，皆去青留白，以白冷而青热也。故断赤痢方，取薤白同黄柏煮服之，言性冷而解毒矣。又治霍乱干呕不息。煮汁又治疥疮，捣汁又治大虎咬，又治产后诸痢并汤火伤。但发热病，不宜多食。又不可与牛肉同食，令人作癥瘕也。

葱 叶温，白与须平，味辛，无毒。主明目，补中不足。其茎白入手太阴经、足阳明经，可作汤。主伤寒寒热、中风、面目肿、骨肉疼、喉痹不通，安胎；归目，除肝邪，利五脏，益瞳精，杀百药毒，通大小肠。疗霍乱转筋、奔豚气、脚气、心腹痛、目眩及心迷闷，止衄，杀一切鱼肉毒。又治打扑损并刀杖疮。连根用，主伤寒头痛如破。又茎叶用盐研，贴蛇虫伤、水肿、痛，治蚯蚓毒。此冻葱也，经冬不凋，不结子，分茎莳种，茎叶俱软，气味香佳，食用最宜。忌与蜜同食。有一种楼葱，即龙角葱，亦冻类。又胡葱、汉葱、茗葱，数种不同，大抵以发散为功，多食昏人神，只调和食品可也。

蔓菁 味温，无毒。利五脏，消食益气，令人肥健，可常食。北方种之甚多，春食苗，夏食心，秋食茎，冬食根，菜中最有益于用者。南方地不同，所种形类已变矣。

菘菜 味甘，温，无毒。利肠胃，除烦，解酒渴，去鱼腥，消食下气，治瘴，止热嗽胸膈闷。不益人，食之觉冷，姜能制之。一云，夏至前食，发皮肤风痒，动气发病。紫花菘，行风气，去邪热。花，糟食甚美。服甘草勿食，令病不愈。北人往南患足疾者勿食。牛肚菘，叶最厚，味甘；紫菘，叶薄细，味少苦；白菘，似蔓菁，犹一类也。北地无菘，有种者形亦变。

芥菜 味辛，气温，无毒。归鼻，除肾邪，利九窍，明耳目，安中，除邪气，止咳嗽冷气，去头面风。多食动风气，发丹石。不可同兔肉食，生恶疮，同鲫鱼食，发水肿。子，主敷射工及产气、疝气，发汗，胸膈痰冷，面黄。又和药为膏，治骨节痛。丹溪云：痰在里及膜外，非此不通达。又游肿诸毒，为末，猪胆和如泥，敷之。但其类多：青芥叶粗大，味辣，好；紫芥作菹佳；白芥尤辛美。俱入药，出太源。

苋菜 味甘，寒，无毒。通九窍。又云，食动风，令人烦闷，冷中损腹。子，主青盲白翳，明目，除邪，利大小便，去寒热，杀蛔虫。久服益气力，不饥，轻身。叶忌与鳖同食。丹溪云苋有六种：人苋，赤苋，白苋，紫苋，五色苋，其一即马齿苋也，下血。又入血分且善走，马齿苋同食下胎妙，临产煮食易产。又有野生一种灰条苋，亦可食，亦入药。

马齿苋 味酸，气寒，性滑，无毒。主目盲白翳，利大小便，止赤白下，去寒热，杀诸蛊，止渴，破癥结痈疮。服之长年不老，和梳垢，封疔肿。又烧为灰，和陈醋滓，先灸疔肿以封之，根好出。又敷豌豆疮良。生捣汁服，当利下恶物，去白虫，亦治痔痢。又主三十六种风结疮，以一釜煮，澄清，内蜡三两重，煎成膏涂之。又涂白秃湿癣，敷杖疮，又疗多年恶疮，又治马咬马汗，射工毒。一种叶大者不堪，一种叶小节间有水银者可用，去茎用叶。此菜感阴气之多，而生食之宜和以蒜，余见苋菜下。

胡荽 味辛，气温，微毒。主消谷，治五脏，补不足，利大小肠，通小腹气，通心窍，拔四肢热，止头痛。久食损人精神，令人多忘，发腋臭，口臭，脚气，金疮。久病人食之脚弱。根，发痼疾。子，主小儿秃疮，油煎敷之。亦主虫、五痔，及食肉中毒，吐下血不止，煮冷取汁服。又治小儿豆疹不出，欲令速出，用酒煎沸，勿令泄气，候冷去滓，微微从项以下喷身令遍，除面不喷，包暖即出。

葵菜 味甘，气寒，阴中之阳，无毒。为百菜长，滑利不可多食。能宣导积壅，主客热，利小便，治恶疮及带下，散脓血恶汁。煮食，主丹石，发结热。叶烧为末敷金疮，捣碎敷火疮。炙煮与小儿食，治热毒。下痢及大小丹痢，捣汁服。孕妇煮食之，易产。其心伤人勿食。其叶皆黄，茎赤者勿食。不可与鲤鱼、黍米同食。天行症后，食之失明。花，治淋涩、水肿，催生落胎，并一切疥疮、小儿风疹子。花有五色，赤治血燥，白治气燥，并疹疟。又冬葵子，秋种经冬至春作子者，主脏腑寒热，羸瘦，五癃，利小便，疗妇人乳难，下乳汁，久服坚骨，长肌肉，轻身延年。产难取一二合杵破，水煮服之。痈疖未溃者，水吞三五粒，便作头脓①出根。主恶疮，疗淋，利小便，服丹石人宜之。

小蒜　味辛，温，有小毒，归脾肾。主霍乱，腹中不安，消谷，理胃温中，除邪痹毒气、疗疮等毒。华伦用蒜虀吐人恶物，云是此。又云，大蒜久食损人目，伤肝，不可与鱼鲙同食。

大蒜　味辛，气温，有毒，属火。主散痈肿蜃疮，除风邪，杀毒气，消食下气健胃，善化肉行湿，破冷气，烂痃癖，辟温疫气、瘴气、伏邪、恶蛊、毒蛇虫、溪毒。治中暑毒，霍乱转筋、腹痛，烂嚼温水送之。又鼻衄不止，捣碎涂脚心，止即拂去，醋浸经年者良。此物性热，气极晕，煮为羹臛极俊美，熏气亦微下气，温中，消谷。虽白人喜食多于暑月，但生食久食，伤肝气，损目明，面无颜色，又伤肺伤脾，引痰，宜戒之。叶亦可食。独予者攻毒，如痈疽发背、恶疮肿核初发，取紫皮独头者切片贴肿心，灶艾灸其上，觉痛即起，焦者用新者再灸。疮初痛者灸不痛，不痛者灸痛。痒者亦如之。以多灸为良，无不效者。疣赘之类，亦依此灸之。

茄　味甘，寒。患冷人不可多食，热者少食无畏。多食损人，动气，发疮及痼疾，菜中惟此物无益；丹溪谓：茄属土，故甘而喜降火，药中用根煎汤洗足疮，蒂烧灰治口疮，甚效。皆甘以缓火之意。

菠薐菜　冷，微毒。利五脏，通肠胃热，解酒毒。北人多食。肉面，食此则平。南人多食鱼鳖水米，食此则冷，不可多食。冷大小肠，发腰痛，令人脚弱不能行。一云，服丹石人食之佳。《刘禹锡佳话录》云：此菜来自西域颇棱国，误呼菠薐。《艺苑雌黄》亦云。

苦荬　冷，无毒。疗面目黄，强力止困，敷蛇虫咬良。又汁敷疗肿，根即出。蚕妇食之坏蚕蛾。

菾蓬　味平，微毒。补中下气，理脾胃，去头风，利五脏冷气。多食则动气。先患腹冷人食之破腹。茎灰淋汁洗衣，白如玉色。

荠菜　味甘，气温，无毒。主利肝气，和中。其实名菥蓂子，主明目，目暴赤痛，去障翳。根汁点目中亦效。烧灰治赤白痢。

紫菀　味苦辛，温，无毒。主咳嗽，寒热结气，去蛊毒痿蹷，安五脏，疗咳唾脓血，补虚劳，消痰止渴，润肌肤，添骨髓。连根叶采之，醋浸，入少盐，收藏待用。其味辛香甚佳，号名仙菜，性怕盐多，则腐也。

百合　味甘，平，无毒。主邪气腹胀、浮肿心痛、乳难、喉痹，利大小便，补中益气，止颠狂涕泪，定心志，杀蛊，毒疮痈肿，产后血病。蒸煮食之，和肉更佳。捣粉作面食，最益于人。

---

① 头脓：疑为"脓头"之误。

枸杞 味苦，寒，根大寒，子微寒，无毒。无刺者是。其茎叶补气益精，除风明目，坚筋骨，补劳伤，强阴道，久食令人长寿。根，名地骨，寇宗奭曰：枸杞当用梗皮，地骨当用根皮，枸杞子当用其红实。谚云：去家千里，莫食枸杞。言其补益强盛，无所为也。和羊肉作羹食，和粳米煮粥食，入葱豉五味补虚劳尤胜。南丘多枸杞，村人多寿，食其水土也。润州大井有老枸杞树，井水益人，名著天下。与乳酪忌。

薪菜 味甘，无毒。主女子崩中带下，止血养精，保血脉，益气，令人肥健嗜食。又止烦热渴，去伏热，杀药毒。置酒酱中香美，和醋食益滋人，但损齿生黑。作荠菹，煮食生啖并得。一种荻薪用茎。叶水薪，水滑地所生者，不及高田者宜人。三月、八月勿食，恐病蛟龙瘕。

荵菜 味甘苦，大寒。主时行壮热，解风热毒，止热毒痢，开胃通膈，又治小儿热。其花白，妇人食之宜。

茼蒿 平。主安气，养脾胃，消水饮。多食动风气熏心，令气满。

蕨 味甘，寒滑。去暴热，利水道。令人睡，弱阳，小儿食之脚弱不能行。又云，寒，补五脏不足，气壅经络，筋骨间毒气，令人消阳事，令眼暗，鼻中寒，发落，非良物也。又冷气，人食之多腹胀。《搜神记》曰：郗鉴镇丹徒，二月出猎，有甲士折一枝食之，觉心中淡淡成疾，后吐出一小蛇，悬屋前，渐干成蕨，遂明此物不可生食也。今人遇荒年，多取其根，捣洗作粉，代粮度活，终羸弱不养人。一种名薇，亦蕨类。

茭白 味甘，冷。去烦热。又云，主五脏邪气，肠胃痼热，心胸浮热，消渴，利小便。多食令人下焦冷，发冷气，伤阳道。不可同蜜食。糟食之甚佳。

紫菜 味甘，寒。下热解烦，疗瘿瘤结气。不可多食，令人腹痛，发气，吐白沫，饮少醋即消。其中有小螺蛳，损人，须择出。凡海菜皆然。

鹿角菜 大寒，无毒，微毒。下热风气，疗小儿骨蒸，解面热。不可久食，发痼疾，损经络血气，令脚冷痹，损腰肾，少颜色。

白苣 味苦，寒。一云，补筋骨，利五脏，开胸膈壅气，通经络，止脾气，令人齿白，聪明少睡，可常食。产后不可食，令人寒中小肠痛。患冷人食即冷腹。叶心抽苔名莴苣，或腌或糟，曝干食之甚佳。一种莴苣，一种苦苣，治疗肿诸痢。

石耳 石崖上所生者，出天台山、庐山等名山，《灵苑方》中名曰灵芝。味甘，平，无毒。久食延年，益颜色，至老不改，令人不饥，大小便亦少。一云性冷。

苦芙 味苦，寒。主面目遍身漆疮并丹毒。生山谷下湿处，浙东人清明节争取嫩者生食，以为一年不生疮疖。又煎汤洗痔疮甚验。

山药 味温平，无毒。主伤中，补虚羸，除寒热邪气，补中益气力，长肌肉。又云，主头面游风，头风眼眩，下气，止腰痛，补劳瘦，充五脏，除烦热，强阴。久服耳目聪明，轻身不饥，延年。生山中者良。又云，安魂魄，镇心神。《本草》谓之薯蓣，江南人呼为薯。南地种之，但性冷于北地者耳。

芋 一名土芝，一名蹲鸱。味平。水田宜种之。茎可作羹臛及菹。又云，愈蜂螫。其头大者为魁，小者为子，荒年可以度饥。小儿食之滞胃气，有风疾者忌食之。

雍菜 味甘，平，无毒。蔓生花白，摘其苗以土壅之即活。与野葛相伏，取汁滴野葛即死。张司空云：魏武帝啖野葛至尺许，应是先食此菜无害也。一名瓮菜。

决明菜 明目清心，去头眩风。味甘，温。苗高三二尺，春取为蔬。花、子可点茶，又堪入蜜煎。

芎苗 味辛，温，无毒。主咳逆，定惊风，辟邪恶，除蛊毒鬼疰，去三虫。久服通神。川中产者良，本地者点茶亦清头目。

蒒菜 味辛。生山谷泉石间，根叶皆可食，根尤佳。

荇菜 生湖陂中，叶紫赤圆，径寸余，浮水面，茎如钗股，上青下白。《诗》所谓参差荇菜是也。可腌为菹。

羊蹄菜 味苦，寒，无毒。根用醋磨涂癣疥速效。治疬疡风，并大便卒涩结不通，喉痹卒不能语，肠风痔泻血，产后风，锉根取汁煎服殊验。《诗》曰：言采其遂，即此。注曰：恶菜也。

蒟蒻 味辛，寒。叶与天南星相似，但茎斑花紫，南星茎无斑，花黄为异耳。性冷，主消渴。采其根捣碎，以灰汁煮之成饼，五味调和为茹食。又蜀人取以作酱，味酢美。

地蚕 生郊野麦园中，叶如薄荷，少狭而尖，亦微皱，欠光泽，根白色，状如蚕。四月采根，以滚水瀹之，和以盐，为菜茹。

假苏 味辛，温，无毒。主除寒热、鼠瘘瘰疬、生疮，破结聚气，下瘀血，除湿痹，辟邪气，通利血脉，传送五脏。能发汗，动渴消，除冷风，治头风眩晕、妇人血风等为要药。治产后血晕并产后中风身僵直者，捣为末，童便调，热服，口噤者挑齿灌之，或灌鼻中，神效。末和醋敷疔肿抽风毒即瘥。初生新嫩辛香可啖，人取以作生菜，即今之荆芥也。

紫苏 味辛甘，气温。主下气，除寒中，解肌发表，通心经，治心腹胀满，开胃下食，止脚气，通大小肠。煮汁饮之，治蟹毒。子尤良，主肺气喘急咳逆，润心肺，消痰气，腰脚中湿风结气，调中下气，止霍乱呕吐反胃，利大小便，破癥结，消五膈。又杵为末，酒调服，治梦泄。有数种，面背皆紫者佳。一种水苏，主吐血、衄血、血崩、血痢、产后中风，下气，辟口臭，去毒恶气，久服通神明，轻身耐老。一名鸡苏。

薄荷 味辛苦，气凉温，无毒，入手太阳经、厥阴经。主贼风伤寒，发汗，通利关节，伤风，头脑风及小儿风涎，惊风壮热。乃上行之药，能引诸药入荣卫。又主风气壅并，下气，消宿食恶气，心腹胀满，霍乱，骨蒸劳热。用其汁与众药熬为膏，亦堪生食。新大病瘥人勿食，令汗出不止。猫食之即醉。一种名石薄荷，又云龙脑薄荷、南薄荷。

香薷 味辛，气微温，无毒。主霍乱，腹痛吐下，下气，除烦热，调中温胃，治伤暑，利小便，散水肿，又治口气。人家暑月多煮以代茶，可无热病。一种香菜，味甘可食，三月种之。

笋 味甘，微寒，无毒。主消渴，利水道，下气，除烦热，理风热脚气。多食动气，发冷气冷症。蒸煮弥熟弥佳。苦笋，味苦，寒。治不睡，去面目并舌上黄，利九窍消渴，明目，解酒毒，不发痰，除烦热出汗，治中风失音。此笋有二种，一出江西、福建，粗大味苦不堪食；一出浙江，味微苦，呼为甜苦笋，食品所贵。董笋，味籢①难食。主消渴，益气力，补虚，下气。多食发气胀。淡笋，即中母笋，味甘。主消痰，除热狂壮热、头痛风，并妊人头旋倒地、惊悸、温疫迷闷、小儿惊痫天吊等症。多食发背闷脚气。箭笋，新可食，作笋干佳，但硬难化，不可与小儿食。青笋，味甘。止肺痿唾血，鼻衄，治五痔并妊娠。猫笋，味甘，温，生于冬，不出土者，曰冬笋。小儿痘疹不出，煮粥食解毒，有发生之意。筀笋，味亦然。大抵笋类甚多，滋味甚爽，人喜食之。但性冷且难化，不益脾胃，是宜少食也。又尝有一医说，有人素患痰，食笋而愈。

冬瓜 味甘，微寒。主除小腹水胀，利小便，止渴，益气耐老，除满，去头面热。热者食之佳，冷者食之瘦。又炼五脏，以其下气也。欲轻健者食之，欲肥胖者勿食。丹溪云：冬瓜性走而急，久病及阴虚者忌食之。霜降后方可食，不然令人成反胃病。又瘥五淋。患背痈，削片置疮上，分败热毒。

稍瓜 味甘，寒。利肠，去烦热，止渴，利小便，解酒热，宣泄热气。多食动气发疮，冷中，令脐下癥痛及虚弱不能行。不益小儿。不可同乳酪、鲜食及空心食，令胃脘痛。一云，和饭并葅作鲜食，亦益脾胃。

甜瓜 寒，无毒。少食止渴除烦热，利小便，通三焦壅塞气，夏月不中暑气，兼主口鼻疮。多食令阴下湿痒生疮，动宿冷病，并虚热，手脚无力。破腹落水沉者，双顶双蒂者，皆有毒，切不可食。瓜蒂，主身面四肢浮肿，下水，杀蛊毒。咳逆上气，风痛喉风，痰涎暴塞及食诸果病在胸腹中，皆吐下之。去鼻中息肉，疗黄疸及暴急黄。花，主心痛咳逆。

黄瓜 味甘，寒，有毒。不可多食，动寒热，多疟疾，发百病，积瘀热，发疰气，令人虚热上逆，发脚气疮疥，不益人。小儿尤忌，滑中生疳虫。不可与醋同食。

丝瓜 《本草》诸书无考，惟痘疮及脚痈方烧灰用之，此其性冷解毒。粥锅内煮熟，姜醋食，同鸡、鸭、猪肉炒食佳。枯者去皮及子，用瓢涤器。

瓠子，苦者，气寒有毒。主大水，面目四肢浮肿，下水，令人吐。甜者，性冷无

---

① 籢：疑为"蓥"之误，指草味辛毒。

毒。又云，微毒。除烦止渴，治心热，利水道，调心肺，治石淋，吐蛔虫，压丹石。若患脚气虚胀，令气人食之病增。此物夏熟，形长尺余，两头相似①者是也。

葫芦 夏秋间熟，形圆而扁，性味与瓠子同类。

莼 味甘，寒，无毒。主消渴热脾。同鲫鱼作羹美食佳。下水，利小便，解百药毒及蛊气，下气止呕。其性滑不益脾，多食发痔，损胃及齿发面色。

金鸡瓜 味甘，平，无毒。主五痔头风，小腹拘急，和五脏，醒酒。其木造屋，则屋中酒味皆淡。

姜 味辛甘，微温。主伤寒，头痛鼻塞，止气入肺，开胃口，益脾胃，散风寒痰嗽，止呕吐之圣药，通神明，去秽恶。子姜性热，母姜存皮性微温，去皮性热。无病之人，夜间勿食，盖夜气收敛，姜动气故也。

豆腐 性冷而动气。一云，有毒，发肾气，头风，疮疥，杏仁可解。又萝卜同食，亦解其毒。

咸豆豉 味甘咸，无毒。主解烦热，调中发散，通关节，香烈杀腥气。其法，用黑豆酒醋浸蒸曝干，以香油和，再蒸曝，凡三遍，量入盐并椒末、干生姜、陈皮屑，和藏。食之宜病人。

蕈 地生者为菌，木生者为檽，江南人呼为蕈。味咸甘，平，微温，小毒。主心痛，温中，去蛇螫毒、蛔虫、寸白虫诸虫。今世所通用者，一曰菰子。生于深山烂枫木上，小于菌而薄，黄黑色，味甚香美者，为香蕈，最为佳品。有一种曰鸡腿蘑菰。其他或在地，或在树，地生者多毒，往往杀人，土人自能识。凡夜有光者，煮不熟者，煮讫其汤照人无景，欲烂无虫者，俱有毒。夏秋者多毒，以蛇虫行故也。此物皆湿热化生之物，煮之，宜切以姜及投饭粒试之，如黑则有毒，否则食之无害。《本草》注谓：九菌皆发五脏，壅经络，动痔，病昏多睡，背膊，四肢无力，又多发冷气。大抵食之不甚益人也。

木耳 凡木上所生者曰木耳。主益气，轻身强志。一云，平利五脏，宣肠胃气，排毒气，压丹石热。又主血衄。不可多食。桑槐上者佳，余动风气，发痼疾，令筋下急，损经络，令背膊闷。枫木上者，食之令人笑不止，地浆解之。一人患痔，诸药不效，用木耳同它物煮羹食而愈，极验，但它物今失记矣。桑耳，味甘，有毒。黑者，主女子赤白带下，癥瘕，阴痛，阴阳寒热，无子，月水不调。其黄熟白者，止泄，益气。金色者，治癖饮积聚。一云，寒，无毒，主消渴。又云，甘辛。又云，温，微毒，止肠风泻血，妇人心腹痛，治五痔。柘木上者，次于桑槐耳。主五痔心痛，女子阴中疮痛，又治风破血，益力。楮耳，人常食之，并榆柳耳，名具五耳，而功用无所别著。余未俱有耳，若木之气性本良者，亦可食。

---

① 似：原文为"以"，据尚友堂梓行本改。

蒌蒿　味甘辛。生水泽中，叶似艾，青白色，长数寸，食之香脆而美。叶可为茹。一种茇蒿，一美菜；一种邪蒿，作羹臛佳。

苦菜　味苦，寒，无毒。主五脏邪气，压谷胃痹，肠癖，渴热中疾，恶疮。久服安心益气，聪察少卧，轻身耐老，耐饥寒。此菜生北地，方冬即彤，生南地则冬夏常青。《月令》所谓苦菜秀者是已，即今之荼也。出山田及泽中，得霜甜脆而美。

马兰　味辛，温。生水泽，采为茹。根治呕血，擂汁饮立止。

繁蒌　味酸，气平，无毒。主积年恶疮不愈，有神效。又主破血，宜产妇口齿，方烧灰或作末揩齿宜露。治淋，取满两手以水煮服。此菜生田野中，人取以作羹，或生食之，或煮食，益人，即鸡肠草也。

蕺菜　味辛，微温。主蠼螋溺疮。多食令人气喘。

东风菜　味甘，寒，无毒。主风毒壅热，头痛目眩，肝热眼赤。入羹臛煮食，甚美。此菜生平泽，茎高二三尺，叶似杏叶而长，极厚软，上有细毛，先春而生，故有东风之号。

油菜　味甘。主滑胃，通结气，利大小便。冬种春长，形色俱似白菜，根微紫，抽嫩心，开黄花，取其苔为菜茹甚佳。子，枯取以榨油，味如麻油，但略黄耳。一种黄瓜菜，形似油菜，但味少苦，野主平泽中，取为羹茹，亦甚香美。

藕丝菜　味甘，寒。解热渴烦毒，下瘀血。即鸡头子管也。

莫菜　味酢而滑。生水浸湿地，去皮肤风热。茎大如箸，赤节，节一叶，似柳叶，厚而长，有毛刺。可为羹，始生又可生食。

白花菜　味甘，气臭，性寒。生食苦；腌以为菹，动风气，下气，滞脏腑，多食令人胃闷满，伤脾。一种黄花菜，同此类。

苹　味辛酸，寒，无毒。主暴热身痒，下水气，胜酒，长须发，止消渴，下气。久服轻身。季春始生，可糁蒸为茹。《诗》所谓来苹米藻以供祭者是也。昔楚昭王渡江，获苹实如斗，剖而食之，甜如蜜，即此。但不可多食也。苹有三种。

藻　有二种，皆可食。热捋去腥气，米面糁蒸为茹，甚佳美，饥年以充食。一种海藻，味苦寒，咸，无毒。主瘿瘤气，颈下核，破散结气痈肿，癥瘕坚气，腹中上下鸣，下十二水肿，疗皮间积聚暴溃，留气热结，利小便，一名海带。

蒲蒻　味甘，微寒。主消渴，生啖之脆美。《诗》云维笋及蒲是也。

蓼　味辛，气温，无毒。主明目，温中，耐风寒，下水气，面目浮肿，痈疡瘰疬，归鼻，除肾气。叶归舌，除大小肠气，利中。霍乱转筋，多取煮汤及热捋脚。又捣敷小儿头疮。马蓼，去肠中蛭虫。水蓼捣敷蛇咬，又煮渍脚持之，消脚气肿。脚痛成疮，频淋洗之。此菜人所多食，或暴干亦佳。

葛根　味甘，寒，无毒。主痈肿恶疮。冬月取生者，以水中揉出粉，成垛，煎沸汤，擘块下汤中，良久色如胶，其体甚韧，以蜜汤中拌食之，用姜屑尤佳。治中热酒渴病，多食利小便，亦能使人利，切以茶食亦甘美。又生者煨熟极补人。

白蘘荷　微温。主中蛊及疟。有赤、白二种，根、茎、叶可为菹。

胡葱　味辛，温平。消谷下气，杀虫。久食伤神损性，令人多忘，损目明，尤发痼疾。患狐臭人不可食，令转甚。

鹿葱　味甘，凉，无毒。根治沙淋，下水气，主酒疸。黄色通身者，取根捣汁服。嫩苗煮食，又主小便涩，身体烦热。花名宜男，炒以点茶，又安五脏，利心志，令人好欢乐忘忧，轻身明目，利胸膈，甚佳。《诗》曰焉得谖草，即此也。

芸台　味辛，温，无毒。主风游丹肿，乳痈。煮食，主腰脚痹，破癥瘕结血。多食损阳气，发疮，口齿痛，又生腹中诸虫。

堇菜　味甘，寒，无毒。主蛇蝎毒及痈肿。此菜野生，久食除心烦热，令人身体懒堕多睡。一云，苦，主寒热，功同香茂。

苜蓿　味甘，淡。嫩采食之，利大小肠，煮羹甚香美，于食益人。

落葵　味酸，寒无毒。主滑中，散热。子，主悦泽人面。人被犬咬，食此菜，终身不瘥。

秦荻梨　味辛，温，无毒。主心腹冷胀，下气消食。于生菜中最香美，甚破气，又名五辛菜。

甘蓝　平。补骨髓，利脏腑并关节，通经络中结气，明耳目，健人少睡，益心力，壮筋骨，治黄毒。煮作菹食，去心结伏气。

翘摇菜　味辛，平，无毒。主破血，止血生肌。充生菜食之，又主五种黄病。煮熟甚益人，和五脏，明耳目，去热风，令人轻健，长食不厌。此菜生平泽，紫花，蔓生，如劳豆是也。

荏菜　味辛，温，无毒。主调中，去臭气。子，主咳逆下气，温中补体，可以榨油。生食，止渴润肺。

萝勒菜　味辛，温，微毒。调中消食，去恶气，消水气，宜生食。多食壅关节，涩荣卫，令血脉不行，动风，发脚气。疗齿根烂疮，为灰用甚良。子，主目翳，风赤眵泪。根，主小儿黄烂疮，烧灰敷之。北人呼为兰香是也。

上诸菜，皆地产阴物，所以养阴，固宜食之。丹溪云：司疏泄者菜也。谓之蔬有疏通之义焉，食之则肠胃宣畅而无壅滞之患。儒先曰：人若咬得菜根断，则百事可做。故食菜既足以养身，又有以养德也。

果 类

藕 味甘，平，寒，无毒。主热渴烦闷，产后血闷，散血生肌，止泄，解酒毒，开胃，止怒，久食心欢。产后忌生冷，惟藕不忌，以其破血也。蒸煮熟则开胃，甚补五脏，实下焦。与蜜同食，令腹脏肥，不生虫。白莲者尤佳。

莲子 味甘，平，寒，无毒。补中，安心神，养气力，益经脉，除百病，止渴止痢，治腰痛泄精。久服轻身，耐老延年，不饥，多食令人喜。生者动气胀人，熟者良。并宜去心叶及房，皆破血，胎衣不下，酒煮服之。叶蒂，味苦，主安胎，去恶血，留好血，血痢煮服之。花，忌地黄、蒜。镇心轻身，益色驻颜。

枣 生者味甘，平，无毒。多食令人寒热腹胀，滑肠难化，羸瘦人尤不可食。熟者味甘，温，无毒。主心腹邪气，安中补虚，益气养脾，助十二经，平胃气，通九①窍，润心肺，止嗽，补少气，少津液，身中不足，大惊，四肢重，和百药。久服轻身延年。一云，多食动风动嗽。三年陈者核中仁，主腹痛恶气。枣类甚多，大抵以青州所出者，肉厚为最。不可同生葱食。中满者与牙痛者，俱不可食。小儿多食，生疳损齿。丹溪云：枣属土而有火，味甘性缓。经云：甘先入脾，又谓补脾未尝用甘。今人食甘多者，惟脾受病。小儿苦患秋痢与虫，食之良。

栗 味咸，气温，无毒。主益气，厚肠胃，补肾气，腰脚无力，破痃癖，治血，大效。生则发气，熟则滞气。或日暴干，或灰火中煨令汗出，或以润砂藏之，或袋盛当风悬之，并令去其木气，食之良。此乃果中最有益者。当中一子，名栗楔，尤好，治血更效。宣州及北地所产小者为胜。余虽有数种，实一类也。小儿不宜多食，难化。患风水病者不宜食，以其味咸也，戒之。壳煮汁饮之，止反胃消渴。

葡萄 味甘，平，无毒。主筋骨湿痹，益气力，令人肥健耐寒，利小便。疮疹不发，取其子。汁酿酒甚美，不可多食。其形色非一类，大抵功用有优劣也。丹溪云：葡萄能下走渗道。西北人禀厚，食之无恙，东南人食多则病热矣。

柿 味甘，气寒，无毒。属阴，主通耳鼻气，补劳，润心肺，止渴，涩肠，疗肺痿，心热嗽，消痰开胃，治吐血。乌柿，火熏捻作饼者，温，止痢及润声喉，杀虫。干柿，日暴干者，微冷，厚肠胃，涩中健脾，润声喉，杀虫，多食去面皯及腹中宿血，酥蜜煎食，益脾。若风中自干者，亦动风。黄柿，将熟未熟者为黄柿，和米粉蒸作糕，小儿食之止痢。红柿，树上红熟者，冷，解酒毒。一云，非也，止口渴，厌胃热，饮酒食之心痛直至死②，且易醉。䤵柿，水养者入盐，有毒，涩下焦，健脾胃，消宿血。朱柿，

---

① 九：原为"力"，据尚友堂梓行本改。

② 死：原脱，据文会堂初刻本补入。

小而红圆可爱者，甚甘美。牛奶柿，小而似牛奶者，至冷，不可多食。今人火干者，名柿花，货之四方，多用以煨，小儿止泻痢，益脾肺，盖亦经火焙性不冷矣。椑柿，即绿柿，惟堪生啖，性冷更甚，去胃热，压丹石药，利水，解酒毒。久食令人寒中。丹溪云：柿属金而有土，为阴而有收之意。止血治嗽，亦可为助。同蟹食即腹痛大泻。

桃 味甘酸，热，微毒。益色辟邪，发丹石毒。多食令人有热，服术人忌食。又不可与鳖同食。食之浴水，成淋病。其类甚多。仁，味苦甘，气平，苦重于甘，阴中阳也，无毒，入手足厥阴经。主瘀血血闭，血结血燥，癥瘕邪气，杀小虫，通润大便，除卒暴击血，通月水，止痛。苦以破滞血，甘以生新血。花，味苦，杀疰恶鬼，令人好颜色，除水肿石淋，利大小便，杀三虫，酒浸服之除百病。桃枭，即桃实，著树不落。实中者正月采之，主杀百鬼精物，五毒不祥，疗中恶腹痛，破血。有人吐血，诸药不效，取此烧灰存性，米汤调服，立愈。桃虫，杀鬼邪恶不祥。叶，味苦，主除尸虫，出疮中虫。桃胶，下石淋，破血。炼之，保中不饥，轻身，忍风寒。茎与皮，味苦辛，除邪鬼中恶腹痛，去胃中热。盖桃乃五木之精，仙木也，少则华盛实甘且大。蟠桃之说有自来矣。

杏 味甘酸，热，有毒。多食伤筋骨，伤神，盲目。小儿尤不可食，致疮痈及上膈热。仁，味甘苦，气温，有小毒，入手太阴经。主咳逆，上气雷鸣，喉痹，下气定喘，润心肺，散肺经风寒咳嗽，消心下急满痛，散结润燥，产孔金疮，寒心奔豚等疾。丹溪云：性热，因寒者可用。东垣云：杏仁下喘治气也，桃仁疗狂治血也，俱治大便燥，但有血气之分耳。花，味苦，主补不足，女子伤中，寒热痹，厥逆。

石榴 味甘酸，无毒。主疗咽燥渴，多食损人肺，齿令黑。酸者，止痢涩肠漏精；甜者，理乳压丹石毒。有子白而大者，名水晶榴，味甘美。丹溪曰：榴者，留也。味酸性滞，恋膈成痰。东行根，疗蛔虫、寸白。花，白叶者，主心热吐血及衄血，干之作末，吹鼻中立瘥。金疮刀斧，伤破流血，和石灰捣末，敷上即愈。

梨 味甘，微酸，气寒。主热结。多食令人寒中。金疮、乳妇尤不可食，以血虚也。又食则动脾，惟病酒烦渴食之甚佳，亦不能却疾。种类甚多，此则乳梨，鹅梨、消梨近是矣，出宣城，皮厚肉实味长。鹅梨，出西北州郡，皮薄浆多味差而香则过之。消梨，甘，南北各处所出有味甚美而大至一二斤者。余如水梨、紫糜梨、赤梨、青梨、棠梨、御儿梨、花梨、茅梨之类，未闻入药。丹溪云：梨者，利也。流利下行[1]之谓也。

李 味苦酸，平，温，无毒。除痼热，调中益气。不可多食，令人虚热。不可与蜜及雀肉食，损五脏。种类甚多，有绿李、黄李、紫李、生李、水李、麦李、赤李、剥李、房陵李、朱仲李、马肝李、牛心李、朝天李、胭脂李、蜜李、蜡李、青葱李、炭李、道州李、翠李、十月李，俱可食而不可多也。仁，苦，平，无毒。主僵扑跻，瘀血

---

[1] 下行：下，原为"不"，据尚友堂梓行本改。行，原脱，据文会堂初刻本和尚友堂梓行本补入。

骨痛。根皮，大寒，主消渴，止心烦逆奔气。

柰子 味苦涩，寒，多食令人胀。又云，治饱食后肺壅气胀。

胡桃 味甘，平，气温，无毒。食之令人肥健，润肌，黑发。补下元亦用之。多食利小便，动风生痰，助肾火。又云，去五痔，通血脉，食酸齿齼者，细嚼解之。丹溪云：属土而有火，性热。《本草》言甘平，是无热也。又云，脱眉动风，非热何以伤肺？

杨梅 味酸，温，无毒。去痰去呕，消食下酒，和五脏，除烦愦恶气，甚能止痢。多食令人发热，亦能损齿及筋骨也。

林檎 味酸甘，温。发热[①]，涩气，止泄痢遗精，霍乱肚痛，消食止渴。多食令人睡，发冷痰，生痈疖，脉闭不行。

橄榄 味酸涩甘，温，无毒。主消酒开胃，下气止泄，解鱼毒，尤解鯸鲐[②]鱼毒。核中仁，去唇吻燥痛。丹溪云：味涩而生甘，醉饱宜之。然性热，多食能致上壅。核分二瓣，蜜渍食佳。

西瓜 味淡甘，寒。压烦热，消暑毒，疗喉痹，有天生白虎汤之号。多食作泄痢，与油饼之类同食损胃。一种名杨溪瓜，秋生冬熟，形略长扁而大，瓤色胭红，味胜西瓜，可留至次年夏间，或曰是异人所遗之种也。

枇杷 味甘酸，寒，无毒。利五脏，润肺下气，止呕止渴。多食发痰热。不可与炙肉、面同食，令人发黄病。叶，味苦，气平，无毒。拂去毛用。主卒呕啘不止，不下食，治肺热久嗽并渴疾，又疗妇人产后口干。其木白皮，亦主吐逆不下食。

榧子 味甘，无毒。主五痔，去三虫，蛊毒鬼疰，令人能食，消谷，助筋骨，行荣卫，明目轻身。有患寸白虫者，化虫为水。多食不发病。又云，五痔人常食之则愈。过多则滑肠。粗榧，其木相似，但理粗色赤，其子稍肥大，仅圆不尖。《本草》有彼子味温，有毒，主腹中邪气，去三虫，蛇螫蛊毒，鬼疰伏尸。又《尔雅》云：彼当作被，木似柏子，名榧。盖被子即粗榧也。丹溪云：榧，肺家果也。火炒食之，香酥甘美，但引火入肺，大肠受伤。

梅 味酸，平，无毒。生食之，止渴，损齿，伤骨。一云，利筋骨，蚀肺胃，令人膈发虚热。服黄精人，尤不可食。乌梅，暖，无毒。主下气，除烦热，收肺气，安心，止痢涩肠，消酒毒，去痰，治疟瘴麻痹，霍乱，虚劳骨蒸。多食不宜。白梅，盐腌暴干者。《本草》只用乌梅，白梅研敷刀箭伤，止血。刺在肉中，嚼封之即出。乳痈肿毒，杵烂贴佳。又和药点痣。《书》曰：若作和羹尔，惟盐梅者是也。

芡 味甘，气平，无毒。主湿痹腰脊脚痛；补中益精，开胃助气，小儿食之不长。蒸暴作粉食良，生食动风气，多食不益脾胃，且难化。一云，令膈上热。

---

① 发热：原脱，据文会堂初刻本补入。

② 鯸鲐：河豚鱼的别名。

樱桃　味甘，温。主调中益脾，令人好颜色，止痢并泄精。多食发虚热。丹溪言：大热而发湿。《日华子》言：微毒，食多令人吐。《衍义》言：小儿食之过多，无不作热。旧有热病与嗽喘者，食之立病。

菱角　味甘，平，无毒。主安中，补五脏，不饥轻身。四角、三角，曰芰；两角，曰菱。又云，芸实作粉，蜜和食之，可休粮。此物最不宜人，多食令脏腑冷，损阳气，阴不强，不益脾，且难化，惟解丹石毒。生者、熟者食致胀满，用姜酒一二杯解之。不可合白蜜食，令生虫。

荔枝　味甘，微酸，温，无毒。止烦渴，美颜色，通神健气，极甘美，益人，食之不厌。然太多亦发虚热，饮蜜浆一杯即解。丹溪云：此果肉属阳，主散无形质之滞气，故能消瘤赘赤肿。以核慢火中烧存性为末，酒调服，治心痛及小肠气。

圆眼　味甘，平，无毒。主五脏邪气，安志，压食。故《医方》归脾汤用之。除蛊毒，久服轻身不老，通神明。一名益智。闽中出者，味胜，生食不及荔枝，故曰荔奴。

松子　味甘，温，无毒。主风寒气，虚羸少气，补不足。服食有法，《列仙传》言：偓佺好食松子，能飞走及奔马。一种海松子，主骨节风，头眩，去死肌白发，散水气，润五脏，不饥。

榛子　味甘，平，无毒。益气力，实肠胃，调中不饥，健行，甚验。

槟榔　味辛，温，无毒。消谷逐水，除痰癖泄满，下气，宣脏腑壅滞，坠诸药下行，杀三虫及寸白。多食伤真气。闽广人取蒟酱叶裹槟榔，食之辛香，膈间爽快，加蚬灰更佳，但吐红不雅。一名扶留，所谓槟榔为命杂，扶留是也。

黄精　味甘，平，无毒。补中益气，除风湿，益脾润肺。九蒸九暴食之。又言饵之可以长生。

木瓜　味酸，温，无毒。主湿痹脚气，霍乱吐下，转筋不止。禀得木之正，故入肝利筋骨及血，病腰腿无力，调荣卫，助谷气，驱湿滋脾，益肺。辛香，去恶心，呕逆膈痰，心中酸水。多食酸能损齿，以蜜作糕，供汤食佳。凡用勿犯刀铁。

橙皮　味苦辛，温。散肠胃恶气，消食，去恶心及胃中浮风气，醒宿酒。或单食，或和盐及蜜食，或作酱醋，及和五味入鱼肉菜中食，甚香美，且杀虫鱼毒。其瓤，拃去酸水，细切，盐蜜煎食，去胃中恶气浮风。有大小二种，皮厚皱者佳。

橘　味辛苦，温，无毒。主胸中瘕热逆气利水谷，除膈间痰，导滞气，止呕咳吐逆，霍乱泄泻。久服去臭，下气通神，去寸白，理肺气脾胃，降痰消食。青橘叶，导胸胁逆气，行肝气，乳肿痛及胁痈药中，用之以行经。核，治腰痛，膀胱气痛，肾冷。炒去榖[1]研，酒调服。青皮，味苦辛，气寒，足厥阴经引经药，入手少阳经。主气滞，消食，破积结膈气，治小腹痛。须用之泻肝气，治胁痛，须醋炒用。勿多服，损人真气。

---

[1]　榖：疑为"壳"之误。

陈皮治高，青皮治低。

柑 味甘，大寒。主利肠胃中毒热，解丹石，止暴渴，利小便。多食令人脾冷，发痼癖，大肠泄。山村皮，疗喉痛余不堪。

土瓜 味苦甘，寒，无毒。主消渴内痹，月闭带下，益气行乳，止小便，疗口疮。久食发脚气，不能行。

山楂 味酸，无毒。健脾消食，去积，行结气，催疮痛。治儿枕痛，浓煎汁入砂糖调服，立效。小儿食之更宜。

甘蔗 味甘，平，无毒。主下气和中，助脾气，利大肠。病反胃，取捣汁和姜汁服之愈。又云，疗发热，口干，小便涩。

落花生 藤蔓，茎叶似扁豆，开花落地，一花就地结一果，大如桃。深秋取食之，味甘美异常，人所称。

椰子 肉，益气治风。浆，似酒，饮之不醉。主消渴，吐血，肿，去风热。涂头，益发令黑。丹溪云：椰子生海外极热之地，土人赖此解夏月毒渴。天之生物，各因其材。多食动气。壳为酒器，酒有毒则沸起，今人或漆或相，殊失其义。

橡子 味苦涩。止泄痢，破除恶血，止渴，食之不饥，健行。有甜、苦二种，制作粉食、糕食甚佳。

覆盆子 味甘酸，气平，微热，无毒。主轻身，益气，令发下白，颜色好。又主男子肾虚，精竭阴痿。女子食之有子。熟时软红可爱，五月采之，失采则枝就生虫。制为蜜煎食更佳。

凫茨 味苦甘，微寒，无毒。主消渴痹热，温中益气。作粉食之，厚人肠胃，不饥，服丹石人尤宜。又云，不可多食。相传谓凫茨性善毁铜，着之皆碎，未尝试。即今荸荠也。

茨菰 味甘。主百毒。产后血闷，攻心欲死，产难，胎衣不出，捣汁服之愈。多食令人患脚，又发脚气，瘫缓风，损齿，令人失颜色，皮肉干燥。卒食之，令人呕水。

豆蔻 味辛，温，无毒。主温中，心腹痛，呕，去口臭气。鲜食佳也。

菴罗果 味甘，温。食之止渴，动风气，时症及饱食后不可食。又不可与大蒜辛物同食，令人患黄病。树生状似林檎。

梧桐子 四月开淡黄小花如枣花，枝头出丝堕地或油沾衣履，五、六月结子，人收炒作果。多食亦动风气。《月令》所谓清明之日桐始华者，即此。

茱萸 味辛苦，大热，无毒。又云：吴生者，味辛，温，大热，有小毒。主温中下气，止痛，咳逆，寒热，除湿痹，逐风邪，开腠理，去痰冷，腹内绞痛，诸冷食不消，中恶心腹痛，逆气，利五脏。又云：此物最下气速，肠虚人服之愈甚。根，杀三虫，治喉痹，止泄泻不消，疗经产余血并白癣。乡人一时间仓卒无药，用此多愈，山间之至宝也。

皂荚子 炒，舂去赤皮，仁将水浸软，煮熟以糖蜜渍之。甚疏导五脏风热壅气，辟邪气、癉气有验。

榅桲 味酸甘，微温，无毒。主温中，下气消食，除心间[①]。醋水食之，须去净浮毛，否则损人肺，令嗽。

金樱子 味酸涩，平，无毒。疗脾泄下痢，止小便利，涩精。久服令耐寒，轻身，杀寸白虫，和铁粉可以染发。去子留皮熬成稀膏，用暖酒服，其功不可尽载。

楮实 味甘，寒，无毒。主阴痿水肿，益气充肌肤，明目。久服不饥，不老轻身。其实初夏生如弹丸，至六、七月渐深红色，成熟可制食之。叶，主小儿身热，食不生肌。可作浴汤，又主恶疮，生肉。皮，主逐水，利小便。茎，主瘾疹痒，单用煮汤浴之。汁，主涂癣。一云：投数枚煮肉易烂，与柏实皆可食。

猕猴桃 味酸甘，寒，无毒。止暴渴，解烦热，冷脾胃，动溲僻，压丹石，下石淋热壅。不可多食，令人脏寒，泄。此桃考之《本草》，言藤生附树，叶圆有毛，其形似鸡卵大，其皮褐色，经霜始甘美可食。《衍义》言生则极酸，十月烂熟始食。

羊桃 味甘，寒。主燥热，风水积聚。《诗》名苌楚，疑与猕猴桃类。

羊枣 实小黑而圆，又谓之羊矢枣。

桑椹 味甘，寒。主消渴。或暴干和蜜食之，令人聪明，安魂镇神。不可与小儿食，令心寒。《诗》注言：鸠食椹多则致醉。物类之相制也有如此夫。

银杏 味甘苦，平，无毒。生痰动风气，与鳗鱼同食令人软风，小儿食之发惊。

无花果 味甘。开胃止泄痢。色如青李而稍长。

柚橘类 《本草》谓：橘柚一物，考之郭璞曰：柚似橙而大于橘。《吕氏春秋》曰：果之美者有江浦之橘，云梦之柚。《楚辞》亦然。《日华子》云：柚子无毒，治妊孕人吃食少并口淡，去胃中恶气，消食，去肠胃气，解酒毒，治饮酒人口气。柚、橘二物分矣，附之以俟知者择焉。

上诸果，皆地产阴物，虽各有阴阳寒热之分，大率言之，阴物所以养阴，人病多属阴虚宜食之。然果食则生冷，或成湿热，干则硬燥难化，而成积聚，小儿尤忌。故火熟先君子，果熟后君子之说，古人致谨，良有以也。但四方果类甚多，土产各有所宜，名色各有所异，气味各有所投，不复悉云。

---

① 除心间：文会堂初刻本同，疑此后脱"痛"字。

卷　下

禽　类

鹅肉　利五脏，解烦止渴，白者胜。又云：性冷，不可多食，令人霍乱，发痼疾。白鹅膏，气微寒，无毒。主耳卒聋，以灌之。又润皮肤毛，主射工水毒。又饮其血及涂身，又主小儿惊痫极者。又烧灰主噎。苍者，有毒，发疮脓。卵，温，补中益气，补五脏。多食发痼疾。

鸭肉　补虚，除热，和脏腑，利水道，消胀，止惊痛，解丹毒，止痢血，解毒头，治水肿，白鸭尤佳。屎，杀石药毒，解结缚，散蓄热，主热毒痢，为末，水调服之。热肿毒疮，和鸡卵白敷之，又敷蚰蜒咬疮良。黄雌鸭最补，绿头、青头鸭佳。黑鸭滑中，发冷痢脚气。卵，微寒，主心膈热，发气并冷疾。小儿食之脚软，盐腌者稍可。肉与卵并不可与鳖肉同食，害人。

鸡　补虚赢甚要。属巽，巽为风，故有风病人食之无不发作。丹雄鸡，味甘，气微温，无毒。一云：有小毒。主女人崩中漏下，赤白沃，补虚温中，止血通神，杀毒辟。不者，刺血滴口，主乳难，疗白癜[1]风诸疮，人自缢死，心下温祥。冠血，益气中，男雌女雄。百虫入耳中，滴之即出。头，主杀鬼。乌雄鸡肉，微温，无毒，主补虚弱，止心腹痛，安胎，疗折伤痹病。胆，主疗目不明，肌疮。心，主五邪。肝及左翅毛，主起阴。冠血，主乳难。血，主蹉折骨痛及痿痹。肪，主耳聋。肠，主遗溺，小便数不禁。肫内黄皮，微寒，主泄痢，小便遗溺，除热止烦，并尿血崩中带下。屎白，微寒，主消渴，伤寒寒热，破石淋及转筋，灭瘢痕，敷风痛。白雄鸡肉，味酸，微温，主下气，疗狂邪，安五脏伤中消渴，调中，利小便，去丹毒，三年者能为鬼神所使。黑雌鸡肉，味甘温，无毒，主风寒湿痹，安胎，止产后下血，虚赢，五缓六急，安心定志，除邪辟恶，腹痛及痿折骨痛，乳难。翮羽，主下血闭。黄雌鸡肉，味甘酸，温平，无毒，主伤中消渴，小便数不禁，肠澼泄痢，补益五脏，续绝伤，添精髓，止劳劣，助阳，利

---

① 癜：原脱，据文会堂初刻本补入。

水肿。筋骨，主小儿羸瘦，食不生肌。鸡子，主除热，火疮痫痉，可作琥珀神物。卵白，微寒，疗目热赤痛，除心下伏热，止烦满，咳逆，小儿下泄，妇人产难，胞衣不出。醯①渍之，疗黄疸，破大烦热。卵中白皮，主久咳结气，麻黄紫菀和服之，立愈。凡鸡以光粉和饮喂之，后取食人尤补益。卵黄温，卵白微寒，黄鸡所下者为最。《素问》曰：阴不足补之以血。鸡卵，血也。卵不可多食，动风气，有毒，醋解之。抱鸡肉不可食，发疽。鸡具五色者勿食②，与乌鸡白头者。又不可与务蒜、薤、芥菜、李子、牛肉、兔肉汁、肝肾同食，各致病。小儿五岁以下，不可与鸡肉食，令生虫。妊娠食，亦令子腹内生虫。丹溪言鸡肋肝火，《衍义》云鸡动风者，亦习俗所移。然鸡属土而有金与木，火性，补，故助湿中之火，病邪得之为有助而病剧也。

鹜肪 味甘，无毒。主风虚寒热。考之，《礼》云：庶人执鹜尸，子云野鸭为凫，家鸭为鹜。然王勃《滕王阁序》又谓：落霞与孤鹜齐飞。则野鸭亦谓之鹜。唐本《别录》云：鸭肪主水肿。陶隐居言此鹜为家鸭肪，用者择之。

野鸭 凉，无毒。补中益气，助力，大益病人，消食，杀十二种虫。又多年小热疮，多食即差。一种小者，名刀鸭，味最重，食之更补人虚，九月后至立春前食之绝胜。家鸭不可与木耳、胡桃、豆豉同食。又一种名油鸭，味更佳。

鸠 味甘，气平，无毒。主明目，补气，助阴阳。有有斑者，有无斑者，大者小者之不一，其用一也。《诗》名鸤，又雕鸠，水鸟也。

黄褐侯鸠类 主蚁瘘恶疮，安五脏，助气虚损，排脓血并一切痈疖。五味腌炙，食之极甘美。一种青鸠，同用。

鹁鸽肉 暖，无毒。调精益气，解一切药毒，食之益人。若服药人食之，减药力，无效。又治恶疮疥癣，风瘙白癜，疬疡风。炒，酒服之，白色者佳。

雁 味甘，气平，无毒。主风挛拘，偏枯，气不通利，久服益气，不饥，轻身耐老。六月勿食，伤神气。一种鸨，无后趾，亦雁类。

鹌鹑 味甘，平。补五脏，益中，续气，实筋骨，耐寒温，消结热。小豆和，生姜煮，食之止泄痢。酥煎令人下焦肥。与猪肉同食，令人生小黑子。和菌③子食，发痔。小儿患疳及下痢五色，旦旦食之有效。春月勿食。《本草》言虾蟆所化。《素问》言田鼠化为鴽，即鹌也。寇宗奭曰：鹑有雌雄，卵生，非化也。

雉肉 味酸，微寒，无毒。一云，温，微毒。补中，益气力，止泄痢，小便多，除蚁瘘。又治消渴，饮水无度，雉和盐豉作羹食。又治脾胃气虚下痢，日夜不止，肠滑不

---

① 醯：原脱，据文会堂初刻本补入。

② 勿食：疑当在"与乌鸡白头者"后。

③ 菌：原脱，据文会堂初刻本补入。

下①，食良。又云，虽野味之贵，食之损多益少，九月、十一月食之有补，余月有小毒，发五痔疮疥。又不可与胡桃、木耳、菌蕈同食，发痔疮，立下血。有痼疾不可食。一种微小于雉，走而且鸣，《诗》所谓有集维鷮是也。

锦鸡肉　食之令人聪明。文采形状略似雄雉，毛羽皆作圆斑点，尾倍长，嗉有肉，授情则舒于外，人谓之吐锦。

练鹊　味甘，平，温，无毒。主益气，治风疾，冬春间取食之。

鹧鸪　味甘，温，无毒。主补五脏，益心力，解野葛、蛇菌等毒及瘟瘴病久而危者，合毛熬，酒渍之，或生捣汁服良。脂泽手不裂。食之忌笋。

雀肉　大温，无毒。起阳道，益精髓，暖腰膝，令有子。冬月者良，取其阴阳未决也。卵，味酸，气温，无毒。主下气，男子阴痿不起，强之令热，多精有子。脑，主耳聋，涂冻疮立瘥。头血，主雀盲，鸡朦眼是也。雄雀屎，名白丁香，两头尖者是，五月取之良，研如粉，煎甘草汤浸一宿，干，任用。疗目赤痛，生胬肉赤白膜，赤脉贯瞳，用男首生乳，和如薄泥，点之即消，神效。决痈疖，涂之立溃。女下带下，溺不利，蜜和丸服。又急黄欲危，以两枚研，水温服愈。龋齿有虫痛，用绵裹塞孔内，日一二易之。喉痹口噤，研调，温水灌之半钱匕。又阴疝瘕疝癖，诸块伏梁。一种似雀而小，八九月内群飞田间，谓之黄雀，亦可食用，稍不及。

蒿雀　味甘，温。益阳道。脑，涂冻疮，手足不皲。此雀青黑，在蒿间坰野弥多，食之美于诸雀，性极热，最补益人。

鹊　一名乾鹊，一名喜鹊。雄者肉，味甘，气寒，无毒。烧作灰，以石投中散解者雄。又曰，凡鸟左翼覆右者雄，右翼覆左者雌。雄鹊，主石淋，消结热，烧作灰，淋取汁饮之，石即下。巢，多年者，疗颠狂鬼魅及蛊毒等，烧之，仍呼祟物名号。亦敷瘘疮，良。

鸲鹆　肉，味甘，平，无毒。主五痔，止血。炙食或为散饮服之。又治老嗽及吃噫。目睛，和乳汁点眼中，能见烟宵外物。

白鹇　肉可食。《本草》谓其堪畜养，或疑即白雉也。

鸳鸯　味咸，平，有小毒。主诸瘘疥癣，以酒浸炙，热敷其上，冷即易。一云，食其肉，令人患大风。

鸂鶒　味甘，平，无毒。治惊邪及中水中短狐疾。

鸬鹚　肉，冷，微毒。头骨，主鲠及噎，烧服之。屎，治小儿疳蛔。

鹤　味咸，平，无毒。血，主益气力，补劳乏，去风，益肺。肫中沙石子，磨服蛊毒邪。鹤有玄，有黄，有白，有苍，白者良。

乌鸦　平，无毒。治瘦，咳嗽，骨蒸劳。目睛，注目中，治目。一种慈鸦，味酸

---

① 下：文会堂初刻本同。疑为"止"之误。

咸，平，无毒，用皆同。《诗》谓弁彼鸒斯是也。

鹳 味甘，无毒。脚嘴，主喉痹飞尸，蛇虺咬及小儿闷僻，大腹痞满，虫立^①煮汁服之。又云，鹳骨大寒，治尸疰腹痛，炙令黄，为末，空心暖酒服方寸匕。又云，有小毒，杀树木。沐汤中着少许，令毛发尽脱更不生。入药用白者良。

鹰肉，食之主邪魅，五痔。屎，主伤挞，灭瘢，合僵蚕、衣鱼为膏甚验。眼睛，和乳汁研之，夜三注眼中，三日见碧宵中物。一种鹞，用与鹰同。《诗》云鴥彼晨风，亦此类鹞也。

鸢 其飞戾于天，《本草》谓之鸱，味咸，平，无毒。主头风眩，颠倒病疾。得之者，宜藏其首。

鹘鸼 鸠类，肉味咸，平，无毒。助气益脾胃，主头风眩，煮炙食之，顿尽一枚，至效。一种鸷鸟，名鹘，不同此类。

啄木鸟 平，无毒。主痔瘘，烧灰酒服之。牙齿疳蚛^②牙，烧末内牙齿孔中。《淮南子》曰：啄木愈龋。

黄鸟 味甘，温。补阳益脾。此鸟感阴气先鸣，所以补人。

天鹅 味甘，平，无毒。性冷，腌炙佳。绒毛，疗刀杖疮立愈。

鸀 肉甚暖，食之补虚。

鸮 肉肥美。古人重其炙，主鼠瘘。目，吞之令人夜中见物。

百舌 主虫咬。炙食之，亦主小儿久不语。

鹭鸶 味咸，平，无毒。主瘦虚，益脾补气，炙食之。一种白鹤子，脚黄，形似鹭，但头上无糺毛，袅耳。又红鹤，形亦相类。

山鹧 味甘，温。食之解诸果毒。一种阳鸟，形色相似。

竹鸡 味甘，平，无毒。主野鸡病，杀虫，煮炙食之。即山菌子。

鹖鸡 味甘，无毒。食之令人勇健肥润。

麦鸡 味甘，温，补虚益脾。

苍鸡 味甘，温。主杀虫蛊毒。状如鹤大，两颊红，顶无丹。

秧鸡 味甘，温，治蚁瘘。

英鸡 味甘，温，无毒。主益阳道，补虚损，令人肥健悦泽，以食，不患冷。常有实气而不发也。

鹈鹕 味咸，平，无毒。主赤白久痢。成痔者，嘴，烧灰为末，服方寸匕愈。又名淘河，俗呼误为蛇鹤。《诗》所谓维鹈在梁也。

巧妇鸟 主聪明。炙食之甚美，即鹪鹩也。其雏化而为雕，故《古语》曰鹪鹩主

---

① 虫立：疑为蛀，即"并"。

② 蚛（zhòng）：被虫咬坏者。

雕，言始小而终大也。雕，一种黑色，食草，似鹰而大，善鹫，谓之皂雕，用与鹰同。

秃鹫 味咸，微寒。主中虫鱼毒。紫，治鱼骨鲠。状如鹤而大，长颈赤目，头高六七尺。《诗》谓有梵在鹫是也。

桑扈 味甘，温，无毒。主肌羸虚弱，益脾，泽肤。此鸟不食粟，喜盗膏脂而食之，所以于人有补。又名藕脂，俗呼青嘴。

鱼狗 即翠鸟，味咸，无毒。主鲠及鱼骨刺入肉不可出，痛甚者，烧令黑为末，顿服之。煮汁饮亦佳。

鸬鹚膏 主耳聋，滴耳中。又主刀剑，令不锈。水鸟也，如鸠鸭脚连尾不能陆行，常在水中，人至即沉，或击之便起。

䴔䴖① 水鸟，可食。似鸭，绿毛。相传人家养以厌火灾，恐未必。

鸥 味甘，无毒。主躁渴狂邪。五味腌炙食之。

布谷 味甘，温。主安神定志，令人少睡。

燕 屎，味辛，气平，有毒。主蛊毒鬼疰，逐不祥邪气，破五癃，利小便。窝与屎同，多以作汤，浴小儿，治惊②邪。卵，主水浮肿。肉，出痔虫。

伏翼 味咸，平，无毒。主瞬③，明目，夜视有精光。久服令人喜乐，媚好，无忧，延寿。又治五淋，利水道。取血滴目，令人夜中见物。粪，名夜明沙，味辛，寒，无毒。主面痈肿，皮肤洗先时痛，腹中血气，破寒热积聚，除惊悸，去面黑䵟。炒服，治瘰疬。烧灰酒服方寸匕，治子死腹中。又小儿无辜④，熬捣为散，狂意拌饭与食之。又治疳。

孔雀 味咸，无毒。又云凉，微毒。解药毒，蛊毒。血，治毒药，生饮良。屎，微寒，主女子崩中，带下，小便不利。尾，不可入目，昏翳人眼。此禽因雷声而孕，或言血即鸩毒。

鹦鹉 味甘，温。主虚嗽。此鸟足四趾齐分，两睑俱动如人目，与众鸟异。有白者，绀绿者，苍黑者，白者良。养久能人言。

寒号虫 鸟类，有肉翅，不能飞。肉，味甘，食之益人。粪，名五灵脂，味甘，温，无毒。主疗心腹冷气，小儿五疳，辟疫，治肠风，通利气脉，女子月闭。

鹝玛鸟 主溪毒，砂虱，水弩射工蜮等病。肉，亦可食。

上诸禽，有毒形色异常，白身玄首，玄身白首及死不伸足，不闭目之类，有毒。《记》曰：天产作阳，地产作阴。禽兽皆天地生物，而禽卵生羽飞，又阳中之阳，虽气

① 䴔䴖：鸟名，游禽类。样子像鸭而小，羽毛为黄褐色，生活在河流湖泊中。

② 惊：原脱，据文会堂初刻本补入。

③ 瞬：原为"瞚"，据尚友堂梓行本改，同"瞬"。

④ 辜：原为"辜"，据夷白堂本改。指小儿无辜疳，见《圣济总录》。

味各有阴热之分，大概肉所以养阳。然人之身，阳常有余，阴常不足，阳足而复补阳，阴益亏矣。丹溪曰：诸肉能助起湿中之火，久而生病。《素问》曰：膏粱之变，足生大丁。故禽之肉虽益人，亦不宜多食也。

兽 类

鹿肉，温，补中，强五脏，益气力，调血脉。生者，疗中风口偏，割薄之，左患右贴，右患左贴，正即除之。髓，味甘，气温，主女男伤中绝脉，筋骨急痛，咳逆，以酒和服之。地黄汁煎作膏，填骨髓。蜜煮，壮阳，令有子。头，主消渴，夜梦鬼物及烦怠。肾，平补肾气，壮阳，安五脏，作酒及煮粥服。筋，主劳损，续绝骨，主虚劳，作酒饮去风，补髓脂，主痈肿死肌，温中，四肢不遂，风头，通腠理。一云，不可近阴，令痿，殊不知鹿性淫乐，食之起阴，何以言痿？是令阴不痿也。血，主阴痿，补虚，止腰痛，肺痿吐衄，崩中带下，和酒饮之。又云，诸气痛欲危者，饮之立止，至效。齿，主留血气，鼠瘘，心肠痛。骨，味甘，微热，无毒，安胎下气，杀鬼精物，久服耐老。茸，味甘酸。又云，苦辛，气温，无毒。主漏下恶血，溺血，破留血在腹，散石淋，痈肿，骨中热，疽痒，治寒热惊痫，虚劳，洒洒如疟，羸瘦，四肢酸疼，腰脊痛，脚膝无力，小便利，泄精，女人崩中，赤白带下，益气强志，生齿不老。角，味咸，气温，主恶疮痈肿，逐邪恶气，留血在阴中，小腹血急痛，腰脊痛，折伤恶血，尿血，轻身益气，强筋骨，补绝伤。又妇人梦与鬼交者，取末和清酒服，即出鬼精。鹿之一身皆益人，野族第一品也，或脯，或煮，或蒸，俱和酒食之良。

水牛肉，味甘，平，无毒。一云，冷微毒。止消渴并吐泄，安中益气，养脾胃。心，主虚忘。肝，主明目。肾，主补肾气，益精。齿，主小儿牛痫。髓，味甘，温，主安五脏，平三焦，温骨髓，补中，续绝伤，益气，止泄痢消渴，以酒服之良。角，疗时气寒热，头痛。牛角䚡，味苦，气温，性涩，无毒。下闭血，瘀血疼痛，女人带下，血崩不止。胆，味苦，气大寒，可丸药。又除心腹热，渴利，口焦燥，益目精。屎，寒，主水肿恶气。用涂门户着壁上者燔之，主鼠瘘恶疮。

犍牛 黄者，肉平。一云，温，无毒。一云，微毒。消水肿，除热气，补虚损，益腰脚，强筋骨，壮健人。亦发药动病，黑者尤甚，俱不如水牛佳。头蹄，主下热风水气，大腹肿，小便涩，患冷人勿食。脑，主消渴风眩。肝及百叶，主热气，水气，丹毒，解酒劳并痢。五脏，主五脏，平三焦。骨髓，温，无毒，止吐衄，崩中带下，肠风下血并水泻。肚，主消渴，风疢，补五脏。肾，补肾髓，安五脏，平三焦，温中。鼻，通乳汁。茎，主漏下，妇人赤白带下，无子。牝牛不及牡牛，黑牛不及黄牛。独肝及自死者并疟病后皆不可食，又不可与黍米、韭、薤同食。

羊肉，味甘，大热，无毒。主缓中，字乳①余疾，头脑大风，汗出，虚劳寒热，开胃，补中益气，肥健人，安心止惊。又云，羊肉比人参、黄芪，参芪补气，羊肉补形。头肉，凉，主骨蒸脑热，缓中安心止惊，热病后宜食，冷病人不宜食。脑，发风，若和酒食则迷人心。五脏，温，平五脏。肺，补肺，主咳嗽，止渴，小便数。心，止忧恚膈气，补心。肺有孔者勿食。肝，明目，主肝风虚热，目赤睛痛。肾，补肾气，益精髓，壮阳，健胃，补虚损，止小便，盗汗，耳聋。髓，味甘，温，主男女伤中，阴气不足，和血脉，益经气，以酒服之。齿，主小儿羊痫寒热。胆，主青盲，明目，又疗时行热燥疮并淋湿。又点眼中赤瘴白膜，风泪。又解蛊毒。皮，补虚劳，去一切脚中虚风。血，主女人产后血虚晕。胫骨，治牙齿疏豁。羚羊角，味咸，苦，气寒，无毒，属木，入厥阴经。主明目，益气起阴，去恶血注下，辟蛊毒恶鬼不祥，安心气，常不魇寐，疗伤寒，时气寒热，热在肌肤，温风注毒，伏在骨间，除邪气惊梦，狂越僻谬，小儿惊痫，治山瘴，散产后血冲心烦闷，烧末酒服之。又治食噎不通。久服强筋骨，轻身益气，利丈夫。羖羊角，用同此羊，谓北地青羊也。若南羊，则多受湿，湿则有毒，又山中吃毒草，故不堪用。若言其味，则浙东一种山羊，味甚甘美，诸家谓南羊味淡，或见之未悉。南人食之甚补益，但以其能发，病者皆不可食，犯之即验，此其不及北羊也。北地一种无角大白羊，食之甚胜。又同华之间卧沙细肋角低小者，供馔在诸羊之上，医家诸汤丸，用之即效。

山羊　《尔雅》谓之羚羊，有筋力，甚能陟险峻，生深山谷穴中。皮可制靴履。味甘于家羊，用亦如之。又野外黄羊同。

狗肉，味咸，酸，温。主安五脏，补绝伤，轻身，益气力血脉，厚肠胃，实下焦，暖腰膝，填精髓。一云，所补在血，去血不益人。心，主忧恚气，除邪。脑，主头风痹，下部䘌疮，鼻中身肉。头骨，主金疮，止血。胆，主明目，痂疡恶疮。脚蹄，主下乳。齿，主癫痫，寒热卒风沸。乳汁，主青盲，取白犬生子目未开时汁，注目中，疗十年盲，犬子目开即瘥。牡狗阴茎，味咸，平，无毒。主伤中，阴痿不起，令强热大，生子，除妇子带下十二疾。白狗、乌狗入药，牡者胜。又云，黄狗大补，白黑次之，余者微补。犬欲癫者不可食，阴虚发热人与妊娠勿食。不可炙食，致消渴。又不可与蒜同食，顿损人。尝见人食犬者多致病，南人为甚，大抵人之虚多是阴虚，犬肉补阳，世俗往往用此，不知其害，审之。

山狗玃　形如家狗，脚微短，好鲜食果食，味甘美。皮可为裘。有数种，在处有之，蜀中出者名天狗。

猪肉，味苦，微寒。主闭血脉，弱筋骨，发痰，令人少子，食之暴肥，以其风虚故也。疟病金疮勿食，不可同牛肉食，生寸白虫。同荞麦食，患热风，脱须眉。豚卵，味

———
① 字乳：即妇女生产。

甘，温，无毒。主惊痫癫疾，鬼疰蛊毒，除寒热，奔豚五癃，邪气挛缩。悬蹄，主五痔，伏热在肠，肠痈内蚀。四肢，主伤挞，诸败疮，下乳汁。心，主惊邪忧恚，血不足，补虚劣。多食耗心气，不可同茱萸食。肚，微温，补中益气，止渴利，主骨蒸热劳，杀劳虫，补羸，助血脉，止痢，四季宜食。肺，微寒，能补肺，不可同白花菜食，令滞气，发霍。肝，温，主脚气，冷泄赤白，藏虚。不可同鱼子食。肾，冷，和理肾气，通利膀胱，补虚劳，消积滞。冬不可食，损真气，发虚拥。脾，主脾胃虚热。舌，健脾，补不足，令人能食。头，补虚乏，去惊痫五痔，煮极热食之。脑，不可食。鬐脂，主生发。脂膏，生恶疮，利血脉，解风热，皮肤风润。肝，解斑蝥、芫菁毒，腊月者杀虫，忌食乌梅。皮，味甘，寒。猪，水畜，春气先入肾，解少阴客热，加白蜜食，润燥除烦，加米粉，益气断痢。肠脏，主下焦虚竭，大小肠风热，宜食之。

野猪肉，味甘，补肌肤，令人肥腻，补五脏，止肠风下血，及癫痫病。不发风气，尚胜家猪。又云：微动风。雌者尤美。青蹄者勿食。肪膏，酒浸食之，令妇人多乳，连进十日，可供三四孩儿。本来无乳者，亦有三岁者。胆中有黄，黄味辛甘，气平，无毒。主金疮，止血生肌，疗癫痫及鬼疰。此物多是射而得之，射药之毒，中入其肉，不可不虑。

麂味甘，平，无毒。主五痔病，炸出，以姜醋进之，大有效。多食动痼疾。一云：凉，有毒，能堕胎，发疥疮。

麖似麂而大，肉稍粗，气味亦同麂也。

獐肉，味甘，温，无毒。补益五脏。八月至十一月食之甚美，余月食之动气。又瘦恶疮者食之发痼疾。心粗豪人宜食之，减其性，胆小人食之愈怯。与鸽食，成精髓，益气力，悦泽人面。脐下麝香，味辛，气温，无毒。主辟恶气，杀鬼精物，瘟疟，蛊毒，痫痓，去三虫，疗诸邪鬼气，中恶，心腹暴痛胀急痞满，风毒，妇人产难，堕胎，疗蛇毒。

麋肉，益气补中，治腰脚。一云：微补五脏，不足多食，令人弱房事，发脚气，不可近阴，令痿。夫麋性与鹿性一同淫乐，又辛温补益之物，是令阴不痿也，意当时写本草者逸其字，以讹传讹，大率类此。孟子言尽信书则不如无书是矣。用者酌之。脂，辛温，主疮肿死肌，寒风湿痹，四肢拘缓不收，风头肿气，通腠理。角，味甘，主脾，止血，补虚劳，益气力，填骨髓，暖腰膝，壮阳道。茸，尤良。按《月令》冬至一阳生，麋角解；夏至一阴生，鹿角解。麋茸利补阳；鹿茸利补阴。不可合虾及生菜，梅、李果实同食。

貆猪肉，甘美，作羹臛食之，下水肿大效。又云：味酸，平，主丹石热及久患赤白痢，瘦人食之长肌肉，肥白。脂，主传尸鬼气，肺痿气急，酒食之。胞，吐蛊虫。

毫猪肉，甘美多膏，利大肠。不可多食，发风气，令人虚。

兔肉，味辛，平，无毒。主补中益气。又云：寒，主热气湿痹，治消渴。久食弱阳，损元气血脉，令人阴痿。与姜同食，令心痛。妊娠不可食，令子缺唇。头骨，主头眩痛颠疾。骨，主热中消渴。肝，主目暗。不可与鸡肉、菜芥、胡桃、柑橘同食。

驴肉，凉，无毒。主风狂，忧愁不乐，能安心气。乌驴佳。一云：食之动风，脂尤甚，屡试验。诸家云：治风恐未可凭，其用乌驴者，盖因水色，以制热则生风之意。凡腹内物，食之皆令筋急。尿、屎皆入药。

虎肉，味酸，平。主恶心欲呕，益气力，治疟。又食之入山，虎畏之，辟三十六种精魁。药箭射毒入骨肉，食之不可不虑。

熊肉，味甘，寒，微温，无毒。主风痹，筋骨不仁，五脏腹中积聚，寒热，羸瘦，头疡，白秃，面皯疱。久服强志，不饥轻身。有痼疾者，食之终身不能除。胆，味苦，气寒，主时气盛热，变为黄疸，小儿惊痫五痔，杀虫，治恶疮。又久痔不瘥，涂之神效。其胆，春在首，夏在腹，秋在左足，冬在右足。此兽能举木引气，冬蛰不食，饥则自舐其掌，故其美在掌。久食之，可御风寒诸疾。宜，孟子取之。

白马肉，味辛苦，冷。主热下气，长筋，强腰脊，壮健，强志，轻身不饥。又云：有小毒。主肠中热。凡用，须以水挼洗数次，去净血，再以好酒洗，方煮之，更入酒烹熟，可食，饮好酒数杯解之，乃佳。茎，味咸甘，平，无毒。主伤中绝脉，男子阴痿不起，坚长，益气，长肌肉，肥健生子，小儿惊润，阴干入药。肝，主寒热。心，主喜忘。患痢人勿食。眼，主惊痫，腹满，疟疾。悬蹄，主惊邪瘛疭，乳难，衄血，内漏崩，辟恶气鬼毒，蛊疰不祥。齿，主小儿马痫，水磨服。头骨，主令人不睡。鬐毛，主女子崩中赤白。膏，主生发。脯，疗寒热痿痹。溺，味辛，微寒，主消渴，破癥坚积聚，男子伏梁积疝，妇人瘕疾，铜器盛饮之。又治鳖瘕。又洗头疮白秃。屎，名马通，微温，主妇人崩中，止渴及吐下血，鼻衄，金创，止血。肝，大毒，食而死者多矣。故曰：食马留肝。凡马肉与苍耳同食，十有九死，与生姜同食，生气嗽。又不可与仓米同食，仓米恐是苍耳也。妊妇并有疮疥者，不可食。白马黑蹄，头青蹄黑，脊而斑，凡形色异常者，皆不可食。牝马并各色马，诸书不载，大率一类，而不及白牡马也。

豹肉，味酸，平，无毒。主安五脏，补绝伤，轻身益气。久服利人，耐寒暑。脂，合生发膏，朝涂暮生。齿骨，极坚，人诈为佛牙。

象肉，味淡，多食令人体重。牙，无毒，主诸铁及杂物入肉，刮取屑，细研和水敷刺上，即出。身具百兽肉，惟鼻是其本肉。胆，随四时所在四腿，春前左，夏前右，秋后左，冬后右。主目疾，和乳滴目中。又云：喉中刺痛，用旧牙梳屑研水饮之。小便不通，生煎服之。小便多，烧灰饮下。

獭肉，味甘寒，疗时气。肝，味甘，有毒，主鬼疰蛊毒，却鱼鲠，止久嗽，烧服之。胆，主明目。涂酒杯唇上，酒稍高于杯唇，分杯之说误也。屎，主鱼脐疮，研敷之。

豺肉，味酸，食之无益。皮，性热，主冷痹脚气，炙，缠病上即差。

狼 味辛，老狼领下有悬肉，行善顾，疾则不能。肫中筋如织络，小囊大似鸭卵，作声，诸窍皆沸。粪烟直上，烽火用之。昔言狼狈是二物，狈前二足绝短，先知食之所在，指以示狼，狼负以行，匪狼不能动。肉皆可食。

罴 大于熊；貔，似虎；猫，似虎而浅毛。三兽俱阳物，用同熊、虎。

狐 味甘，寒，有毒。主补虚劳，治恶疮疥，作臛食之。阴茎，味甘，有毒，主女子绝产，阴痒，小儿阴颓卵肿。雄狐粪，烧之辟瘟疫恶病。头，烧以辟邪。心肝，生服治妖魅。肝，烧灰治风。

狸肉，味似狐，疗诸疰五痔，作羹臛食之。骨，味甘，温无毒。主风疰，尸疰，鬼疰，在皮中淫跃如针刺者，心腹痛走无常处及鼠瘘、恶疮。头骨尤良，炙骨和麝香，雄黄为丸，治痔瘘甚效。粪，烧灰主寒热鬼疟发无期度者，极验。狸类甚多，有玉面狸、九节狸、风狸、香狸，食品佳者也。

猯肉、胞、膏，味甘，平，无毒。主上气，乏气咳逆，酒和服之。又水胀不瘥者，以肉作羹臛食之。胞，干磨服，吐蛊毒，并效。

猴肉，味酸，平，无毒。主诸风劳，酿酒弥佳。干脯，主久疟。头骨，主瘴魅。手，主小儿惊痫口噤。屎，主蜘蛛咬。皮，主马疫气。

麏肉，味如牛脂，甘过之。皮，可为靴。尾，能辟尘。山牛也。

家猫 肉，甘，微酸，主劳瘵。

鼹鼠 味咸，无毒。主痈疽，诸瘘，蚀恶疮，阴蜃烂疮。鼫鼠，主堕胎易产。一种竹鼩，食笋，味佳。它如貂鼠，黄鼠狼，俱入药。又云，鼠胆，治耳聋，但取而不得耳。

果然肉，味咸，无毒。主瘴疟寒热，煮食之。狨兽，主五野鸡病。狒狒，血饮之可见鬼。三种皆类猴而用稍异，故并录之。

牛黄、犀角、腽肭脐、貉泽膏，罕有真者，虽有亦不多，用者慎焉。彼麒麟、驺虞、神龙之肉，人亦岂易得而醢之哉？

上诸兽肉，如热血不断，落水浮，及形色异常之类者，皆有毒，不可食。孔子色恶不食，臭恶不食，不时不食，是也。又曰：肉虽多，不使胜食气，盖人食以谷气为主，一或过焉，适足以伤人，非养生之道矣。况望其有所补乎？夫人虽不如孔子之圣而自昧昧于饮食之节，以自找其生，尚亦不误，何哉？宜合禽类后之说观之。

鱼 类

鲫鱼 味甘，温，无毒。主诸恶疮，烧以酱汁和涂之，或取猪脂煎用。又主肠痈。合莼作羹，主胃弱不下食，调中下气补虚。作脍，主肠癖，水谷不调，及赤白久痢。又酿白矾烧灰，治肠风血痢。又开其腹内少盐烧之，治齿痛。丹溪云：诸鱼皆属火，惟鲫鱼属土，故能入阳明，有调胃实肠之功。多食亦能动火，不可与砂糖、蒜芥、猪肝、鸡肉同食。

鲤鱼 味甘，寒无毒。肉，烧灰治咳逆气喘。煮食之，疗水肿脚满，下气又安胎，治怀妊身肿。又天行病后与原有癥疾人，皆不可食肉。忌葵花子，忌猪肝同食，俱害人。头，有毒。胆，主目热赤痛，青盲，明目，久服强悍，益志气，滴耳聋，小儿热肿涂之。

鲥鱼 平补虚劳，稍发疳痼。

鲂鱼 调胃气，理五脏。和芥子酱食之，助肺气，去胃家风。消谷不化者，作鲙食，助脾气，令人能食。作羹臛食，宜人。

鲟鱼 味甘，平，益气补虚，肥健人。其子肥美，杀腹内小虫。

蠡鱼 味甘，寒，无毒。主湿痹，面目肿胀，大小便壅塞，疗五痔出血。取鱼肠，以五味炙令香，以绵裹内谷道中，食顷虫即出。又脚气，风气，作鲙食之良。丹溪：癫疾用此鱼以代蛇之或缺，是亦去风。古方有单用黑蠡汤安胎，是妊娠亦可食也。一云，亦发痼疾。诸鱼胆皆苦，惟此胆甘，可食。

鳝①鱼 味平，甘，无毒。开味利脏，久食肥健。此鱼食泥不忌药。

鲈鱼 平补五脏，益筋骨，安胎，治水气，食之宜人，作鲊尤良，暴干甚香美。虽有小毒，不敢发病。一云：发痃癖及疮肿。不可与乳酪同食，中其毒以芦根汁解之。

河豚鱼 味甘，温，有大毒。主补虚，理腰脚痔疾，杀毒。其味极美，肝尤毒。然修治不法，食之杀人。橄榄、芦根、粪水解之。

石首鱼 味甘，无毒。开胃益气。干者，为鲞鱼，消宿食，消瓜成水，主中恶暴痢。用大麦秆包，不露风，陈久愈好。否则发红失味。又云：鱼首有石如棋子，磨服治淋。

鲚鱼 发疥。

青鱼 甘，平，无毒，微毒。主湿痹，脚气弱，烦闷，益气力。忌蒜葵。

鲇鱼 甘，无毒。一云：有毒。主水浮肿病，利小便。忌牛肝。鮠鱼，似鲇，美且益人。下膀胱水，动痼疾，不可与野猪、野雉同食。赤目、赤须、无腮者，不可食。二

---

① 鳝：疑为鳅，即泥鳅。下另有鳝鱼条。

鱼寒而有毒，非嘉物也。

白鱼　味甘，平，无毒。主开胃，助脾消食，补肝明目，去水气，令人肥健。五味蒸煮，食之良。若经宿食之，腹冷生病。或腌，或糟，皆可。人患疮疖，食之甚发脓，灸疮食之不发。

鳗鲡鱼　味甘，有毒。一云：平，微毒。主五痔疮瘘，腰背湿风痹，常如水洗及湿脚气，一切风瘙如虫行者，杀诸虫、诸草、石药毒。劳瘵人食之，杀虫。昔有女子患传尸劳，其家以之活钉棺中，弃之江流，以绝此病。流至金山，有人引岸开视之，女人尤活，因取置渔舍，多得鳗鲡食之，病愈后为渔人妻。此说事见《稽神录》。

鳝鱼　味甘，大温，无毒。主补中，益气血，除腹中冷气。腹鸣，产前产后病，淋沥，瘦弱，气血不调，宜食。若过多，令霍乱时行病起，食之再发。

鳙鱼　格额目傍有骨，名乙，《礼》云：鱼去乙。一云：东海鳙鱼也，食之别无功用。又云：池塘所蓄头大细鳞者，甘平益人。一种鲢鱼，似鳙，头小色白，性急味胜。

鲩鱼　无毒。胆最苦，治喉痹飞尸。

鳜鱼　味甘，无毒。去腹内恶血及小虫，益气力，令人肥健。一云：平，稍有毒，益脾胃。

昌侯鱼　味甘，平，无毒。益气肥健。子，有毒，令人痢下。

鲸鱼　平，补五脏，益筋骨，和脾胃。多食宜人，作鲜尤佳，暴干甚香美。不毒，亦不发病。

嘉鱼　味甘，温，无毒。一云：微毒。食之令人肥健悦泽。此乃乳穴中小鱼，常饮乳水，所以益人，味甚珍美，力强于乳。《诗》所谓南有嘉鱼，注言出于沔南之丙穴是也。

乌贼鱼　味咸，平。主益气强志，通月经。《素问》云：主女子血枯。

章举鱼　一名石矩，比乌贼鱼差大，味更珍好。

黄颊鱼　味甘，平，无毒。醒酒，不益人。一云：能祛风。

比目鱼　平，补虚，益气力，多食稍动气。

鲖鱼　味美，鳔可作胶，与鲩鲽鱼白相似。

邵阳鱼　有毒。主瘴疟。尾有刺，人犯之至死。

鲭鱼　味甘，平，无毒。主五野鸡痔下血，瘀血。

鳢鱼　无毒。肝，主恶疮癣疥。《诗》言鳢鲔发发，即今之鳇鱼也。

鲨鱼　平，补五脏，主蛊气蛊痓，与鲛鱼同。

鲎鱼　平，微毒，疗痔杀虫，多食发嗽并疮癣。

鲭鱼　味甘，平，无毒。肉，主脚气湿痹。眼睛，主能夜视。头中枕，磨服，主心腹痛。胆，主目暗并涂恶疮。贯矾，主喉痛，力效。

蟹类 甚多。螃蟹，味甘，寒，有毒。一云：凉。主胸中热，解结散血，愈漆疮，养筋，益气理经。服乃食品之佳味，最宜人，须是八月一日，蟹吃稻芒后，方可食，霜后更佳。已前食之有毒。独螯，独目，两目相向者，皆有大毒，不可食。有风疾人并孕妇不可食。藕、蒜汁、冬瓜汁、紫苏俱解蟹毒。蟛蟹，壳润多黄，其螯无毛最锐，食之行风气。蟳蛑蟹，扁而大，性冷，无毒。解热气，小儿痞气。蟛蜞蟹，小毒，食之令人吐利，与蟛蜞蟹同。拥剑蟹，一大螯待斗，一小螯供食，余者皆有毒，不可食。误中者，急以黑豆汁解之。其黄能化漆为水，脚中髓并壳中黄螯为末，内金疮中，能续断筋。爪，主堕胎，破宿血，产后血闷，酒及煮汤煎服良。

鳖 味甘，主补阴，调中益气，去热气，血热，温痹，腹中癥热，妇人带下，羸瘦。然性冷，久食损人。妊娠不可食，忌苋菜。又头足不缩，独目，目陷，腹下红及有卜字、五字、王字等形者，俱有大毒，不可食。误中者，以黄芪、吴蓝煎汤解之。甲，味咸，平，无毒。主心腹癥瘕，坚积，寒热，去痞，息肉，阴蚀，痔恶。肉，消疮肿，疗温疟，劳瘦骨热，小儿胁坚，妇人漏下，五色弱瘦，堕胎。头，烧灰，主小儿诸疾。脱肛，血可涂之。丈夫[①]阴头痈，取一枚烧灰，和鸡卵白敷之。产难，食灰立出。

车螯 冷，无毒。解酒毒、酒渴、消渴。不可多食。

蚶 味甘，温，无毒。主心腹冷气，腰脊冷风，利五脏，益血温中，起阳，消食健脾，令人能食。

蛏 甘，温，无毒。补虚，产后虚损，主冷痢，邪热烦闷。疫后忌食。

淡菜 温，无毒。补五脏虚损劳，理腰脚气，益阳事，消食，除腹中冷，消疰癖，润毛发，产后血结冷痛，崩中带下，漏下，男子久痢并宜食之。煮以五味更妙。虽形状不典甚益人。

蛤蜊 性冷，无毒。丹溪云：湿中有火，止消渴，开胃，解酒毒，主老癖。能为寒热者及妇人血块，煮食之。此物虽冷，然与丹石相反，食之令腹结痛。汤火伤，壳烧灰，油调搽，神效。

蚬 冷，无毒。辟时气，开胃，压丹石，去暴热，明目，利水，下脚气湿毒，解酒毒目黄。多食发嗽并冷气，消肾。

虾 平，主五野鸡病。动风发疥，小儿食之，令脚屈不能行。主水田沟渠中，小者有小毒。海虾，长一尺，作鲊毒人至死。

石决明 味咸，平，寒，无毒。主目翳痛，青盲。又，服益精轻身。

马刀 味辛，微寒，有毒。主漏下赤白，寒热，石淋，杀禽兽贼鼠。

田螺 气大寒，主目热赤痛，取黄连末内其中，汁出用以注目。生浸取汁饮之，治消渴，又利大小便，腹中结热，脚气上冲，脚手浮肿，解酒过多，喉舌生疮。碎其肉敷

---

① 丈夫：原脱，据文会堂初刻本补入。

热疮。烂壳烧末，主反胃。煮汁，治急黄。螺蛳用同海螺，治目痛。

牡蛎 味咸，气平，微寒，无毒，入足少阴经。主伤寒寒热，温疟洒洒，惊恚怒气，除拘缓、瘰疬、痈肿、喉痹、鼠瘘，女子带下赤白，心胁气结痛，除老血软积瘀，咸能软坚也。涩大小肠，止大小便，疗鬼交泄精。久服强骨节，杀邪鬼，延年。和杜仲服，止盗汗。和麻黄根、蛇床子、干姜为粉，去阴汗。引以柴胡，能去胁硬。引以茶清，能消结核。引以大黄，能除股肿。地黄为之使，能血精收涩，止小便，本肾经药也。

蚌 性冷，无毒。主妇人虚劳下血并痔瘘，血崩，带下，止消渴，除烦热，压丹石毒。以黄连末内之，取汁，点赤暗眼良。烂壳饮下，治反胃痰饮。又蚌粉，治疳，止痢，醋调敷痈肿。

龟肉，味咸，甘，平。一云：酸，温。食之，令人身轻不饥，益气资智，令人能食。酿酒，主风脚软弱并脱肛。溺，主耳聋，又疗久嗽，断疟。甲，止漏下赤白，破癥瘕，咳疟，五痔，阴蚀，湿痒，瘫痪，四肢重弱，小儿囟不合，头疮难燥，女子阴疮，心腹痛，腰背酸疼，骨中寒热，伤寒劳复或肌体寒热欲死。大有补阴之功，力猛，兼去瘀血，续筋骨，治劳倦，益。龟乃阴中至阴之物，禀北方之气而生，故能补阴血亏，补心，并效。

狁 味咸，无毒。肉，主飞尸、蛊毒、瘴疟。肪，摩恶疮，与海豚同。

蛙 味甘，寒，无毒。主小儿赤气，肌疮脐伤，止痛，气不足，取以五味腌炙，酒食之良。

蛤蚧 咸平，小毒。主久肺劳，传尸，杀鬼邪，疗嗽，下淋，通水道。

水母 味咸，无毒。主生气，妇人劳损，血带，小儿风疾，丹毒。

鲮鲤 甲、肉，主五邪，惊啼悲伤，疗蚁瘘。

贝子 咸，平，有毒。主目翳，鬼疰蛊毒，腹痛，下血，五癃，利水道，除寒热温疰，解肌，散结热。一种紫贝，圆大，明目去热毒。

鼋 肉，补虚，味似鼍。鼍肉主少气吸吸，足不立地。甲，俱入药。

玳瑁 寒，无毒。主解百药毒。血可生饮。

海蛤 味苦，咸，平，无毒。主咳逆上气，喘息烦满，胸膈寒热，疗阴痿。与文蛤、魁蛤用稍同。

虾蟆 辛，寒，有毒。主邪气，破癥坚血，痈肿阴疮。服之不患热病。肪，可合玉子蝌蚪，用胡桃肉皮和为泥，染髭发不变。

鱼脿 乃诸鱼所作之脿，味甘，温，补，去冷气湿痹，除喉中气结，心下酸水，腹中伏梁，冷疡，结癖，疝气，补腰脚，起阳道。鲫鱼脿，主肠癖，水谷不调，下利，小儿、大人丹毒，风疾。鲤鱼脿，主冷气，块结在心腹，并宜蒜薤食之，以菰菜为羹，谓之金^①羹玉脍，开胃口，利大小肠，以蔓菁煮去腥。凡物，脑能消毒，所以食脍必鱼头羹也。近夜食不消，马鞭草汁能消之。饮水令成虫，病起食之令胃弱。不宜同乳酪食，令霍乱。又云：不可同蒜食。予昔寓苍梧，见一妇人患吞酸，诸药不效，一日食鱼脍遂愈，盖以辛辣有劫病之功也。凡脍，若鱼本佳者，脍亦佳。

鱼鲊 诸鱼所作之鲊，不益脾胃，皆发疥。鲤鱼鲊，忌青豆、赤豆；鲊鲭鱼鲊，忌胡荽、羊肉。鲊中有虾者，蜜瓶盛者，不可食。

上诸鱼，有毒目，有睫目，能开合，二目不同，逆腮、全腮、无腮，脑中白连珠，连鳞，白鬐，腹下丹字，形状异常者，并杀人。海产皆发霍，多食令吐利。凡中毒以生芦根、马鞭草取汁，大豆、陈皮、大黄煮汁，并解之。《素问》曰：鱼热中。丹溪曰：鱼在水无一息之停，食之动火。孟子曰：舍鱼而取熊掌，良有以也。食者节焉。

味　类

盐 味咸，气寒，无毒。主杀鬼蛊，邪疰毒气，下部䘌疮，吐胸中痰癖，止心腹卒痛，坚齿，止齿缝出血。中蚯蚓毒，化汤中洗沃之。又用接药入肾，利小便，明目止风泪。多食伤肺喜咳，又令人失色肤黑，走血损筋。病嗽及水者宜禁之。一种戎盐，其用稍同。

酱 味酸咸，气汁利，除热，止烦满，杀百药、鱼肉、菜蕈及汤火、蛇虫等毒。纯豆者佳，豆面合作及纯面者俱不及。面酱亦无毒，但不能杀诸毒。又有榆仁酱，亦辛美，利大小便，不宜多食。芜荑酱，大美，杀三虫，虽少臭，亦辛好。多食落发。肉酱，鱼酱，通呼为醢，圣人不得，即不食，意欲以五味和五脏，此亦养生之一端也，岂专务穷口腹者哉？

胡椒 生南海诸国，向阴者澄茄，向阳者胡椒也。味辛，大温，无毒。下气，温中，去寒痰，消宿食。霍乱，气逆，心腹卒痛，冷气上冲，吞三、七粒皆可愈。杀一切鱼、肉、鳖、蕈毒，不宜多服，损肺。

蜀椒 一名巴椒，一名蓎藙，武都巴郡，生山谷间者佳。八月采实，阴干，大热有毒。除六腑冷气，治伤寒，温疟，大风，汗不出，心腹留饮，宿食，肠澼，下痢，泄精，女子字乳余疾，散风邪，瘕结，水肿，黄疸，鬼疰，杀痨虫，诸鱼虫毒。久服之，头不白，轻身延年，开腠理，通血脉，坚齿发，耐寒。可作膏药。暑多食，令人乏气。闭口者，能杀人。椒目，味苦，寒，无毒。主水腹胀满，利小便。

醋 味酸，温，无毒。消痈肿，散水气，杀邪毒，治妇人产后血晕及人口疮。酒醋为上，以有苦味，俗呼为苦酒。米醋次之，皆可入药，当取二三年者为良。又有蜜

---

① 金：原脱，据文会堂初刻本补入。

醋、糖醋、麦醋、曲醋、桃醋，葡萄、大枣、蘡薁等杂果及糟糠诸物，会意皆可为醋，亦极酸烈，止可取之，不可入药。大抵醋不可多食，积久成病，凡气痛而食之，愈是大祸也。

豆豉 味苦，寒，无毒。主伤寒头痛，瘴气，恶毒，燥闷，虚劳，喘吸，疟疾，骨蒸，去心中懊恼，发汗，杀六畜毒及中毒药蛊气。各处所造不一，蒲州尤佳。

蜜 味甘，平，无毒，微温。主心腹邪气，安五脏，益气补中，止痛解毒，除众疾，和百药，养脾气，明耳目，除心烦，饮食不下，肠澼，肌痛，口疮。有出崖石上者，树木上者，土中者，人养者，皆随地土人事，所出不同，诸家辩论未的。要之，当以花为主，山野之中，花色良毒甚杂，蜂必采其粪秽，方得成蜜，其间必有制伏之妙，不得而知。故夏冬为上，秋次之，春则易变而酸。闽、广蜜极热，以其龙荔、草果、槟榔花类热多，雪霜亦少故也。川蜜温，西南之蜜则凉矣。色白味甜，汁浓而砂，所以入药。忌葱、莴苣。丹溪云：蜜喜入脾，食多之害必生于脾。东南地卑湿，禀气薄，土生火宜也。

砂糖 味甘，寒，无毒，性冷利。主心肺大肠热，和中助脾，杀蛊，解酒毒。多食损齿，发疳，心痛，生虫，消肌，小儿尤忌。同鲫鱼食，成疳虫。同笋食，笋不化成癥。同葵菜食，生流澼。丹溪云：砂糖甘，属土，甘生湿，湿生胃中之火，所以损齿也。

饴糖 味甘，温，无毒，入足太阴经。有紫色湿软者，有白色枯硬者，主补虚乏，止消渴，去恶血，润肺，和脾胃，鱼骨鲠喉中及误吞钱环，服之出。中满不宜用，呕吐家忌之。仲景谓呕家不可用建中汤，以甘故也。糯与粟米作者佳，余不堪用。多食发脾风。丹溪云：大发湿中之热。

芥 辣芥菜子研之作酱，香辛，通五脏，归鼻眼，又可藏冬瓜。

茴香 味辛，平，无毒。主破一切臭气，开胃下气，止呕吐霍乱，调中止痛，主脚气，膀胱冷气肿痛或连阴髀，引入小腹不可忍，肾劳癫疝及恶毒肿痛。

莳萝 辛，温，杀鱼肉毒，健脾，腹冷，食不消，霍逆，肾气，小儿胀。

砂仁 味辛，温，无毒。主下气，消食，脾胃气结，冷泻，腹痛。

杏仁 味甘，苦，有小毒。主下气，润心肺，散风寒咳嗽，消心下急痛，散结润燥，通大肠秘。双仁，半生熟者勿食，忌粟米。

梅仁 味酸，无毒，能除烦热。

香油 冷，无毒。发冷疾，滑骨髓，发脏腑渴，困脾，下三焦热毒气，通大小肠，杀五黄及蛔心痛并一切虫。生则冷，熟则热，治饮食物，须逐日熬熟。用之经宿则动气，有齿牙脾胃疾者不可食。丹溪曰：香油须炒芝麻取之，人食之美，不致病。若又煎炼食之，与火无异。予以芝麻大寒，炒而取油，其性仍冷，复经煎炼固热矣，未必至于无异于火。丹溪救时之弊，其忧深言切如此。

酒 大热，有毒。主行药势，杀百邪，恶毒气，行诸经而不止，通血脉，厚肠胃，御风寒雾气，养脾扶肝。味辛者能散，为导引，可以通行一身之表至极高之分。苦者能下，甘者居中而缓，淡者利小便又速泄。清水白曲、白糯米不犯药物，无验。洁水冬月酿成，此真正酒也，少饮益人。广西蛇酒，坛上有蛇数寸许，言能去风，其曲乃山中采草所造，良毒，不能无虑。江西麻姑酒，以泉得名，今真泉亦少，其曲乃群药所造。浙江等处亦造此酒，不入水者，味胜麻姑，以其米好也。然皆用百药曲，均不足尚。淮安绿豆酒，曲有绿豆，乃解毒良物固佳，但服药饮之，药无力，亦有灰不美。南京瓶酒，曲米无嫌，以其水有碱，亦著少灰味，太甜，多饮留[①]中聚痰。山东秋露白，色纯味冽。苏州小瓶酒，曲有葱及川乌、红豆之类，饮之头痛口渴。处州金盆露，清水入少姜汁造曲，以浮饭法造酒，醇美可尚，香色味俱劣于东阳，以其水不及也。东阳酒，其水最佳，称之重于它水，其酒自古擅名。《事林广记》所载酿法，曲亦入药，今则绝无。惟用麸面、蓼汁拌造，假其辛辣之力。蓼汁解毒，亦无甚碍。俗人因其水好，竞造薄酒，味虽少酸，一种清香远达，入门就闻，虽邻邑所造，俱不然也。好事者清水和麸面造曲，米多水少造酒，其味辛而不厉，美而不甜，色复金黄，莹彻天香，风味奇绝，饮醉并不须痛口干，此皆水土之美故也。红曲酒，大热有毒，发脚气，肠风下血，痔瘘，哮喘咳嗽，痰饮诸疾。惟破血杀毒，辟山岚寒气，疗打扑伤则尤妙也。暹罗酒，以烧酒复烧二次，入珍贵异香，每坛一个，用檀香十数斤烧烟熏之如漆然，后入酒，蜡封埋土中二三年，绝去烧气，取出用之。有带至舶上者，能饮之人，三四杯即醉，价值比当数十倍。有积病者，饮一二杯即愈。且杀虫。予亲见二人饮此酒，打下活虫，长二寸许，谓之鞋底鱼虫。枸杞酒，补虚损，去劳热，长肌肉，益颜色，肥健人，止肝虚且泪。菊花酒，清头风，明耳目，去痰痹，开胃健脾，暖阴起阳，消百病。葡萄酒，补气调中，然性热，北人宜，南人多不宜也。桑椹酒，补五脏，明耳目。狗肉酒，大补，然性大热，若阴虚人及无冷病人饮之成病。豆淋酒，以黑豆炒熟，用热酒淋之，疗男妇诸风，产后一切恶疾，酒不可与乳同伍，冷气急。白酒同牛肉食，腹内生虫。丹溪云：酒湿中，发热，近于相火，喜升，大伤肺气，助火生痰，变为诸病。又云：醇酒宜冷饮，先得温中之寒以润肺，一益也。次得寒中之温以养胃，二益也。冷酒不可多饮，三益。愚谓人只知不饮早酒而不知夜饮更不宜，睡而就枕，热壅伤心，伤目，夜气收敛，酒以发之，伤其清明，既醉，既饱，饮食聚中，伤劳脾胃，停湿生痰。酒能生火助欲，因而不谨致病。朱子曰：但以醉为节可也。

糟 味咸，温中，消食，杀鱼腥，去菜毒，润皮肤，调脏腑。

茶 晚采粗者曰茗，味甘苦，微寒，无毒。主瘘疮，利小便，去痰热渴，令人少

---

① 留：原脱，据文会堂初刻本补入。

睡。早采细者曰茶，主下气消食。已上《本草》所载，后代诸家及《茶经》《茶谱》《茶录》等书论悉备矣。近世人所用蒙山茶，性温治病，因以名显。其它曰宜兴茶、陆安茶、东白山茶、神华山茶、龙井茶、闽蜡茶、蜀苦茶、宝庆茶、庐山云雾茶，俱以味佳得名。品类土产，各有所宜，性味不能无少异。大抵茶能清热止渴、下气除痰、醒睡、消食解腻、清头目、利小便。热饮宜人，冷饮聚痰，久饮损人，去人脂，令人瘦。又尝闻一人好食烧鹅，日常不缺，医者谓其必生脾肺痈，后卒不病。访知此人，每夜必啜凉茶一碗，解之故也。茶能解炙炒之毒，于此可见。

曲 味甘，温，调中下气，开胃，化水谷，消宿食，主霍乱，心膈气痰，破癥结，去冷气，治赤白痢，治小儿腹坚大如盘，落胎，下鬼胎。六畜胀者，煮汁灌之愈。人烦闷满胃，效神于药。

酥 微寒，甘肥，补五脏，利大肠，主口疮。酥，味甘酸，寒，无毒。主热毒，止渴，解散发利，除胸中虚热，身面上热疮，肌疮。醍醐，主风邪脾气，通润骨髓。乳腐，润五脏，利大小便，益十二经脉，微动气。四种皆一物所造，牛乳、羊乳、马乳，或各或合为之。四种之中，牛乳为上，羊次之，马又次之，而驴乳性冷，不堪入品矣。众乳之功，总不及人乳。昔张苍无齿，置乳妻十数人，每食尽饱，后年八十余尚为相，视事耳目精神，过于少年，生子数人，颐养之妙也。

辣米 味辛辣，气太热，有毒。破气烧脾，发五痔痈疡，昏耳目，致浮肿，虚恚。子，榨油，味甘，温，又愈百病。

上五味，所以调和饮食，日用不可无者。

《素问》曰：阴之所生，本在五味；人之五宫，伤在五味。盖人之有生，赖乳哺，水谷之养，而阴始成。乳哺、水谷，五味具焉，非阴之所生于五味乎？五味益五脏，过则伤焉。如甘喜入脾，过食甘则脾伤；苦喜入心，过食苦则心伤；咸喜入肾，过食咸则肾伤；酸喜入肝，过食酸则肝伤；辛喜入肺，过食辛则肺伤。非五宫之伤于五味乎？况酱醋之味，皆人为之，尤能伤人。故曰：厚味发热。人若纵口腹之欲，饮食无节，未有不致病而夭其天年者矣。故饭糗茹草不害虞舜；恶酒菲食不害夏禹；蔬食菜羹不害孔子。夫圣人尚如此，况其下者乎？所以然者，又在于养心。养心莫善于寡欲，欲者，饮食类也。饮食不可绝，而可寡也。览者宜自得焉。

寿亲养老书

（北宋）陈　直　撰
（明）胡文焕　校正

内容提要

　　《寿亲养老书》成书于北宋神宗元丰年间，作者陈直，生卒年及生平不详，曾于北宋神宗元丰年间任兴化县令。身处仕宦阶层的陈氏之所以撰写养生书籍，与北宋时代背景大有关，尤其是随着道教养生的衰落，儒家养生观开始复兴，这深深地影响了北宋士大夫对医学的态度。

　　该书是一本关于老年养生和奉养老人的专书，内容丰富，采撷古书简略得当，载方用药突出实用性。在养老方面重视的不是孝道理论的阐释，其特色在于具体的养老细节，从日常的衣、食、住、行入手，包括孝亲技术的具体规制和孝亲情感的落实表达等方面，将具体的养老细节与养生结合，正是其独特之处。

　　《寿养丛书》清抄本内容完整，文字清晰，以为底本,《寿养丛书》初刻本为主校本。

宋兴化令陈君直著

昔圣人诠置药石疗诸疾病者，以其五脏本于五行，五行有相生胜之理也；荣卫本于阴阳，阴阳有逆顺之理也，故万物皆禀阴阳五行而生。有五色焉，有五味焉，有寒热焉，有良毒焉，人取其五味冷热良毒之性归之五行，处以为药，以治诸疾。顺五行之气者，以相生之物为药以养之；逆五行之气者，以相胜之物为药以攻之。或泻母以利子，或益子以补母，此用药之奇法也。经曰：天地万物之盗人。万物之盗人所以盗万物为资养之法，其水陆之物为饮食者不啻十品。其五色五味、冷热补泻之性，亦皆禀于阴阳五行，与药无殊。大体用药之法，以冷治热，以热治冷，实则泻之，虚则补之，此用药之大要也。人若能知其食性，调而用之，则倍胜于药也。缘老人之性，皆厌于药而喜于食，以食治疾，胜于用药。况是老人之疾，慎于吐痢，尤宜用食以治之。凡老人，首患宜先以食治，食治未愈，然后命药，此养老人之大法也。是以善治病者，不如善慎疾，善治药者，不如善治食。今以《食医心镜》《食疗本草》《诠食要法》诸家治馔，洎《太平圣惠方》食治诸法，类成养老食治方，各开门目，用治诸疾，具列于后，为人子者宜留意焉。

目 录 ①

① 此选自陈直《寿亲养老新书》之卷一"食治老人诸疾方第十四"和"简妙老人备急方第十五"。

食治养老益气方

食治老人补虚益气，牛乳方。

牛乳五升　荜茇末一两

上件入银器内，以水三升，和乳合煎取三升，后入瓷合中。每于食前暖一小盏服之。

食治老人补虚羸乏气力，法制猪肚方。

肥猪肚一枚，洗如食法　人参五钱，去芦头　干姜二钱，炮制锉　椒二钱，去目，不开口者微妙，去汗　葱白七茎，去须，切　糯米三合

上件捣为末，入米合和相得，入猪肚内缝合，勿令泄气，以水五升，于铛内微火煮，令烂熟。空心服，放温服之，次暖酒一中盏服之。

食治老人益气，牛乳方。

牛乳最宜老人，平补血脉，益心长肌肉，令人身体康强润泽，面目光悦，志不衰。故为人子者，常须供之以为常食，或为乳饼，或作断乳等，恒使恣意充足为度，此物胜肉远矣。

食治老人养老，以药水饮牛，取乳服食方。

钟乳一斤，上好者细研　人参三两，去芦头　甘草五两，炙微赤，锉　干地黄三两　黄芪三两，锉　杜仲三两，去皱皮用　薯蓣六两　石斛二两，去根锉

上药为末，以水三升，先煮粟米七升为粥，放盆内，用药一两搅令匀，少和冷水，与渴牛饮之，令取牛乳服之，生熟任意。牛须三岁以上，七岁以下，纯黄色者为上，余色为下。其乳常令犊子饮之。若犊子不饮者，其乳动气，不堪服也。慎蒜、猪、鱼、生冷、陈臭。其乳牛清洁养之，洗刷饮饲，须如治用心看之。

食治老人频遭重病，虚羸不可平复，宜服此枸杞煎方。

生枸杞根细锉一斗，以水五升煮取一斗五升，澄清　白羊脊骨一具，锉碎

上件药以微火煎取五升，去滓，取入瓷合中。每服一合，与酒一小盏合，暖，每于食前温服。

食治老人补五劳七伤损法，煮羊头方。

白羊头蹄一副，须用草火烧令黄色，刮去灰尘　胡椒五钱　豉半斤　干姜五钱　葱白切，半升　荜茇五钱

上件药，先以水煮头蹄半熟，内药更煮令烂，去骨，空腹适性食之。日食一具，满七具即止。禁生冷、醋滑、五辛、陈臭、猪鸡等七日。

食治老人大虚羸困极宜服，煎猪肪方。

猪肪不中水者，半斤

上入葱白一茎于铫内，煎令葱黄即止，候冷暖如身体，空服频服之令尽。暖盖覆卧，至日晡后乃白粥调糜。过三日后，宜服羊肝羹。

羊肝羹方

羊肝一具，去筋膜，细切　羊脊膂肉二条，细切　曲末半两　枸杞根五斤，锉，以水一斗五升煮取四升，去滓

上用枸杞汁煮前羊肝等令烂，入豉一小盏，葱白七茎切，以五味调和作羹，空腹食之。后三日慎食如上法。

食治老人补虚劳，油面馎饦方。

生胡麻油一斤　浙粳米泔清一斤

上二味，以微火煎尽泔清乃止，出贮之，取合盐汤二合，将和面作馎饦，煮令熟，入五味食之。

食治老人眼目方

食治老人肝脏虚弱，远视无力，补肝，猪肝羹方。

猪肝一具，细切，去筋膜　葱白一握，去须，切　鸡子三枚

上以豉汁中煮作羹，临熟打破鸡子，投在内食之。

又方

青羊肝一具，细切，水煮熟，滤干

上以盐、酱、醋和食之，立效。

又方

葱子半斤，炒熟

上为末，每服一匙，以水二大盏，煎一大盏，去滓入米煮粥食之。

食治老人青白翳，明目，除邪气，利大肠，去寒热，马齿实拌葱豉粥方。

马齿实一升

上为末，每服一匙，煮葱豉粥和搅食之。马齿菜作羹粥吃，并明目[1]极佳。

食治老人肝脏风虚眼暗，乌鸡肝粥方。

乌鸡肝一具，细切

上以豉和米作羹粥食之。

食治老人目暗不明，苍耳子粥方。

苍耳子五钱　粳米三合

---

[1] 目：原作月，据揆文书院本改。

上件捣苍耳子烂，用布绞滤，以水取汁和米煮粥食之，或作散煎服亦佳。

食治老人热，发眼赤涩痛，栀子仁粥方。

栀子仁一两

上为末，分为四服。每服用米三合煮粥，临熟时，下栀子末一分，搅令匀服之。

食治老人益精气，强志意，聪利耳目，鸡头实粥方。

鸡头实三合

上煮令熟，去壳，研如膏，入粳米一合，煮粥空腹服之。

食治老人补中明目，利小便，蔓菁粥方。

蔓菁子二合　　粳米三合

上捣碎，入水二大盏，绞滤取汁，着米煮粥，空心食之。

食治老人益耳目聪明，补中强志，莲实粥方。

莲实半两，去皮细切　　糯米三合

上先以水煮莲实令熟，次入糯米作粥，候熟入莲实搅匀，热食。

食治老人膈上风热，头目赤肿[①]痛，目视眈眈，竹叶粥方。

竹叶五十片，净洗　　石膏三两　　砂糖一两　　浙粳米三合

上以水三大盏，煎石膏等二味，取水二大盏，去滓，澄清煮粥，候熟入砂糖食之。

食治老人耳聋方

食治老人久患耳聋，养肾脏，强骨气，磁石猪肾羹方。

磁石一斤，杵碎，水淘，去赤汁，绵裹　　猪肾一对，去脂膜，细切

上以水五升，煮磁石，取二升，去磁石，投肾调和，以葱、豉、姜、椒作羹，空腹食之。作粥及入酒并得。磁石常阙。

食治老人肾虚损耳聋，鹿肾粥方。

鹿肾一对，去膜，切　　粳米三合

上于豉汁中相和煮作粥，入五味如法调和，空腹食之。作羹、酒皆得。

食治老人五脏气壅耳聋，乌鸡膏粥方。

乌鸡脂一两　　粳米三合

上相和煮粥，入五味调和，空腹食之。乌鸡脂和酒饮亦佳。

食治老人耳聋不瘥，鲤鱼脑髓粥方。

鲤鱼脑髓二两　　粳米三合

上煮粥，以五味调和，空腹服之。

---

① 肿：原作种，据文义改。

食治老人肾脏气惫耳聋，猪肾粥方。

猪肾一两，去膜，细切　葱白二茎，切去须　人参一分，去芦头　防风一分，去芦　粳米二合　薤白去茎，去须

上件药末，并米、葱、薤白，着水下锅中煮，候粥临熟，拨开中心，下肾，莫搅动，慢火更煮良久，入五味，空腹服。

食治老人五劳七伤诸方

食治老人五劳七伤，下焦虚冷，小便遗精，宜食暖腰壮阳道饼子方。

附子一两，炮制去皮、脐　神曲三两　肉苁蓉一两半，酒浸一宿，刮去皱皮，炙干　干姜一两，炮制，锉　桂心一两　五味子一两　大枣二十枚，煮，去皮、核　羊髓二两　菟丝子一两，酒浸三日，晒干，为末　白面一斤　蜜四两　黄牛乳一斤　酥一两　汉椒五钱，去目及闭口者，微炒去汗

上为末，入面，以酥、蜜、髓、乳相和，入枣瓤，熟搜于盆中，盖覆勿令通风。半日久，即将出，更搜令熟，捍作糊饼大，面上以筋挑之，即入炉鏊中，上下以火熰令熟。每日空腹食五枚，一方入酵和更佳。

食治老人五劳七伤，益下元，壮气海，服经月余，肌肉充盛，老成少年，宜胀食雌鸡粥方。

黄雌鸡一双，去毛、脏腹　阿①魏少许炼过　肉苁蓉一两，酒浸一宿，刮去皱皮，切　生薯蓣一两，切　粳米二合，淘入

上先将鸡烂煮，擘骨，取汁下米、鸡肉、苁蓉等，都煮粥，入五味，空心食之。

食治老人五劳七伤，阳气衰弱，腰脚无力，宜食羊肾苁蓉羹方。

羊肾一对，去筋膜脂，细切　肉苁蓉一两，酒浸一宿，刮去皱皮，细切

上件药和作羹，着葱白、盐、五味末等，一如常法，空腹服之。

食治老人五劳七伤，阳气衰弱，强益气力，鹿肾粥方。

鹿肾一对，去脂膜，细切　粳米二合　肉苁蓉二两，酒浸一宿，刮去皮，切

上件药，先以水二盏，煮米作粥欲熟，下鹿肾、苁蓉、葱。

食治老人虚损羸瘦诸方

食治老人脏腑虚损羸瘦，阳气乏弱，雀儿粥方。

雀儿五只，如食法，细切　粟米一合　葱白三茎，切

上先将雀儿炒肉，次入酒一合，煮少时，入水二大盏半，下米煮作粥欲熟，下葱

① 阿：原作何，据揆文书院本改。

白、五味等，候熟，空心服之。

食治老人虚损赢瘦，下焦久冷，眼昏耳聋，骨汁煮饼方。

大羊尾骨一条，以水五大盏煮取汁二大盏五分　　葱白五茎，去须，切　　陈橘皮一两，汤浸，去白
穰①，焙　　面三两　　羊肉四两，切细　　荆芥一握

上件药，都用骨汁煮五七沸，去滓，用汁少许，后搜面作索饼，却于汁中与羊肉煮，入五味，空腹服之。

食治老人虚损赢瘦，助阳壮筋骨，羊肉粥方。

羊肉二斤　　黄芪一两，生用　　人参二两，去芦头　　白茯苓一两　　枣五枚　　粳米三合

上件药，先将肉去脂皮取精膂肉，留四两细切，余一斤十二两，以水五大盏，并黄芪等煎取汁三盏，去滓，入米煮粥，临熟，下切了生肉更煮，入五味调和，空心服之。

食治老人虚损赢瘦，令人肥白光泽，鸡子索饼方。

白面四两　　鸡子四两　　白羊肉四两，炒作臛

上件以鸡清搜面作索饼，于豉汁中煮令熟，入五味和臛，空心服之。

食治老人肾气损，阴萎固痹风湿，肢节中痛，不可持物，石英水煮粥方。

白石英二十两　　磁石三十两，槌碎

上件药，以水二斗器中浸，于露地安置，夜即揭盖，令得星月气，每日取水作羹粥，及煎茶汤吃，皆用之。用却一升，即添一升，如此经年，诸风并瘥，气力强盛，颜如童子。

食治老人脾胃气弱方

食治老人脾胃气弱，不多食，四肢困乏，无力黄瘦，羊肉索饼方。

白羊肉四两　　白面六两　　生姜汁二合

上以姜汁搜面肉切作臛头，下五味、椒、葱，煮熟，空心食之。日一服，如常作益佳。

食治老人脾胃气弱，食饮不下，虚劣赢瘦，及气力衰微，行履不得，鲫鱼熟鲙方。

鲫鱼肉半斤，细作鲙

上投豉汁中煮令熟，下胡椒、时萝，并姜、橘皮等末及五味。空腹食，常服尤佳。

食治老人脾胃气弱饮食不多赢乏，藿菜羹方。

藿菜四两，切之　　鲫鱼肉五两

上煮作羹，下五味、椒姜，并调些少面，空心食之。常以三五日服，极补益。

食治老人脾胃气弱，不能饮食，多困无力，酿猪肚方。

---

① 穰：原作粉，据揆文书院本改。

猪肚一个肥者，净洗之　人参末五钱　橘皮末五钱　猪脾二枚，细切　饭半碗　葱白半握

上总纳猪肚中相和，入椒、酱、五味讫，缝口合蒸之令烂熟，空心渐食之，能作三两剂，兼补劳。

食治老人脾胃气弱，不多饮食，行步无力，黄瘦气微，见食即欲吐，鸡子馎饦方。

鸡子三枚　白面五两　白羊肉五两，作臛头

上件以鸡子白搜面，如常法作之，以五味煮熟，空心食之。日一服，常作极补虚。

食治老人脾胃气弱，食不消化，羸瘦，举动无力，多卧，曲末索饼子方。

曲末二两捣为面　白面五两　姜汁三两　白羊肉三两，作臛头

上以姜汁搜曲末和面作之，加羊肉臛头及下酱、椒、五味煮熟，空心食之。日一服，常服尤益。

食治老人脾胃气弱，劳损不下食，羊脊粥方。

大羊脊骨一具，肥者，槌碎　青粱米四合，净淘

上以水五升，煎取二升汁，下米煮作粥，空心食之。可下五味常服，其功难及，甚效。

食治老人脾胃气弱，干呕不能下食，羊血方。

羊血一斤鲜者，面酱作片　葱白一握　白面四两，捍切

上煮血令熟，渐食之，三五服，极有验。能补益脏腑。

食治老人脾胃气弱虚，呕吐不下食，渐加羸瘦，粟米粥方。

粟米四合，净淘　白面四两

上以粟米拌面令匀，煮作粥，空心食之。一日一服，极养肾气和胃。

食治老人饮食不下，或呕逆虚弱，生姜汤方。

生姜二两，去皮，细切　浆水一升

上和少盐煎取七合，空心常作开胃进食。

食治老人脾胃虚弱，恶心不欲饮食，常呕吐，虎肉炙方。

虎肉半斤，切作脔　葱白半握，细切

上件以椒、酱五味调，炙之，空心食，冷为佳。不可热食，损齿。

食治老人脾胃气弱，不多食，瘦痿，黄雌鸡馄饨方。

黄雌鸡肉五两　白面七两　葱白二合，切细

上以切肉作馄饨，下椒、酱、五味调和煮熟，空心食之。日一服，皆益脏腑，悦泽颜色。

食治老人泻痢诸方

食治老人脾胃气冷，痢白脓涕，腰脊疼痛，瘦弱无力，鲫鱼熟脍方。

鲫鱼肉_{九两，切作鲙}　豉汁_{七合}　干姜_{五钱}　橘皮末_{五钱}

上以椒、酱、五味调和豉汁沸即下鲙鱼，煮熟，下二味，空心食之，日一服，其效尤益。

食治老人肠胃冷气，痢下不止，赤石脂方。

赤石脂_{五两，碎，筛如面}　白面_{七两}

上以赤石脂末，和面搜作之，煮熟，下葱酱、五味臛头，空心食之。三四服皆愈。

食治老人脾胃气冷，肠数痢，黄雌鸡炙方。

黄雌鸡_{一只，如常法}

上以五味、椒、酱刷炙之令熟，空心渐食之，亦甚补益脏腑。

食治老人脾胃虚气，频频下痢，瘦乏无力，猪肝煎。

猪肝_{一具，去膜，切作片，洗去血}　好醋_{一升}

上以醋煎肝，微火令泣尽干，即空心常服之。亦明目温中，除冷气。

食治老人脾胃虚弱冷痛，泄泻无常，不下食，椒面粥方。

蜀椒_{一两，熬捣为末}　白面_{四两}

上和椒拌之令匀，即煮，空心食之。日一服尤佳。

食治老人冷热不调，下痢赤白，腹痛不止，甘草汤方。

甘草_{一两，切，熬}　生姜_{三两，刮去皮，切}　乌豆_{一合}

上以水一升煎取七合，去滓，空心服之。

不过三日服，愈。

食治老人赤白痢，刺痛，不多食，痿瘦，鲫鱼粥方。

鲫鱼肉_{七两}　青粱米_{四两}　橘皮末_{一分}[①]

上相和煮作粥下五味、椒、酱、葱调和，空心食之，二服。亦治劳，和脏腑。

食治老人肠胃虚冷泄痢，水谷不分，薤白粥方。

薤白_{一握}　粳米_{四合}　葱白_{三茎，细切}

上相和作羹，下五味，椒、酱、姜，空心食，常作取效。

食治老人脾虚弱，食不消化，泄痢无定，曲末粥方。

神曲_{二两，炙，捣罗为末}　青粱米_{四合，净淘}

上相和煮粥，空心食之。常三五服立愈。

---

① 一分：据撨文书院本补入。

食治老人赤白痢，日夜无度，烦热不止，车前子饮。

车前子五合，绵裹，用水二升煎取一升半汁　青粱米三合

上取煎汁煮作饮，空心食之。日三服，最除热毒。

食治老人痢不止，日渐黄瘦无力，不多食，黍米粥方。

黍米四合，净淘　阿胶一两，炙，为末

上煮粥临熟，下胶末调和，空心食之，一服，尤效。

食治老人下痢赤白，及水谷不度，腹痛，马齿菜方。

马齿菜一斤，净洗

上煮令熟及热，以五味或姜、醋渐食之，其功无比。

食治老人烦渴热诸方

食治老人烦渴口干，骨节热，枸杞饮方。

枸杞根白皮一升　小麦一升，净淘　粳米三合，研

上以水一斗①煮二味，取七升汁，下米作饮，渴即渐服之。

食治老人烦渴不止，饮水不定，转渴，舌卷干焦，大麦汤方。

大麦二升　赤饧二合

上以水七升，煎取五升，去滓下饧，调之，渴即服，愈。

食治老人烦渴，小便黄色无度，黄雌鸡羹方。

黄雌鸡一只，如常法　粳米二合，净淘　葱白一握

上切鸡和煮作羹，下五味，少着盐，空心食之，渐进当效。

食治老人消渴热中，饮水不止，小便无度烦热，猪肚方。

猪肚一具肥者，净洗　葱白一握　豉五合，绵裹

上煮烂熟，下五味调和，空心，切，渐食之，渴即饮汁，亦治劳热，皆瘥。

食治老人烦渴，脏腑干枯，渴不止，野鸡方。

野鸡一只如常法　葱白一握　粳米二合，细研

上切作相和羹作臛，下五味、椒、酱，空心食之。常作服，佳妙。

食治老人烦渴，饮水不足，日渐羸瘦困弱，兔头饮方。

兔头一枚，净洗　豉心五合，绵裹

上以水七升，煮取五升汁，渴即渐饮之，最效。

食治老人消渴烦闷常热，身体枯燥黄瘦，牛乳方。

牛乳一升真者，微熬

---

① 斗：原作汁，据揳文书院本改。

上空心分为二服，极补益五脏，令人强健光悦。

食治老人消渴，壮热，燥不安，兼无力，青粱米饮方。

青粱米一升，净洗，淘之，研令细

上以水三升和煮之，渴即渐饮服之，极治热燥并除。

食治老人消渴热中，饮水无度，常若不足，青豆方。

青豆二升，净淘

上煮令烂熟，空心饥即食之，渴即饮汁，或作粥食之，任性亦佳。

食治老人消渴烦热，心神狂乱，躁闷不安，冬瓜羹方。

冬瓜半斤，去皮　豉心二合，绵裹　葱白半握

上以和煮作羹，下五味调和，空心食之，常作粥佳。

食治老人消渴消中，饮水不足，五脏干枯，芦根饮方。

芦根切，一升，水一斗煎取七升半　青粱米五合

上以煎煮饮，空心食之，渐进为度，益效。忌咸食、炙肉、熟面等。

食治老人消渴，诸药不瘥，黄瘦力弱，鹿头方。

鹿头一枚，炮去毛，净洗之

上煮令烂熟，空心日以五味食之，并服汁，极效。

食治老人水气诸方

食治老人水气病，身体肿，闷满气急，不能食，皮肤欲裂，四肢常疼，不可屈伸，鲤鱼臛头方。

鲤鱼肉四两　葱白一握　麻子一升，煮，细研

上以水滤麻子汁，和煮作臛，下五味、椒、姜调和，空心时渐食之，常服尤佳。

食治老人水气病，四肢肿闷沉重，喘息不安，水牛肉方。

水牛肉一斤，鲜

上蒸烂熟，空心，切，以五味、姜、醋渐食之，任性为佳。

食治老人水气浮肿，身皮肤燥痒，气急不能下食，心腹胀满，气欲绝，貒肉羹方。

貒肉一斤，细切　葱白半握，切　粳米三合

上和煮作羹，下五味、椒、姜，空心常食之，最验。

食治老人水气肿满，身体疼痛，不能食，麻子粥方。

鲤鱼肉七两，切　冬麻子一升，研，取汁

上取麻子汁，下米四合，和鱼煮作粥，以五味、葱、椒空心食。日二服，频作皆愈。

食治老人水气胀闷，手足浮肿，气急烦满赤豆方。

赤小豆三升，淘洗　樟柳根好者，切，一升

上和豆煮烂，空心常食豆，渴即饮汁，勿别杂食，服三二服立效。

食治老人水气面肿腹胀，喘乏不安，转动不得，手足不仁，身体重困，或疼痛，郁李仁粥方。

郁李仁二两，研，以水滤取汁　薏苡仁五合，淘

上以煎汁作粥，空心食之。日二服，常立效。

食治老人水气，面目手足浮肿，腹胀风急，桑白皮饮。

桑白皮四两，切　青粱米四合，研

上以桑汁煮作饮，空心渐食，常服尤佳益。

食治老人水气疾，心腹胀满，四肢烦痛无力，白煮鲤鱼方。

鲤鱼一头重二斤者，如常法　橘皮二两

上和煮令烂熟，空心以二味少着盐食之。常服，并饮少许汁，将理为验。

食治老人水气胀满，手足俱肿，心烦闷，无力，大豆方。

大豆二升　白术二两　鲤鱼一斤

上以水和，煮令豆烂熟，空心常食之鱼、豆，饮其汁，尤佳。

食治老人水气，身体虚肿，面目虚胀，水牛皮方。

水牛皮二斤，刮去毛，净洗　橘皮一两

上相和，煮令烂熟，切，以生姜、醋、五味渐食之，常作尤佳。

食治老人喘嗽诸方

食治老人上气，喘息不得，坐卧不安，猪胰酒方。

猪胰三具，细切　青州枣三十枚

上以酒三升浸之，若秋冬三五日，春夏一二日，密封头，以布绞去滓，空心温任性渐服之，极验。切忌咸热。

食治老人上气咳嗽，胸中妨满，急喘，桃仁粥方。

桃仁三两，去皮尖，研　青粱米二合，净淘

上调桃仁和米煮作粥，空心食之，日一服，尤益。

食治老人上气咳嗽，烦热，干燥不能食，饧煎方。

寒食饧四两　干地黄生者汁，一斤　白蜜三合

上相和微火煎之令稠，即空心每日半匙，细咽汁，食后亦服，除热最效。

食治老人上喘咳嗽，身体壮热，口干渴燥，猪脂方。

猪肪脂一斤，切作脔

上于沸汤中投煮之，空心以五味渐食之，其效不可比，补劳，治百病。

食治老人上喘，咳嗽气急，面目浮肿，坐卧不得，苏煎方。

土苏四两　鹿髓三合　生地黄汁，一升

上相和微火煎之如饧即止，空心及食后，常含半匙，细咽汁，三两日即瘥。

食治老人气急，胸胁逆满，食不下，枣煎方。

青州枣三十枚，大者，去核皮　土苏三两　饧二合

上相和微火温令消，即下枣，搅之相和，以微火煎令苏饧泣尽即止。每食上即唼一二枚，渐渐咽汁为佳，忌咸热炙肉。

食治老人咳嗽，胸胁引痛，即多唾涕，煨藜方。

黄藜一大颗，刺作五十孔　蜀椒五十粒　面二两

上以蜀椒每孔内一颗，软面裹，放于塘灰中，候温火煨熟，去面，冷空心切食，用三二服，尤佳。不当及热食之、盐甚，须羊肚、肝羹治之。

食治老人上气咳嗽喘急，烦热不下食，食即吐逆，腹胀满，姜糖煎方。

生姜汁五合　砂糖四两

上相和微火温之，一二十沸即止，每度含半匙，渐渐下汁。

食治老人咳嗽虚热，口舌干燥，涕唾浓粘，甘蔗粥方。

甘蔗汁一升半　青粱米四合，净淘

上以蔗汁煮粥，空心渐食之，日一二服，极润心肺。

食治老人上气，热咳嗽，引心腹痛，满闷，桃仁煎方。

桃仁二两，去皮尖，熬末　赤饧四合

上相和微煎，三五沸即止，空心，每度含少许，渐渐咽汁尤益。

食治老人咳嗽烦热，或吐血，气急不能食，地黄饮方。

生地黄半斤，研如水取汁

上以地黄汁煎作膏，空心渐食之。日一服，极效。

食治老人脚气诸方

食治老人脚气烦热，流肿入膝，满闷，猪肚生方。

猪肚一具肥者，细切作生

上以水洗，布绞令干，好蒜、醋、椒、酱、五味，空心常食之，亦治热劳，补益，效。

食治老人脚气毒闷，身体不任，行履不能，紫苏粥方。

紫苏子五合，熬，研细，以水取汁　粳米四合，净洗淘

上煮作粥，临熟下苏汁调之，空心而食之，日服。亦温中。

食治老人脚气逆闷，呕吐冲心不能下食，猪肾生方。

猪肾二只，去膜，细切作生

上以蒜、醋、五味空心食之，日一服，佳极。

食治老人脚气冲逆，身肿脚肿，大小便秘涩不通，气息喘急，食饮不下，郁李仁饮方。

郁李仁二两，细研，以水滤取汁　薏苡仁四合，淘，研破

上以相和煮饮，空心食之，一二服，极验。

食治老人脚气逆心闷烦躁，心神狂误，鲤鱼臛方。

鲤鱼一斤，取肉　莼菜四两　粳米三合，研

上切以葱白一握相和煮臛，下五味、椒姜调和，空心食之。常服亦治水气。

食治老人脚气烦闷，或吐逆不下食，痹弱，麻子粥方。

麻子一升，熬，研水滤取汁　粳米四合，净淘

上以麻子汁作粥，空心食之。日一服尤益。亦中治冷气。

食治老人脚气烦躁，或逆，心间惯呕逆，水牛头方。

水牛头一枚，炮去毛，洗之

上煮令烂熟，切，以姜、醋、五味，空心渐渐食之[1]，皆效。

食治老人脚气，毒冲心，身面浮肿，气急，熊肉腌方。

熊肉二斤，肥者，切作块

上切以五味作腌腊，空心日炙食之。亦可作羹粥，任性食之，极效。

食治老人脚气攻心烦闷，胸腹胀满，乌鸡羹方。

乌鸡一只，治如常法　葱白一握，细切　米二合，研

上煮令熟，空心切以五味作羹，常食之为佳。

食治老人脚气，肾虚气损，脚膝无力，困乏，生栗方。

生栗一斤，以蒸熟，透风处悬冷干

上以每日空心常食十颗，极治脚气，不侧有功。

食治老人脚气，烦，痹，缓弱不随，行履不能.猪肾粥方。

猪肾二只，去膜细切　粳米四合，淘　葱白半握

上和煮作粥，下五味、椒、姜、空心食之，日一服，最验。

食治老人脚气痹弱，五缓六急，烦躁不安，豉心酒方。

豉心三升，九蒸九爆为佳　酒五升

---

① 之：据棪文书院本改。

上以酒浸二三日，空心任意温服，三盏，极效。

食治老人诸淋方

食治老人五淋，小便涩痛，常频不利，烦热，麻子粥方。

麻子五合，熬，研，水滤取汁　青粱米四合，淘

上以麻子汁煮作粥，空心渐食之。一日二服，常益佳。

食治老人淋病，小便不通利，秘涩少痛，榆皮索饼方。

榆皮二两，切，用水三升煮取一升半汁　白面六两

上搜面作之，于榆汁拌煮，下五味、葱、椒，空心食之。常三五服，极利水道。

食治老人五淋病，身体烦热，小便痛不利，浆水饮。

浆水三升，酸美者　青粱米三合，研

上煮作饮，空心渐食之。日二三服。亦宜利，效。

食治老人淋，小便秘涩，烦热燥痛，四脚寒栗，葵菜羹方。

葵菜四两，切　青粱米三合，研　葱白一握

上煮作羹，下五味、椒、酱，空心食之，极治小便不通。

食治老人淋，烦热，小便茎中痛，涩少不快利，青豆方。

青豆二升　橘皮二两　麻子汁一升

上煮豆临热，即下麻子汁，空心渐食之，并服其汁，皆验。

食治老人五淋，久不止，身体壮热，小便满闷，小麦汤方。

小麦一升　通草二两

上以水煮取二升，去渣，渐渐食之，须臾当瘥。

食治老人淋病，小便长涩不利，痛闷之极，苏蜜煎方。

藕汁五合　白蜜五合　生地黄汁一升

上相和微火煎之，令如饧，空心含半匙，渐渐下。饮食了亦服。忌热食、炙肉。

食治老人五淋燥痛，小便不多，秘涩不通，苏粥方。

土苏二两　青粱米四合，淘净　浆水二升

上煮作粥，临熟，下苏搅之，空心食之。日一服，尤佳。

食治老人淋病，小便下血，身体热盛，车前子饮。

车前子五合，绵裹，水煮取汁　青粱米四合，淘研

上煮前汁作饮，空心食之。常服亦明目，去热毒。

食治老人五淋秘涩，小便禁痛，膈闷不利，葡萄汁方。

葡萄汁一升　白蜜三合　藕汁一升

上相和微火温，三沸即止。空心服五合，食后服五合，常以服之殊效。

食治老人噎塞诸方

食治老人胸脯妨塞，食饮不下，渐黄瘦，行履无气软弱，羊肉索饼方。

羊肉白者四两，切作膪头　白面六两　橘皮末一分

上捣姜汁，搜面作之如常肉，下五味、葱、椒、橘皮末等炒，熟煮，空心食之。日一服，极肥健，温脏腑。

食治老人噎病，心痛闷，膈气结，饮食不下，桂心粥方。

桂心末一两　梗米四合，淘研

上以煮作粥，半熟次下桂末调和，空心日一服。亦破冷气，殊效。

食治老人噎病，食不通，胸胁满闷，黄雌鸡馎饦方。

黄雌鸡四两，切作膪头　白面六两　茯苓末一两

上以和茯苓末，搜面，作豉汁中煮，空心食之。常作三五服，极除冷气噎。

食治老人噎病，食饮不下，气塞不通，蜜浆方。

白蜜一两　熟汤一升

上汤令熟，即下蜜调之，分二服，皆愈。

食治老人噎病，气塞食不通，吐逆，苏蜜煎方。

土苏二两　白蜜五合　生姜汁五合

上相和，微火煎之令沸，空心服半匙，细细下汁尤妙。

食治老人噎病，胸满塞闷，饮食不下，姜橘汤方。

生姜二两，切　陈橘皮一两

上以水二升，煎取一升，去滓，空心渐服之常益。

食治老人噎，脏腑虚弱，胸胁逆满，饮食不下，椒面粥方。

蜀椒一两，杵令碎　白面五两

上以苦酒浸椒一宿，明旦取出，以拌面中令匀，煮熟，空心食之，日二服，常验。

食治老人噎，冷气壅塞，虚弱食不下，苏煎饼子方。

土苏二两　白面六两，以生姜汁五合调之

上如常法作之，空心常服，润脏腑和中。

食治老人咽食入口即塞涩不下，气壅，白米饮方。

白米四合，研　春头糠末一两

上煮饮熟，下糠米调之，空心服食尤益。

食治老人噎塞，水食不通，黄瘦羸弱，馄饨方。

雌鸡肉五两，细切　白面六两　葱白半握

上如常法，下五味、椒姜，向鸡汁中煮熟，空心食之，日一服，极补益。

食治老人冷气诸方

食治老人冷气，心痛无时，往往发动，不能食，桃仁粥方。

桃仁二两，去皮尖，研，水淘取汁　青粱米四合，淘研

上以桃仁汁煮作粥，空心食之，常服，除冷温中。

食治老人冷气，心痛不止，腹胁胀满，坐卧不得，茱萸饮方。

茱萸末二合　青粱米二合，研细

上以水二升，煎茱萸末取一升，便下末煮作饮，空心食之，一二服尤佳。

食治老人冷气，心痛，缴结气闷，桂心酒方。

桂心末一两　清酒六合

上温酒令热，即下桂心末调之，频服一二服，效。

食治老人冷气心痛，牵引背脊，不能下食，紫苏粥方。

紫苏子三合，熬，细研　青粱米四合，淘洗

上煮作粥，临熟，下苏子末调之，空心服为佳。

食治老人冷气，卒心痛，闷涩气不来，手足冷，盐汤方。

盐末一合　沸汤一升

上以盐末入汤中调，频令服尽，须臾当吐，吐即瘥。

食治老人冷气心痛，呕，不多下食，烦闷，椒面馎饦方。

上以椒末和面搜作之，水煮下五味调和食之，常三五服，极效，尤佳。

食治老人冷气，心痛，姜橘皮汤方。

生姜一两，切　陈橘皮一两，炙，为末

上以水一升，煎取七合，去滓，空心食之，日三二服尤益。

食治老人冷气，心痛郁结，两胁胀满，高良姜粥方。

高良姜二两，切，以水二升煎取一升半汁　青粱米四合，研淘

上以姜汁煮粥，空心食之。日一服，极益效。

食治老人冷气，心痛，发动时遇冷风即痛，荜茇粥方。

荜茇末二合　胡椒末一分　青粱米四合，淘

上以煮作熟粥，下二味调之，空心食，常服尤效。

食治老人冷气，逆心痛结，举动不得，干姜酒方。

干姜末五钱　清酒六合

上温酒热，即下姜末投酒中，频服之，立愈。

食治老人诸痔方

食治老人痔病，下血不止，肛门肿，犴狸羹方。

犴狸一两，法如常治

上细切，以面及葱、椒、五味拌，作片炙熟，空心渐食之。亦可作羹粥，任性尤佳。

食治老人痔，下血久不瘥，渐加黄瘦无力，鲤鱼鲙方。

鲤鱼肉十两，切，作鲙，如常法

上以蒜、醋、五味，空心常食之。日一服，瘥。忌鲜甜食。

食治老人痔，常下血，身体壮热不多食，苍耳粥方。

苍耳子五合，熟作水二升，煎取一升半汁　　粳米四合，淘

上以前件煮作粥，空心食之。日常服，亦可煎汤服之，极效。破气明目。

食治老人痔病，久不愈，肛门肿痛，鳗鲡鱼臛方。

鳗鲡鱼肉一斤，切作臛　　葱白半握，细切

食治老人痔病，下血不止，日加羸瘦无力，鹁鸽散方。

鹁鸽五只，治洗令净，晒令干

上捣为散，空心以白粥饮，服二方寸匕，日二服，最验。亦可炙食任性。

食治老人五痔，泄血不绝，四脚衰弱，不能下食，杏仁饮方。

杏仁二两，去皮、尖、细研，以水浸之　　粳米四合淘之

上以杏仁汁相和，煮作饮，空心食之，日一服，效。

食治老人五痔，久不愈，生①疮疼痛，野猪肉羹方。

野猪肉一斤，细切　　葱白一握　　粳米二合

上煮作羹，五味调和椒姜②，空心渐食之，常作，极效。

食治老人五痔下血，常烦热，羸瘦，桑耳粥方。

桑耳二两，水三升煎取二升，净　　粳米四合，淘汁

上以桑耳汁煮作粥，空心食之，日一二服皆效。

食治老人五痔，泄血不止，积日困劣无气，鸳鸯法炙方。

鸳鸯一枚③如常法

---

① 生：据揆文书院本补。

② 姜：据揆文书院本补。

③ 枚：原作枝，据揆文书院本改。

上以五味、椒、酱腌，火炙之令熟，空心渐食之，亦疗久瘘疮，绝验。

食治老人五痔，血下不瘥，肛门肿痛，渐瘦，鲇鱼方。

鲇鱼肉一斤　葱白半握

上以白煮令熟，空心以蒜、醋、五味，渐渐食之，常作尤佳。

食治老人诸风方

食治老人中风，言语謇涩，精神昏愦，手足不仁，缓弱不遂方。

葛粉五两　荆芥一[①]　豉五合

上以搜葛粉如常作之，煎二味取汁煮之，下葱、椒、五味臛头，空心食之，一二服，将息为效。忌猪肉、荞面。

食治老人中风，口面喎偏，大小便涩，烦热，荆芥粥方。

荆芥一把，切　青粱米四合，淘　薄荷叶半握，切　豉五合，绵裹

上以水煮取荆芥汁，下米及诸味，煮作粥，入盐醋少许，空心食之，常服佳。

食治老人中风，缓弱不仁，四肢摇动无力，炙熊肉方。

熊肉一斤，切　葱白半握，切　椒酱等

上以五味腌之，炙熟，空心冷食之，恒服为佳，亦可作羹粥，任性食之尤佳。

食治老人中风汗出，四脚顽痹，言语不利，麻子饮方。

麻子五合，熬，细研，水淹取汁　粳米四合，净淘，研之

上以麻子煮作饮，空心渐食之，频作极补益。

食治老人中风，口目瞤动，烦闷不安，牛蒡馎饦方。

牛蒡根切一升，去皮，晒干，杵为面　白米四合，净淘，研

上以牛蒡粉和面作之，向豉汁中煮，加葱椒五味臛头，空心食之，恒服极效。

食治老人卒中风，口噤，身体反张，不语，大豆酒方。

大豆二升，熬之　清油二升

上熬豆令声绝，即下酒投之，煮一二沸，去滓，顿服之，覆卧汗出瘥。口噤拗灌之。

食治老人中风，头旋目眩，身体厥强，筋骨疼痛，手足烦热，心神不安，乌驴头方。

乌驴头一枚，炮去毛，净治之

上以煮令烂熟，细切，空心以姜、醋、五味食之，渐进为佳。极除风热，其汗如醉酒，亦医前患尤效。

---

① 一：后疑脱"两"字。

食治老人中风，四肢不仁，筋骨顽强，苍耳叶羹方。

苍耳叶一两，切，好嫩者　豉心二合，别煎

上和煮作羹，下五味、椒、姜调和，空心食之，尤佳。

食治老人中风，热毒心闷，气壅昏倒，甘草豆方。

甘草一两　乌豆三合　生姜半两，切

上以水二升，煎取一升，去滓，冷渐食服之，极治热毒。

食治老人中风，烦热，言语涩闷，手足热，乌鸡臛方。

乌鸡半斤，细切　麻子汁五合　葱白一握

上煮作臛，次下麻子汁，五味、姜、椒，令熟，空心渐食之，补益。

食治老人中风，心神昏昧，行即欲倒，呕吐，白羊头方。

白羊头一具，治如常治

上以空心，用姜、醋渐食之为佳。

食治老人中风邪毒，脏腑壅塞，手足缓弱，蒜煎方。

大蒜一升，去皮，细切　大黄豆炒，二升

上以水一升，和二味微火煎之，似稠即止，空心。每服食啖三二匙，亦补肾气。

食治老人久风湿痹，筋挛骨痛，润皮毛，益气力，补虚止毒，除面皯，宜服补肾地黄酒。

生地黄一升，切　大豆二升，熬之　生牛蒡根一升，切

上以绢袋盛之，以酒一斗浸之五六日，任性空心温服三二盏，恒作之尤佳。

食治老人风热烦毒，顽痹不仁，五缓六急，驼脂酒方。

野驼脂五两，煿之为上

上空心温酒五合，下半匙已上脂调令消，顿服之。日二服，极效。

食治老人风挛拘急偏枯，不通利，雁脂酒方。

雁脂五两，消之令散

上每日空心温酒一盏，下脂半合许调，频服之。

食治老人风虚痹弱，四肢无力，腰膝疼痛，巨胜酒方。

巨胜酒二升，熬　薏苡仁二升　干地黄半斤，切

上以绢袋贮无灰酒一斗渍之，勿令泄气，满五六日，任性空心温服一二盏，尤益。

食治老人风冷痹，筋脉缓急，苍耳茶方。

苍耳子二升，熟杵为末

上每日煎服之代茶，常服，极治风热明目。

食治老人热风下血，明目益气，除邪，治齿疼，利脏腑，顺气，槐茶方。

槐叶嫩者五斤，蒸令熟，为片，晒干作茶，捣罗为末

上每日煎如茶法，服之恒益，除风尤佳。

简妙老人备急方

治一切伤损血出，消肿毒，秦王背指散。

宣连　槟榔各等分

上为末，伤扑，干贴消肿，冷水调，鸡翎扫，妙。

治失音，过声饮子。

皂角一挺，刮去黑皮并子　萝卜一个，切作片

上以水二碗，同煎至半碗服之，不过三服便语，吃却萝卜更妙。

治鼻衄醒醐酒。

上以萝卜自然汁半盏，热酒半盏，相知令匀，再用汤温过服之，立验。

补下元，乌髭须，壮脚膝，进食，悦颜色，治腰疼，杜仲丸。

杜仲一两，炙令黄为度　补骨脂一两，炒令香熟，为末　胡桃仁一两，汤浸去皮，细研

上件三味，研令匀，炼蜜为丸，如梧桐子大，空心温酒下三十丸。

治一切眼，洗眼药。

胆矾一两，煅令白，去火毒用　滑石一两，研　秦皮半两　腻粉二钱

上每用一字，汤泡候温，闭目洗两眦头，以冷为度。

补益疗眼有黑花，明目川椒丸。

川椒一斤，每用盐一斤拌淹，一宿三度换盐，淹三夜取出，晒干，去盐用　黑参半斤，锉

上二味为末，炼蜜为丸，如梧桐子大，每日盐汤下三十丸，食后临卧服之。

治肾脏虚冷，肝膈浮热，上冲两目，生翳黑花风毒，久不治者。

青盐一两，生研　苍术一两，先用米泔水浸洗三日，焙干，切　木贼草一两，小便浸三日，焙干

上为末，空心熟水调下一钱，如大段青白不见物者，不过十服，小可只三二服。

治眼有冷泪，木贼散。

木贼一两，为末　木耳一两，烧为黑灰

上件二味同研令匀，每用二钱，以清米泔煎熟，放温调下，食后、临卧各①一服。

治肠风泻血，当日止方。

附子一两，炮去皮脐，为末　绿矾四两，用瓶盛之，火煅食顷，候冷，取食盐一合、硫黄一两，同矾研，依前入瓶内烧，食久候冷取出，研细用之

上二味一处研令匀，粟米粥为丸，如梧子大，空心用生地黄汁下三十丸。当日止，一月除根。亦可久服，助下元，除风气，补益脏腑。治泻痢，乳香散，和气，止脏毒泻

---

① 各：原作答，据揆文书院本改。

血，腹内疼痛等。

乳香少许　诃子皮一分　当归半两　木香半分

上细锉与乳香微炒，候当归干为度，杵为末，每服二钱，用陈米第三度泔六分一盏，煎至五分。空心午前服此方最妙。患及百余日者，服之皆愈。

芸香丸，治风血留滞，下成肠风痔疾。

鹿角一两，烧红，候冷，研　芸苔子半两，微炒

上二味为末，醋煮面糊为丸，如梧子大。每服十丸，饭饮下，温酒下亦得。空心食前服。

白香散，治一切恶疮，疼痛不可忍者。

枫香二分，纸衬于地上食顷，令脆细，研　腻粉一分

上二味，同细研令匀。每有患者，先用口内含浆水令暖，吐出洗疮令净后，以药末干敷疼痛立止，贴至差为度。

治金疮水毒及木签刺，拥疽热毒等，刻圣散万金疮此药最妙。

糯米三升，拣去粳米，入磁盆内，于端午日前四十九日，以冷水浸之，一日两度换水，时以手轻淘，转辟去水，勿令挤碎，浸至端午日，取出用，干，生绢袋挂于通风处收之。

上每旋取少许，炒令焦黑，辗为末，冷水调如膏药大小，裹定疮口，外以绢制包定，更不要动著，候疮愈。若金疮误犯生水，疮口作脓，烘渐甚者，急以药膏裹定，三食久肿处已消，更不作脓，直至疮合。若痈疽毒疮初发，缠觉掀肿赤热，急以膏药贴之，一宿更消。喉闭及咽喉肿痛，吒[1]腮并用药贴顶[2]下及肿处。若竹木签入肉者，临卧贴之，明日揭看其刺出在药内。若贴肿毒，干即换之，常令湿为妙。惟金疮水毒，不可换，恐伤疮口。

治手臂疼痛，冷重无力，虎骨散。

虎骨二两，为细末，炒黄　芍药一两　羚羊角屑二两

上件酒浸一宿，焙干，杵为末。每服二钱，食前暖酒调下。

治上焦风，热毒疮肿，黄芪散，并治发背热毒。

黄芪二两　防风一两五钱　甘草一两，炙

上为末，如茶点服一钱。

治风气神白散

白芷二两　甘草一两

上锉用骰子大，慢火一处炒令深紫色，勿令焦黑，放地上出火毒，杵为末。每服一钱半，水八分一盏，姜一片，枣二枚，同煎至六分，通口服。如伤寒时疾，去枣、姜，

---

① 吒：疑为痄。

② 顶：疑为项。

却入葱白三寸、豉五十粒，依前服，如人行五七里已来，更服汗出为妙。

治一切心腹刺痛，应痛丸。

乳香一两　五灵脂一两　没药一两　川乌头二两，去皮脐

上为末，面糊为丸，如梧子大。每服熟水下二十丸。

治赤白痢方

黄连五钱　汉椒一两

上同炒令黄色，去火毒为末，以多年水梅肉，丸如绿豆大。每服二十丸，盐汤下。小儿加减用之。

续　添

年老丰肥之人，承暑胃热，腹内火烧，遍身汗流，心中焦渴，忽遇水雪冷浆，尽力而饮，承凉而睡，久而停滞，秋来不疟则痢。

年老丰肥之人，不可骑马，恐有坠，宜别置乘座器具，稳当无失。

老人目暗耳聋，肾水衰而心火盛也。若峻补之，则肾水弥涸，心火弥茂。

老人肾虚无力，作多小溲，肾主足，肾水虚而火不下，故足痿。心火上乘肺而不入脬囊，故夜多小溲。若峻补之，则火益上行，脬囊亦寒矣。

老人喘嗽，火乘肺也。若温补之则甚，峻补之则危。

老人脏腑结燥，大便秘涩，可频服猪羊血，或葵菜血脏羹，皆能疏利。

老人可常服杏汤，杏仁板儿炒熟，麻子、芝麻作汤服之，亦能通利。

山居四要

（元）汪汝懋　编辑

（明）胡文焕　校正

内容提要

　　《山居四要》成书于至正二十年（1360），作者为汪汝懋（1308—1369），字以敬，号遁斋，别号桐江野客，元代安徽歙县人。曾在丹阳、定海居官，闲暇时则与诸生讲学。后弃官归故里，以耕读讲学为生。其著作主要有《春秋大义》《深衣图考》《礼学幼范》《山居四要》和《遁斋稿》等。

　　本书是在前人杨瑀所作基础上增广而成。分为摄生之要、养生之要、卫生之要、治生之要。摄生者，论四时起居之宜。养生者，载服药忌食、饮食杂忌、解饮食毒诸内容。卫生者，述人与牲畜常见病证治，方药多取常用之品。治生者，言四时节气粮食、蔬菜、花卉、树木栽种之事。所述多居家养生保健之要言，通俗易晓，简便易行。

　　现有版本为明万历二十年壬辰（1592）虎林文会堂初刻本，即《寿养丛书》本，明万历三十一年（1603）癸卯文会堂刻本，即《格致丛书》本，经过比较二丛书中的《山居四要》版式、字体相同，是同一版本而编入不同的丛书。本次整理，《寿养丛书》清抄本内容完整，文字清晰，以为底本，《寿养丛书》初刻本为校本。

山居四要序

　　桐江汪君以敬著《山居四要》一编，凡四卷，盖增广前太史令杨元诚所作以成书也。元诚旧尝为其郡牧，以敬居邑官，务仁厌政。故民生日用之道，仰事俯育之教，朝夕相与讲议者悉矣。今始锓梓以传。其曰：摄生者，爰取人事仪则、兴居防范、劳佚节宣之度也。其曰：养生者，具饮食宜制，精慎去取之法，以节嗜欲也。审药石、膏液主疗诸疾病者，目曰卫生。暨老农老圃、四时气候、艺植、敛藏、伏猎之计者，为治生焉。条分类析，举要咏博，粲然毕载，乐与众共之。终篇乃纂附省心、造道、虑事、应物、慎修，古今格言，不一而足，皆可践履，其用心亦云至矣。暇日携以诣余，徵序引。惟天地大德曰生，天地能生之，不能全之。圣人有作，财成辅相，左之右之，使民宜之。然后无过不及而正德，利用厚生之道得矣。虽然修己治人之学，固不拘拘事为之末；而性命道德之懿，未尝不见诸日用常行之间。故自格物致知，穷理尽性。参天地赞化育者，迹其粗以造于精，资于外以养其内，则汪君是书之编有裨政教，诚非细故也。岂惟用诸山居而已？诗曰："民之质矣，日用饮食。群黎百姓，偏为尔德。"其斯之谓欤。

　　　　　　至正庚子岁腊月奉训大夫江浙行枢密院判官天台刘仁本序

目录

卷之五

卷之一

前摄太史令钱塘杨公瑀，字元臣，自号山成道人，尝列四图，座右大意。以人生血肉之躯，不知将护，则易致殒丧。况活人之方，载诸简册。愚者不能知，贱者不及知。故取言之易晓者，集为《摄生要览》。盖康节先生所谓与其病后能求药，不若病前能自防之意也。防之不谨，则疾必生焉。卒暴急难，僻居村落，道远无致医之道，贫贱无市药之资，坐待危亡者多矣。遂博采海上单方治疗经验者，名之曰《卫生要览》。口腹之欲，莫过于饮食。失饪不时，圣人则不食之。又况食品药饵，物有相忌，性有相反，《食经》《本草》岂能家喻户晓？一时饮食不致害人者鲜矣。故又著为《养生要览》，是皆仁人之用心也。至若农圃，虽细民之事，乃居家之不可缺者。天时有早晚，民事有缓急，苟失其时，则不获其利，而日用缺矣。故又取栽种果木蔬菜气候之宜，系于逐月之下。首之以杂法，终之以农事，名曰《治生要览》。是又利用厚生之一助也。公守建德日，余为属县官，手抄得之近寓四明。卧病闲居，复取披阅。以四图皆有裨于日用，故特于《摄生》之要推本，起居格事，冠于编端。而以居宅避忌、人事防闲及莅官警戒附焉。又以《养生》《卫生》二编，分类析目，各增其求备。亦以辟谷、救荒良方，附于《养生》之后，六畜病方附于《卫生》之后。其《治生》之要，悉取文房必用，行厨须知附之。复取省心法言，惊悟世俗者，类载其末。总为一编，分为四卷，目之曰《山居四要》，以备居家、居官者之观览。庶几起居饮食之节，疾病药饵之宜，与夫治农、治圃、治庖之法，俱有所资焉。若夫省察之功密，涵养之功成，于学问亦不可谓无所补也。至正庚子夏四月丁已汝懋志。

摄生之要

起居格言：东方之域，海滨傍水，民食鱼而嗜盐，鱼热中，盐胜血，故多病痈疡，治宜砭石。西方金玉沙石之域，水土刚强，民华实而脂肥，邪不能伤其形体，病多生于内，内谓喜怒悲食男女过也。治宜毒药。南方水土弱，霜露所聚，民嗜酸而食附[①]，

---

① 附：当为胕。

不考①香食过也。病多挛痹，治宜微针。北方天地闭藏之域，民野处而乳食，脏寒多满病，治宜灸焫。中央地平以湿，民食杂而不劳，故多病痿厥寒热，治宜引导按蹻。春宜夜卧早起，广步被发，以使志生。逆之则伤肝，夏为寒变。夏宜夜卧早起，无厌于日，使志无怒而气得泄。逆之则伤心，秋为痎疟。秋宜早卧早起，与鸡俱兴，使志安宁，收敛神气。逆之则伤肺，冬为飧泄。冬宜早卧晚起，必待日光，使志若伏若匿，勿妄出，触冒寒气也。去寒就温，无泄皮肤。勿汗也。逆之则伤肾，合②为痿厥。久视伤神，久立伤骨，久行伤筋，久坐伤血，久卧伤气。有所失亡，所求不得，则发肺鸣。肺鸣则肺热叶焦，发为痿躄。

悲哀太甚，则胞络绝。胞络绝，则心下崩数泄血，发为肌痹。思想无穷，所愿不得，意淫于外，入房太甚，发为筋痿，及为白淫。有渐于湿，以水为事，若有所留，居处相湿，肌肉濡溃，痹而不仁，发为肉痿。有所远行劳倦，逢大热而还，渴则阳气内伐，热舍于肾，发为骨痿。数食甘美而多肥，令人内热中满，故其气上溢而口为之甘，转为消渴。发谋虑不决，故胆虚气上溢而口为之苦，名曰脾痹。热病少愈，食肉则复，多食则遗。久坐湿地，强力入水，伤肾。喜怒气逆，上而不下，伤肝。饮食劳倦，伤脾。忧愁思虑太过，伤心。拘于鬼神者，不可与言至德。恶于铁③石者，不可与言至巧。病不许治者，病必不治。眼者，身之镜，视多则镜昏。耳者，身之牖，听多则牖闭。面者，神之庭，心悲则面焦。发者，脑之华，脑减则发素。气清则神畅，气浊则神昏，气乱则神劳，气衰则神去。起晏则神不清。

起居杂忌：醉眠当风处生病。醉卧黍穰中成大风。醉不可强食，嗔怒，生痈疽。醉人大吐，不以手紧掩其目，则转睛。频浴，热气壅脑，血凝而气散。食饱即睡成气疾。空心茶加盐，真透肾经又冷胃。饮汤洗面不精神。行路有汗，跂床悬脚，成血痹腰疼。醉不可便卧，而生疮疖，内生积聚。醉不可忍大小便，成癃闭、肠痔等疾。停灯行房损寿。醉饱行房致百病。夏月并醉时，不可露卧，生风癣冷痹。坐卧沐浴，勿当檐风及窗隙，皆成病。醉后用冷水洗面，生黑点，成目疾。有目疾行房事，成目盲。汗出露卧及浴，害风疹。暑月于热石上坐，热则成疮，冷则成疝。醉未解，冷水洗面，发面疮。猛汗时河内浴，成骨痹。马尾做牙刷损齿。热汤漱口损牙。诸禽兽鱼油点灯，令人盲目。烧甘蔗粗，令人目暗。嗅蜡梅花生鼻痔。乱发藏卧房壁中，久招不祥。橘花上有蛊，凌霄、金钱花过鼻闻，皆有毒。麝香、鹿茸有细虫，闻之则虫入脑。虎豹皮上睡惊神，毛入疮有大毒。枕内放茉莉引蜈蚣。夜梦不祥不宜说。夜间不宜说鬼神事。星月下不宜裸形。夜间不宜朝西北小遗。夏月远行，不可用冷水濯足；雪寒草履，不可用热汤洗足。

---

① 考：当为烤。

② 合：当为春。

③ 铁：原作"鐵"，疑为"鍼"（针）之误。

水过夜，面上起五色光彩者，不可洗手。汗出时并醉时，不可扇，生偏枯。大小便不可忍，成膝劳冷痹。向星辰神堂庙宇，不可大小便。夜行勿歌唱大叫。晦日不可大醉。本命日及风雨雷电、大寒大暑日、月薄蚀庚、申甲子并朔望晦、四时二社、二分二至并忌房事。食饱不可洗头。口勿吹灯火，损气。凡日光不可凝视，损目。昼不可睡，损元气。食勿言，寝勿语。怒不可暴，生气疾恶疮。立秋日不可洗浴。磨刀石洗手生癣。

凡睡觉，饮水更眠成水癖。凡卧，歌咏大不祥。雷鸣时不可仰卧。睡卧时不可张口，气泄损神。夜停灯寝招恶梦。沐浴未干不可睡。时行病新汗方解，不可用冷水浴。饥忌浴，饱忌沐，常以晦日浴，朔日沐吉。洗头不宜用冷水淋。向午后阴气起，不可沐发。夜卧鞋不宜仰放，或置床上吉。虹霓不可指。卧勿当舍脊，不祥。

起居之宜，睡宜拳侧，足宜伸舒。老人患风湿、脚气、腰痛者，宜作暖炕宿卧。行路劳倦骨疼，宜得暖炕睡。五更两手擦摩令热，熨腮去皱纹，熨眼明目。临睡用温盐汤漱口，坚牙益肾。晚饭少得寿。晚饭后徐步庭下无病。

将睡叩齿则牙牢。未语时服补药入肾经。不语唾涂疮则肿消。早起出路，含煨生姜少许，则不犯雾露。早行腹实，或饮酒，则解瘴气。下床先左足百事吉。大寒早出，嚼真酥油则耐寒。临睡服痰药则痰去。夜起用毡作鞋则足温，不受寒邪。卧不覆面则得寿。行路多，夜向壁角拳足睡，则明日足不劳。欲入疫室，于春分之日日未出，用远志去心，用水煎二盏，泄之。又法，于雨水日后三浴，以药泻汗，则无疫。渡江河，朱书禹字佩之，能免风涛之厄。又方，旋取净笔，研墨写土字，或以手书之，可不恐惧。夜行，用手掠脑后发，能长精神。常叩齿，则鬼不敢近。雷鸣初打床荐，能去壁虱。入名山未到百步，呼曰"林兵能却百邪"，默念"仪方"，可不见蛇狼；念"仪庚"，可不见虎。入深山将衣裾摺三摺插于腰间，可令蛇虫不敢近。夜归，以右手中指书手心"我是鬼"三字，灰握固则不恐惧。遇恶梦，以左手蹑人中二七，扣齿二七吉；遇吉梦，摩目二七，扣齿二七吉。

卒遇凶恶，当叩左齿三十六，名打天鼓，辟邪秽；叩右齿，名槌天磬；存念至真，叩中央齿，名鸣天鼓。齿宜朝暮叩，会神。濯足而卧，无冷疾。寒而衣先，热而解，则无病。凡卧，先卧心后卧眼。清旦闻恶事，即向所来之方三唾之，吉。鸡鸣时叩齿三十六遍，舐唇漱口，舌撩上齿咽三过，能杀虫补虚损。早起以左右手摩肾，次摩脚心，则无脚气诸疾。早起东向坐，以两手相摩令热，从额至顶上摩二九次，名曰存泥丸。以两手又两耳极上下摩二七止，令人不聋。次缩鼻闭气，右手从头上引流通。又摩手令热，以摩身体，从上至下，名曰乾浴，令人除百病。上床卧先脱左足吉。枕内放麝香一脐，能除邪辟恶；安决明子，能明目。夜卧带雄黄一块则不魇。凡食讫，温水漱口，无齿疾，口不臭。夜卧或侧或仰，一足伸屈不并，则无梦泄之患。

营宅避忌：人家居处宜高燥洁净。凡造屋不可先筑墙围并外门。屋后不可种芭蕉。

桑树不宜作屋料，死树不宜作栋梁。厅后不宜作灶头。中庭不宜种树。大树不宜近轩。卧床宜高。房门不可对天井，厨房门不可对房门。居壁用土闭日及挂帐子用水闭日，则无蚊蝇。门栋柱不着地并空蛀，大凶。门口不宜有水坑，大树不宜当门。墙头冲门，直路冲门，神社对门与门中水出，并凶。正门前不宜种柳。跳井大凶。古井及深井中有毒气，不可入。窥露井损寿。塞古井令人盲聋。堂前不可穿井，井灶不宜相见。女子不宜祭灶。

井畔不宜栽桃。厅内、房前、堂后，俱不宜开井。刀斧不宜安灶上，簸箕不宜安灶前。灶前不宜歌笑、骂詈、吟哭、无礼，大不祥。不可用灶火烧香。大忌妇人跂灶坐。作灶不可用壁泥。天井内不可着花栏并种花木，主淫泆大凶。上厕不可唾。灶灰弃厕中大凶。上厕之时先咳嗽两三声吉。

人事防闲：夜饮之家生奸盗。睡人不宜画其面，或致魇死。夜间卧处停灯，与贼为眼。闻犬吠，宜密唤醒同伴，不可自解说。夜独起，必唤知同伴。出门向外，必回身掩门，恐人乘隙而入。起逐盗贼，防改易元路。贼以物入探，不可用手拿。临睡须剔起灯草，剔去烛烬，然后吹灭，惊急易焠照。上床时鞋子头向外，仓卒易着。夜遇物有声，只言有贼，不可指言鼠及猫犬。夜觉盗入，直叫有贼，令自窜，不可轻易赶逐。遇贼不可乘暗击之，恐误击自家人。获得盗贼，即便解官，不可先自殴伤。灶中不可有宿火，灶前不可有积薪。宿火不宜盖烘篮，低屋不宜炙蚕簇。奴婢有过，不可自挞。暮年不可置宠。蓄妾不宜太慧。有子勿置乳母。妇人奴仆之言不可听信。小儿当谨其出入，则免于水火。小儿不可衣以金珠。棺中不宜厚敛，墓中不宜厚葬。与人附书，不可沉溺开折；与人并坐，不可自择利便。入人家，不可觑人书信；借人物，不可损坏不还。吃饮食不可拣择去取。见人富贵不可妒；见人贫贱不可欺。见人恶不可扬；见人善不可掩。诸恶莫作，众善奉行。

莅官警诫：法虽重当恤民以仁，令虽严当济民以恕。

临事戒躁急暴怒，勤谨和缓为政之要。同寅不可交构是非。事虽细微，必谨关防；事有疑似，当避毁谤。所恶之人，防其害己；所亲之人，防其卖己。治官事如家事，爱人民如赤子，正己以御吏。刑狱贵详审推断。尸伤必用亲临检视。居上位不可凌下，在下位不可慢上。子弟不可干预公事，牙侩不可出入私宅。戒贪污如仇雠，防私谒如防盗贼。

非理相加处之以忍，礼貌相及承之以谦。立朝务正，大不宜阿附。

卷之二

养生之要

服药忌食：服丹药、空青、朱砂不可食蛤蜊，并忌食猪、羊血及绿豆粉。食茯苓忌食醋。服黄连、桔梗忌食猪肉。服鳖甲忌苋菜，服细辛、远志忌生菜。服乌头忌豉汁。服水银、朱砂忌生血。服巴豆忌野猪肉。服地黄忌大枣、芜荑。服常山忌生葱并醋。

服天门冬忌鲤鱼。服甘草忌菘菜、海藻。服半夏、菖蒲忌饧饴并羊肉。服术忌桃、李、雀肉、胡荽、蒜、鲊。服干姜忌食兔肉。服杏仁忌食粟米。服麦门冬忌食鲫鱼。凡服药忌食胡荽、蒜、生菜、肥肉、犬肉、油腻、鱼脍腥臊、酸臭生冷滑物。服牡丹忌胡荽。服商陆忌食犬肉。

饮食杂忌：酒浆上不见人物影者，不可食。盛蜜瓶作鲊不可食。铜器内盛酒过夜不可饮。陶瓶内插花宿水及养蜡梅花水，饮之能杀人。凡肉汁以铜器盖滴汗入者有毒。凡肉汁盛器中不泄者有毒。凡肉生而敛，堕地不粘尘，煮而不熟者，皆有毒。凡肉自死者，炙之不动，曝之不干，见水自动者，不可食。肉经宿并熟鸡过夜而再荡，不可食。马生角及白马黑头、白马青蹄者，皆不可食。黑牛白头并独肝者不可食。凡禽畜肝青者不可食。诸禽兽脑滑精不可食。凡鸟死口目不闭，脚不伸者不可食。凡白鸟黄首者不可食。凡鱼目能开闭或无腮无胆，腹不丹，并有眼睫者，及有角白背黑点者，皆不可食。蟹目相向，并有独螯者，不可食。所属本肖肉不可食。马蹄夜目不可食。黑鸡白头并四距者不可食。河豚鱼浸血不尽，眼赤斑者及子不可食。鳖腹有蛇蟠痕者不可食，腪[1]无纹有毛及煮不熟者不可食。鲇鱼赤须赤目者有毒。面有噎气不可食。酱煮饭馊不可食。兔合眼不可食。鳄鱼脑有毒不可食。菜着霜不可食。冬瓜经霜者能生病。虾无须及腹下黑有毒。一应檐下雨滴菜有毒。猪肉，病人新起者忌食之。猪头并猪嘴，有风疾者忌食。鲤鱼，病后不宜食。鹿肉，有痼疾者不宜食。鲫鱼，有脚气者不宜食。瓠子，有脚气者不宜食。瓜苦及两蒂两鼻者、沉水者有毒。李、桃六出双双者有毒。

---

① 腪：待考。

山鸡食半夏、乌头有毒。猪肉脯贮米中者不可食。羊心并肝有孔窍者，及羊独角或鹿角白羊黑头者，并不可食。肉脯曝不干者不可食。鱼鲊肉有头须者不可食。鱼头有白连背上者不可食。

祭神肉自动者不可食。生果停久有损处者不可食。黄鱼小者谓之鬼黄，不可食。羊豕脑醉后不可食。粥内入白汤食之成淋病。醉中饮冷水成手颤。鼠残物食之生瘘。日月蚀时，饮食损牙。

茅屋漏水入猪脯中，食之生癥瘕。醉后饮酪水成噎病。醉后不可饮冷浆水，失声成闭噎。吐多饮冷水成消渴。发落饮食中，食之成瘕。夏月不宜饮水。凡夜不宜多食鸡、鸭、猪肉，能致霍乱。饮酒多能腐肠烂胃、溃髓蒸筋、伤神损寿。饮酒食红柿令人心痛至死，食苍耳亦令人心痛。饮白酒，生韭令人病增。葡萄架下不宜饮酒。铜汤瓶内煎汤饮之损声。

五味所禁：辛走气，气病毋多食辛；咸走血，血病毋多食咸；苦走骨，骨病毋多食苦；甘走肉，肉病毋多食甘；酸走筋，筋病毋多食酸。多食咸则凝注而色变，多食苦则枝枯而毛落，多食辛则筋急而爪枯，多食酸则肉胝胁而唇竭，多食甘则骨痛而发落。

饮食反忌：兔肉与白鸡同食发黄，与鹅肉同食血气不行，与姜橘同食成霍乱。螃蟹与芥汤同食吐血。糖蜜与小虾同食暴下。猪肝与鹌鹑同食面生黑点。生肉与白酒同食生寸白虫。羊恶半夏，忌作鲊。野鸡与鮎鱼同食生癞。野鸡不与鲫鱼及猪肝、麻菰同食。野鸡卵与鱼同食、野鸡与荞面同食，并生虫。牛肠不与犬肉同食。牛肝不与鮎鱼同食。生肉不与栗子同食。羊肝不与猪肉同食。马肉不与仓米及苍耳同食。马奶子不与鱼脍同食。鹿肉不与鲍鱼同食。麋鹿不与虾同食。犬肉不与蒜同食。生菜恶细辛，芦笋恶巴豆。蒜忌术，损眼目，忌啖脍。猪血与黄豆同食闷人。猪肉与生姜同食发大风，与芫荽同食烂人肠。羊肉与豆酱同食发痼疾。茶与韭同食耳重，牛肉与薤同食生疮。鲤鱼与紫苏同食发痈疽。鲫鱼不与芥叶及糖并猪肉同食。黄鱼不与荞面同食。虾不与猪肉及鸡肉同食。羊肝与生椒同食伤五脏，与小豆、梅子同食伤人。鳝鱼不与白犬同食。鱼子不与猪肝同食。鲊不与小豆同食。鳖不与薄荷并灰苋同食。蚬子不与油饼同食。梅子不与生葱同食。莴苣不与饧饴同食。鳖不与鸡鸭蛋、山鸡肉、雀肉同食。蟹忌与软枣与红柿同食。雀肉忌与李同食。鸡肉忌与胡荽同食，生气滞。黍米不与葵菜同食。小豆不与鲤鱼同食。李不与鸡子同食。枣、李、菱角、生姜忌与蜜同食。竹笋、葵菜、韭、苦荬并不与糖同食。芥末不与兔肉同食。蓼不与鱼脍同食。正月食虎、豹、狸肉伤人，食生蓼伤肾。二月食兔肉伤神，食鸡恶心。三月食鸟兽五脏，仙家大忌，四月食雉气逆，食鳝鱼害人，食蒜伤气。五月食韭昏五脏，食鹿伤神。六月食泽水病鳖瘕。七月食茱有蜡虫，能害人。八月食姜蒜损寿。九月食蟹，肠有稻芒。十月食熊伤神，食猪肉发宿疾。十一月食龟鳖水病，食鸳鸯恶心。十二月食生葵发痼疾，食龟鳖害人。饮白酒忌诸甜物。汤粉皮忌杏仁，有则不就。

孕妇忌食：食兔肉令子缺唇。食山羊肉令子多疾。食鸡子、干鲤令子多疮。食桑椹、鸭子令倒生。食雀肉、饮酒令子淫乱。食鸡肉、糯米令子生寸白虫。食雀肉、豆浆令子生黡黯。食鳖肉令子项短。食驴马肉令子延月。食浆水绝产。食犬肉令子无声。食螃蟹子横生。食羊肝子多厄。

乳母忌食：食寒凉发病之物，子有积热惊风疡。食湿热动风之物，子有疥癣疮病。食鱼虾鸡马肉，子有癣疳瘦疾。

解饮食毒，黄鳝鱼、鲤鱼忌荆芥，地浆解之。蟹忌红柿，主吐血，生藕汁解之。误食桐油，用热酒解之，干柿及甘草亦可。凡中蕈毒，连服地浆水解之。又方，白水浓煎石首鱼头汁灌之。又方，多食橄榄可解。食鱼脍过多成虫瘕，大黄汁、陈皮末调盐汤服之。食中野芋毒，用地浆及人粪解之。诸果毒，烧猪骨为末，水调服。食菜中毒，用鸡粪烧为末，水调服，或煎甘草汁，或葛根汁饮之。又方，用梅花脑子末，水调。又方，五味子、白矾末，水调。中河豚鱼毒，青黛水、蓝青捣汁，或槐花末三钱，新汲水解之。凡中鱼毒，煎橘皮汤，或黑豆汁，或大黄、朴硝、芦根汁，皆可解之。误食合口花椒服醋解之。凡中牛肉毒者，甘草汤解之。又方，炼猪脂油一两，每服一匙，大汤水调下。食狗肉中毒者，以杏仁三两为泥，热汤调，作三服。食马肝中毒者，水浸豉绞汁解之。凡中马肉毒，捣芦菔汁解之，或嚼杏仁，或饮好酒皆可。食鸡子毒，醇醋解之。中鸭肉毒，煮秫米汁解之。中蟹毒，以冬瓜汁，或生藕汁，或干蒜汁，芦根或紫苏汤解之。食马肉心闷者，饮清酒解之。中羊肉毒，甘草汤解之。食猪肉毒，饮大黄汁，或杏仁汁、朴硝汁解之。解诸食毒，捣韭汁服。中鸩鸟毒，生扁豆末，温水下。又方，葛粉水调下，又生螺汁解之。酒毒，大黑豆一升，煮汁二升，吐之。又方，生螺蛳肉、荜澄茄并解之。食诸般肉过伤者，烧其骨，水调服，或芫荽汁、生韭汁解之。凡解诸恶毒者，以香油灌之，令吐即解。中诸肉毒，壁土水一钱服。又方，烧白扁豆末，可解。凡饮食后心烦闷，不知中何毒者，急煎苦参汁饮之，令吐。又方，煮犀角汤饮之，或以苦酒，或好酒煮饮之。凡解毒之药，不可热饮，能伤毒气愈甚。

凡中挑生毒者，在上，则用热茶一碗，投胆矾半钱，候化通口呷，以鸡翎探喉中，吐出毒物。在下，米饮下郁金末二钱，泻下毒物。次用人参、白术各半两，无灰酒慢火熬半日，温服，日进一盏，五日乃止。凡挑生毒，胁下忽肿起如生痈疖状，顷刻大如碗，五更嚼绿豆试之，若香甜则是。又法，捣小升麻为末，冷熟水调，连服之，泻下毒物，续煎平胃散补，日食白粥。食面后，当食芦菔解面毒，不宜食面汤，盖面之毒在汤也。

饮食之宜：多种鸡头薯芋可以代食。山药、凫茨、百合、葛沥粉可充饥。食包子当用醋，食馒头当用梅血羹，盖包气之物，必当用醋与血破气。侵晨食粥，能畅胃气生津液。采嫩柏叶，线系垂挂大瓮中，纸糊瓮口，经月余，干则取出为末，青翠可以调汤代茶，不宜见风。老人常以生牛乳煮粥，食之有益。

夏月熟肉，单用醋煮，可留旬久。面不宜过水，以滚汤候冷，代水用之。熟水用陈紫苏妙。春宜食麦，夏宜食绿豆，秋宜食麻，冬宜食黍。茶宜漱口，不宜多啜。熟食不宜熟嚼，生食不宜粗吞。候已饥则进食，食不厌熟嚼；候已渴而引饮，饮不厌细呷。待饥甚而后食，食不可太饱；待渴甚而后饮，饮不可太频。食不厌精细，饮不厌温热。凡食面硬，作熟溲汤深煮，久则无毒。食面后，如欲饮酒，须先以酒咽去目汉椒三两粒，则不为病。

法制馁败马板肠，用钻孔胡桃数个同煮，则收腥气。

诸般肉，煮用纸封锅口，或以楮实同煮，则易烂。煮陈腊肉，待滚时将烧红炭数块淬之，则不歞。老鹅用樱桃叶数片同煮，则易软。臭肉与阿魏同煮，或用寸段稻草一把，或钻孔胡桃皆不臭。煮鱼冷水或滚汤下，或用末香洗，则不腥。煮鱼，滴生油数点则无涎。糟蟹，放皂角半个在上，可留久。藏乳多咸，以茶清水浸之则减。歞笋，以薄荷入盐少许同煮则解。歞芋，以灰汁煮之则解。洗猪肝用干面，洗猪脏用砂糖，则不腥。救酸酒，每大瓶用赤小豆一升，炒焦袋盛放酒中，即解。凡糟酱蟹，以灯照则沙不堪食。茶恶湿，宜焙不宜晒。烧肉不可用桑柴火。

卷之三

卫生之要

诸风。头风，研萝卜自然汁，左痛搐右鼻，右痛搐左鼻。又，头风用井底泥调大黄、芒硝末涂之。中风，多以香油或生姜汁灌之，吐，即醒。

伤寒中暑。伤寒得汗后，不可饮酒。因女色病阴证伤寒，用陈皮，热锅内炒焦，以酒烹下，滤酒饮之。伤寒坏证，好人参一两，重煎顿服。中暑发昏，以新汲水滴两孔，以扇扇之。重者，以地浆灌则省，与冷水吃则死。又方，见诸急证，或伤寒毒热攻眼，用露蜂房半两，水煎，露一夜，洗之。

感冒霍乱。感冒用带根葱汤，嚼生姜，得汗愈。霍乱吐泻，用屋下倒挂尘，汤泡澄清服之。大忌饮食，入腹则死。吃冷水不妨，不可吃热汤。

痢疟。痢，五倍子末为丸。赤痢，甘草汤下；白痢，干姜汤下，各三十丸。又方，以陈皮、艾叶浓煎汤服。疟疾用瓜蒂一个捣碎，水半盏浸一宿，发日服，吐即愈。

心疼。虫咬急心疼，用真香油顿温服一盏。心疼，用晚蚕沙少许，白汤下。

面部腿足。面疮，用水调平胃散涂之，痄腮，用鸡子清调赤小豆末涂。又痄腮，及喉下诸般肿病，用蜗牛飞面研匀，贴痛处。腰疼，用牛皮胶化开，生姜汁打匀，贴痛处。挫气腰疼，细茶内滴入香油数点，顿服。脚气，用无名异化牛皮胶打匀，贴痛处。腿转筋，踏实地自止。远行脚打成泡，用水调生面糊贴，过夜间干，不可穿破。脚裂，烂蒸藕研成膏贴之。又方，用五倍子、猪脂捣成膏，入裂内。冻脚，用热醋汤洗，研藕贴之。又方，用五倍子煎汤洗。

眼耳鼻口。赤眼，用九节黄连、秦皮，粗末，等分，加滑石一块煎汤洗。又方，用热汤豁洗，或浓煎冬青叶，入盐煎洗。眼赤痛，用艾灰、黄连各半两研匀，入少龙脑，汤点一钱，温洗。风泪眼，九节黄连和槐树皮灰，粗末，熬汤澄清，频洗之。物落眼中，用新笔蘸水缴出。又方，浓研好墨点眼自出。风土入眼，自以手擘开，连唾之。耳湿，用陈皮烧灰吹入，妙。诸恶虫入耳，用韭汁灌之。虫入耳脑痛，以桃叶塞两耳则可出。蜈蚣入耳，炙猪肉掩之即出。鼻衄，用飞面二钱，盐一钱，汲新水调下。又方，用纸圆儿，右衄塞左耳，左衄塞右耳。又方，冷水调白面饮之。又方，黄葵子不拘多少为末，新汲水调下二钱。又方，青蒿纳鼻中。又方，棕树皮烧灰，随左右鼻搐之。蜒蚰及诸虫入耳，用麻油灌耳内，或用生葱汁，或姜汁亦可。

口疮，用白矾汤漱口。舌肿，用百草霜为细末，醋调敷。又方，用乱发烧灰水调下。飞丝入口，细嚼紫苏叶，白汤送下。狼烟入口，饮少醋解之。眼毛倒睫，拔去拳毛，用虱子血点入眼内，数次愈。

牙齿咽喉。风牙，细辛、草乌头等分，为细末，擦之，温水漱之。蛀牙，天仙子烧烟，用竹筒抵牙上，以烟熏之。风蛀牙疼，用香白芷、细辛煎汤漱之。又方，丝瓜儿烧灰存性，擦之。又方，香白芷、姜黄、细辛等分，为末，擦痛处。蛀牙，用温米醋漱出虫自愈。挫喉气不通，用冷水徐灌之。缠喉风，用皂角揉水滤过，灌之，得吐即愈。急喉风，用胆矾少许吹入喉中，去涎。喉闭，用枯矾末吹入喉中，急则用灯盏底油脚灌下。咽喉痛，用桔梗、甘草煎汤，徐徐呷。又方，用青艾汁灌下。冬月无艾，瓶内烧蛇床子，熏烟入口，即愈。

咳嗽。咯血暴嗽，用白蚬壳洗净研细，粥饮下。喘嗽，白僵蚕为末，细茶等分，临卧调服。咯血，用新绵灰半钱，重酒调下。吐血，用侧柏研细，酒调服。

疮癣肿毒。疥疮，用石灰放锅中炒极透，出火气，香油调敷。下疳疮，用五倍子末敷之。臁疮，用薤汁洗净挹干，刮虎骨敷上。癣疮，以樟树皮为末敷之。

漆疮，用无名异研细，水调敷。肿毒，或疼痛处，以赤小豆为末，水调敷。频换，或用香白芷末，水调敷，尤灵敏。

又方，白芙蓉叶晒干，同皂角为末，水调敷。疖毒，初起一二日内，用好米醋煮肥皂，烂研厚涂之，纸花盖，干则换。脚腿肿，用陈瓠种空壳煎汤，空心服。

杂病。酒黄病，用丝瓜连子烧灰，因面得病，面汤下，因酒得病，酒下，数服。沙子，用白汤送下盐一撮，令吐则止。又方，以香油茶吐之。又方，用苎麻札十指尖，针挑出恶血数点。又方，以香油汤拍两小臂及脚心，苎绳刮起红紫泡，亦好。盗汗，临夜吃淡煮面丸儿，空心服妙香散。翻胃，用棠梨叶油炒去刺为末，酒调下。又方，丁香、附子为末，以掌心内舔吃。瘾疹入腹，用蚕沙浓煎汤洗。风疾瘾疹，牛膝不以多少，酒浸一宿，焙干为末，温酒调下二钱。肾虚髓少齿痛，以生地黄、川芎各一钱，为末，溃齿根。治痈疽背疮初发者，蒜一片厚二纸，置痛处，以热艾灸二七壮。

治蝎螫痛疼不可忍者，以葱白切一片厚二分，置所螫处，艾灸三五壮。治金疮破腹肠突出，用干人屎抹肠，即自入。治蛇入人窍中，急以手捻定，用刀刻破，以椒或辛物置破尾上，用绵系之，自出。不可拔。

痔疮，用河水频洗，取蜗牛研细涂之。痱子，用茨菰叶阴干为末敷之。脏毒便血，生藕节切片，清早蘸平胃散嚼。便毒，取大蜘蛛一个研细，热酒下。

小肠气，炒盐或茴香二包，不住手更换熨之。大便数日不通，用皂角末炼蜜为丸，纳谷道中。大便风秘，用不蛀皂角当中一寸许，去黑皮，用沸汤半盏泡，通口服之，通后即食白粥。又方，以葱白或葱尖纳肛门中。小便不通，盐填脐内，艾灸三壮。又方，磨剪刀交股水一盏。又方，捣甜酸草取汁，入砂糖水调服。腹胀小便不通，琥珀一钱，重研如粉，人参汤下。大小便不通，烧皂角灰，粥清饮下。老人遗尿用蔷薇根细研，酒下。

妇人。难产用黄蜀葵子四十九粒研烂，酒醋下。又方，吞槐子十四枚。逆产，烧铜钱通红放酒中饮之。产后血闷，打醋炭熏之则醒。胎衣不下，用最初洗儿汤服下，休令知。催生，用猪脂一两，葱白一寸，切，同熬成油，去滓，通口服。血崩，服蒲黄黑神散，立效。又方，宿砂仁不拘多少，新瓦土炒香为末，白汤调下。月事不调，用香附子炒黄为末，陈米饮汤入米醋些少服。因争斗胎动不安，腹内气刺痛复上喘，用苎根一大把净洗，入生姜五片，水一大盏，煎至八分，调粥服。赤白带下，用旧莲房为末，入麝香，空心米汤饮。儿枕疼，用陈年蟹壳烧灰，酒调下。

小儿惊风，用猢狲粪烧存性，碗覆出火毒，生蜜调灌少许。赤游风，用朝南燕窠泥，鸡子清调敷，或将肿处以针划破，用鲜血涂之，尤妙。又方，用笔管或水蛭住肿上，食去恶血。赤肿，伏龙肝为末，芭蕉油敷之。急慢惊风，百治不效者，蛇脱皮一分，牛黄一钱，研，顿服，五岁以上倍服。牙疳，茴香、桔梗烧灰存性，敷，干，油调。头面烂疮，木耳细舂，蜜调敷，干则换之。又方，冷水调平胃散敷，干则换。火丹，磨锈铁水调厕上泥涂之。疳黄，鸡子剜小窍，入巴豆净一粒，纸糊孔，煨熟，去巴豆，食之。隔一二日再吃一二个。痘疮不发，食荔枝酒，忌饮水并生冷物，泻则难治。倒黡[1]，人牙烧灰调服。

诸急证。凡魇死者，不得近前急唤，但咬痛其脚腿及唾其面，不省者移动些少卧处，徐唤之。原有灯则存，无灯切不可点灯，及用皂角末搐两鼻。又方，急于人中穴及两脚大拇趾内离一甲蕹叶许，各灸三五壮即活。魇死，兼治中恶、自缢、墙壁压、溺水、产气绝，用皂荚末，或半夏末如豆大，纳鼻中，嚏则气通可活。惊怖死者，以温酒灌之。哕欲死者，半夏一两一分汤泡，生姜一两水煎，作二服。又法，轻者以纸捻搐鼻，或以虚杠之事诳之即止。冻死微有气者，用大锅炒灰令暖，包灰熨心上，冷却即换，待眼开，以温酒粥汤与之，不可便与火烘。卒暴堕擲、压倒、打死，心头温者，可先将本人如僧打坐，令一人将其发控放起，用半夏末急吹入鼻内，如活，却以生姜汁、香油打匀灌之。凡中渴至死，不可使得冷。得冷便用屈草带溺脐中，则可活。冬月落水微有气者，以大器炒灰熨心上，候暖气通，温水粥稍稍吞之即活，便将火炙即死。卒死

---

① 倒黡：病名，治痘疮已出，复为风寒外袭，则窍闭血凝变为黑色。

无脉，无他形候者，牵牛临鼻上二百息，牛不肯舐者，盐汁涂面上即肯舐。旅途中暑者，急就道上掬热土于脐上，拨开作窍，令人尿其中。次用生姜、大蒜细嚼，热汤送下。中恶客忤卒死者，灸脐中百壮，以皂角末吹鼻，或研韭汁灌耳中。自缢者，切不可割断绳子，以膝头或手厚裹衣物紧塞谷道，抱起解绳，放下，揉其项痕，搐鼻及吹其两耳，待其气回，方可放手，若使泄气则不可救矣。溺水者，救起放大凳上睡着，脚后凳脚坫起二砖，却以盐擦脐中，待其水自流出，切不可倒提水出与数等。但心头微热者，皆可救治。又方，急解去衣带，以艾灸脐中。误吞竹木、鱼骨所鲠，咽不下咽，用象牙为末，水调一钱呷服。误吞铜钱，用生茨菰汁呷饮，自然消化。误吞稻芒、麦芒于咽喉间者，急取鹅口中涎令灌之，或取荞头草细嚼下，尤妙。骨鲠者，楮树嫩皮为丸，或楮子研碎，水下二三十丸。又方，缩砂、甘草等分为末，以绵裹少许嚼之，旋旋咽津下，其骨随痰而出。竹木物鲠者，用贯众煎汤，呷之频漱。竹木刺入肉，细嚼白梅敷之。干霍乱，用盐一两，生姜半两同炒，黄水煎，温服。甚者，加童子小便。中砒毒，用早禾秆烧灰，新汲水淋汁，绢帛滤过，冷服一碗。又方，绿豆擂水。又方，寒水石、绿豆粉末，以蓝根研，水调下。又方，白扁豆为末，冷水调下。又方，郁金末二钱，入蜜少许，冷水调下。又方，酱调水服。中丹药毒，服四物汤、香苏散各一帖，和煎服之，或萱草根，或瓜蒌根研汁饮之。中附子毒，黑豆、黄豆浓煎汤饮之。服风药多，不省人事，浓煎甘草，同生姜自然汁饮之。中诸药毒，用生姜、甘草、黑豆、淡竹叶等分，水煎连服。又方，用蚕故纸烧灰研细，水调服。

诸颠扑伤损，刀斧打扑损伤，用带须葱炒熟，乘热捣烂研盫①上，冷则换。血不止，用白面盫。破伤风，用鱼胶烧灰存性为末，酒调下，仍封疮口。又方，用桑条尺许长十数根，火上炙取汁，热酒调下。颠扑损伤，用松节煎酒吃。骨肉损，醋捣肥皂烂，厚盫之，以帛束住。闪肭，用米醋糟、平胃散相和罨。颠扑重伤者，用生姜汁四两，香油四两打匀，无灰酒热调下。汤火伤，或蜜涂，或鸡蛋清调豆粉，或醋泥涂，或飞面水调敷。汤火伤败坏及灭瘢，风化石灰不以多少铫子内炒令黄色，地上出火毒，研令细，生油涂疮上。火烧闷绝，以新尿冷饮之，或冷水和蜜饮之。负重担肩破，剪猫儿头上毛，用不语唾粘贴破处。芦苇刺入肉，细嚼栗子粗盫伤处。竹木刺不得出，用乌羊粪捣碎，水调涂之。针入肉，用蜡姑脑子即蛄蝼，硫黄研匀，摊纸花贴疮，候痒时针出。

诸咬伤。人咬伤，用龟板或团鱼板烧为灰末，以香油调涂之。马咬，细嚼栗子敷伤处。蚕咬，以苎根汁涂之。蜘蛛等诸虫咬，用葛粉、生姜汁调敷。诸恶虫咬，以香油浸紫苏涂之。蛇伤，用大粪涂之。犬咬伤，用萆麻子五十粒去壳，以井水研成膏，以盐先洗咬处，贴上。风狗咬，用大粪涂，仍拔去顶上红发。又方，米泔洗净，砂糖涂后，用末子益元散四两重，斑蝥十四个去头、翅、足，同煎，空心温服。又方，或经久复发，

---

① 盫（ān）：覆盖。

无药可疗者，用好雄黄五钱重，麝香五分重研匀，用酒调二钱服下，去恶物再服，必使得睡，不可惊觉。蝎子蜈蚣伤，大香油灯吹灭，以余烟焠之。虾蟹以苦荬汁涂之。一切蛇虫所伤，用贝母为末，酒调尽量饮，酒化为水，自伤处流出尽，却以药渣敷疮上。

六畜病方。牛瘴疫方，用石菖蒲、淡竹叶、葛粉、郁金、绿豆、苍术各等分，为细末，每服一两，芭蕉自然汁三升，入蜂蜜一两，黄蜡二钱，重调灌之。未解，再灌。热极，加大黄。鼻头无汗，加麻黄。鼻口出血，加蒲黄。又方，真茶末二两，和水五升灌。又方，人参细切，水煮五升灌。又方，于栏中烧安息香及苍术，亦以鼻吸其香，立止。又方，十二月内收兔头烧灰，和水灌之。牛尿血，用川当归、红花为末，酒煎冷灌。牛腹胀，用燕屎一合，水调灌。牛气噎，用皂角末吹鼻中，以鞋底拍尾停骨下。牛肩烂，旧绵絮三两烧存性，麻油调敷，忌水五日。牛漏蹄，紫矿为末，猪脂和，纳蹄中，烧铁篦烙之。牛生蛊生虫，当归捣，醋浸一宿，涂之。

治马中结，雄鸡一只，用拳槌死，就热便开取肚内心、肝、肠、肚、嘴、爪、指甲，带粪入风化石灰一合，用碎剐烂，入真麻油四两，重调匀，灌之。鸡不用。马伤水，先烧人乱发熏两鼻，后用川乌、草乌、白芷、胡椒、猪牙皂角各等分，麝香少许，为细末，用竹筒盛药一字，吹入鼻中，须臾打嚏清水流即放。加瓜蒂，兼治一喉中结病证。马诸疮，昆沙、夜合花叶、黄丹、干姜、槟榔、五倍子为末，先用盐浆水洗疮，后用麻油加轻粉调敷。马瘦喂不肥者，贯仲一两放药料内，久而瘦自去即肥。马鼻内颡病，用荞麦磨粉，灌罩连秆切，饲之。凡马行远路，宜早歇迟喂，未喂之，先饮水数口方可喂草，则无中结等病。马脊打破者，用马脚下尿屎湿稀泥涂上，干即易之，或沟中清臭泥亦可。已破成疮者，用黄丹、枯白矾及生姜三味烧灰存性，等分，为末，入麝香少许，真麻油调敷。已成脓者，用浆水同葱白煎汤洗净，敷之。

凡羊恶湿，宜作高栈，除其粪秽。巳时放，未时收，若食露水草则生病。羊疥癞，用藜芦根不拘多少槌碎，以米泔浸之，瓶盛塞口，置热灶边，数日味酸。先以瓦片刮疥处令赤，或汤洗之，去痂拭干，以药汁涂上，两次可愈。若癞多，逐旋涂，恐不胜痛也。又方，百草霜及盐卤，或盐四两，桐油四两，调匀涂之。羊中水，先以水洗眼鼻中脓污令洁净，次用盐一大撮就杓内，沸汤研化，候冷，澄取清汁，注少许两鼻内，五日后渐愈。羊夹蹄，以羖羊脂煎熟去渣，取铁篦子火烧令热，将脂匀篦上烙之，勿令入水，次日即愈。

猫病，磨乌药灌之。猫煨火被瘁，以硫黄少许纳猪肠中炮熨，或鱼肠煨熟饲之。猫、猴为人踏死者，以苏木浓煎汤灌之。

狗病水，调平胃散灌之。又方，巴豆去壳，调平胃散灌之。狗卒死者，以葵根塞鼻可活。狗遍身脓癞，浓煎百部汁涂之。狗为虫蝇啮者，取麻油淬，遍按其身立去。

鸡病，用真麻油灌之。养鸡不抱法，每下卵时，食内夹麻子喂之，自然常时下蛋。

养生鸡，以净温水洗濯鸡脚，放，自然不走。养鸡鸭，以土硫黄研细同饭拌匀喂，不数日即肥。

猪病，割去尾尖出血即愈。猪瘴疫者，以萝卜或叶食之，不食则难救。

鱼遭毒，急疏去毒水，别引新水冲之，多取芭蕉捣碎，置新水来处，使吸之可解。或以粪清浇池面亦佳。

新增诸证杂方一类

治烧酒醉伤不醒者，急用绿豆粉汤皮切片，将筋开口牙，用冷水送粉片，下喉即醒。

治背发痈疮，用温水洗净，用桑柴烧取红炭灸疮口，待干，用白面槎绳围疮口四弦上，用鸡子清翎毛刷敷，数次即安。如疮内肉肿出易治，塌内难治。

治骨塞喉。宿砂威灵仙，砂糖冷水煎，请君进一服，诸骨软如绵。

治阴证。阴证得来灾最凶，蜂巢矾末及全葱，捣为膏子涂两手，掘于阴上显神功。

治吹乳。皂角烧灰蛤粉和，热酒将来调数字，下得喉咙笑呵呵。

治牙痛。雄黄青盐细，良姜荜茇葫，绵裹着一字，如风吹散无。

治红白痢证。甘草五钱，罂粟壳五钱去粗皮，用水一钟煎亦好，俱研成末调水亦好。

治心气七年。茱萸一两，南木香二两，茯苓二个，用好酒一碗，便将茱萸、茯苓先煎，后擂烂木香入内，煎一沸，热服。此疾即绝根。

治人常去血。大黄五钱，用酒十分煎至四分揭退停。候鸡啼，起坐温下。

治产后污露不止。百草霜一两，井花水一钟，炒过盐一勺，入和水调服，即愈。

治绞肠沙。男左女右小指第一节灸三壮，即止。

治妇人乳少。妇人乳少因气隔，却用穿山甲五钱微炒，将米泔水和调，将夜服，奶如泉。

治壁虱蚊虫。木鳖子兮用对停，雄黄作伴记叮咛，用蜜调丸烧一粒，还君清卧到天明。

治小儿夜啼。小儿夜啼小肠经，无休无歇父母惊，牵牛细末封脐上，顿觉还苏气乃清。

治脱肛不收。脱肛不敛又不收，急取蜘蛛捣作油，敷在下脐丹田上，一时依旧好无忧。

治奶发痈肿。乳上发痈肿，兼疼寒热临，芝麻生捣烂，贴敷即安心。

治赤眼疼痛。赤眼怕日光，黄连独味长，将来炉乳浸，取汁点清凉。

治蛔虫、寸白虫。蛔虫并寸白，成病腹中间，蜂窝酒浸服，顿觉得平安。

治肿疼。男女阴肤肿，乳香葱白研，将来敷肿处，即是好良缘。

治癣疮。但发干湿癣，火飞好白矾，研细油调敷，将来擦去瘢。如不效，加硫黄末同生姜蘸擦，即除。

治小儿秃疮。秃疮要治莫胡求，羊粪烧灰天雁油，行潦水中先洗净，擦干敷上发先抽。

治小儿眉练疮。眉练粘疮治不难，单方一味疗平安，菟丝子炒研为末，洗净油调扫便干。

治鼻血。鼻血流双心莫急，可熬萝卜自然汁，无灰好酒一同调，当时交君欢喜立。

治鱼骨闭。误吞鱼骨在喉中，闭塞难言气上冲，威灵仙末调水服，即时化下有神功。

治赤白痢。三个乌梅五个枣，五片生姜五寸草，五枚栗壳去节蒂，蜜制煎熬服如扫。

治妇人胎衣不下。胎衣如不下，气闭困恓惶，伏龙肝细研，水调服乃良。

治妇产后心疼。产后心腹痛，难忍又恓惶，酒调生鸡蛋，服后即安康。

治产后赤白痢。产后神虚怠，因而冷物伤，葱白一余握，酒煎服最良。

治男子阴茎肿。阴疮痒有虫，热痛皆因风，鲤鱼生胆敷，却见医神功。

治漆妒成疮。漆疮延皮烂，神曲拌蟹黄，水调涂一遍，病退即无妨。

治噎噫病。气噎病人焦，神曲拌糊椒，曲五钱，椒五钱，捣细煎汤服，除病自逍遥。

治小儿肚腹膨。小儿腹胀似包囊，生食多餐食积伤，石榴树皮牵牛子，同煎一服即消良。

治疥疮。天仙子带好硫黄，轻粉相兼信石当，巴豆雄黄同一处，研末油拌是良方。又方，合用生麻布乘疮痒擦破，用绵子蘸药油擦敷即效。信石与豆粉咸半，用猪油椿调亦可。

治小儿软疖。小儿软疖忽生来，夏热秋初湿气灾，蛇蜕烧灰为细末，酒调贴敷即安哉。

治赤肿无名疮疖。恶毒无名肿痛攻，无脓无血又无踪，旋覆花根为细末，酒调敷遍有神功。

治火烧汤泼。黄连黄柏是君臣，没药山栀用紫苓^{即黄芩}，大黄乳香同研细，抽水调敷效如神。

治伤暑泻极，四肢厥冷。香薷扁豆朴甘良，加却黄连是大方，羌活一钱煎至八，必须冷饮即无妨。上件各等分，厚朴去粗皮，用姜汁炒，徐徐进服即苏醒也。

治男子妇人忽暴痢。暴痢忽来不可傲，急寻独蒜捣成膏，左右脚心重敷定，一如风扫去尘毫。

治疔疮。医治病走命难存，不觉沉沉神思昏，苦苣茎中多取汁，将来涂上病除根。又方，苍耳之上有嫩头，东方未动剪来收，阴干之后罗为末，酒服怡然汗透休。

治痔疮。痔疮举痛甚呻吟，劳饱行房得此经，仙方雄胆频频敷，其毒消磨体自轻。

治偏正夹脑头风。神芎丸治上头风，日服须教五脏通，次用川芎同藁本，细罗吹鼻窍门中。

治乍耳聋。三猫二豆两相投，少许香脐诀法修，葱白为膏同药末，搓丸绵裹塞聪州。

治小儿吐奶乳。小儿吐乳为何因，盖因风寒落奶经，烂研末香蚯蚓粪，米汤调服即安宁。

治逆生不顺。逆生本是阴阳逆，不合胎前睡卧多，急取伏龙肝细研，服之顺养不由他。

治妇人经水过月。妇人情性气偏多，气耗荣经怎奈何，阿胶炒成珠子粒，一钱热酒服除痾[①]。上阿胶必用明者，以蛤粉用慢火炒成珠，量饮酒徐徐服，二服立效。

治刀枪伤。遗躯枪伤血暂流，忧烦损者志无休，黄丹飞过随多少，即用枯矾一处修。上件为末干糁。

治牙痛。雄黄青盐细，良姜荜麒葫，绵裹着一字，如风吹散无。

治伤寒胸结，粪结。蜂蜜不拘多和少，食盐一字铫中熬，文武火成膏子定，蘸油纳道走一遭。上用蜜煎熬成定子，纳入谷道，不久间燥粪即出，其应如响。

治咽喉。白矾一两以无余，巴豆三枚共一居，铁器飞枯去巴豆，细罗入口病即除。上二味，凡用成块，取一两豆，去壳同飞，去豆研末，纬管吹入喉中，涎出即愈。

治破伤风。生人十指甲，脚下十指甲，剪下香油炒，研罗酒调呷。若服之汗出便好。

治风狗伤人狂走。鸡子将来开一窍，斑蝥一个纳其中，重重纸裹麻绳扎，煨熟除蝥酒下功。上用鸡子一个，斑蝥一个去翅足，依前法制度，重纸重封，用水湿过，文武火煨熟，去壳去蝥，嚼细，用好酒送下，其毒随尿出狗儿形即安。大忌食热汤粥、房事。

治塌气肿发。水蛭虻虫分两停，铫内焦炒细均匀，每服三钱酒大尽，塌气消除似有神。

治风牙。一秒乌豆数根葱，更加焦艾一同同，清水一碗浓煎漱，立止牙虫及齿风。

治重舌。小儿重舌听根源，甲锁寻来是仙传，火内烧度为细末，水调吃下便安然。

治妇人口干。妇人口渴共咽干，不治年深愈觉难，寻取黄龙肝一具，烧灰调酒似

---

① 痾：疑为疴。

灵丹。

治漏疮。荆芥、槐花各等分为末，煎一大碗服之，服丸亦可。又方，豆豉、炒槐子等分为末，每服一两，水煎空心服之效。

治痔漏下血痒痛。槐子炒，枳壳去穰，各一两，为细末，醋为丸如桐子大，服二十丸，米汤空心下。

治小儿疝气肿硬。地龙不去土，为末，唾津调涂害处。治急心痛并男子小肠气。五灵脂半两，蒲黄半两，炒为末，每服三钱，醋半盏，煎一沸，再入半盏，煎二沸，空心和滓温服。又方，用醋一盏，加生白矾一小块如皂角子大，煎至七分，温服。

治妇人吹奶，槿皮烧灰存性，热酒调下三钱，服之立效。

治妇人产后，恶物不下，上攻心痛。童子酒研墨饮之，其恶物即出。又方，灶里焦土研细，酒调下三五钱，服之泻出恶物，立止。

治产横生。萆麻子三十个，研烂，于妇人顶上剃去些发；以药涂之，须臾腹中搅动提正，便刮去药，涂之于脚板心，自然顺生也。

治底耳。枯白矾填于耳，立效。

治诸物入眼，好墨清水研，倾入眼中，烹之即出。

治赤眼双睛。泥中蛆虫淘净晒干，为末，干贴，甚效。

治口疮。飞过白矾半两；黄丹一两，炒红色，放下，再炒。紫色为度。用煎[①]二味为细末，搽疮上即愈。

治牙痛。自含冷水一日，用大黄末，又用纸撚，随左右痛处鼻内用之，立止。

治牙疳。用米二停，盐一停，盆盛，麝香、白矾相合，用水拌匀，用纸包裹烧黑焦，为末，贴于疮上，立止。

治汤烧。用多年庙上物与走兽为末，水调涂烧疮处，立效。又方，用墙上青苔烧，灰油调搽疮处。文方，旋取生地黄捣烂，取自然汁，小油黄蜡少许，放银石器中熬成膏，用鸡翎扫疮上，亦妙。

治小儿秃疮。用羊粪熬汤洗去疮痂，用屋悬燥炒罗为末，以小油调涂疮上，立效。

治毒疮无头者。用蛇蜕皮贴于肿处为妙。又方，用皂角阴干烧灰为末，每服三钱，酒调，口嚼菜子三五个，同前药送下。

治诸疮被水肚肿者。用生白矾末水调涂之自消。

治一切恶疮。用天筊叶贴之亦妙。又方，以瓦松不问多少，阴干为末，先用槐枝、葱白汤洗过。有灸疮久不敛者，用前药亦妙。

治臁疮久不愈者。用川乌头、黄柏各等分，为末，用唾津调涂放纸上贴之，甚妙。

治疔疮。用生蜜与隔年葱一处研成膏，将疮周围用竹鎞刺破，用药于疮上摊之，次

---

① 煎：疑为"前"之误。

用绯绵盖覆，量度人行二十里，然后用热醋洗之，甚妙。

治面上疮。用鏊子底黑煤和小油调一匙，打成膏子，摊在纸上，向疮上贴之，为妙。

治冻疮。用腊月雀脑子烧灰研细，小油调涂冻疮上，亦妙。又方，以黄柏为细末，用乳汁调涂疮口上，甚妙。

治伤寒。倘遇无药处，只将两手指相交紧叩脑后风府穴，向前礼拜百余拜，汗出自解。

治通身黄肿。用瓜蒂焙干三四钱，为细末，每用半字吹鼻内，一日一度，并吹三日。不愈，再用茯苓末五钱，煎汤下，甚效。

治小儿大人腹胀吐泻并胸膈痞寒①。用五灵脂、青皮、陈皮、硫黄、芒硝各等分，用硫黄于铫内以文武火镕开，用匙刮取，结成砂子，却取出研细，与前药同为末，面糊为丸。小儿如麻子、黄米大，大人服的如绿豆大，每服二十丸，量虚实加减，米饮送下，不拘时服。

治蜒蚰入耳。用黑驴乳灌耳中，立出。又方，用湿生虫研烂涂于耳边，自出。

治小便痛，本名血疝散。用胡桃七个阴干，研为末，酒调服之。不过三服，病自痊矣。

地龙散治牙疼。地龙去土、玄胡索、荜茇，已上各等分，为细末，每服一字，用绵纸裹，随左右耳内塞之，立效。

治走马咽痹。用巴豆去皮，以绵子微裹，随左右塞于鼻中，立透。左右俱有者，用二枚，此法甚效。

治左右喉痹。上于顶上分左右发，用手按拔之，剥然自有声，立效。此法年幼时常见郑大嫂救人甚效，不得其诀。近与子正话及，方得其传。又方，马勃吹咽喉中，立止。

立应丸治脏腑泄痢，脓血不止，腹中疼痛。用干姜一两炮，另末百草霜一两，连皮巴豆一两，炒杏仁一两，同巴豆和皮炒黄色为度，后入霜研，又用黄腊四两镕开，蜡吹入前四味，用铁器搅匀，旋丸如梧桐子大，每服三五丸。若红痢，甘草汤下；白痢，干姜汤下，食前服。水泻，米汤下。

治小儿黄瘦腹胀。用干鸡粪一两，丁香末一钱，同为末，蒸饼为丸，如小豆大，每服二十丸，米饮汤下。

黄连散治小儿头疮。用川黄连、黄柏去粗皮、草梗、明轻粉，已上各等分，为细末，用生油调药涂之，立愈。

治冷病法。用五月五日早晨取屋东头网丝蜘蛛一个，不要他动，用手拿住，用纸裹

① 寒：疑为"塞"字之误。

了，放在屋门里上面，不可着人知道。过七日将出来，用小布袋一条盛了，用线一条拴住。如冷病来时，暗地套在病人顶上带着，其病即愈。切忌：初拿时不要蜘蛛动了，动了时即无用也。

治癣与冷病。用白面饼小小一个，反正都写此样"熊"字，病症自痊。用笔右转三遭，"熊"，用新笔真京墨于癣上写，此法三次即愈。又咒曰："鱼吞癣，癣吞鱼，鱼癣相吞癣自除。"

治疥。右于手中指比寸，然后将草比手腕，用彰德艾灸之，即愈，十年不生。忌：发物不可食。

治大小人面上生瘤。用磁瓦尖于生瘤处刺破血出，再用香油调多年石灰，和均，用无根水扫之，极妙。

斩鬼丹治疟疾。用雄黄二钱，金角人言二钱，先用前件雄绿豆四十丸粒，温水浸开，将二味豆入于雄黄、人言，和匀为末，共成丸如梧桐子大，大者大丸，小者小丸，每一丸。如隔日发时，闲日到晚临卧时，用无根水送下。若每日发时，当日用之。忌腥冷物十余日方可，甚妙。

治冷痢。用附子炮去皮脐，乌梅烧灰等分，用姜枣煎服，其病即愈。

治痢证。用黄丹不拘多少，镕黄蜡，和剂为丸如豌豆大，每服三丸。赤痢，甘草汤；白痢，干姜汤，兼用之立效。

治痔漏。初觉粪门肿疼者，急取旧屠刀磨水，甚效。

治小便不通。用磨剪刀交股水一盏，服之即通。扁竹根煎汤频服，亦效。

治麻滴。用朴硝为末，冷水调下二钱，即愈。又方，用木通、甘草二味，煎服，甚效。

治喉闭。用朴硝为末，将芦管吹入喉中，立效。又方，用胆矾抹擦喉中，立愈。

治咽喉肿痛，语不能出。用硼砂碾细为末，用竹管吹入喉内，其痛若定，即痊。

治妇人奶痛。初发时，用青皮焙干为末，热酒调服。又方，用皂角针四十九枚烧灰存性，瓜蒌根调酒服，立溃，极妙。

治妇人心痛。用荔枝核烧灰存性，为末，用淡醋汤送下。

治妇人产后血晕。用干荷叶烧灰，为细末，温酒调一钱服，甚有效验。又方，用鳔胶烧灰，为末，三五钱，用童子小便调酒下，痊疴。

治小儿头疮。用葱汁、腻粉涂之，甚妙。又方，用鸡子黄炒令油出，以麻油、腻粉调敷，极妙。又方，用肥皂角烧灰存性，麻油、腻粉调敷，极妙。

治走马疳。用大蜘蛛一个，用湿纸裹，外用荷叶包，于火中煅，令焦之，甚效。

治恶疮。不问远年月久，用地骨皮为细末，盐汤洗疮，令干，将此擦之，甚妙。地骨皮即枸杞根皮是也。

治小儿头疮。用于地龙为末，入轻粉、麻油调敷，甚妙。又方，用杏仁烧灰，敷之，立效。

治内外臁疮。用枣核烧灰，干贴之。

治冻脚疮。用橄榄核烧灰存性，为细末，入轻粉，油调涂之，立效。

治久年恶疮不痊。石灰碾碎，用鸡子清调成块，火煅过后，冷再为末，用姜汁调敷之，甚妙。

治蛇伤。一时无讨药处，只用艾灸咬口处去毒，即痊。

治蜈蚣伤。用蜒蚰去壳，细研，涂伤口，甚妙。又方，用虾蟆皮贴之，甚妙。又方，用鸡粪搽之，亦妙。又方，用雄黄搽口上，亦妙。

治犬咬伤。用杏仁熬黑，研成膏，涂之妙。又方，止痛不肿，用细嚼杏仁涂之，亦妙。

治马咬伤。用独颗栗子烧灰，香油调贴疮处，追毒气出，立止。

治汤火烧伤。用蛤蜊烧灰，涂之。又取赤龙干为末即灶心土也，用新汲水调涂之，最妙。又方，用干桑叶为末，干者，蜜调涂之，湿者，干糁，皆效。

治口舌生疮。杏仁七个去皮尖，轻粉少许，同嚼，吐涎即好。又方，用天南星为末，用醋调涂脚心，或茱萸亦可，男涂左脚，女涂右脚，最效。

治重舌。用五灵脂一两去砂石，为末，用米醋一大碗同煎过，逐涎漱之，即愈。

治口气。用白矾枯为末，入麝番、清盐各少许，揩漱了吐出涎，即时口里香气。又方，用白芷七钱，甘草五寸，为末，食后用井花水调下一钱，亦妙。

治顽癣。用斑蝥去头足，糯米炒黄，以淮枣煮熟，去皮取肉为丸，唾调搽之，甚妙。

治男子阴患痔疮。用蚕蛾壳将白矾于壳内，着火筋铃，放灯焰上烧，次用黄丹、麝香少许，共为末，搽之，甚妙。忌吃小米粥，并一应腥物不可食之。

治天蛇头指。用油瓶一个，存些油脚于内，用头发于瓶内熬，放火上，令瓶口有热气出，将害指向瓶口上恣意熏之，甚效。

治小儿脾。用粪中蛆着水淋洗干净，焙干，碾为末，用食米糊、甘草末少许，丸如桐子大，每服五七丸，不拘时候服之，进食去积，小儿卧顺大快。

治小儿癖疾有神效。用硇砂半钱，轻粉半钱，密陀僧一钱半，舶上硫黄二钱半，血竭一钱，胆矾一钱半，粉霜半钱，如无亦可，有亦可，上为末，一半为散，一半糊为丸，男病用女孩儿所食之乳，女病用男孩儿所食之乳汁，调散送下丸子，其病即愈。每服丸不拘时候。

大黄膏治小儿、大人痹疮。用大黄、朴硝各等分，用蒜为泥成膏，用绢帛摊成膏药，贴于病处，其痹自软消。

治小儿出疹疮，眼内有云翳。用黄丹、轻粉各等分，用竹筒吹入耳内，左眼有翳吹右耳，右眼有翳吹左耳，即退。

万金丹治小儿慢惊风、急惊风。用朱砂、真轻粉二味不以多少，用青蒿内虫儿取出，于净磁器盏内将朱砂、轻粉以虫汁成丸老米大，量儿大小加减服，半岁服一丸。时法止于七月初五日取虫撙汁为丸。

治吐血方。用锅底正顶灶心土研烂，用井花水调服，二三服即安。

治火眼。用甘蔗一断，两头留节，剜空，用鸡爪黄连切碎，安蔗内，放炭火上熬，大滚一二次，取出待冷，用鸡翎点眼，二三次即愈。

治疾安虚弱。用鸡卵三个，胡椒七粒，糯米四十八粒，已上二味药连卵炒焦成末，每早朝用卵三个，和酒调服。

卷之四

治生之要

正月

禳法：元旦换桃符门神。鸡鸣以火把照榇①果，则无虫。辰日塞鼠穴，则无鼠。将斧斑驳斫树，则结子不落。此月栽树为上时。凡栽果，上半月栽者多子。南风火日不可栽。

下子：茄、瓜、天萝子、薏苡、诸般花子。

扦插：杨柳、木香、长春、蔷薇、佛见笑、石榴、栀子。

栽种：松、榇、榆、柳、枣、葱、葵、韭、麻、椒、牛蒡子、菠菜、牡丹、竹宜初二日、杂树木宜上旬、木绵花、苦荬、山药、冬瓜宜三十日。

收藏：无灰腊糟，蒸腊酒。

杂事：接诸般花木果树，移诸般花木果树。垅瓜地。

二月

禳法：庚日起鱼秧。五日泥蚕室。社日，以羹泼果木，则多子。揢百果根，则子牢。此月，雨水中埋诸般树条则活。中旬种稻为上时。

下子：麻子、红花、山药、白扁豆。

扦插：芙蓉、石榴。

栽种：槐、菊、茶、蘘、木瓜、桐树、决明、百合、胡麻、黄精、木槿、茨菰、乌头、甘蔗、杂菜、芋宜雨多、竹、茄、瓜、苋、枸杞、萱草、苍术、凤仙、芭蕉、栗、莴苣、紫苏、豌豆、茱萸、韭、夏萝卜。

收藏：百合曲、槐芽、皂角、新茶。

---

① 榇：疑为"桒"之误。桒，同"桑"（后不再注）。

分种：菊花、玉簪、石竹、山丹。

接植：桃、李、梅、枣、橘、桑、柿、柑。

杂事：移诸般花果并忌南风火日。理蚕事。春耕宜迟，恐阳气未透。

三月

禳法：清明日三更以稻草缚树上，不生戴毛虫伤树。插柳可以止酱醋潮溢。寒食浸糯米作药。

清明前二三日，用螺蛳浸水中，不拘多少。至清明日人未起时，以所浸水洒墙壁甃砌，去蜓蚰。

下子：茨菰宜谷雨日、麻子。

栽种：绿豆、茶宜阴地、山药、黄瓜、紫草、红花、甘蔗、菱、早芝麻、瓠子、鸡头、丝瓜儿宜社日、早稻宜上旬、地黄、栀子、蓝、紫苏、茭白、菠菜宜月末、葫芦、杏。

收藏：芥菜、桐花、毛羽衣物、清明醋、次茶。书画入焙熏中。

又可栽：茶宜阴地、诸般瓜宜初三日或戊辰日、葫芦宜清明日。

移植：椒、茄秧、芍药、枸杞苗、蒲百合、剪金果木宜上旬。

杂事，分诸般菊。梅上接杏，杏上接梅。埋楮树、收菊、开沟、修墙、防雨、浸壳种、修蜜。

四月

禳法：鱼池中纳一神守。此月伐木不蛀。

下子：芝麻。

扦插：栀子、木香、茶蘼。

栽种：椒、松、大豆、紫苏、麻宜夏至前十日、晚黄瓜、葵莲、绿豆、白苋、荷根宜立夏前三日。

收藏：丝绵、糟笋、大麦、干葚、蒿芥、盐春菜、萝卜子、笋干、醋笋、芋魁、蚕豆、甜菜干、晚菜干。

杂事：晒白菜、分菊、移茄、芸乌豆、包梨、锄葱芋、斫竹、合暑药。

五月

禳法：端午日以百草头和石灰作刀疮药。取楝树子碎投厕中不生虫。此月十三日竹醉日，可移植。

下子：夏松菜。

栽种：晚大豆、菖蒲、晚红花、香菜。

收藏：豆酱、乌梅、咸豆、木绵、菜子、菖蒲、蚕种、红花、糟鱼、白酒、芝麻、槐花、小麦、大蒜、蓝青、苍耳。

杂事：合端午药。斫芋。埋桃核在牛粪内，尖向上易出。札桧柏屏花篱。收蚕子故纸并蚕沙，作药用。

六月

禳法：鱼池中纳二神地。此月斫竹不蛀。初六日造神曲。本日浴猫狗。

扦插：杨柳。

栽种：小蒜、冬葱、油麻宜上旬、白茎秋葵、葵木、林檎、萝卜。

收藏：米麦醋、三黄醋、豆豉、酱瓜、瓜干、萝卜、楮实、白术、雨衣、麻皮、曲宜伏中、七宝瓜、酒药、鲞鱼、槐花、二麦。

杂事：晒水仙，洗甘蔗，锄竹园地，染水蓝，培灌橙橘，斫柴，做水杨梅，打炭墼[1]，打粪墼。

七月

禳法：辰日伐木不蛀。此月耕地杀草。

栽种：葱、蒿菜、苜蓿、萝卜、赤豆、菠菜宜月半、姜、菜、蔓青、早菜、荞麦、冬葵、芥菜立秋前。

收藏：米醋、咸豉、茄干、瓜干、瓜种、瓜蒂、紫苏、地黄、角蒿可辟蛀、花椒、荆芥、松柏子、糟茄、糟瓜、酱瓜、荷叶、楮子、芙蓉叶治肿。

杂事：分蘘、剥枣、刈草、耕菜地、作淀。秋耕宜早，恐霜后掩人阴气。收黄葵花治汤火伤。

八月

禳法：中秋夜种罂粟子多。鱼池纳三神守。

栽种：大蒜、罂粟、寒豆、苦荬、苎麻、蔓青、诸般菜、葱子、大麦、牡丹、芍药、韭子、芥子、丽春。

扦插：蔷薇。

收藏：醋姜、茄酱、茄干、糟茄、枣子、淹韭、晚黄瓜、地黄酒、糟姜、芝麻、栗子、柿子、韭花、糟茭白、木犀花叶。

移植：早梅、橙橘、木香、木犀、枇杷、牡丹。

杂事：分芍药根。踏面。锄竹园地。取牛蒡根，可食。

---

[1] 墼（jī）：土坯。

九月

栽种：椒、菊、茱萸、地黄、蚕豆、牡丹、水仙宜月初、柿、萱草、芥菜、荞麦、芍药、罂粟九日、蒜。

移植：山茶、腊梅、牡丹、杂果木。

收藏：糟酱蟹、稻种、油麻、甘蔗、栀子、紫苏、木瓜、韭子、牛蒡子、芙蓉叶治肿毒、冬瓜子、绿豆、茄种、栗子、枸杞、榧子、皂角、黄菊、槐子、蟹壳治产后儿枕疼。

杂事：掘姜出土。草包石榴、橘、栗、葡萄。采菊，筑墙圃，备一冬蔬菜。斫竹木、斫苎。

十月

栽种：大小豆、春菜、生姜、萝卜。

收藏：地黄、天萝子、茶子、橘皮、天豆、栗子、薏苡、椒、冬瓜子、芙蓉条、石橘、萝卜、山药、枸杞、皂角子、苎。

杂事：移葵、接花果、浇灌花木。获稻、纳禾稼。开砖、煮胶、收炭。造牛衣、修牛马屋。塞北户、用盖炉石阶砌。收二桑叶。

十一月

禳法：冬至日用糟水浇海棠并来春花。此月如有雪，则盛贮雪水埋地中，混谷种倍收，不怕旱。

栽种：小麦、四时菊花、油菜、莴苣、桼。

移植：松柏、桧。

收藏：盐水萝卜、牛蒡子、豆饼、盐鸭蛋、水果子、盐菜宜冬至前。

杂事：做酒药，接杂木，造农具，夹笆篱，浇菜，伐木，斫竹，打豆油，置碎草牛，下春粪田，盦芙蓉条。

十二月

禳法：腊八日悬猪脂于厕上，则一家无蝇。二十四日种杨柳不生戴毛虫。

栽种：橘、松，花树、麦宜腊日。

收藏：腊米、腊水、腊酒、腊肉、腊葱、风鱼、脯腊、腊糟、猪脂、水。

杂事：造农具。春米、春粉、浸米可止泻痢、浸灯心。剥叶、压果木、添桼泥、墩牡丹土。合腊药。扫屋。以猪脂喋马。腊水作面糊，裱背不蛀。

自入腊遇上水日，勿令人见，以少水细洒荐席毯褥，辟狗蚤壁虱。斫竹做器具不蛀。造纸。

上月令事毕。

种花果蔬菜法

牡丹：以冬至夜拨开根脚下土，至来日以水缸内石衣槌细，和肥土拥之花，即茂盛。

莲藕：以牛粪壤地，立夏前三二日，掘藕根，取节头着泥中种之，当年即开。畏桐油。

瑞香：种不可露根，恶湿畏日，用洗衣灰浇去蚯蚓滓，及退鸡鹅汁、燖猪汤浇之，则茂盛。

海棠：冬至日早以糟水浇，则鲜盛。结子剪去，则来年大盛。

水仙：五月初取小便浸一宿，晒干，悬当火处。九月初种之。地瘦，则无花，尤不可缺水。

茉莉：以鸡粪拥之则盛。

黄葵金凤：以子置手中任高撒，则枝干高。

鸡冠：坐种则矮，立种则与人齐，手种则花成穗，用簸箕扇子种则其花成片可观。

石菖蒲：以积年沟渠中瓦为末，种之。以茭泥和马粪散石上，则生苔。

催花法：凡用马粪浸水浇之，则易开。

梨：春分将旺梨笋作拐样斫下，两头用火烧红，铁器烙之津脉，栽之入地二尺许。

桃李杏：桃宜密，李、杏宜稀，杏宜近人家。桃至五年后，以刀割开皮令胶出，可多活三五年。种桃核，同桃熟时，向阳处深坑纳湿牛粪，收好桃核，刷洗缝中洁净，尖头向坑中，厚盖尺许，芽生和泥移种，桃杏最大。接李红甘，乃令处女艳妆种之，则花艳丽而子离核。

橘：宜以死鼠浸溺缸内，候鼠浮埋树根，次年大盛。

石榴：取直枝如指拇大者，斫长一尺，以八九条为科，下头二寸，深坑竖枝，坑畔置杂骨、姜石，于枝间实下土，出枝头一寸，水浇之。

银杏：须以雌雄合种则结实_{雌者二棱，雄者三棱。}

葡萄：宜于枣树边种，春间钻枣树作一窍，引葡萄枝从窍中过，长满塞窍，斫去托枣为根，其肉实如枣。用水泔浇。

薏苡：宜牛粪种。

姜：宜白沙地，少与粪和熟，一地耕之不厌细。三月种以蚕沙盖之，无则令好粪。陇宜深，芸不厌数。夏宜作棚盖。九月取，宜置窖中，以谷秆合埋，则不冻。

芋：区宜深阔，取豆萁纳区中，足践之，取芋种置其上，复践令实，数浇之，芸不厌频。

蒟蒻：宜树阴下，坑宜深阔，以粪杂糠灰置坑中，每坑着一颗埋之。其苗至五月雨后移之。二年后即大如碗。

萝卜：宜沙软地，五月中耕地，十月初六种。锄不厌多，稠即根少。至十月收，窖之。陈子立夏种，至五月可食。

葫芦：深作坑，实以油麻豆饼及烂草粪土，下种十余粒。候生，每取两茎，以竹刀子刮去半皮，合作一把，以物缠之，用牛粪、黄泥封种，待活后，惟留立茎。若要大，又以两茎合为一茎，如前法种之。

山药：沟宜长阔，深三四尺，底铺砖，用粪土填满，水实定。插芦头时，勿用手，以锹钁下之，则大。每年易人而种之。

茄子：初分茄秧时，向根上擘开，陷硫黄一皂子大，以泥培之，结子倍多，大而味甘。开花时取叶布过路，以灰围之，谓之嫁茄。

香菜：常以鱼腥水浇之，则香而茂，不得用粪。如无洗鱼水，泥沟水、米泔水亦佳。

菠菜：初种时过月朔乃生，治地极细，用粪极肥，然后下子，仍以马粪盖之。既长，不可用粪浇。

苋菜：与菠菜同浇，宜用缲茧汤。

胡荽：宜用月晦日晚下种。

蒜：九月初，栽蒜瓣于菜畦内。来年春二月，将地熟耕，上粪令厚，粪过把匀，用木橛插一窍栽蒜秧一株，五月间起之，其大如拳。

文房必用

琴、墨、龙涎香、乐器皆恶湿，常近人气则不蒸。衣服书画湿蒸变浥者，用冬瓜或银杏、蒜洗之。毛衣用无油漆板匣收贮，纸糊板缝，不通风则不蛀。笔用黄柏水，或用黄连、茵苣煎汤，调轻粉醮头，则不蛀。墨用熟艾收，或藏风化石灰内，则不蒸。调朱人𦙃[1]黄或白及水研，则不落。洗砚，用莲蓬壳或大半夏擦之，大去滞墨。印色用胡椒七粒熬香油，入𦙃黄、麝香、黄腊少许，印褥用扳枝花或竹茹最佳。

书灯，用香油一斤入桐油三两则耐点，又辟鼠耗。以盐置盏中，可省油。以口姜擦盏边，不生晕。挑灯杖，三月二月收荠菜梗用之，则无飞虫。油污衣，用滑石末糁上热熨频换则去。墨污衣服，口嚼水以筋头滴水洗即去。猪脂油污衣，用生栗子细嚼，放污处揉擦即去。血污衣服，用冷水洗可去，忌用热汤。

油墨污衣，先以油墨润一宿，用半夏、乌贼骨、滑石、枯白矾等分为末，洗净灯草

---

[1] 𦙃：疑为"藤"之误。

揩擦即去。墨污画绢，用灯草蘸水洗即去。绢帛上写字，用生姜磨墨则不阴，用蒜擦绢上则写字易上。油笼漏，用肥皂涂塞则上。漆笼漏，用马屁孛塞之即止。竹器生蛀，用生桐油点蛀处则止。

行厨备用

逡巡酒：用白糯米三升，淘净，水六升，煮成稠粥。夏冷，春秋温，冬微热，入曲半斤，饧稀三两，酵二两，麦蘖一撮，官桂、胡椒、良姜、细辛、甘草、川芎、丁香各半钱，为细末，和粥内，搅匀。冬五日，春秋三日，夏二日，即热。千里酸：约用蒸饼三个，曝干，投酽醋一斗中，浸透取出，再曝，以渗尽为度。再曝，令干，收之。每用擘少许，水研开。又法：乌梅去核一升，用酽醋五升，浸如前法，晒干为末，每用水调。逡巡酱：用白面一斤炒黄色，盐四两水调开，打作稠糊，候冷，入有色稠酱四两搅匀再晒二日，即可用。千里脯：猪羊牛肉切作大块，每一斤用盐半两，香油同淹片时，入陈皮、茴香、川椒、酒、酱、醋，煮至脯醋尽，曝干。夏月旬日不坏。

一了百当：甜酱一斤半，腊糟一斤，白盐一斤，马芹、茴香、川椒、胡椒、杏仁、红豆、良姜、官桂各半两，葱白半斤，为细末。先用香油一斤炼熟，入前料同炒匀，候冷，入器内收贮，遇馔随意挑用。芥辣汁：用芥菜子不拘多少，淘净，入细辛少许，白蜜、醋一处研烂，再入淡醋滤去滓，则辣。胡椒入盐并葱叶同研，则辣而易细。

省心法言

养性保命：一呵十搓，一搓十摩，久而行之，皱少红多。莫吃卯时酒，昏直到酉，莫吃申时饭，寿年九十九。软蒸饭，烂煮肉，少饮酒，独自宿。避色如避仇，避风如避箭。远唾不如近唾，近唾不如不唾。

身闲不如心闲，药补不如食补。服药千朝不如独卧一宵，饮酒千斛不如饱餐一粥。作福不如避罪，服药不如忌口。爽口味多终作疾，快心事过必为殃。

富贵不知止，杀身；饮食不知节，损寿。戒酒后语，忌食时嗔，忍难耐事，顺不明人。无事当贵，无灾当福，调摄当药，蔬食当肉。疗饥不可以求附，止渴不可以求鸩。祸从口出，病从口入。

立身持己：粗茶淡饭饱即休，补缀遮寒暖即休。富不俭用贫时悔，见事不学用时悔，醉后狂言醒时悔，安不将息病时悔。知足常足，终身不辱；知止常止，终身不耻。乐不可极，欲不可纵。守口如瓶，防意如城。鹪鹩栖于深林，其安不过一枝；大鼠饮于长江，其饱不过满腹。执虚如执盈，入虚如有人。渴不饮盗泉之水，热不息恶木之阴。从善如登，从恶如崩。琥珀不取腐介，磁石不受曲针。千金之子不垂堂，百金之子不骑衡。千钧之弩不为鼷鼠发机，万石之钟不为寸筵起音。救寒不如重裘，止谤不如自修。

巧冶不能销木，良工不能琢冰。刻鹄不成尚类鹜，画虎不成反类犬。新沐者必弹冠，新浴者必振衣。群轻折轴，积羽沉舟，众口烁金，积毁销骨。务德莫如滋，去疾莫如尽。终身让路不枉百步，终身让畔不失一段。嘉谷不早食，大器当晚成。惩沸羹者吹冷齑，伤弓之鸟惊曲木。舌存以软，齿亡以刚。良农不为水旱辍耕，大匠不为拙工改费绳墨。百战百胜不如一忍，万言万当不如一默。胶柱鼓瑟，刻舟求剑，不可以言通；临渴掘井，掩耳盗钟，不可以言智。

理家接物：教子婴孩，教妇初来。遗子千金不如教子一经，养身百计不如随身一艺。至乐莫若读书，至要莫如教子。糟糠之妻不下堂，贫贱之交不可忘。欲成家置两犁，欲破家置两妻。起家之子惜粪如惜金，败家之子弃金如弃粪。养男如虎犹恐如鼠，养女如鼠犹恐如虎。一年之计在于春，一日之计在于寅。至富不造屋，至贫莫卖屋。一死一生乃见交情，一贵一贱交情乃见。良工之子必善为箕，良冶之子必善为裘。孤则易折，众则难摧。

与恶人居如入鲍鲐之肆，与善人居如入芝兰之室。君子之交淡如水，小人之交甘若醴。播之，扬之，糠秕在前；沙之，汰之，瓦砾在后。君子择而后交，故寡尤；小人交而后择，故多怨。两怒必有溢恶之言，两喜必有溢美之论。千羊之皮不如一狐之腋，千人之诺不如一士之谔。泰山不辞土壤，故能成其大；河海不择细流，故能就其深。愚者千虑必有一得，智者千虑必有一失。良药苦口利于病，忠信逆耳利于行。白头如新，倾盖如故。美茶不如薄酒，美疢不如恶石。短绠不可以汲深，强弩之末不可以穿鲁缟。

居官莅政：不会着衣看旁人例，不会做官看旁州例。好例子休与人坏了，反例子休与人做下。进一步思退一步，要一钱不直一钱。得意处早回头，力到处行方便。不可以无鼠而畜不捕之猫，不可以无盗而畜不吠之犬。旦失色于堂，暮传笑于国。

猛则济之以宽，太猛则民残；宽则济之以猛，太宽则民弛。太刚则折，太柔则废。画地为狱议不入，刻木为吏期不对。两虎共斗，势不俱生；蛏蚌相持，渔人得利。徐行不可以救溺，捧漏不可以沃焦。

瞽旷不能齐不齐之耳，狄牙不能齐不齐之口。直如弦死道边，曲如钩得封侯。好女入室，丑女尤之；忠臣立朝，奸人仇之。

卷之五

附加十三方

一

不换金正气散　治四时伤寒，头疼，发热，恶寒，身体痛，潮热往来，咳嗽痰逆，呕哕恶心，及山岚瘴气并治之。

苍米_{米泔浸过}　陈皮_{去白，各五钱重}　藿香_{三分重}　半夏_{炮七次，三分重}　甘草_{三钱}　厚朴_{姜炙，四分重}

上每服姜五片，葱根煎服。

头疼，加川芎、白芷。

潮热，加黄芩、柴胡。

口燥心烦，加干葛、柴胡。

冷泻不止，加木香、诃子、肉豆蔻。

疟疾，加常山、槟榔、草果。

咳嗽，加杏仁、五味子、桔梗。

喘急，加麻黄、苏子、桑白皮。

身体疼痛，加桂皮、麻黄、赤芍药。

感寒腹痛，加干姜、官桂。

呕逆，加丁香、砂仁。

足浮肿，加大腹皮、木瓜皮、五加皮。

气块，加枳壳、槟榔、茴香、三棱。

热极大腑不通，加朴硝、大黄。

腹胀，加香附子、枳壳、白豆蔻。

胸胁胀满，加枳实、莪术、砂仁。

痢疾，加黄连、枳壳，去甘草。

二

十神汤　治伤寒，时令不正之气，瘟疫。不问阴阳二证及内外两感风寒，腰脚疼痛，湿痹，头疼，咳嗽，并皆治之。

陈皮_{去白，二钱}　麻黄_{去节，二分}　川芎_{二分}　香附子_{三分}　苏叶_{二钱}　白芷_{二分}　升麻_{三分}　赤芍药_{三钱}　干葛　甘草_{各二分}

上依此方修合，每服生姜五片煎服。

潮热，加黄芩、麦门冬。

咳嗽，加五味子、桔梗。

头疼，加细辛、石膏。

心胸胀满，加枳实、半夏。

饮食不进，加砂仁、白豆蔻。

呕逆，加丁香、草果。

鼻衄出不止，加乌梅、干葛。

腹胀疼痛，加白术、干姜。

冷气痛，加良姜、干姜、玄胡索。

大便秘涩，加大黄、朴硝。

有痢，加枳壳、当归。

泄泻，加藿香、肉豆蔻。

疹毒，加官桂、人参、茯苓

三

生料五积散　治四时调中，快气化痰，脾胃宿食不化，脐肠胀满，胸膈停痰，呕逆恶心，外感风寒，内伤生冷，心腹痞闷，项背拘急，四肢浮肿，寒热往来，腰膝疼痛，及妇人难产，血气经候不调，或不通，一切治之。

枳壳　麻黄_{去节}　白芍药_{各四钱}　当归　半夏_{各二钱}　官桂　川芎　白芷　厚朴　干姜　桔梗　苍术　茯苓　陈皮_{各五钱}　甘草

上依此治疗，每服生姜七片，煎至六分八，水酒半盏，温服，无不效验。

足浮肿，加五加皮、大腹皮。

已成风痹，加羌活、独活、防风、防己。

腰疼，加桃仁、麝香、茴香。

小肠气疼，加茱萸、茴香。

手足挛拳，加槟榔、木瓜、牛膝。

咳嗽，加杏仁、马兜铃、桑白皮。

遍身疼，加乳香、没药、北细辛。

难产，加麝香、交桂。

老人手足疼痛，加和顺元散。

手足风缓，加和乌药平气散。

四肢湿痹，加乌药顺气散。

因湿所感，加和槟苏散。

四

二陈汤　治痰饮为患，呕吐恶心，或头眩心悸，中脘不快，发为寒热，饮食生冷，酒后当风感寒，或夏取凉，心烦口燥，口吐黄水，中脘不快，寒热发作，或因食生冷，脾胃不和，伤寒后虚烦上攻，此药最好，并宜服之。

广陈皮_{去白，五钱}　半夏_{治，五钱}　白茯苓_{去皮，四钱}　甘草

上依此方治之，用生姜五片，不拘时温服。

呕逆，加丁香、砂仁。

痰多，加南星、枳实。

头眩，加川芎、白芷。

心忡，加麦门冬。

咳嗽，加细辛、川芎、五味子。

中脘停痰，加莪术、砂仁。

寒热往来，加黄芩、前胡。

伤寒后心烦，加枳实、竹茹、莲肉。

口燥，加干葛、乌梅。

口吐黄水，加干姜、丁香。

或因生冷，加青皮、白豆蔻。

脾胃不和，加草果、砂仁。

咳嗽，加桑白皮、五味子。

脾黄，加白术、厚朴、草果。

五

参苏散　治四时感冒，发热头疼，咳嗽痰饮，中脘痞满，呕吐痰水，宽中快膈，不致伤脾，一切发热皆能取效，不问内外所感及小儿室女，一切治之。

人参三钱　苏叶　桔梗　干葛　前胡各四钱　陈皮　茯苓各五钱　枳壳三钱半　木香一钱半　甘草三钱半　半夏四钱

上依此方修合，治疗神效。

咳嗽，加五味子、杏仁。

久嗽者，加桑白皮、柴胡。

鼻衄，加麦门冬、茅根、乌梅。

心盛，去木香，加黄芩、柴胡。

呕逆，加砂仁、藿香。

鼻衄出过多，加四物汤。

头疼，加川芎、细辛。

脾泄，加莲肉、黄芪、白扁豆。

六

香苏散　治四时伤寒温疫，头疼，寒热往来，不问两感内外之证，并皆治之。

春月探病，宜用此方。

苏叶四钱　香附子炒，五钱　陈皮去白　甘草①二钱

上每用的效。

潮热，加人参、黄芩。

咳嗽，加桔梗、五味子。

头疼，加川芎、细辛、白芷。

疹痘未成，加升麻、干葛。

疟痢，加枳壳、黄连，去甘草。

水泻，即脾泄，加藿香、肉豆蔻。

恶寒潮热，加桂枝、麻黄。

身疼，加赤芍药、官桂。

心气痛，加玄胡索、乌药、茴香。

久泻，加木香、诃子。

疟疾，加槟榔、草果。

胸膈痞满，加枳实、半夏。

脚膝拘挛，加木瓜、槟榔、牛膝、羌活，又名槟苏散。

潮热往来，加和正气散。

呕逆，加丁香、干姜。

---

① 草：后疑有"各"字。

腹痛，加赤芍药、白术。

七

经验对金饮子　治诸疾，不问远近，无不愈者。常服固元阳，益气健脾，进食和胃，祛痰，自然荣卫调畅，寒暑不侵。及疗四时伤寒，手足腰痛，五劳七伤，外感风寒，内伤生冷，不问三焦痞满，极有神效。

陈皮_{去白炒黄四两}　苍术_{米泔浸，一两五钱}　川厚朴_{姜汁炒，一两五钱}　甘草_{三两重}

上依此方治疗神效。

有温疫时气二毒，伤寒头疼，加抚芎、葱白三茎煎服。

五劳七伤有热，加黄芩、柴胡。

手足酸疼，加乌药、槟榔。

痰嗽发疟，加草果、乌梅。

冷热气疼，加茴香、木香。

水气肿满，加桑白皮、木通。

妇人赤白带下，加黄芪、当归。

酒伤脾胃，加丁香、砂仁。

伤食，加良姜、白豆蔻。

四时泄泻，加肉豆蔻、诃子。

风痰，加荆芥、北细辛。

膝腿冷疼，加牛膝、乳香。

腿痹，加菟丝子、羌活。

浑身拘急有热，加地骨皮、麦门冬。

白痢，加吴茱萸。

赤痢，加黄连，去甘草。

头风，加藁本、白芷。

有气，加茴香。

气块，加三棱、莪术。

头疼，加茱萸、干姜。

妇人腹痛，加香附子、乌药。

眼热，加大黄、荆芥。

冷泪，加木贼、夏枯草。

腰痛，加杜仲、八角、茴香。

八

加减玄武汤 治伤风伤寒，数日未解，六脉浮沉，身疼头疼，恶寒潮热，咳嗽痰喘，遍身疼痛，手足冷痹，饮食进少，大便溏痢，不问四时伤寒，一切治之。

白术　芍药各一两　白茯苓七钱　甘草三钱

上依此方治之，用生姜五片。

头疼，加川芎、细辛。

泄泻，加木香、藿香。

咳嗽，加五味子、半夏。

遍身疼痛，加官桂、川芎。

有痰，加天南星、陈皮。

水泻，加干姜、木香。

四肢疼痛，加附子，名真武汤。

心烦，加人参、麦门冬。

热未除，加黄芩、干葛。

三日无汗，如疟恶热恶寒，加麻黄、桂枝。

九

五苓散 治伤寒温热病，表里未解，头疼发热，口燥咽干，烦渴及饮水烦渴不止，小便赤涩，霍乱吐泻，自利烦渴，心气不宁，腹中气块，小肠气痛者，热不散，黄疸发渴，一切治疗之。

白术一两　茯苓去皮，八钱　肉桂去皮，七钱　猪苓五钱　泽泻八钱

上依此方治疗无不效验。

阳毒，加芍药、升麻，去肉桂。

狂言乱语，加辰砂、酸枣仁。

头疼目眩，加川芎、羌活。

咳嗽，加五味子、桔梗。

心气不定，加人参、麦门冬。

痰多，加半夏、陈皮。

喘急，加马兜铃、桑白皮。

大便不通，加大黄、朴硝。

气块，加三棱、莪术。

心热，加黄芩、莲肉。

身疼拘急，加麻黄。

口干嗳水，加干葛、乌梅。

眼黄酒疸及五疸，加茵陈、木通、滑石。

鼻衄，加山栀子、乌梅。

五心热如劳，加桔梗、柴胡。

有痰有热，加桑白皮、人参、前胡。

水气，加甜葶苈、木通。

吊肾气，加茱萸、枳壳。

小肠气痛，加茴香、木通。

霍乱转筋，加藿香、木瓜皮。

<h1 style="text-align:center">十</h1>

四君子汤　治男子、妇人、小儿诸证，不问外感风寒，内伤生冷，咳嗽，潮热往来，脾胃泄泻，四时感冒，不问远年近日，一切治之。

人参五钱去芦　白茯苓一两去皮　浙术一两　甘草三钱半

上依此方治之，无不效验。向内加减，各四钱重。

生姜五片，枣一枚煎服，或三钱重亦可。

有痰，加陈皮、半夏。

吐泻，加藿香、黄芪、白扁豆。

脾胃虚弱，加交桂、当归、黄芪。

咳嗽，加桑白皮、五味子、杏仁。

心烦不定，加辰砂、酸枣仁、远志。

心热，加麦门冬、茯神、莲肉。

小儿风疾，加全蝎、白附子、北细辛。

发渴，加木瓜、干葛、乌梅。

心烦口渴，加人参、黄芪。

胃冷，加丁香、附子、砂仁。

脾困气短，加木香、人参、砂仁。

腹胀不思饮食，加白豆蔻、枳实、砂仁。

胸膈喘急，加枳实、半夏、枳壳。

风壅邪热，加荆芥、黄芩、薄荷。

潮热往来，加前胡、川芎。

盗汗不止，加黄芪、陈麴炒。

小便不通，加泽泻、木通、猪苓。

大腑闭塞，加槟榔、大黄。

水泻不止，加木香、诃子、豆蔻。

遍身疼痛，加赤芍药、官桂。

四肢恶寒有热，加麻黄、桂枝。

气痛，加茴香、玄胡索、当归。

气块，加三棱、莪术、茴香、香附子。

腹痛，加干姜、赤芍药、官桂。

小儿有疹已出未成者，加升麻、干葛。

妇人难产，加麝香、白芷、百草霜。

十一

小柴胡汤　治伤寒温热病，身热恶寒，项强急痛，胸胁痛，呕吐恶心，烦渴不止，寒热往来，身面黄疸，小便不利，大便不通秘涩，或过经不解，或潮热不除。及妇人产后，劳役发热，身疼头痛，男子妇人久咳成痨，或疟疾时或发热，颠狂谵语，一切治之。

人参去芦，四钱　半夏五钱　黄芩一两　柴胡一两　甘草三钱

上依此方，每服生姜五片，枣三枚同煎。

疟疾，加乌梅、草果。

劳热，加茯苓、麦门冬、五味子。

口渴，加木瓜、干葛。

鼻衄，加蒲黄、地骨皮、茅根。

小便不利，加木通、猪苓、泽泻。

大便不利，加大黄、朴硝。

咳嗽，加五味子、桔梗、杏仁。

五心渴热，加前胡、地骨皮、麦门冬。

极热过多，六脉洪数，加柴胡、干葛、五味子。

头疼，加细辛、石膏。

喘急，加知母、贝母。

妇人产难后颠狂，加辰砂、柴胡。

有痨的，加百合、赤芍药、地骨皮。

十二

乌药顺气散　治男子、妇人一切风气，攻疰四肢，骨节疼痛，遍身麻痹，手足瘫痪，言语謇涩，筋脉拘挛，及脚气步履艰辛，脚膝软弱，妇人血气，老人冷气，胸膈胀满，心腹刺痛，吐泻肠鸣，远年近日，加减一切治之。

麻黄二两　陈皮去皮，三两　乌药二两　川芎一两　白姜蚕炒去丝嘴　枳壳去心炒，各一两

白芷一两　甘草二两　桔梗一两　干姜一两

水一盏，姜三片，葱一茎，酒半盏服。

有拘挛，加木瓜、石斛。

湿气，加苍术、浙术、槟榔。

脚膝浮肿，加牛膝、五加皮、独活。

遍身疼痛，加官桂、当归、没药、乳香。

腰疼，加杜仲、八角茴香。

虚汗，加黄芪，去麻黄。

潮热，去干姜，加黄芩、青藤根。

胸膈胀满，加枳实、莪术。

夜间疼痛，加虎胫骨、石南叶、青木香。

脚不能举动，麝①香、羌活、防风。

头眩，加细辛、好细茶。

手足不能起，加川续断、威灵仙。

心腹刺痛，加茴香。

阴积浮肿合五积散。

四肢皆有冷痹，加川乌、附子、交桂。

麻痹疼痛极者，合和三五七散。

左瘫右痪，加当归、天麻、白蒺藜。

二五年不能行者，合和独活寄生汤。

妇人血气，加防风、薄荷、荆芥。

日夜疼痛，午间轻，夜又痛，合和神秘左经汤。

十三

四物汤　治妇人胎前产后，血气不足，四肢怠惰，乏力少气，荣卫虚损，阴阳不和，乍寒乍热，赤白带下，脚膝疼痛，昏眩，经候不行，咳嗽，心烦，腹中疼痛，下虚

---

① 麝：前疑脱"加"字。

冷乏，并皆治之。

当归_{去芦}　芎_{各二两}　熟地_{酒洗}　白芍药_{各二两}

上依此方法加减用之，获效尤速。

经脉不行，加红花、苏木。

血气痛，五心热，加天台乌药、官桂。

冷气痛四肢，加良姜、玄胡索、干姜。

腹中气块，加木香如鸡子大^①、三棱、莪术。

乍冷乍热，加人参、茯苓、青皮。

妊妇动胎，加艾叶、香附子，并紫苏叶。

血痢，加阿胶、厚朴、艾叶。

口干烦渴，加麦门冬、干葛、乌梅。

小便赤涩，加泽泻、木通。

大便秘结，加桃仁、大黄。

胁肋胀满，加枳实、半夏。

大渴烦躁，加人参、知母、石膏。

潮热，加黄芩、桔梗。

下血过多，加绵黄芪、白术、茯苓、甘草。

无子息，加附子、肉苁蓉。

五心烦，躁热，加黄芩、柴胡、地骨皮、百合。

虚烦不睡，加淡竹叶、石膏、人参。

心气不足恍惚，加远志、枣仁、辰砂_{别研}。

有死胎，加交桂、麝香、白芷。

赤白带下，加藁本、牡丹皮、川续断。

或月前月后，加川牛膝、泽泻、兰叶、钟乳粉。

咳痰，加桑白皮、杏仁、麻黄。

头眩，加羌活、细辛。

不思饮食，加砂仁、白豆蔻、莲肉。

面色痿黄，加陈皮、香附子、干姜。

又附　神仙巨胜子丸

日进二服，诸病皆除。善能安魂定魄，改易容颜，通神延寿，补髓驻精益气，治虚弱，展筋骨，润肌肤。久服头白再黑，牙落更生，目视有光，心无倦怠，诸疾寒暑不侵，神效不具述。

---

① 如鸡子大：此四字疑衍。

熟地黄　生地黄　何首乌各一两　枸杞子　官桂　肉苁蓉酒浸三日　川牛膝酒浸三日 菟丝子酒浸三日　人参　天门冬　巨胜子焙去皮　酸枣仁　破故纸炒　巴戟去心　五味子 覆盆子　山药　楮实子各一两　川续断　广木香　韭子　鸡头实　莲须　莲肉各一两

　　如无天雄，附子代之，去皮脐，炮。去天雄，用鹿茸亦得。十个同研极细，如梧桐子大，每服二十九或三十丸，浓酒下，盐汤下亦可。耳聋后聪，眼昏再明，一月元气盛，六十日白发变黑，百日颜容改换，目明，黑处穿针，冬月单衣不寒。如不信，将白鸡一支，用药拌饭煨过六十日，则为黑鸡。昔有一老人耳聋眼昏，年七十无子，遇此方齿生发黑、四妻得二十子，寿至一百单六岁。凡人服此药者，必能添寿龄哉。水火既济之妙术也。

养生月览

（宋）周守忠　编辑

（明）胡文焕　校正

内容提要

　　《养生月览》成书于南宋嘉定十三年（1220），作者周守忠，又名守中，字榕庵、松庵，生卒年不详，南宋钱塘（今浙江杭州）人。周氏博览群书，兼通医理，还著有《养生类纂》《姬侍类偶》《历代名医蒙求》等书。

　　本书是一本四季养生著作，收集了晋唐以来养生经验，按照十二月令排序，介绍逐月日常生活宜忌，涉及居处卫生、防避瘟疫、养生却病、药饵与药浴、诸时节饮食宜忌、生活起居调摄等内容，计有507条。

　　现存明成化十年（1474）樵阳谢颖刻本、明万历二十年壬辰（1592）虎林文会堂胡文焕校刻本即《寿养丛书》初刻本、明万历三十一年癸卯文会堂刻本即《格致丛书》本。本次点校以《寿养丛书》清抄本为底本，以《格致丛书》本为主校本，《寿养丛书》初刻本、谢颖刻本为参校本。

目　录

卷　上

卷　下

卷　上

正　月

正月一日，子丑时烧粪，扫，令人仓库不虚。《月令图经》

元日子后丑前，吞赤小豆七粒，椒酒一合，吉。同上

正月旦，鸡鸣时把火遍照五果及桑树上下，则无虫；时年有桑果灾生虫者，元日照者必免灾。《四时纂要》

元日寅时，饮屠苏酒，自幼及长。《杂五行书》

正月旦及正月半，以麻子、赤豆二七颗，置井中，辟瘟病甚效。同上

元日平旦，吞盐豉七粒，终岁不于食中误吃蝇子。《吕公岁时杂记》

正月一日烧术及饮术汤。同上

元日服桃汤，桃者五行之精，厌伏邪气，制百鬼。《荆楚岁时记》

元日缕悬苇灰、桃棒门户上，却疠疫也。同上

元日日未出时，朱书百病符，悬户上。《月令图经》

正月一日未明，小儿不长者，以手攀东墙，勿令人知。或云于狗窦中，使人牵拽。《琐碎录》

元日庭前爆竹，以辟山臊、恶鬼也。山臊在西方深山中，长尺余，性不畏人，犯之令人寒热病，畏爆竹声。《太平御览》

元日造五辛盘，正元日五熏炼形。注曰：五辛所以发五脏气。《周处风土记》

正月一日，取五木煮汤以浴，令人至老须发黑。徐借注云：道家谓青木香为五香，亦云五木。《杂修养书》

元日进椒柏酒，椒是玉衡星精，服之令人身轻能[1] 老；柏是仙药。又云进酒次第，当从小起，以年少者为先。《崔实四民月令》

元日造桃板著户，谓之仙木，像郁垒，山桃树百鬼畏之。《玉烛宝典》

---

[1]　能：读奈音，即耐字。

岁旦服赤小豆二七粒，面东以韭汁下，即一年不疾病，家人悉令服之。《四时纂要》

正月一日取枸杞菜，煮作汤沐浴，令人光泽，不病不老。《云笈七签》

正月一日取鹊巢烧之，著于厕，能辟兵。《四时纂要》

岁旦日埋败履于庭中，家出印绶。《墨子秘录》

正月朝早将物去冢头取古砖，一口将咒要断，一年无时疫，悬安大门也。《本草》

腊月鼠向正旦朝所居处埋之，辟瘟疫。《梅师方》

昔有齐人欧明者，乘船过青草湖，忽遇风，晦暝而逢青草湖君，邀归止家堂宇，谓欧明曰："惟君所须富贵、金玉等物，吾当与卿。"明未知所答，傍有一人，私语明曰："君但求如愿，并胜余物。"明依其人语，湖君嘿嘿然，须臾便许，及出乃呼如愿，即是一少婢也。湖君语明曰："君领取至家，如要物，但就如愿所须皆得。"明至家数年，遂大富。后至岁旦，如愿起宴，明鞭之，愿以头钻粪帚中，渐没。失所后，明家渐渐贫。今人岁旦，粪帚不出户，恐如愿在其中。《搜神记》

正月一日取鹊巢烧灰，撒门里，辟盗。《墨子秘录》

正月三日买竹筒四枚，置家中四壁上，令田蚕万倍，钱财自来。《四时纂要》

正月四日拔白，永不生，凌晨拔，神仙拔白日。他月仿此拔白髭发也。同上

正月五日取商陆根，细切，以玄水渍之，三日阴干，可治为末，服三寸匕，玄水服下，日三服。百日伏尸尽下出，如人状，醮埋之，祝曰："伏尸当属地，我当属天。"无复相召即去，随故道，无还顾，常先服之。禁一切血肉，辛菜物。《云笈七签》

正月七日上会日，可斋戒。《四时纂要》

正月七日男吞赤豆七颗、女吞二七颗，竟年不病。《杂五行书》

人日夜多鬼鸟过人家，槌床打户、拔狗耳、灭灯以禳之。《荆楚岁时记》

正月八日沐浴去灾祸，神仙沐浴日。《四时纂要》

正月十日人定时沐浴，令人齿坚。凡斋戒、沐浴，皆当盥沐五香汤。其五香汤法：用兰香一斤、荆花一斤、零陵香一斤、青木香一斤、白檀一斤，凡五物切之，以水二斛五斗，煮取一斛二斗，以自洗浴也。此汤辟恶、除不祥气，降神灵用之，以沐并治头。《云笈七签》

厕前草，月初上寅日烧中庭，令人一家不著天行。《四时纂要》

正月上寅日持女青末，三角缝囊盛系前帐中，大吉，能辟瘟病。女青，草也。《肘后方》

正月十五日，残糕糜熬令焦，和谷种之，能辟虫也。《四时纂要》

正月十五日，作膏粥以祠门户。《玉烛宝典》

正月十五日，作豆糜加油荤其上，以祠门户。《荆楚岁时记》

正月十五日，灯盏令人有子，夫妇共于富家局会所盗之，勿令人知，安卧床下，当

月有娠。《本草》

正月望日以柳枝插户上，随柳枝所指处，致酒脯祭之。《斋谐记》云：吴县张成，夜于宅东见一妇人曰："我是地神，明日月半，宜以糕糜白粥祭我，令君家蚕桑万倍。"后果如言，今人谓之粘钱财。《岁时记》

上元日可斋戒，诵《黄庭经》，令人资福寿。《四时纂要》

立春日食生菜不可过多，取迎新之意，及进浆粥，以导和气。《千金月令》

上学之士当以立春之日清朝，煮白芷、桃皮、青木香三种，东向沐浴。《云笈七签》

立春日鞭土牛，庶民争之，得牛肉者，其家宜蚕，亦云治病。《从岁杂记》

后生于立春并社日食蒜者，至纳妇拜门日，腰间有声如嚼蒜然，皆以为戒。同上

打春时，春牛泥撒在檐下，蚰蜒不上。《琐碎录》

立春后有庚子日，温芜菁汁，合家大小并服，不限多少，可理时疫。《伤寒类要》

入春宜晚脱绵衣，令人伤寒、霍乱。《千金月令》

正月之节，宜加绵袜以暖足。《千金月令》

正月宜进桑枝汤，及造煎以备用，其桑枝汤方：取桑枝如箭杆大者，细锉，以酥熬作汤。又桑枝煎方：取桑枝大如箭杆者，细锉三升，熬令微黄，以水六升煎三升，去滓，以重汤煎取二升，下白蜜三合，黄明胶一两，炙作末，煎成，以不津器封贮之。同上

正月韭，始青可以食。凡韭不可以作羹食，损人。作齑佳。凡作齑佳，以先削一所地，去上一寸土，取韭不洗便投沸汤中，漉出铺所削新土上良久，然后入水淘择。同上

正月不可释绵襦，宜食粥。凡粥有三等。一曰地黄，以补虚。取地黄四两，捣取汁，候粥半熟即下之，以绵裹椒一百粒、生姜一斤投粥中，候熟出之，下羊肾一具，去脂膜，细切如韭叶大，加少盐食。二日防风，以去四肢风，取防风二大分，煮取汁作粥。三日紫苏，以去壅气，取紫苏子，熬令黄香，以水研滤，取汁作粥。同上

正月勿食虎豹狸肉，令人伤神损气。《千金方》

正月不得食生葱，令人面上起游风。同上

正月勿食梨。《梅师方》

正月食鼠残，多为鼠瘘，小孔下血者是此病。《本草》

正月之节，食五辛以辟疠气，蒜、葱、韭、薤、姜也。《食医心镜》

正月雨水，夫妻各饮一杯，还房当获时有子，神效也。《本草》

正月初婚忌空房，多招不祥，不可不谨，不得已，当以熏笼置床上禳之。《琐碎录》

正月甲子拔白，晦日汲井花水服，令髭发不白。《四时纂要》

正月未日夜，芦苣火照井厕中，则百鬼走。《荆楚岁时记》

正月寅日烧白发，吉。《千金方》

正月二日，取章陆根三十斤，净先粗切，长二寸许，勿令中风也，绢囊尽盛，悬屋北六十日，阴燥为末，以方寸匕水服，旦先食服，十日见鬼，六十日合鬼取金银宝物，作屋舍随意所欲，八十日见千里，百日登风履云，久服成仙。《云笈七签》

春不可食肝，为肝王时，以死气入肝，伤魂也。《金匮要略方》

春服小续命汤五剂、诸补散各一剂，百病不生。《千金方》

春月饮酒茹葱，以通五脏。《庄子》

春天月每朝梳头一二百下，至夜欲卧须汤去声热盐汤一盆，从膝下洗至足方卧，以通泄风毒、脚气，勿令壅滞。《四时养生论》

春七十二日，省酸增甘，以养脾气。《千金方》

春间不可食鲫鱼头，其中有虫也。《琐碎录》

春三月夜卧早起。出《黄帝素问》。又按《云笈七签》曰：季春月宜卧起俱早。

赵先生曰：欲除尸虫之法，春月择甲乙夜视岁星所在，朝之再拜，正心窃祝曰：原东方明星君，扶我魂，接我魄，使我寿如松柏，生年万岁生不落。愿为甲除身中三尸、九虫，尽走消灭，常择洁静，频行之为善，此仁德乐生君木也，木克土，所以土尸去，妙诀，秘之。《云笈七签》

太虚真人曰：常以春甲寅日、夏丙午日、秋庚申日、冬壬子日，眼卧时先捣朱砂、雄黄、雌黄，三物等分细捣，以绵裹之使如枣大，临卧时塞两耳中。此消三尸、练七魄之道也。明日日中时，以东流水沐浴毕，更整饰床席，易著衣物，浣故者，更履屐，先除澡之都毕，又扫洒于寝床下，通令所住一室，净洁平安。枕卧向上，闭气握固良久，微咒曰：天道有常，改易故新，上帝吉日，沐浴为真，三气消尸，朱黄安魂，宝练七魄，与我相亲。此道是消炼尸秽之上法，改易真形之要诀也。四时各取一日 为之。同上

春日宜脑足俱冻。同上。又按《千金月令》曰：正月之节，宜加绵袜以暖之。

凡卧，春欲得头向东，有所利益。同上

二　月

二月二日，取枸杞菜，煮作汤，沐浴，令人光泽，不病不老。《云笈七签》

二月二日不欲眠。《千金月令》

昔巢氏，时二月二乞得人子，归养之，家便大富。后以此日，出野田中采蓬茨，向门前以祭之，云迎富。《岁华纪丽》

二月六日、八日宜沐浴斋戒，天祐其福。《云笈七签》

二月八日，拔白神仙良日。《四时纂要》

二月八日，黄昏时沐浴，令人轻健。《云笈七签》

二月九日，忌食一切鱼鳖。_{同上}

二月九日，勿食鱼，仙家大忌。《白云先生杂记》

二月十四日，忌远行，水陆并不可往。《云笈七签》

二月勿食黄花菜及陈菹，发痼疾，动痼气。勿食大蒜，令人气壅，关隔不通。勿食蓼子及鸡子，滞人气。勿食小蒜，伤人志性。勿食兔肉，令人神魂不安。勿食狐狸肉，伤人神。_{同上}

二月肾脏气微，肝脏正王，宜净膈，去痰宣泄，皮肤令得微汗，以散去冬温伏之气。_{同上}

二月勿食梨。《梅师方》

二月勿食蓼，伤肾。《白云先生杂记》

二月勿食鸡子，令人常恶心。《千金方》

二月宜食韭，大益人心。_{同上}

二月行途之间，勿饮阴地流泉，令人发疟瘴，又损脚，令软。《本草》

二月初，便须灸两脚三里、绝骨，对穴各七壮，以泄毒气，至夏即无脚气冲心之疾。《四时养生论》

二月之节，不可食生冷。《千金月令》

二月中不可吊丧、问疾，可衣夹衣。_{同上}

每至二月吐痰，缘中年向后，泻多困惫，至于风劳、气冷，多起自痰涎。可取牛蒡子一合以上，羌活一两，同牛蒡子捣为末，入五更初，投新汲水一碗，打令匀略起，东向服之，便卧。良久，以撩胸膈，当吐，以盆盛之，勿令起坐。凡是壅滞痰涎出尽，至黄胆水，取妙盐漱讫，取蒸饼切，火上炙令黄，便吃之，仍煎姜蜜汤下，至老不染瘴疬，纵病亦不能害人。《颐生论》

二三月内，天晴日取薯蓣，洗去土，小刀子刮去黑皮后，又削去第二重白皮，约厚一分，已来于净纸上著筛中晒至夜，妆于纸笼内，著微火养之，至来日晒以干为度，如未干，天色阴即火焙，便为干薯。药入丸散，用其第二重白皮，依前别晒，焙取为面，绝补益。《四时纂要》

二月取百合根，曝干捣作面，细筛，绝益人。_{同上}

二月五日，取土，泥蚕屋，宜蚕。_{同上}

二月上卯日，沐发愈疾。南阳太守目盲，太原王景，有沉疴，用之皆愈。_{同上}

二月上辰日，取道中土，泥门户，辟官事。_{同上}

二月上壬日，取土，泥屋四角，大宜蚕也。《本草》

二月乙酉日，日中北首卧，合阴阳，有子即贵也。《四时纂要》

桃、杏花，二月丁亥日收，阴干为末，戊子日和井花水服方寸七，日三服，疗妇人

无子，大验。同上

二月庚寅日，勿食鱼，大恶。《千金方》

惊蛰日，以石灰糁门限外，免虫蚁出。《琐碎录》

春分后宜服神明散，其方用苍术、桔梗各二两、附子二两炮、乌头四两炮、细辛一两。上捣筛为散，绛囊盛带之方寸匕，一人带一家无病。有染时气者，新汲水调方寸匕服之，取汁便差。《千金月令》

春秋二社，是日人家皆戒儿女夙兴以旧俗相传。苟为宴起，则社翁、社婆遗屎其面上，其后面黄者是验也。《吕公岁时杂记》

社日小学生以葱系竹竿上，于窗中托之，谓之开聪明。或加之以蒜，欲求能计算也。同上

社日学生皆给假，幼女辍女工，云是日不废业，令人憒。同上

社日饮酒治聋。同上

三　月

三月一日，不得与女人同处，大忌之。《云笈七签》

三月三日勿食百草。《外台秘要方》

三月三日采艾，为人挂户以备一岁之灸用。凡灸避人、神之所在。《千金月令》

三月三日，取桃花末收之，至七月七日取乌鸡血和涂面及身，三二日后光白如素，太平公主秘法。《四时纂要》

三月三日收桃叶晒干，捣筛，井花水服一钱。治心痛。同上

三月三日是神日，勿食诸鳞物。《百歌》

三月三日乃上巳日，可以采艾及蔓菁花，疗黄病。《月令图经》

上巳日取黍曲，和菜作羹；以压时气。《荆楚岁时记》

三月三日取荠菜花，铺灶上及床席下，可辟虫蚁，极验。《琐碎录》

三月三日，收苦楝花或叶于席荐下，可辟蚤。同上

三月三日勿食鸟兽五脏，及一切果菜、五辛等物，大吉。《千金方》

三月三日取桃叶，一云桃根，捣取汁七升，以大醋一升，同煎令得五六分，先食顿服之，隔宿无食，即尸虫俱下。《本草》

三月三日勿食五脏肉，百草心。《云笈书仙签金戒》

三月三日取枸杞菜煮作汤沐浴，令人光泽不病、不老。《云笈七签》

三月六日申时洗头，令人利官，七日平[①]旦浴、日入时浴并招财。《四时纂要》

---

① 平：原脱，据《格致丛书》本补入。

三月六日日入时沐浴，令人无厄。

三月十一日老子拔白日。《真诰》

三月十三日拔白，永不生。《四时纂要》

汉末有郭虞者，有三女，一女以三月上辰^①，一以上巳二日回，三女产乳并亡。迄今时俗以为大忌，故于是月是日，妇女忌讳，不复止家，皆适东流水上就适远地祈袯，自洁濯也。《风土记》

三月十六日忌远行，水陆俱不可往。《云笈七签》

三月二十七日，宜沐浴。同上

三月宜食韭，大益人心。此出《千金方》，又按《云笈七签》曰：季春食韭发疾。

三月勿食生薤。《本草》

三月勿食小蒜，伤人志性。《千金方》

三月中可服单衣。《千金月令》

三月采桃花未开者，阴干百日，与赤楂等分捣和，腊月猪脂涂秃疮，神效。《四时纂要》

三月食鸡子，终身昏乱。《白云先生杂记》

三月之节宜饮松花酒，其法取糯米，淘百遍，以神曲和。凡米一斗用神曲五两。春月取松花精，长五六寸者至一尺余，鼠尾者，各三两枝，细锉一升，蒸之。绢袋盛，以酒一升，浸取五日，堪服。一服三合，日三服，久服神仙。《千金月令》

三月勿食脾，乃是季月土旺，在脾故也。《千金方》

三月羊粪晒干煅灰存性，和轻粉、麻油，可敷恶疮。一名百草霜。《琐碎录》

三月勿食蛟龙肉及一切鱼肉^②，令人饮食不化，发宿病，伤人神气，恍惚。此出《千金》《纂要》，曰三月庚寅日凶。

三月入衡山之阴，取不见日月松脂炼而饵之^③，即不召而自来，服之百日耐寒暑，二百日五脏补益，服之五年，即见西王女。同上

三月不得食陈菹，夏热病，发恶疮。《本草》

三月采章陆，一名商陆，一名当陆，如人形者，神逐阴之精，此神草也，杀伏尸、去面䵟黑、益智不忘，男女五劳七伤、妇人乳产余病、带下结赤白皆愈。上用曲十斤，米三斗，加天门冬成末一斗，酿酒渍章陆六日，便斋服。五日食减，二十日谷肠肥，容气充茂，诸虫皆去，耳目聪明。皆灭以月宿与鬼日，加丁时取商陆，服如枣，日三。道士常种此药草于静室之园，使人通神，令人不老，长生。去三虫，治百病，毒不能伤

———————

① 上辰：原脱，据《格致丛书》本补入。

② 一切鱼肉：原脱，据文会堂刻本补入。

③ 饵之：原脱，据文会堂刻本补入。

矣。《云笈七签》

春季月食生葵，令饮食不消化，发宿疾。《食疗本草》

春季月末一十八日，省甘增咸，以养肾气。《千金方》

季春月阳炽阴伏，勿发泄大汗，以养脏气，勿食马肉，令人神魂不安；勿食獐鹿肉等，损气损志。《云笈七签》

季春月肝脏气伏，心当向王，宜益肝补肾。是月火相水死，勿犯西北风。勿久处湿地，必招邪毒。勿大汗当风，勿露体星宿下，以招不祥之事。同上

世传妇人死于产褥者，其鬼唯于一百五日，得自渑灌，故人家于寒食前一日皆畜水，是日不上井，以避之。《吕公岁时杂记》

寒食日取黍穰，于月德上取土，脱墼一百二十口，安宅福德上，令人致福。《四时纂要》

寒食日以纸袋盛面，挂当风处，中暑调水服。《琐碎录》

寒食日水浸糯米，逐日换水至小满，漉出晒干，炒黄辗末。水调，疗打扑伤损及诸疮肿。同上

寒食一百五日，预采大蓼曝干，能治气痢。用时捣罗为末，食前粥米饮调下一钱，最效。同上

清明前二日夜鸡鸣时，炊黍米熟，取釜汤遍洗井口瓮边地，则无马蚿，百虫不近井瓮，甚神验。《齐民要术》

清明日日未出时，采荠菜花枝，候干，夏日做挑灯杖，能祛蚊。荠菜亦名护生草，于清明日取花阴干，暑月置近灯烛，则能令蚊蛾不侵。《琐碎录》

清明日贵斗内著火，炒枣子于卧帐内，上下令烟气出。令一人问炒甚的，答曰：炒狗蛋。凡七问七答，狗蛋不生矣。同上

四　月

四月四日昳时沐浴，令人无讼。《云笈七签》

四月七日沐，令人大富。《四时纂要》

四月八日不宜远行，宜安心静念，沐浴斋戒，必得福庆。《摄生月令》

四月八日勿食百草。《外台秘要方》

四月八日勿杀草伐树。《全书志戒》

四月八日取枸杞菜，煮作汤沐浴，令人光泽，不病不老。《云笈七签》

四月九日日没时浴，令人长命。《四时纂要》

四月十六日拔白则黑发。同上

四月食雉，令人气逆；食鳝鱼害人。《白云先生杂记》

四月之节宜服新衣，宜进温食，宜服暖药，宜食羊肾臛。造羊肾法：上以菟丝子一两，研，煮取汁，滤之，溲面切，煮服。以羊肾一具，切，炒作臛，服之。尤疗眼暗及赤痛。《千金月令》

四月之节，宜服附子汤。其方用附子一枚，炮，勿令焦，为末。分作三服，以生姜一片，用水一升，煎取五合，明早空腹服。同上

四月之节宜食笋，以宽汤涌沸，先旋汤转，然后投笋于中，令其自转，不得搅，搅即破，候熟出之，如此则色青而软，软而不烂，可以食，和皮擘开，内粳米饭，细切羊肉，并土苏椒、碱、豉汁、盐花等，却以面封之，文火烧，闻香即熟，去皮厚一寸截之，以进笋味，此最佳。同上

四月之节，可以饮椹酒，尤治风热之疾。可以造椹煎。其造椹煎法．用椹汁三斗，白蜜两合，酥一两，生姜汁一合，以重汤煮椹汁，取三升，入盐、苏等煮，令得所于不津器中贮之。每服一合。和酒调服，理百种风疾。同上

四月为乾生气卯，死气酉。是月也，万物以成，天地化生，勿冒极热，勿大汗后当风，勿暴露星宿，皆成恶疾。《摄生月令》

四月勿食鸡肉，勿食生薤。同上

四月宜补肾助肺，调和胃气，无失其时。同上

四月勿食葫，伤人神，损胆气，令人喘、悸、胁肋气急。《千金方》

四月勿食暴鸡肉，作内疽，在胸腋下出漏孔。丈夫少阳，妇人绝孕，虚劳之气。同上

四月不得入房，避阴阳，纯用事之月也。同上

四月勿食蛇肉、鳝肉，损神害气。同上

四月勿食生蒜，伤人神，损胆气。《食医心镜》

孟夏夜卧早起，思无恕，勿泄大汗。《云笈七签》

凡卧，夏欲得头向东，有所利益。同上

夏不用枕冷物、铁石等，令人眼暗。同上夏月不得大醉。《四时养生论》

夏三月，每朝空心吃少葱头酒，令血气通畅。同上

风毒脚气，因肾虚而得，人生命门属在于肾，夏月肾气衰绝，若房色过度，即伤元气而损寿。亦不宜多服疏药。同上

夏二月宜用五枝汤澡浴，浴讫，以香粉敷身，能祛瘴毒、疏风，气滋血脉。其五枝汤方：用桑枝、槐枝、楮枝、柳枝、桃枝各一握，麻叶二斤，上件六味以水一石，煎至八斗许，去滓温浴，一日一次。其敷身香粉方：粟米一斤作粉，如无粟米粉，以葛粉代之亦得、青木香、麻黄根、附子裂炮，甘松、藿香、零陵香、牡蛎已上各二两。上件八味，忤罗为

末，以生绢作袋盛之，浴毕敷身。同上

夏七十二日，省苦增辛，以养肺气。《千金方》

夏月宜食苦荬以益心。《琐碎录》

夏三月夜卧早起，无厌于日，使志无怒。《黄帝素问》

夏不可食诸心。《金匮要略方》

五　月

五月一日，日中时沐浴，令人身光。此出《云笈七签》，又按《荆楚岁时记》曰：五月一日沐浴令人吉利。

五月一日取枸杞菜，煮作汤沐浴，令人光泽，不病不老。《云笈七签》

冢上土及砖石，主瘟疫。五月一日取之，瓦器中盛，埋之著门外阶下，合家不患时气。

五月五日采索五色桃，印为门户饰，以止恶气。《续汉书礼仪志》

五月五日取蟾蜍，可合恶疽疮，取东行蝼蛄，治妇难产。《崔实四民月令》

五月五日蓄采众药，以蠲除毒气。《太平御览》

五月五日，荆楚人将艾以为人，悬门户上，以禳毒气。《荆楚岁时记》

五月五日以五彩丝系臂者，辟兵及鬼，令人不病温。《风俗通》

五月五日未明时采艾，见似人处揽而收之，用灸有验。《荆楚岁时记》

五月五日午时采艾，治百病。《四时纂要》

五月五日取浮萍，阴干烧烟，去蚊子。《千金月令》

五月五日午时，采百药心相和，捣凿桑树心作孔，内药于其中，以泥封之，满百日开取，暴干捣作末，以敷金疮。同上

五月五日粽子等勿多食，食讫以葛蒲酒投之。取葛蒲根节促者七茎，各长一寸，渍酒中服之，治伤损。同上

五月五日午时，聚先所蓄时药烧之，辟疫气，或止烧术。《吕公岁时杂记》

五月五日正午时，于韭畦面东不语，蚯蚓粪干而收之。或为鱼刺所鲠，以少许擦咽外，刺即消，谓之六一泥。同上

五月五日目眚①者以红绢或榴花，凡红赤之物以拭目而弃之，云得之者，代受其病。同上

五月五日，取青蒿捣石灰，至午时丸作饼子，收蓄。凡金刃所伤者，错末传之。同上

---

① 眚：原脱，据《格致丛书》本补入。

五月五日午时，宜合疟疾鬼哭丹。先以好砒半两，细碎安放铁铫内，以寒水石一两为末，围定，然后以瓷碗盖，却澄纸封碗缝，炭火熬烟出，熏纸黄色即止，取出以纸衬放地上，出火气毒。良久细研为末，入龙脑、麝香各少许，研匀后，以蒸饼水泡为丸，如梧桐子大，朱砂为衣，每服一丸。发日早晨，于功德堂香烟上度过，面北方，井花水吞下。忌热食、鱼、面、生果十数日，永瘥。此药合时，忌妇人、僧、尼、鸡、犬及孝服人见。如女人有疾，可令男子拈入口内，服之立效，药不吐泻。《四时养生论》

五月五日用熨斗烧一枣，置床下，辟狗蚤。《琐碎录》

五月五日作赤灵符，著心前，禁辟五兵。《抱朴子》

五月五日午时，以朱砂写"茶"字倒贴之，蛇蝎不敢近。《琐碎录》

五月五日五更，使一人堂中向空扇，一人问云："扇甚？"底答："蚊子。"凡七问乃已，则无蚊虫。同上

五月五日午时，写"白"字倒贴于柱上四处，则无蝇子。同上

五月五日午时，望太阳将水，咒曰："天上金鸡吃蚊子脑髓，灯心上吸太阳气。"念咒七次，遇夜将灯心点照，辟去蚊子。同上

五月五日，取鳖爪著衣领中，令人不忘。同上

五月五日莴苣成片，放橱柜内，辟虫蛀衣帛等物，收莴苣叶亦得。同上

五月五日取腊水洗屋下，辟蚊蝇。同上

五月五日收葵子，微炒捣罗为末，患淋疾者，每食前以温酒调下一钱，最验。同上

五月五日，取鲤鱼枕骨，烧服止久痢。《千金方》

五月五日勿以鲤鱼子共猪肝食，必不消化，成恶疾。同上

五月五日，鳖子共鲍鱼子食之，作瘅黄。同上

五月五日，取露草一百种，阴干烧为灰，和井花水重炼，令酽醋为饼，腋下挟之，干即易，主腋气臭，当抽一身间疮出，即以小便洗之。《本草》

五月五日日中时，取葛根为屑。疗金疮、断血，亦疗疟。同上

五月五日取猪齿，治小儿惊痫，烧灰服，并治蛇咬。同上

五月五日，取蝙蝠倒悬者晒干，和桂、薰陆香为末，烧之，蚊子去。同上

五月五日，取东向桃枝，日未出时作三寸木人，著衣带中，令人不忘。《千金翼方》

五月五日采苋菜，和马齿苋为末，等分，调与妊娠服之，易产。《食疗本草》

五月五日勿见血物。《云笈七签》

五月五日午时，桃仁一百个，去皮、尖，于乳钵中细研成膏，不得犯生水，候成膏，入黄丹三钱，丸如梧桐子大，每服三丸，当疟发日，面北用温酒吞下，如不饮酒，井花水亦得。合时忌鸡、犬、妇人见。《本草》

端午日午时或岁除夜，收猪心血同黄丹、乳香相和，研为丸，如鸡头大，以红绢袋

盛，挂于门上，如有子死腹中者，冷酒磨下一丸。《博济方》

端午日取白矾一块，自早日晒至晚收之。凡百虫所啮，以此末敷之。《琐碎录》

五月五日以兰汤沐浴。《大戴礼》

五月五日取蚕蛾为末，津调涂刺头上，刺良久即出。本法用晚蚕蛾，盖将臀倒点湿茧子头，出者生收，用竹筒两头有节者，于一头锥穿，放入蛾，塞之，令自在干死。遇有竹木等刺肉内，不能出者，取少许为末，点刺上即出。《广惠方》

五月五日取百草头，细锉晒干，用纸裹收之。要用取一撮，以白纸封角，勿令病人开，以绛帛系药，先以眼案臂，面北系里臁药下，以当三钱，奠系之，男左臂、女右臂。治一切疟疾，极有验。《卫生十全方》

五月五日取蒜一片，去皮，中破之，刀割令容巴豆一枚，去心、皮，内蒜中，令合以竹挟，以火炙之，取可热捣为三丸。遇患疟者，未发前服一丸，不止，复与一丸。《肘后方》

五月五日及夏至日，取日未出时，面东汲井花水一盏，作三漱门阃中，如此三十日，即口臭永除矣。《墨子秘录》

五月五日，取萤火虫二七枚，撚发自黑矣。同上

五月五日勿食一切生菜，发百病。《琐碎录》，又出《千金方》

端午日午时，书"仪方"二字倒贴于柱脚上，能辟蚊虫。《琐碎录》

端午收蜀葵赤、白者，各收阴干。治妇人赤白带下，赤者治赤，白者治白，为末酒服之。《四时纂要》

端午日采桑上木耳白如鱼者，有患喉闭者，捣碎绵裹如弹丸，蜜浸含之，便瘥。同上

端午日，日未出时，采百草头，唯药苗多即尤佳，不限多少，捣取浓汁，又取石灰三五升，取草汁相和，捣脱作饼子，曝干，治一切金疮，血立止。兼治小儿恶疮。同上

端午日取葵子烧作灰，收之。有患石淋者，水调方寸服之，立愈。同上

取独头蒜五颗，黄丹二两，午月午日午时中，捣蒜如泥，调黄丹为丸，如鸡头子大，晒干。患心痛，醋磨一丸服之。同上

端午日午时不可取井花水沐浴，一年疫气不去。《琐碎录》

端午日午时有雨，将天雨水研朱砂，于好纸上书"龙"字，如小钱大；次年端午日午时有雨，用黑笔亦书"龙"字，如前字大，二字合之，圆作小丸，临产用乳香煎汤吞下，男左女右握出。如次年午时无雨，则前字不可用矣。同上

蘩蒌，一名鸡肠草，主积年恶疮痔不愈者，五月五日日中采之，干烧作焦灰用。《千金方》

小蒜五月五日采，暴干。叶主心烦痛，解诸毒，小儿丹疹。同上

五月二十日宜拔白。《四时纂要》

五月君子斋戒，节嗜欲，薄滋味。是月五日、六日、十六日别寝。犯之，三年致卒。同上五月五日、六日、七日、十五日、十六日、十七日、二十五日、二十六日、二十七日九毒，忌房事，犯之不过三年。《琐碎录》

五月俗称恶月，俗多六斋放生，按月令仲夏阴阳交，死生分，君子斋戒，止声色，节嗜欲也。《董勋问礼俗》

五月勿食韭，令人乏气力。此出《金匮要略方》。又《白云先生杂忌》云损人目。

俗忌五月上屋，言人五月蜕精神，如上屋，即自见其形，魂魄则不安矣。《酉阳杂俎》

俗忌五月曝床荐席，按《异苑》云：新野庾实，尝以五月曝席，忽见一小儿死在席上，俄失之。其后是子遂亡。《太平御览》

五月宜服五味子汤。其方取五味子一大合，以木杵臼捣之，置小瓷瓶中，以百沸汤点，入少蜜，即密封头，置火边良久，乃堪服。《千金月令》

五月勿食肥浓，勿食煮饼，伏阴在内。可食温暖之味。《月令图经》

五月勿食獐肉，伤人神气。《千金方》

五月勿食马肉，伤人神气。同上

五月勿饮泽中停水，令人患鳖瘕病也。《本草》

五月戊辰日，用猪头祭灶，令人百事通泰。《墨子秘录》

五月勿食鹿，伤神。《本草》

五月食未成核果，令人发痈疖及寒热。同上

仲夏勿大汗当风，勿暴露星宿，皆成恶疾，勿食鸡肉，生痈、疽、漏疮；勿食鳝、蛇等肉，食则令人折算寿，神气不安。《云笈七签》

夏至浚井改水可去温病。《续汉书礼仪志》

夏至著五彩，辟兵。题曰：游光厉鬼，知其名者无温疾。《风俗通》

京辅旧俗，皆谓夏至日，食百家饭则耐夏。然百家饭难集，相会于姓柏人家，求饭以当之。《吕公岁时杂记》

夏至一阴生，皆服饵硫黄，以折阴气。同上。今服金液丹也。

夏至日采映日果，即无花果也，治咽喉。同上

夏至后迄秋分，勿食肥腻饼臞之属，此与酒浆果瓜相妨，入秋节变生多诸暴下。《云笈七签》

六　月

六月一日沐，令人去疾、禳灾。《四时纂要》

六月六日沐浴斋戒，绝其营俗。此出《云笈七签》。又按《琐碎录》云六月六日忌水分，俗云令人狐臭。

六月六日勿起土。《金书仙志戒》

六月七日、八日、二十一日浴，令人去疾、禳灾。《四时纂要》

六月十九日拔白，永不生。同上

六月二十四日老子拔白日。《真诰》

六月二十四日忌远行，水陆俱不可往。《云笈七签》

六月二十七日食时沐浴，令人轻健。同上

六月二十七日取枸杞菜，煮作汤沐浴，令人光泽、不病不老。同上

六月可以饮乌梅浆，止渴。其造梅浆法：用乌梅并取核中仁，碎之，以少蜜内，熟汤调之。《千金月令》

六月可以饮木瓜浆。其造木瓜浆法：用木瓜削去皮，细切，以汤淋之，加少姜汁，沉之井中，冷以进之。同上

六月勿食泽水，令人病鳖瘕。《四时纂要》

六月食韭，目昏。《千金方》

六月勿食脾，乃是季月，土旺在脾故也。同上

六月勿食茱萸，伤神气。同上

六月勿食羊肉，伤人神气。同上

六月勿食鹜肉，伤人神气。同上

六月勿食雁肉，伤人神气。同上

季夏增咸减甘，以资肾脏，是月肾脏气微，脾脏绝王，宜减肥浓之物，宜助肾气，益固筋骨，切慎贼邪之气，勿沐浴后当风，勿专用冷水浸手足，慎东来邪风，犯之令人手瘫缓，体重气短，四肢无力。《云笈七签》

季夏勿食羊血，损人神魂，少志健忘。勿食生葵，必成水癖。同上

夏季月末一十八日，省甘增咸，以养肾气。《千金方》

夏季月食露葵者，犬噬终身不瘥。《四时纂要》

夏季之月土王时，勿食生葵菜，令人饮食不消化，发宿病。《千金方》

暑月不可露卧。《琐碎录》

暑月极热，扇手心，则五体俱凉。同上

造酱于三伏内，黄道日浸豆，黄道日蒸拌黄，忌妇人见，即无蜗虫。同上

六月伏日并作汤饼，名为辟恶。《荆楚岁时记》

伏日切不可迎妇，妇死已不还家。《四时纂要》

三伏日宜服肾沥汤，治丈夫虚羸，五劳七伤，风湿，肾脏虚竭，耳聋目暗。其方用

干地黄_{六分}、黄芪_{六分}、白茯苓_{六分}、五味子_{四两}、羚羊角屑_{四两}、桑螵蛸_{四两，微炙}、地骨皮_{四两}、桂心_{四两}、麦门冬_{去心，五分}、防风_{五分}、磁石_{十二分，碎如棋子，洗至十数回，令黑汁尽。}白羊肾_{一具，猪亦得，去脂膜如柳叶，切。}上以水四大升，先煮肾，耗水升半许，即去水上肥沫等，去肾滓，取肾汁煎诸药，取八大合，绞去滓澄清，分为三服，三伏日各服一剂，极补虚。复治丈夫百病，药亦可以随人加减。忌大蒜、生葱、冷陈滑物，平旦空心服之。_{此出《四时纂要》。又按《千金方》云：夏大热则服肾沥汤三剂，百病不生。}

卷　下

七　月

七月七日勿念恶事，仙家大忌。《白云先生杂记》

七月七日取麻勃一升、人参半升，合蒸，气尽，令遍服一刀圭，令人知未然之事。《四时纂要》

七月七日取商陆根细切，以玄水渍之三日，阴干，可治为末，服方寸匕，以水服下，日三服。百日伏尸尽下，出如人状，醮埋之，祝曰：伏尸当属地，我当属天。无复相召即去，随故道无还顾，常先服之，禁一切血、肉、辛菜物。《云笈七签》

七月七日取葛蒲，酒服三方寸匕，饮酒不醉，好事者服之获验。不可犯铁，若犯之令人吐逆。《千金方》

七月七日采松子，过时即落不可得，治服方寸匕，日三四，一云一服三合。百日身轻，三百日行五百里，绝谷服，升仙。得饮水，亦可和脂服之，丸如梧桐子大，服十丸。同上

七月七日午时，取生瓜叶七枚，直入北堂，面向南立，以拭面，靥即当灭矣。《淮南子》

七月七日取乌鸡血，和三月三日桃花末，涂面及遍身，三二日肌白如玉。《太平御览》

七月七日采守宫阴干，合以井花水，和涂女身有文章，如以丹涂之，涂不去者不淫，去者有奸。此出《淮南万毕术》。又按《博物志》曰：蜥蜴以器养之，食以朱砂，体尽赤，所食满七斤，捣万杵，以点女人肢体，终身不灭，故号曰守宫，又按万毕术曰：守宫饰女臂，有文章守宫新合阴阳已，各一，藏之瓮中，阴百日饰女臂则生文章，与子合，阴阳辄灭去。

七月七日其夜洒扫于庭，露施几筵，设酒脯时果，散香粉于筵上，以祈牵牛织女见。天汉中有奕奕白气，有光耀五色，以此为征应。见者便拜而愿乞富，乞寿，无子乞子，为得乞一，不得兼求，三年乃得，言之颇有受其祚者。《风土记》

七月七日取赤小豆，男吞一七粒，女吞二七粒，令人毕岁无病。《韦氏月录》

七月七日晒曝革裘，无虫。同上

七月七日取蜘蛛网一枚著衣领中，令人不忘。此出《四时纂要》。又按《墨子秘录》云：七夕日取蜘蛛，阴干，内衣领中，令人不忘记事多。

七月七日取苦瓠瓢白绞取汁一合，以酢一升，古钱七文，和渍，微火煎之减半，以沫内眼眦中，治眼暗。《千金方》

七夕日取乌鸡血点涂手面，三日烂白如玉。敷身亦三日，以温汤浴之。《墨子秘录》

七夕日取露蜂蛹子百枚，阴百日令干，碾末用蜜和涂之，可除黚黭。同上

七夕日取萤火虫二七枚燃发自黑矣。同上

七夕日取百合根熟捣，用新瓦器盛，密封挂于门上，挂阴干百日，拔白发，用药搽即生黑发矣。同上

七夕日取萤火虫、虾蟆，端午日鼠胆伏翼，和服半寸匕，三七日见鬼，可与语，指伏宝矣。同上

七夕日取赤腹蜘蛛于屋下，阴百日干，取涂足，可行水上矣。同上

七月十一日取枸杞菜煮作汤沐浴，令人光泽不病不老。《云笈七签》

七月十五日中元日，可行道建斋，修身谢过。《正一修真旨要》

七月十五日取佛座下土着脐中，令人多智也。《四时纂要》

七月十五日收赤浮萍，用筲箕盛放，桶盛水，晒干为末。遇冬雪，寒水调三钱服，又用汉椒末抹浮萍擦身上，则热不畏寒。诗云：不傍江津不傍岸，用时须用七月半，冷水里面下三钱，假饶铁人也出汗。《琐碎录》

当以七月十六日去手足爪，烧作灰服之，即自灭消九虫，下三尸。《云笈七签》

七月二十三日沐，令发不白。《四时纂要》

七月二十五日浴，令人长寿。同上

七月二十五日早食时沐浴，令人进道。《云笈七签》

七月二十八日拔白，终身不白。《四时纂要》

七月丑日取富家中庭土泥灶，令人富，勿令人知。此出《本草》。又按《墨子秘录》云：七月内取富家田中土涂灶，大富也。

七月食莼，上有蝎虫，害人。《白云先生杂记》

七月食薤，损目。同上

七月收角蒿置毡褥、书籍中，辟蛀虫。《四时纂要》

七月之节，宜出衣服、图书以暴之。《千金月令》

七月勿食菱芰，作蛲虫。《千金方》

七月食茱萸，伤神气。同上

七月勿食生蜜，令人暴下发霍乱。同上

七月勿食獐肉，动气。《本草》

七月勿食雁，伤神。《孙真人食忌》

立秋日以秋水下赤小豆，云止赤白痢。同上

立秋太阳未升采楸叶，熬为膏，敷疮疡立愈，谓之楸叶膏。《琐碎录》

立秋日不可浴，令人皮肤粗燥，因生白屑。同上

立秋后五日，瓜不可食。《千金月令》

入秋小腹多冷者，用古砖煮汁服之，主哕气，又令患处熨之三五度，瘥。《本草》

七月中暑气将伏，宜以稍冷为理，宜食竹叶粥。其竹叶粥法：取淡竹叶一握、栀子两枚切熬，以水煎，澄取清，即细淅粳米，研取泔，下米于竹叶栀子汁中，旋点泔煮之，候熟下盐花，进之。《千金月令》

秋服黄芪等丸一两剂，则百病不生。《千金方》

秋不可食猪肺。《金匮要略方》

立秋后宜服张仲景八味地黄丸，治男子虚羸百疾众所不疗者，久服轻身不老，加以摄养则成地仙。其方用：干地黄半斤、干薯药四两、牡丹皮二两、泽泻二两、附子炮，二两、肉桂二两、山茱萸四两，汤泡五遍，上捣筛，蜜为丸如梧桐子大，每日空腹酒下二十丸。如稍觉热，即大黄丸一服通轻，尤妙。此出《四时纂要》。又按《养生论》内一味用熟干地黄。

秋三月早卧早起，与鸡俱兴。《黄帝素问》

秋七十二日省辛增酸，以养肝气。《千金方》

秋日宜足脑俱冻。《云笈七签》

凡卧，秋欲得头向西，有所利益。同上

秋初夏末，热气酷甚，不可于中庭脱露身背，受风取凉，五脏俞穴并会于背，或令人扇风，或揎露手足，此中风之源。若初染诸疾，便宜服八味丸。大能补理腑脏，驱御邪气。仍忌三白，恐冲克药性。出《四时养生论》，其八味丸方已具在，前方用干地黄，此方用熟干地黄。

八　月

八月一日已后即微火暖足，勿令下冷无生意。《千金方》

弘农邓绍八月朝入华山，见一童子以五色囊承取柏叶下露，露皆如珠子，亦云赤松先生，取以明目，今八月朝作眼明囊也。《续齐谐记》

八月三日宜浴。《四时纂要》

八月四日勿市附足物，仙家大忌。同上

八月七日沐，令人聪明。同上

八月八日取枸杞菜煮作汤沐浴，令人光泽，不病不老。《云笈七签》

八月八日不宜眠。《千金月令》

八月十日四民并以朱点小儿头，名为天灸，以厌疾也。《荆楚岁时记》

八月十九日拔白，永不生。《四时纂要》

八月二十二日日出时沐浴，令人无非祸。《云笈七签》

八月二十五日宜浴。《四时纂要》

八月辰日施钱一文，日倍还富贵。《墨子秘录》

八月可食韭，并可食露葵。《千金月令》

八月勿食生蒜，伤人神，损胆气。《食医心镜》

八月勿食葫，伤人神，损胆气，令人喘悸，胁肋气急。《千金方》

八月勿食姜，伤人神，损寿。同上

八月勿食猪肺及饴和食之，冬发疽。同上

八月勿食鸡肉，伤人神气。同上

八月勿食雉肉，损人神气。同上。又云八月建丙日，食雉肉令人短气也。

八月食獐肉，动气。《本草》

八月勿食芹菜，恐病蛟龙症，发则似癫，面色青黄，小腹胀。同上

八月行途之间勿饮阴地流泉，令人发疟瘴，又损脚令软。同上

仲秋宜增酸减辛，以养肝气，无令极饱，令人壅。《云笈七签》

八月勿食生蜜，多作霍乱。同上

八月勿食生果子，令人多疮。同上

仲秋肝脏少气，肺脏独王，宜助肝气，补筋养脾胃。同上

八月起居以时，勿犯贼邪之风，勿增肥腥，令人霍乱。同上

八月勿食鸡子，伤神。《四时纂要》

八月宜合三勒浆，非此月则不佳矣。其法用诃梨勒、毗梨勒、腌摩勒，以上并和核用各三两，捣如麻豆大，用细白蜜一斗，以新汲水二斗熟调，投干净五斗瓷瓮中，即下三勒末，熟搅，数重纸密封，三四日开，更搅，以干净帛拭去汗，候发定即止，但密封。此月一日，合满三十日即成，味至甘美，饮之醉人，消食下气。同上

八月阴气始盛，冷疾者宜以防之。《千金月令》

八月采楮实，水浸去皮瓤、取中子，日干。仙方单[①]服其实正赤时，取中子阴干筛末，水服二钱，益久乃佳。《本草图经》

八月前每个蟹腹内有稻谷一颗，用输海神。待输芒后过八月方食，未经霜有毒。《食疗本草》

---

① 方单：原无，据文会堂刻本补入。

秋分之日不可杀生，不可以行刑罚，不可以处房帷，不可吊丧问疾，不可以大醉，君子必斋戒，静专以自检。《千金月令》

九 月

九月九日采菊花与茯苓、松柏脂丸服，令人不老。《太清诸草木方》

九月九日俗以茱萸房插头，言辟恶气而御初寒。《周处风土记》

九月九日佩茱萸，食饵，饮菊花酒，令人长寿。《西京杂记》

九月九日以菊花酿酒，其香且治头风。《吕公岁时杂记》

九月九日天欲明时，以片糕搭儿头上，乳保祝祷云：如此云百事皆高也。同上

九月九日收枸杞浸酒饮，不老，亦不发白，兼去一切风。《四时纂要》

九月九日菊花暴干，取家糯米一斗蒸熟，用五两菊花末同拌，如常酿法，多用细面曲，为候酒熟即压之去滓，每暖小盏服，治头风头旋。《圣惠方》

九月九日真菊花末饮服方寸匕，治头风不醒。《外台秘要方》

九月九日勿起床席。《金书仙志戒》

九月十六日老子拔白日。《真诰》

九月十八日忌远行，不达其所。《云笈七签》

九月二十日宜斋戒，沐浴，净念，必得吉事，天祐人福。同上

九月二十日鸡三唱时沐浴，令人辟兵。同上

九月二十一日取枸杞菜煮作汤沐浴，令人光泽，不病不老。同上

九月二十八日宜浴。《四时纂要》

九月之节始服夹衣，阴气既衰，阳气未伏，可以饵补修之药。《千金月令》

九月中宜进地黄汤，其法：取地黄净洗，以竹刀子薄切，暴干，每作汤时，先微火熬碾为末，煎如茶法。同上

九月食姜，损目。此出《千金方》。又曰：九月勿食姜，伤人神，损寿。

九月勿食脾，乃是季月，土旺在脾故也。同上

九月勿食犬肉，伤人神气。同上

九月食霜下瓜，血必冬发。此出《本草》，又孙真人云：食霜下瓜，或反胃病。

九月食獐肉，动气。同上

州县城及人家九月内于戌地开坎深三尺，以土埋炭五斤，或五秤，或五十斤，或五百斤，戌火墓也，自然无火灾。《千金方》

秋季月末一十八日省甘增咸，以养胃气。秋季之月土旺时，勿食生葵菜，令人饮食不化，发宿病。同上

季秋节约生冷，以防疠疾。勿食诸姜，食之成痼疾；勿食小蒜，伤神损寿，魂魄不安；勿食蓼子，损人志气；勿以猪肝和饧同食，至冬成嗽病，经年不瘥；勿食鸦雉等肉，损人神气；勿食鸡肉，令人魂不安，魄惊散。《云笈七签》

季秋肝脏微，肺金用事，宜增酸以益肝气，助筋补血以及其时。同上

九月十日取章陆根三十斤净洗，粗切长二寸许，勿令中风也，绢囊尽盛，悬屋北六十日，阴燥为末，以方寸匕水服之，且先食服。十日见鬼，六十日使鬼取金银宝物，作屋舍，随意所欲。六十日见千里。百日身飞行，登风履云，肠化为筋。久服成仙矣。同上

十 月

十月一日宜沐浴。《四时纂要》

十月四日勿责罚人，仙家大忌。同上。又按《云笈七签》云：十月五日勿责罚人也。

十月十日宜拔白。同上

十月十三日老子拔白日。《真诰》

十月十四日取枸杞菜煮作汤沐浴，令人光泽，不病不老。《云笈七签》

十月十五日下元日，可行道建斋，修身谢过。《正一修真旨要》

十月十八日鸡初鸣时沐浴，令人长寿。《云笈七签》

十月上亥日采枸杞子二升，采时面东摘，生地黄汁三升，以好酒二升于瓷瓶内浸二十一日，取出研，令地黄汁同浸，搅之，却以三重封其头了，更浸，候至立春前三日开，已过逐日空心饮一杯，至立春后，髭鬓变白①，补益精气，服之耐老，轻身无比。《经验后方》

十月上巳日采槐子服之。槐者，虚星之精，去百病，长生通神。《太清草木方》

十月之节始服寒服。《千金月令》

十月宜进枣汤。其枣汤法：取大枣除去皮、核，中破之，于文武火上翻覆炙，令香，然后煮作汤。同上

十月勿食猪肉，发宿疾。《白云先生杂记》

十月勿食椒，损心伤血脉。《千金方》

十月勿食生薤，令人多涕唾。同上

十月勿食被霜菜，令人面上无光泽，眼目涩痛。同上

十月勿不得入房，避阴阳，纯用事之月也。同上

十月食獐肉，动气。《本草》

---

① 白：疑为黑。

冬七十二日省咸增苦，以养心气。《千金方》

冬月勿以梨搅热酒而饮，令头旋不可枝梧。《琐碎录》

冬月不可食猪肾。《金匮要略方》

冬夜伸足卧则一身俱暖。同上

冬夜卧衣被盖覆太暖，睡觉张目，出其毒气，则永无眼疾。同上

凡卧，冬欲得头向西，有所利益。《云笈七签》

冬日宜温足冻脑。同上

孟冬早卧晚起，必候天晓，使至温畅，无泄大汗，勿犯冰冻，温养神气，无令邪气外至。同上

冬不枕冷物、铁石等，令人眼暗。同上

冬月夜长及性热，少食温软物，食讫摇动令消，不尔成脚气。同上

冬月食羊不发病，他时月不可食。《本草》

冬月不宜多食葱。同上

冬三月早卧晚起，必待日光。《黄帝素问》

冬服药酒两三剂，立春则止终身，常尔则百病不生。《千金方》

冬月宜服钟乳酒，主补膏髓，益气力，逐湿。其方用：干地黄八分、菖藤一升，熬，别烂捣、牛膝四两、五加皮四两、地骨皮四两、桂心二两、防风二两、仙灵脾三两、钟乳五两，甘草汤浸三日，以半升牛乳瓷瓶中浸炊，于炒饭上蒸之，牛乳尽出，暖水净淘，洗碎如麻豆。上诸药并细锉，布袋子贮，浸于三斗酒中，五日后可取饮，出一升清酒，量其药味即出药，起十月一日至立春止，忌生葱陈臭物。《四时纂要》

十一月

十一月十日，十一日拔白永不生。《四时纂要》

十一月十一日不可沐浴，仙家大忌。同上。并《云笈七签》。又按《千金月令》云十一日宜沐浴。

十一月十一日取枸杞菜煮作汤沐浴，令人光泽，不病不老。《云笈七签》

十一月十五日过夜半时沐浴，令人不忧畏。同上

十一月十六日沐浴，吉。《四时纂要》

十一月勿食龟鳖，令人水病。同上

十一月勿食陈脯。同上。又按《千金方》云：十一月勿食经夏臭脯，成水病、头眩、阴痿。

十一月勿食鸳鸯，令人恶心。同上

十一月勿食生菜，令人发宿疾。同上

十一月勿食生薤，令人多涕唾。《千金方》

十一月勿食鼠肉、燕肉，损人神气。同上

十一月食獐肉，动气。《本草》

十一月勿食虾蚌著甲之物。同上

十一月阴阳争，冬至前后各五日别寝。《四时纂要》

十一月取章陆根净洗，粗切长二寸许，勿令中风也。绢囊尽盛，悬屋北六十日阴燥为末，以方寸匕水服之，且先食服。十日见鬼，六十日使鬼取金银宝物、作屋舍，随意所欲，八十日见千里，百日身飞行，登风履云，肠化为筋，久服成仙矣。《云笈七签》

仲冬勿以炎火炙腹背；勿食獐肉，伤人魂；勿食焙肉，宜减咸增苦，以助其神气；勿食螺蚌蟹鳖等物，损人志气，长尸虫；勿食经夏黍米中脯腊，食之成水癖疾。同上

仲冬肾气正王，心肺衰，宜助肺安神，补理脾胃，无乖其时，勿暴温暖，切慎东南贼邪之风犯之，令人多汗，面肿腰脊强痛，四肢不通。同上

十一月之节可以饵补药，不可以饵大热之药，宜早食进宿熟之肉。《千金月令》

共工氏有不才子以冬至日死，为疫鬼，畏赤小豆，故冬至日以赤小豆粥厌之。《四时纂要》

冬至日钻燧取火，可去温病。《续汉书礼仪志》

冬至日阳气归内，腹中热物入胃易消化。《养生要集》

冬至日勿多言，一阳方生不可大用。《琐碎录》

每冬至日，于北壁下厚铺草而卧，云受元气。《千金方》

冬至日取胡芦盛葱汁、根、茎埋于庭中，到夏至发之，尽为水，以渍金、玉、银、青石各三分自消矣。曝令干，如饴可休，良久服，神仙，名曰神仙消金玉浆，又曰金浆。《三洞要录》

仲冬之月日短，至阴阳争诸生荡，君子斋戒，处心掩身，身欲宁，去声色，禁嗜欲，安形性，事欲静，以待阴阳之定。《礼记》

十二月

十二月一日宜沐浴。《云笈七签》

十二月二日宜浴，去灾。《四时纂要》

十二月三日宜斋戒、烧香、念仙。《云笈七签》

十二月七日拔白，永不生。《四时纂要》

十二月八日沐浴，转除罪障。《荆楚岁时记》

十二月十三日夜半时沐浴，令人得玉女侍房。《云笈七签》

十二月十五日沐浴，去灾。《四时纂要》

十二月二十三日沐，吉。同上

十二月二十四日床底点灯，谓之照虚耗也。《琐碎录》

十二月勿食牛肉，伤人神气。《千金方》

十二月勿食生薤，令人多涕唾。同上。又按《云笈七签》云：季冬勿食生薤，增痰饮疾。

十二月勿食蟹鳖，损人神气，又六甲食之，害人心神。同上

十二月勿食虾蚌著甲之物。同上

十二月勿食獐肉，动气。《本草》

十二月勿食脾，乃是季月，土旺在脾故也。《千金方》

冬季之月土旺时，勿食生葵菜，令人饮食不化，发宿病。同上

冬季月天一十八日省甘增咸，以养肾气。同上

季冬去冻就温，勿泄皮肤大汗，以助胃气，勿甚温暖，勿犯大雪。是月肺脏气微，肾脏方王，可减咸增苦，以养其神，宜小宣不欲全补。是月众阳俱息，水气独行，慎邪风，勿伤筋骨，勿妄针刺，以其血涩津液不行。《云笈七签》

季冬勿食猪豚肉，伤人神气；勿食霜死之果菜，失人颜色；勿食熊掌肉，伤人神魂；勿食生椒，伤人血脉。同上

十二月癸丑日造门，令盗贼不敢来。《墨子秘录》

十二月上亥日，取猪肪脂内新瓦器中，埋亥地百日，主痈疽，名肪脂，方家用之。又一升脂著鸡子白十四枚，更良。《本草》

宣帝时阴子方者，腊日晨炊而灶神形见，子再拜，以黄羊祀之。自是以后，暴至巨富。故后常以腊日祠灶。《搜神记》

岁暮腊，埋圆石于宅隅，杂以桃核七枚，则无鬼疫。《淮南万毕术》

腊夜持椒三七粒卧井旁，勿与人言，投于井中，除温疫。《养生要术》

腊日挂猪耳于堂梁上，令人致富。《四时纂要》

腊日收猪脂，勿令经水，新器盛，埋亥地百日，治痈疽。此月收亦得。同上。又按《孙真人食忌》云：腊月猪肪脂可煎膏用之。

腊日取皂角烧为末，遇时疫，早起以井花水调一钱服之，必效，差。同上

腊月勿歌舞，犯者必凶。《千金方》

腊月空心用蒸饼卷板猪脂食之，不生疮疥，久服身体光滑。《琐碎录》

腊月取猪脂四两悬于厕上，入夏一家即无蝇子。同上

腊日取活鼠以油煎为膏，汤火疮灭瘢疵，极良。《本草图经》

腊后遇除日，取鼠一头烧灰，于子地上埋之，永无鼠耗。《琐碎录》

腊月好合药饵，经久不喝。《四时纂要》

腊月水日晒荐席，能去蚤虱。《琐碎录》

腊月收雄狐胆，若有人卒暴亡未移时者，温水微研，灌入喉即活，常须预备救人，移时即无及矣。《续传信方》

腊月好合茵陈丸疗瘴气、时疫、温黄等。若岭表行，此药常须随身。其方用：茵陈四两、大黄五两、豉心五合，熬令香、恒山三两、杷子仁三两，熬、芒硝二两、杏仁三两，去皮尖，熟研后入之、鳖甲二两，炙去膜，酒及醋涂炙、巴豆一两，去皮心，熬，别研入之。上九味捣筛，蜜和为丸，初得时气三日，且饮服五丸如梧桐子大。如人行十里，或利，或汗，或吐。或不吐不汗利等，更服一丸，五里久不觉，即以热饮促之，老小以意酌度。凡黄病、痰癖、时气、伤寒、痎[1]疟、小儿热欲发痫，服之无不差。疗瘴神效，赤白痢亦效。春初一服，一年不病。忌人苋、芦荀。猪[2]肉收瓶中，以蜡固瓶口，置高处，逐时减出。可[3]三二年一合。《四时纂要》

腊月取青鱼胆阴干，如患喉闭及骨鲠，即以胆少许口中含，咽津即愈。《齐人千金月令》

十二月暮日，掘宅四角各埋一大石，为镇宅，主灾异不起。《本草》

十二月三十日，取枸杞菜煮作汤沐浴，令人光泽，不病不老。出《云笈七签》。又按《四时纂要》云：十日浴吉，去灾也。

十二月晦前两日，通晦三日，斋戒，烧香静念，仙家重之。《四时纂要》

十二月晦日，日中悬屠苏沉井中，令至泥，正月朔日平晓出药，置酒中，煎数沸，于东向户中饮之。屠苏之饮先从小起，多少自在。一人饮，一家无疫，一家饮，一里[4]无疫。饮药酒得三朝还，滓置井中能仍岁饮，可世无病。当家内外有井，皆悉著药辟瘟气也。其方用：大黄十铢、白术十八铢、桔梗十五铢，去芦头、蜀椒十五铢，去目、桂心十八铢，去皮、乌头六铢，炮去皮脐、菝葜十二铢。上七味㕮咀，绛袋盛之。出《和剂局方》。一方又有防风一两，去芦头。

岁暮日合家发投井中，咒曰：敕使某甲家口眷竟年不患伤寒，辟却五瘟鬼。《墨子秘录》

岁除夜积柴于庭，撩火辟灾而助阳气。《四时纂要》

岁除夜，空房中集众，烧皂角，令烟不出，眼泪出为限，亦辟疫气。《吕公岁时杂记》

除夜戒怒骂婢妾，破坏器皿，仍不可大醉也。《琐碎录》

岁除夜集家中所不用药焚之中庭，以辟疫气。《吕公岁时杂记》

除夜神佛前及厅堂、房闱皆明灯至晓，主家室光明。《琐碎录》

---

① 痎：原为"疒"，据《格致丛书》本改。
② 猪：原脱，据《格致丛书》本补入。
③ 可：原脱，据文会堂刻本补入。
④ 里：原脱，据文会堂刻本补入。

岁夜于富家田内取土泥灶，主招财。同上

岁除夜四更取麻子、小豆各二七粒，家人发少许，投井中，终岁不遭伤寒、温疫。

《鱼龙河图》

除夜五更，使一人堂中向空扇，一人问云：扇甚？底答云：扇蚊子。凡七问乃已，则无蚊虫也。《琐碎录》

养生导引法

（明）胡文焕　校正

内容提要

《养生导引法》成书时间不详，作者不详。

本书是导引功法专著，采用医家导引法体例编辑，全书列病症二十七门。中风门、风痹门等二十五门主要选录自隋代巢元方《诸病源候论》养生导引方。补益门和老人门多选自道家著作《云笈七签》等。本书继承《诸病源候论》以病症为目，按照不同病症，提出不同导引方法，同一病症，列出多种导引方法，可因人、因病选用。

该书的版本有明万历二十年壬辰（1592）虎林文会堂胡文焕《寿养丛书》初刻本，明平阳府刻本。《寿养丛书》清抄本内容完整，文字清晰，本次整理以此为底本；《寿养丛书》初刻本为主校本，明平阳府刻本为参校本。

目录

中风门

一法：正倚壁不息，行气从头至足止，愈疟、疝、大风、偏枯、诸风痹。

一法：仰两足趾五息止，引腰背痹，偏枯，令人耳闻声，常行眼耳诸根无有挂碍。

一法：以背正倚，展两足及趾，瞑心，从头上引气想以达足之十趾及足掌心，可七引，候掌心似受气止。盖谓上引泥丸，下达涌泉是也。

一法：正柱倚壁不息，行气从口趣，令气至头始止。治疟、痹、大风、偏枯。

一法：一足踏地足不动，一足向侧相转身，欹势并手尽急回，左右迭二七，去脊风冷，偏枯不通润。

一法：手前后递互拓极势三七，手掌向下，头低面心，气向下至涌泉、仓门，却努时，取势散气放纵身气，平头动髇，前后欹侧柔转二七，去髇并冷血、筋急，渐渐如消。

一法：两手抱左膝伸①腰，鼻纳气七息，展右足，除难屈伸拜，起胫中痛萎。

一法：两手抱右膝着膺，除下重难屈伸。

一法：踞坐伸右脚，两手抱左膝头生腰，以鼻纳气，自极七息，展大足著外，除难屈伸拜，起胫中疼痹。

一法：立身上下正直，一手上拓，仰手如似推物势。一手向下如捺物，极势上下来去，换易四七，去髇并内冷血、内风，两髇、两腋筋脉挛急。

一法：踞伸左脚，两手抱右膝伸腰，以鼻纳气，自极七息，展左足著外，除难屈伸拜，起胫中疼。

一法：偃卧合两膝，布两足伸腰，口纳气，振腹七息，阴壮势，疼痛，两胫不随。

一法：治四肢疼闷及不随，腹内积气，床席必须平稳，正身仰卧，缓解衣带，枕高三寸。握固者，以两手各自以四指，把手拇指舒臂，令去身各五寸，两脚竖指，相去五寸，安心定意，调和气息，莫思余事，专意念气。徐徐漱醴泉者，以舌舐略唇口、牙齿，然后咽唾，徐徐以口吐气，鼻引气入喉，须微微缓作，不可卒急强作，待好，调和引气，勿令自闻出入之声，每引气心心念送之，从脚趾头使所出。引气五息、六息，一出之为一息，一息数至十息，渐渐增益，得至百息，二百息，病即除愈。不用食生菜及鱼、肥肉。大饱食后，喜怒忧恚，悉不得辄行气，惟须向晓清静时，行气大佳，能愈万病。

一法：展两足上，除不仁、胫寒之疾也。

---

① 伸：原作"生"，据文义改。后同。

风痹门

一曰：以右踵拘左足拇趾，除风痹；二曰以左踵拘右足拇趾，除厥痹；三曰两手更引足跌置膝上，除体痹。

一法：偃卧，合两膝头，翻两足，伸腰坐，口纳气，胀腹，自极七息，除痹痛、热痛、两胫不随。

一法：踞坐伸腰，以两手引两踵，以鼻纳气、自极七息，布两膝头，除痹呕引两手。

一法：偃卧，端展两手足臂，以鼻纳气，自极七息，摇足三十而止，除胸足寒、周身痹、厥逆。

一法：正倚壁不息，行气从头至足止。愈大风偏枯、诸痹。

一法：左右手夹据地以仰，引腰五息止，去痿痹，利九窍。

一法：仰两足指引五息止，腰背痹枯，令人耳闻声，久行眼耳诸根无有挂碍。

一法：踞伸右脚，两手抱左膝头伸腰，以鼻纳气，自极七息，除难屈伸拜，起胫中疼痛痹。

一法：左右拱两臂不息九通，治臂足痛、劳倦、风痹不随。

一法：凡人常觉脊倔强而闷，仰面努髆并向上，头左右两向捩之，左右三七一住，待血行气动定然，始更用。初缓后急，不得先急后缓。若无病，人常欲得旦起、午时、日没三辰，如用辰别二七，除寒热病，脊腰颈项痛风痹。两膝颈头，以鼻纳气，自极七息，除腰痹背痛，口内生疮，牙齿风，头眩尽除。

心腹痛门

一法：偃卧，展两胫两手，仰足指，以鼻纳气自极七息，除腹中弦急切痛。

一法：偃卧，口纳气，鼻出之，除里急。饱咽气数十，令温中寒，乾吐呕、腹痛，口纳气七十所，大振腹，咽气数十，两手相摩令热，以摩腹令气下。

一法：偃卧，仰两足两手，鼻纳气七息，除腹中弦切痛。

霍乱门

一法：转筋不住，男子以手挽其阴，女子以手牵乳近两边。

一法：偃卧展两胫两手，外踵者相向，亦鼻纳气自极七息，除两膝寒、胫骨疼、转筋。

一法：覆卧傍视，立两踵伸腰，鼻纳气，去转筋。

呕吐门

一法：正坐两手向后捉腕反拓席尽势，使腹弦弦上下七，左右换手亦然，除腹肚冷气、宿气积、胃口冷、食饮进退吐逆。

一法：偃卧展胫，两手左两足踵，以鼻纳气，自极七息，除腰中病、食苦呕。

一法：坐直，舒两脚，以两手挽两足，自极十二，通愈肠胃不能受食吐逆。以两手直叉两脚底，两脚痛舒，以头枕膝上，自极十二，通愈肠胃不能受食吐逆。

气 门

一法：两手向后合手，拓腰向上，急势振摇臂肘来去七，始得手不移，直向上向下尽势来去二七，去脊、心、肺气壅闷。

一法：两足两指相向五息止，引心肺，去厥逆上气。极用力令两足相向意止，引肺中气出，病人行肺内外，展转屈伸，随无有违逆。

痰饮门

一法：左右侧卧不息十通，治痰饮不消。右有饮病右侧卧，左有饮病左侧卧。又有不消气排之左右各十有二息，治痰饮也。

痨瘵门

一法：以两手着头上相叉，长气即吐之，坐地缓舒两脚，以两手外抱膝中，疾低头入两膝间，两手交叉头上十三通，愈三尸也。

一法：叩齿二七过，取咽气二七，如三百通乃止，为之二十日，邪气悉去，六十日小病愈，百日大病除，除虫，伏尸皆去，面体光泽也。

胁痛门

一法：卒左胁痛，念：肝为青龙，左目中魂，神将五营，兵千乘万骑，从甲寅直符吏入左胁下取病去。

一法：右胁痛，念：肺为白帝，右目中魂，神将五营兵千乘万骑，甲申直符吏入右胁下取病去。胁侧卧伸臂直脚，以鼻纳气，以口出之，除胁皮肤痛，七息止。

一法：端坐伸腰，右顾视月，口纳气咽之三十，除左胁痛、开目。

一法：手交项上相握自极，治胁下痛。坐地交两手，著不周遍握当挽，久行实身如金刚，令息调长，如风云如雷。

腰痛门

一法：一手向上极势，手掌四方转回，一手向下努之，合手掌努指侧身，敧形转身向似看手掌向上，心气向下散适，知气下缘上始极势，左右上下四七亦然，去髀并肋腰脊疼闷。

一法：平跪长伸两手，拓席向前，待腰脊须转，遍身骨解气散，长引腰极势，然始却跪便急如似脊肉冷气出，许令臂髀痛，痛欲似闷痛，还坐来去二七，去五脏不和，背痛闷。

一法：凡人常须觉脊强，不问时节，缩咽转内，似回搏内，似面努搏并向上也，头左右两句援之，左右三七一住，待血行气动，定然，始更用，初缓后急。若无病，人常欲得旦起、午时、日没三辰，如用辰别三七，除寒热、脊、腰、胫痛。

脚气门

一法：坐两足长舒，自纵身，纳气向下，使心内柔和适散，然后屈一足安膝下努，长舒一足，仰取指向上，便急仰眠，头不至席，两手急努向前，头向上努挽一时，各各取势来去二七，遁互亦然，去腰疼、腰髀、冷血、冷风痹，日日渐损。

一法：覆卧傍视，内踵伸腰，以鼻纳气，自极七息，除脚中弦痛、转筋、脚酸疼、脚痹弱。

一法：舒两足坐，散气向涌泉，可三通气彻倒始收，右足屈捲，将两手，急捉脚涌泉，挽足踏手挽一时取势，手足用力，逆气向下，三七不失气数，寻去肾内冷气、膝冷、脚疼也。

一法：一足屈之，足指仰使急，一足安膝头，心散心，两足跟出气向下，一手拓膝头向下急捺，一手向后拓席一时，极势，左右亦然，二七，去膝髀疼急。

一法：一足踏地，一足向后将足解溪安端腨上，急努两手偏相向后，侧身如转极势，二七，左右亦然，去足疼痛痹、急腰痛也。

积聚门

一法：以左足践右足上，除心下积聚。

一法：端坐，伸腰，回目，仰头，徐以口纳气，因而咽之，三十过而止，开目，除心下积聚。

一法：左胁侧卧，伸臂，直脚，以口纳气，鼻吐之，周而复始，除积聚，心下不快。

一法：以左手按右胁，举右手极形，除积及老血。

一法：闭口微息，坐向王气，张鼻取气，逼置脐下，小口微出十二通气，以除结聚，低头不息十二通，以消饮食，令身轻。强行之，冬月令人不寒。

一法：端坐，伸腰直上，展两臂，仰两手掌，以鼻纳气，闭之，自极七息，名曰蜀王乔，除胁下积聚。

一法：向晨去枕正偃卧，伸臂胫，眼目闭口不息，极张腹、两足，再息顷间，吸腹仰两足，倍拳，欲自微息定复，为春三夏五秋七冬九，荡涤五脏，津润六腑，所病皆愈。复有疾积聚者，张吸其腹，热乃止，癥瘕散破即愈矣。

脾胃门

脾胃气不和，不能饮食，欹身，两手一向偏侧，急努身舒头，共手竞扒，相牵渐渐，一时尽势，气共力皆和，来去左右亦然，各三七。项前后两角缓舒手，如是似向外扒，放纵身心摇二七，互亦然，去太仓不和，臂要 [1] 虚闷也。

补益门

常以子后午前解发东向，握固不息一通，举手左右导引，手掩两耳，令发黑不白。卧引为三，以手指掐项边脉三通，令人目明。东向坐不息再通，以两手中指点口中唾之二七，相摩拭目，令人目明。东向坐不息三通，以手捻鼻两孔，治鼻宿息肉愈。东向坐不息四通，啄齿。无 [2] 通数，伏前侧卧，不息。六通愈耳聋、目眩、还卧不息。七通愈胸中痛、咳，抱两膝自企于地，不息。八通愈胸以上至头颈、耳目、咽鼻邪热，去枕握固不息，自企于地，不息。九通东首令人气上下通，微鼻内气，愈赢。不能从阴阳法大

---

① 臂要：疑惌。

② 无：疑为"五"之误。

阴勿行之。

一虾蟆行气法：正坐自动摇两臂，不息十二通，愈劳大佳。左右侧卧不息十二通，治痰饮不消。右有饮病右侧卧，左有饮病左侧卧，有不消气排之，日初出、日中、日入，此三时向日正立不息九通，仰头吸日精光九咽之，益精百倍。

一入火垂两臂不息即不伤火法：向南方蹲踞，以两手从屈膝中入掌，足五指令内曲，利腰尻完，治淋遗溺愈。箕踞交两脚，手内并脚中，又叉两手极引之，愈瘄瘶精气不泄。两手交叉颐下自极，利肺气，治暴气咳。举两脚夹两颊边，两手据地，服疗宿壅。举右手，展左手，坐右脚上，掩左脚愈尻完痛。举手交颈上相握自极，治胁下痛。舒左手，右手在下握左手拇指自极；舒右手，左手在下握右手拇指自极，皆治骨节酸疼。掩两脚两手指著足五指上，愈腰折不能低仰，若血久瘀为之，即愈。竖足五指，愈腰脊痛，不能反顾视者，以右手从头上来下又挽下手愈。颈不能反顾视，坐地掩左手，以右手指肩挽之，愈。倾侧膝腰及小便不通，东向坐向日，左手捐目，举身望北斗心①，服月气始得众恶不入。理头仰苦难，牵右手，反折，各左右自极，张弓兼补五脏不足气则至，抱两膝著胸自极，此常令丹田气还，补脑。坐地直两脚，以手捻脚胫，以头至地，调脊诸椎，利发根令长美。坐地交叉两脚，以两手从曲脚中入，低头叉项上，治久寒不能自温，耳不闻勿正倍声不息，行气从头至足心愈。疽痂、大风、偏枯、诸痹，极力右振两臂不息，九通愈臂痛、劳倦，风气不随。

一龟鳖行气法：以衣覆口鼻不息九通，正卧微鼻出纳气，愈鼻塞不通。东向坐，仰头不息五通，以舌撩口中沫满二七咽，愈口干舌苦。

雁行气法：低头倚壁不息十二通，以意排留饮宿食从下部出自愈。

一龙行气法：低头下视不息十二通，愈风疥、恶疮、热不能入咽，可候病者以向阳明以达卧，以手摩腹至足，以手持引足，低臂十二通不息，十二通，愈脚中虚痹不任行、腰脊痛。以两手著项相叉，治毒不愈腹中大气，即吐之，月初出、月中、月入时②向月正立不息八通，仰头吸月光精八咽之，令③阴气长，妇人吸之，阴精益盛子道通。

一入水，举④两手臂不息不没，法向北方，箕踞以手掩足五⑤指，愈伏兔痿、尻筋急，箕踞以两手从曲脚入，据⑥地曲脚加，其手举尻，其可用行气，愈淋沥乳痛。举⑦

---

① 心：疑为"星"之误。
② 时：原脱，据文会堂初刻本补入。
③ 令：原脱，据文会堂初刻本补入。
④ 水举：原脱，据文会堂初刻本补入。
⑤ 五：原脱，据文会堂初刻本补入。
⑥ 入据：原脱，据文会堂初刻本补入。
⑦ 痛举：原脱，据文会堂初刻本补入。

脚交叉项，以两手据地，举尻持任息极，交脚项[①]上，愈腹中愁满，去三虫，利五脏，快神气。蹲踞以[②]两手举中，蹲极横，治气冲肿痛，寒疾入上，下致肾气。蹲踞，以两手举足五指，低头自极，则五脏气总至，治耳不闻，目不明，久为之则令人发白复黑。正偃卧捲两手，即握不息，顺脚跟据床，治阴结筋脉麻痿累。以两手还踞着腋下，治胸中满眩、手枯。反两手据膝上，仰头像鳖，取气致大黄元气至丹田，令腰脊不知痛，手大拇指急捻鼻孔，不息，即气上行，致泥丸脑中，令阴阳从数至不倦，以左手急捉发，右手还项出，所谓血脉气各流其根，闭巨阳之气，使阴不溢信明，皆利阴阳之道也。正坐以两手交背后，名曰带缚，愈不能大便，利腹，愈虚赢。坐也以两手交叉其下，愈阴满。以两手捉绳辘轳倒悬，令脚反在其上见，愈头眩风癫。以两手牵反著背上，挽绳自悬，愈中不专精，食不得下，以一手上牵绳下，手自持脚，愈尻久痔及有肿。坐地直舒两脚，以两手叉挽两足自极，愈肠不能受食吐逆。

上宁先生导引行气之法，以除百病，令年不老者，常心念有一还丹以还丹田，夫生人者丹，救人者还，全则延年，去则衰朽，所以导引者，令人肢体骨节中诸邪气皆去，正气存处有能精诚，勤习履行动作言语之间，昼夜行之，则骨节坚强以愈百病。若卒得中风，病宿固痕疽不随，耳聋不闻，头颠疾咳逆上气，腰脊苦痛，皆可按图视像，随疾所在行气导引，以意排除去之，行气者则可补于里，导引者则可治于四肢，自然之道，但能勤行与天地相保。

彭祖谷仙卧引法：除百病延年益寿

一居常解衣被卧，伸腰填小腹，五息止，引肾去消渴，利阴阳。又云：伸左脚，屈右膝，内压之，五息止，引脾去心腹寒热，胸臆邪胀。挽两足指，五息止引腹中，去疝瘕，利九窍。仰两足指，五息止，引腰脊，痹偏枯，令人耳声。两足内相向，五息止，引心肺，去咳逆上气。踵内相向，五息止，短股徐五络之气，利肠胃，去邪气。掩左胫，屈右膝内压之，五息止，引肺去风虚，令人明目。张胫两足指号五息止，令人不转筋。两手牵膝置心上，五息止，愈腰痛。外转两足，十通内转两足，十通止，复诸劳。

凡十节五十息，五五二百五十息，欲导引，常夜半至鸡鸣，平且为之，禁饱食沐浴。

王子乔八神导引法：延年益寿除百病

法曰：枕当高四寸，足相去各五寸，手去身各三寸，解衣被发正偃卧，勿有所念，定意乃以鼻徐纳气，以口出之，各致其脏所，竟而复始，欲休先极之而止，勿强长息，

---

① 脚项：原脱，据文会堂初刻本补入。
② 蹲踞以：原脱，据文会堂初刻本补入。

久习乃自长矣。气之往来，勿令耳闻鼻知，微而专之，长遂推之，伏兔股腨，以省为贵，若存若亡，为之百遍，动腹鸣气有外声足则得成功，成功之士，何疾而已喉咙，如白银钗一十二重，系膺下去得肺，其色白泽，前两叶高，后两叶卑，心系其下，上大下锐，率率赤如莲叶未开，倒悬著肺也。肝系其下，色正青，凫翁头也。六叶抱胃，前两叶高后四叶卑。胆系其下，如绿绨囊。脾在中央，亦抱，正黄如金铄铄然也。肾如两伏鼠，夹脊真脐肘而居，欲得其居高也，其色正黑，肥肪络之，白黑昭然。胃如素囊，念其屈折右曲，无汗秽之患。肝藏魂，肺藏魄，心藏神，脾藏意，肾藏精，此名曰神舍。神舍修则百脉调，邪病无所居矣。小肠者，长九尺，法心州也。一云九土，小肠者，长二丈四尺。

诸欲导引，虚者闭目，实者开目，以所苦行气，不用第七息止，徐徐往来，度二百步所，却坐，小咽气五六，不瘥复如法引，以愈为效。诸有所苦，正偃卧被发如法，徐以口纳气，填腹自极，息欲绝，徐以鼻出气，数十所，虚者补之，实者泻之，闭口温气，咽之三十所腹中转鸣乃止，往来二百步，不愈复为之，病在喉中胸中者，枕高七寸，病在心下者，枕高四寸，病在脐下者，去枕。以口纳气，鼻出气者名曰补，闭口温气咽之者名曰泻。门气治诸病法：欲引头病者，仰头；欲引腰脚病者，挽足十指；欲引胸中病者，挽足十指；引臂病者，掩臂；欲去腹中寒热诸不快，若中寒身热皆闭气胀腹；欲息者，徐以鼻息已，复为至愈乃止。

一、平坐伸腰脚，两臂覆手据地，口徐纳气，以鼻吐之，除胸中肺中痛，咽气令温，闭目也。

二、端坐伸腰，以鼻纳气，闭之，自前后担头各三十，除头虚空耗转地，闭目摇之。

三、端坐伸腰，以左胁侧卧，以口纳气，以鼻吐之，除积聚心下不快。

四、端坐伸腰，徐以鼻纳气，以右手持鼻，除目晦泪苦出，去鼻中息肉，耳聋亦然。除伤寒、头痛洸洸，皆当以汗出为度。

五、正偃卧，以口徐纳气，以鼻出之，除里急，饱食后小咽，咽气数十令温，寒者使人干呕，腹痛，从口纳气七十所，大填腹。

六、右胁侧卧，以鼻纳气，以口小咽气数十，两手相摩热，以摩腹，令其气下出之，除胁皮肤痛，七息止。

七、端坐伸腰直，上展两臂，仰两手掌，以鼻纳气，闭之自极七，中痛息。名曰：蜀王台除胁下积聚。

八、覆卧去枕立两足，以鼻纳气四四所，复以鼻出之极，令微气入鼻中，勿令鼻知，除身中热、背痛。

九、端坐伸腰，举左手，仰其掌，却右手，除两臂背痛结气也。

十、端坐，两手相叉抱膝，闭气鼓腹二七或二七气满即吐，即气皆通畅，行之十年，老有少容。

十一、端坐伸腰左右倾，闭目以鼻纳气，除头风，自极七息止。

十二、若腹中满，食饮昔饱，坐伸腰，以口纳气数十，以便为故，不便复为之。有寒气，腹中不安亦行之。

十三、端坐使两手如张弓满射，可治四肢烦闷、背急，每日或时为之。

十四、端坐伸腰，举右手仰掌，以左手承左胁，以鼻纳气，自极七息，除胃寒，食不变则愈。

十五、端坐伸腰，举左手仰掌，以右手承右胁，以鼻纳气，自极七息，除瘀血结气。

十六、两手却据，仰头目，以口纳气，因而咽之数十，除热身中伤死肌。

十七、正偃卧，端展足臂，以鼻纳气，自极七息，摇足三十而止，除胸足中寒、周身痹、厥逆。

十八、偃卧屈膝，令两膝头内向相对，手翻两足伸腰，以口纳气，厥逆填腹，自极七息，除痹疼、热痛、两脚不随。

十九、觉身体昏沉不通畅，即导引，两手抱头，宛转上下，名为开胁。

二十、踞伸右脚，两手抱左膝头，伸腰，以鼻纳气，自极七息，除难屈伸拜起脑中痛瘀痹。

二十一、踞伸左足，两手抱右膝，伸腰，以鼻纳气，自极七息，展左足着外，除难屈伸，拜起脑中疼—本除风，目晦耳聋。

二十二、正偃卧，直两足，两手捻胞所在，令赤如油，囊里丹，除阴下湿，小便难，颓小腹重不便，腹中热，但口纳气，鼻出之数十，不须小咽气即腹中不热者，七息已，温气咽之十所。

二十三、踞两手抱两膝头，以鼻纳气，自极七息，除腰痹背痛。

二十四、覆卧傍视，两踵伸腰，以鼻纳气，自极七息除脚中弦痛、转筋、脚酸疼。

二十五、偃卧，展两手，外踵指相向，亦鼻纳气，自极七息，除两膝寒、胫骨疼。

二十六、偃卧，展两脚两手，两踵相向，亦鼻纳气，自极七息，除死肌、不仰、足胫寒。

二十七、偃卧，展两手，两脚左傍两足肿[1]，以鼻纳气，自极七息，除胃中食苦呕。

二十八、踞伸腰，以两手引两踵，以鼻纳气，自极七息，布两膝头，除痹呕也。

二十九、偃卧，展两手两脚，仰足指，以鼻纳气，自极七息，除腹中弦急切痛。

三十、偃卧，左足踵拘右足拇指，以鼻纳气，自极七息，除厥逆疾。人脚错踵，不

---

① 肿：疑为"踵"之误。

拘拇指，依文用之。

三十一、偃卧，以右足踵拘左足拇指，以鼻纳气，自极七息，除周身痹。

三十二、病在左，端坐伸腰左视目，以口徐纳气而咽之数十一所，闭目，目上入。

三十三、病在心下，若积聚，端坐伸腰仰向日，仰头徐以口纳气，因而咽之三十所而止，开目。

三十四、病在右端，坐伸腰右视目，以口徐纳气而咽之数十所，开目。

五禽戏法

《道藏经》云老君曰："古之仙者，为导引之事，能鸟伸挽引肤体，动诸关节，以求难老，名曰五禽之戏。挽引蹄足，以当导引，体中不快，起作一禽之戏，故令汗出，因止。以身体轻便，普施行之，年九百余岁，耳目聪明，牙齿完坚，夫为导者甚易，行者甚希，悲哉！"

一、虎戏：四肢踞地，前三踯却三踯，长引肤乍前乍却，仰天即反伏踞地，行前却各七。

二、熊戏：正仰以两手抱膝下，举头左擗地七，右亦七，踯地，手左右托地各七。

三、鹿戏：四肢踞地，引顶反顾，左三右三，左伸右脚，右伸左脚，左右伸缩亦三。

四、猿戏：攀手自悬，伸缩身体上下七，以脚拘物全倒，左七右七，坐，左右手拘脚五按，各七。

五、鸟戏：立起翘一足，伸两臂，扬扇用力各二七，坐伸脚起，挽足指各七，伸缩两臂各七。

夫五禽戏法，任力为之，以汗出为限，轻身，消谷气，益气力，除百病，佗行之年过万①岁，教传弟子广陵吴普亦得延年长寿。

服气吐纳诀

呬字：呬主肺，肺连五脏，受风即鼻塞，有疾作呬，吐纳治之。

呵字：呵主心，心连舌，五脏心热舌干，有疾作呵，吐纳治之。

呼字：呼主脾，脾连唇，论云脾湿即唇焦，有疾作呼，吐纳治之。

嘘字：嘘主肝，肝连目，论云肝盛即目赤，有疾作嘘，吐纳治之。

吹字：吹主肾，肾连耳，论云肾虚即耳聋，有疾作吹，吐纳治之。

嘻字：嘻主三焦，有疾作嘻，吐纳治之。

---

① 万：当为"百"之误。

消渴门

一睡卧勿张口，久成消渴及失血色，赤松子云："卧闭目不息十二通，治饮食不消。"

一法：解衣、惔卧、伸腰、瞑小腹，五息止。引肾，去消渴，利阴阳。解衣者，使无挂碍；惔卧者，无外想使气易行；伸腰，使肾无逼蹙；瞑者大努，使气满小腹者，即摄腹牵气，使五息，即为之；引肾者，引水来咽，唯润上部，去消渴枯槁病；利阴阳者，饶气力。此中数虚，要与时节而为避，初食后、大饥时，此二时不得导引，伤人；亦避恶日，时节不和时亦避。导已先行一百二十步，多者千步，然后食之，法不使大冷大热，五味调和，陈秽宿食、虫蝎余残不得食，少眇著口中，数嚼少湍咽，食已亦勿眠。此名谷并与气和，即真良药也。

胀满门

一法：蹲坐住心卷两手，发心向下左右手，摇臂递与敬身尽髀势，卷头筑肚，两手冲脉至脐下，来去三七，渐去腹胀、肚急闷、食不消化。

一法：腹中若胀有塞，以口呼①。出气三十过止。

一法：若腹中满，食饮若饱，端②坐伸腰，以口纳气数十，满吐之，以便为故。不便复为之，有寒气，腹中不安亦行之。

一法：端坐伸腰，口纳气数十，除腹满、食饮过饱、寒热、腹中痛病。

一法：两手向身侧一向偏相，极势发顶，足气散下，欲似烂物解散，手掌指直舒，左右相皆然，去来三七，始正身，前后转动膊腰七，去腹肚胀、膀胱腰脊臂冷、血脉急强悸也。

一法：苦腹内满，饮食善饱，端坐伸腰，以口纳气十，以便故，不便复为。

一法：脾主土，暖如人肉，如始得，发汗去风冷邪气，若腹内有气胀，先须暖足，摩上下并气海不限遍数，多为佳，始得左回右转立七，和气如用腰身内一十五法，回转三百六十骨节，动脉搓筋，气血布泽，二十四气和润，脏腑均气用头动，摇振手气向上，心气向下，分明知去来，莫合平手。敬腰转身摩，气蹙回动，尽心气放散，送至涌泉二，不失气之行度，用之有益，不解用者，款，如气乱。

---

① 口呼：原脱，据文会堂初刻本补入。

② 饱端：原脱，据文会堂初刻本补入。

眼目门

一法：踞伸右脚，两手抱左膝头伸腰，以鼻纳气，自极七息，除难屈伸拜起，去胫中痛、痹风、目耳聋。

一法：踞伸左脚，两手抱右膝伸腰，以鼻纳气，自极七息，展左足着外，除难屈伸拜起，去胫中疼—本云：除风，目暗耳聋。

一法：以鼻纳气，左手持鼻，除目暗泣出，鼻纳气，口闭自极七息，除两胁下积血气。

一法：端坐伸腰，徐以鼻纳气，以右手持鼻，除目暗泪若出，闭目吐气，鼻中息肉耳聋亦然，除伤寒头痛，洗洗皆当以汗出为度。

一法：蹲踞以两手举足、五趾头自极，则五脏气偏，主治耳不闻，目不明，久为之则令发白复黑。

一法：两足指五息止，引腰背痹、偏枯。令人耳聪，久行眼耳诸要俱无挂碍。

一法：伸左胫，屈右膝，纳压之，五息止，引肺去风虚病，令人目明[1]，依经为之，引肺中气，去风虚病令人目明，夜中见色与昼无异。

一法：鸡鸣以两手相摩令热，以熨目三行，以指抑目，左右有神光，令目明不病痛。

一法：东向坐不息，再通以两手中指，口唾之二七，相摩拭目，令人目明，以甘泉漱之，洗目去其翳垢，令目清明，上以内气洗身，中令内睛洁，此以外洗去其尘障。

一法：卧引为三，以手爪项边脉五通，令人目明，卧正偃，头下却亢引三通，以两手指爪项边大脉为五通，除目暗患。久行令人眼夜能见色，为久不已，通见十方，无有际限。

一法：鸡鸣欲起，先屈左手啖盐指，以指相摩，咒曰：西王母女名曰：益愈赐我目受之于口，即精摩形常鸡鸣二七著唾，除目茫茫，其精光彻视万里，偏见四方，咽二七唾之，以热指摩目二七，令人目不瞑。

喉舌门

一法：一手长舒合掌仰，一手捉频挽之，向外一时极势二七，左右亦然，手不动两向，侧势急挽之二七，去颈骨急强、头风、脑旋喉痹，髆内冷注偏风。

一法：两手拓两颊，手不动，搂肘使急，腰内亦然，住定放两肋头，向外，肘膊腰

---

[1] 引肺……目明：十字疑衍。

气散，尽势大闷始起，来去七，通喉痹。

口齿门

一法：常向本命日，栉发之始，叩齿九通，阴咒曰：大帝散灵，五老反真，泥丸玄华，保精长存，左回拘月，右引日根，六合清练，百病愈。因咽唾三过，常数行之，使齿不痛，发牢不白、头脑不痛。

一法：东向坐不息四通，上下琢齿三十六，治齿痛。

一法：凡人觉脊背皆崛强，不问时节，缩咽髆内，仰面努髆并向上，头左右两向按之，左右二七一住，待血行气动，定然始更用，初缓后急，不得先急后缓，若无病人，常欲得旦起、午时、日没三辰，如用辰别二七，除寒热病、脊腰颈项痛、风痹、口内生疮、牙齿风头眩，终尽除也。

鼻 门

一法：东向坐，不息三通，手捻鼻两孔，治鼻中患；交脚踑坐，治鼻中患、通脚痛疮，去其涕唾，令鼻道通，得闻香臭，久行不已，彻闻十方。

一法：踞坐合两膝，张两足，不息五通，治鼻疮。

一法：端坐伸腰，徐徐以鼻纳气，以右手捻鼻，除目暗，泪苦出，徐徐闭目，吐气，鼻中息肉、耳聋亦能除。伤寒头痛，洗洗皆当以汗出为度。

一法：东向坐不息三通，以手捻鼻两孔，治鼻中息肉。

耳 门

一法：坐地交叉两脚，以两手从曲脚中入，低头叉项上，治久寒不能自温，耳不闻声。

一法：脚着项上，不息二十通，必愈大塞，不觉暖热，久顽冷患，耳聋目眩，久行即成法，法身五六不能变。

遗泄门

一法：治遗精白浊，诸冷不生，戌亥间阴旺阳衰之际，一手兜外肾，一手搓脐下八十一次，然后换手，每手各九次，兜搓九日见验，八十一日成功。

一法：治遗精，以床铺安短窄，卧如弓，弯二膝，并脐缩，或左或右侧卧，用手托阴囊，一手伏丹田，切须宁心净卧，戒除房室思欲之事，若固不泄可保身安。

淋　门

一法：偃卧，令两足布膝头，邪踵置鸿，口纳气，振腹，鼻出气，去淋数小便。

一法：蹲踞高一尺许，以两手从外屈膝内，入至足跌上，急手握足五指，极力一通，令内曲八，利腰髋治淋。

一法：偃卧，令两足膝头邪踵置鸠，口纳气振腹，鼻出气，去石淋茎中痛。

一法：以两足踵布膝除瘰。

一法：偃卧，令两足布膝头，取踵置尻下，以口纳气，腹胀自极，以鼻出气七息，除气瘰、数小便、茎中痛、阴以下湿、小腹痛、膝不随。

二便不通门

一法：正坐以两手交背后，名曰带便，愈不能不①便，利腹，愈虚羸。反叉两手着背上，推上使当心许踑坐反到九通，愈不能大小便利，愈腹虚羸也。

一法：龟行气伏衣被中，覆口鼻头面，正卧，不息九通，微鼻出气，治大便闭塞不通。

一法：偃卧直两手捻左右胁，除大便难、腹痛、腹中寒，口纳气，鼻出气，温气咽之数十，病愈。

疝气门

一法：挽两足指五止，引腹中气，去疝瘕，利孔窍。

一法：坐舒两脚，以两手捉大拇指，使足上头下极，挽五息止，引腹中气遍行身体，去疝瘕病，利诸孔窍，往来易行，久行精爽聪明修长。

诸痔门

一法：惟高枕偃仰，心平气定，其肿自收。

一法：一足踏地，一足屈膝，两手抱犊鼻下，急挽向身极势，左右换易四七，去痔

---

① 不：疑为"小"之误。

五劳三里不下。

一法：踞坐合两膝、张两足，不息两通，治五痔。

一法：两手抱足头不动，足向口受气，众节气散，来去三七，欲得捉左右侧身各急挽，腰不动，去四肢、腰上下、髓内冷血、冷筋、急闷痔。

一法：两足相踏向阴端急蹙，将两手捧膝头，两向极热，捧之二七竟，身侧两向取势二七，前后努腰七，去心劳痔病。

老人门

《修真书》云：春嘘明目木扶肝，夏至呵心火自阑，秋呬定知金肺润，肾吹惟要坎中安，三焦嘻却除烦热，四季长呼脾化餐，切记出声闻口耳，其功尤胜宝神丹。

诀云：肝若嘘时目睁睛，争知肺呬手双擎，心呵脑后高叉手，肾若吹时抱膝平，脾用呼时须撮口，三焦客热卧嘻嘻，四季常是嘘，八节不得吹。盖肝为相火有泻无补；肾为真水有补无泻也。

肝嘘主嗌干、面尘、眼眵赤、多泪、疼痛、胁下痛、小便黄赤色或涩。

心呵主烦躁、喉疮热肿、多汗、掌中热、咽干渴。

脾呼主热、痰涎、目黄、喉痹、衄衊、口干、舌痛、身重、腹胀。

肺呬主喘嗽、烦渴、胸膈烦膨有痰、掌中热、风汗出。

肾吹主有疾尪羸、面黑、口干、耳鸣、咽嗌肿、股内疼痛、足下热痛。

三焦嘻主颊痛、喉痹、耳闭浑浑然。

已上主治六经本病之邪也，然五脏不足，又在药食气味为补。《经》云：形食味，故味归形，气养形，故形归气。气化则精生，味和则形长，故五味为宜；若五志所过，非药可治者，五胜为宜。

忧胜怒，肝属木，在志为怒，过节则反自伤，故曰：怒伤肝，故以所胜者制之。

恐胜喜，心属火，在志为喜，过节则反自伤，故曰：喜伤心，故以所胜者制之。

怒胜思，脾属土，在志为思，过节则反自伤，故曰：思伤脾，故以所胜者制之。

喜胜忧，肺属金，在志为忧，过节则反自伤，故以所胜者制之。

思胜恐，肾属水，在志为恐，过节则反自伤，故以所胜者制之。

《通玄集》云：其补真妙理，只要心头无事，内外俱忘，一齐放下，把捉得定，阳生子时，阴生午时，静室披衣握固，端坐盘膝，蹲下腹肚，须臾升身，前出胸而微，偃首于后，后开夹脊、双关、肘后，微扇三伸腰，自尾闾穴，如火相似自腰而起，拥在夹脊，慎勿开关，即时甚热，气壮渐次开夹脊而放气，过仍仰面，脑后紧偃，以闭上关，慎勿令开，即觉热极，气壮渐次入顶，以补泥丸髓海，则身耐寒暑，为习长生之基，如前出胸伸腰闭夹脊，存而升之腰间，火不起，当静坐内观如法，再作以至火起为度，自丑行至寅终可止。是曰：肘后飞金精。又曰：抽铅使肾气生，肝气也。又略昂首偃项放令颈下，如火方点头，向前低头曲项，退舌尖近后以柱上腭，自有津出，不漱而咽下还，黄庭是名金液还丹，四时不拘，时候节次行此，自艮至巽而已，晚间乃勒阳关法，自兑至乾而已。

修真秘要

（明）胡文焕　校正

内容提要

《修真秘要》成书时间不详，作者不详。

本书是一部导引养生著作，书中所述"仙人抚琴""绞丹田"等四十八幅修身治病练功图，图文并茂，言简意赅，"言简而旨深，功廉而效大，诚修身延命之术也"。

本次整理，因《寿养丛书》清抄本内容完整，文字清晰，以为底本；《寿养丛书》初刻本为主校本。

修真秘要序

　　予观《修真秘要》一书，言简而旨深，功廉而效大，诚修身延命之术也。且夫人禀阴阳之气以生，其本始未尝少欠，一与物接，乾元之祖，渐为七情所耗，是以气滞血凝，而病生焉。故古之君子，见道分明，知言养气，欲行集义之功，必先熊颈鸟伸，收视返听，以导引其关节，关节通则一气流行于上下矣。《易》曰：天行健，君子以自强不息。此之谓也。盖天地之道，昼夜运行而不息，吾身之气，亦昼夜周流而无间，知天地之道，然后可以言吾身之造化矣。孔子曰：变通莫大乎四时。孟子曰：吾善养吾浩然之气。即此而观，则知仲尼诚体是易，孟子真有此气。大哉！孔孟神妙，万物至极，而不尚者乎？奈何道丧千载，圣远言湮，仰东山者，动辄以功名富贵为心谈。圣学者，但见以工丽词章为重，曾无一言以及吾身之造化者，可胜叹哉！予得此集，岂容自私，遂付诸梓，以广前人修己治人之意，有志于是者，览而行之，虽未必能寿考，若篯铿登玄如松子，然于性命之秘，亦可少裨其万一也。上达之士，幸勿以是为迂哉。

正德八年乙亥孟春元旦闽中王蔡识

修真秘要跋 ①

　　尝闻庖牺氏之王天下也，画八卦以断吉凶。神农氏之王天下也，尝百草以疗疾病。至于轩黄咨于岐伯、雷公，用著医术传之后世，无非所以全世命而厚民生也。但人之疾病，起于不常，地之相去，亦有远近，且如都邑城市，以疾求医固云而矣。则夫山林泽薮，遐陬僻壤之地，素无攻医之方，又乏针砭之具，一旦疾生，莫知所措，其不至于凶夭短折者几稀。此《修真秘要》之书，所以为可锓也。是书一行，则凡具眼目者，采而行之，不必求之卢、扁斛②方剂，而吾身之沉疴可瘳矣。呜呼宜哉！

云崖道人跋

---

① 跋：一般放在书后，然原书放在序后，未予改动。
② 斛（jū）：同斠。古量器。

目录

仙人抚琴

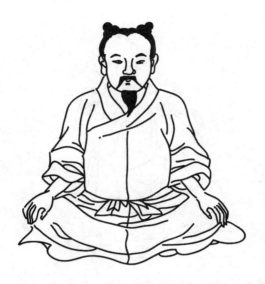

治久病黄肿。以两手按膝施功，存想闭息，周流运气四十九口。如此则气通血融而病自除矣。

绞丹田

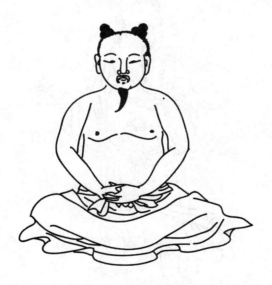

治肚腹疼痛，亦能养精。以身端坐，两手抱脐下，行功运气四十九口。

仙人存气开关

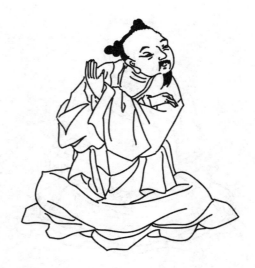

治肚腹虚饱。用两手抱肩，以目左视，运气一十二口。

仙人指路

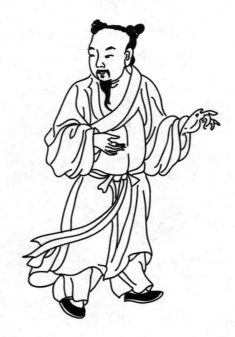

治左瘫右痪。以手左指右视，运气二十四口；以手右指左视，运气二十四口。

九九登天

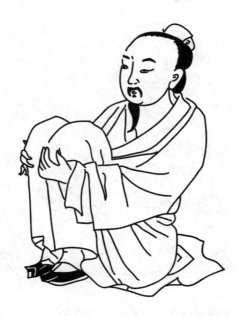

治绞腹痧，痛不可堪。以身端坐，用两手攀膝跻胸。左右登扳九数，运气二十四口。

周天火候

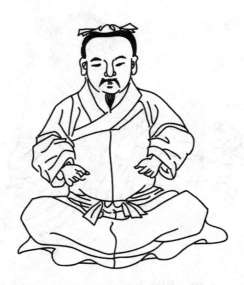

治血气衰败。先以两手搓目，用手主定两腋，其气上升，运气一十二口。

吕祖散精法

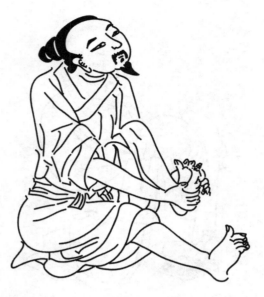

　　治精脉不存。坐舒两腿，手扳左脚心，施功运气，左三口，右三口，故为散而不走。

吕祖散运息气

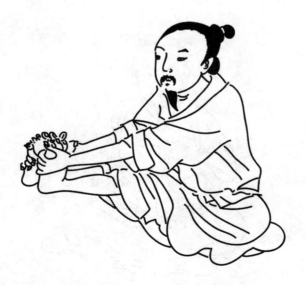

　　专主止夜梦遗精。坐舒两脚，用两手扳脚心，行功运气九口。

龙扳爪

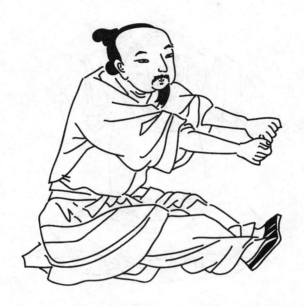

治遍身疼痛。以身坐直，舒两脚，两手握拳，连身向前，运气一十二口。

神仙斗柄开关

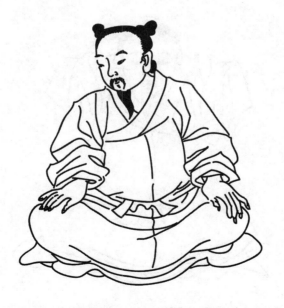

治一切杂病。以身端坐，两手按膝，左右扭身，运气一十四口。

治头晕

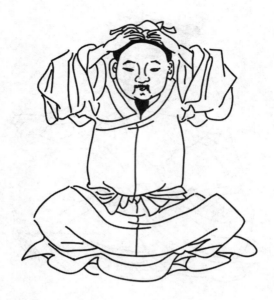

两手抱头端坐，行功运气一十七口。

鸣天鼓

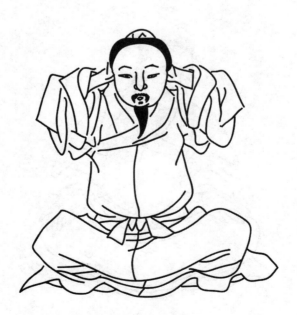

治头晕。咬牙，闭气，用两手按耳后，弹天鼓三十六指，叩齿三十六通。

治后心虚疼

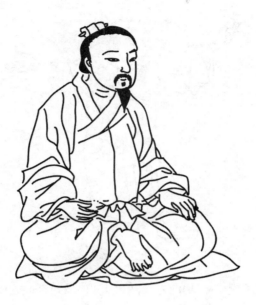

坐按两膝，用意在心，左视右提，运气一十二口；右视左提，亦运气一十二口。

霸王举鼎

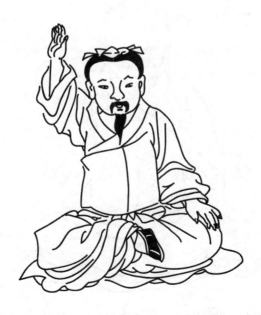

治肚内一切杂病。以身端坐，用左手按膝，右手举起，运气一十二口。右手亦然。

虎施威

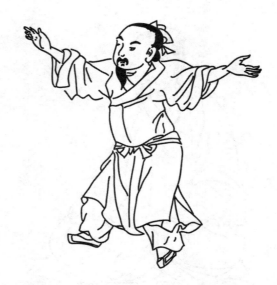

治赤白痢疾。用托布势，行功向左，运气九口，转身向右，运气九口。

专治久疝

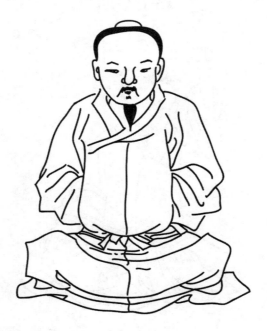

以身端坐，用两手摩两胁并患处，行功运气三十二口。

托天塔

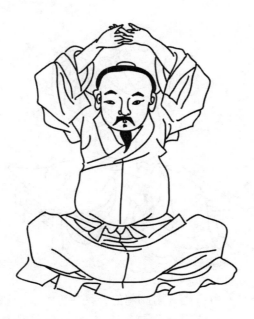

治肚腹虚肿。以身端坐，两手托天，运气上九口，下九口。

乌龙探爪

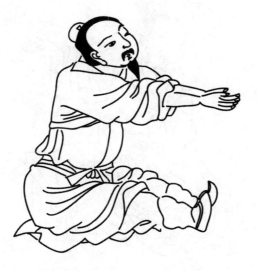

治腰腿疼痛。坐舒两脚，两手向前与足齐，来往行功运气。

神仙进礼

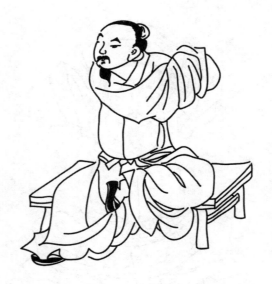

　　治瘫患。以身高坐，左脚弯圈，右脚斜舒，两手左举，右视，运气二十四口。右亦如之。

仙人搅辘轳

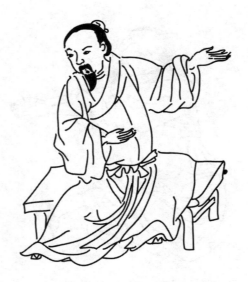

　　治背膊疼痛。以身高坐，左腿弯，右腿舒，左手举，右手摩腹。行功运气一十二口。

治胸膈膨闷

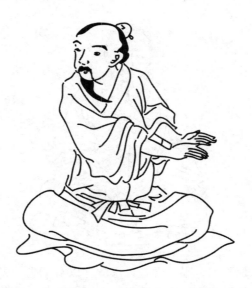

以左手向左，右亦随之，头向右扭；以右手向右，左亦随之，头向左扭，运气左九口，右九口。

吕祖破气法

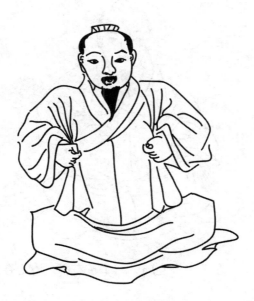

治疲症。用两拳主两胁与心齐，用力存想，行功运气，左二十四口，右亦如之。

抽添火候

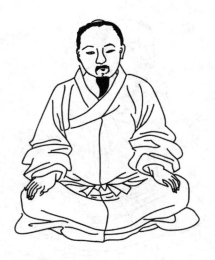

调理血脉，上治三焦不和，眼目昏花，虚弱。以身端坐，先用手擦热，抹脚心，手按两膝，端坐开口，呵气九口。

吕祖破气法

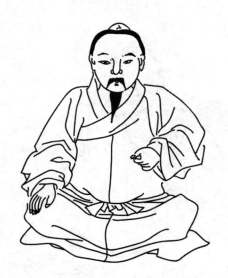

专治久疝。以身端坐，左拳主^①左胁，右手按右膝。专心存想，运气于病处，左六口，右六口。

---

① 主：疑为"拄"。

仙人拔剑

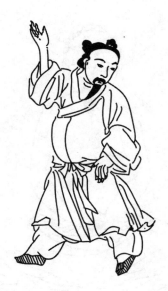

治一切心疼。丁字步立，右手扬起，扭身左视，左手于后，运气九口，转身转向同前。

童子拜观音

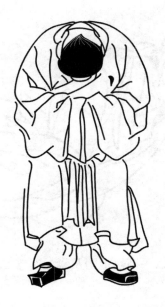

治前后心疼，八字立定，低头于胸前，两手抄腹下，用功行气一十七口。

暖丹田

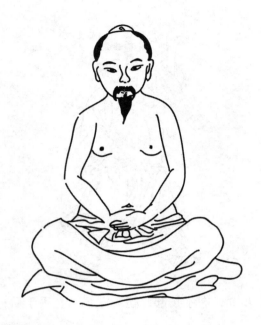

治小肠虚冷疼。端坐搽丹田，行功运气四十九口。

陈抟睡功

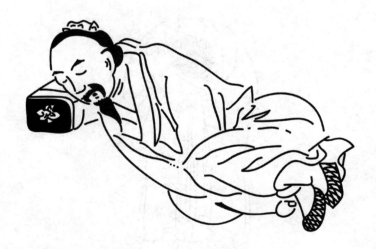

治四时伤寒。侧卧屈膝，以手擦热抱阴及囊，运气二十四口。

吕祖行气诀

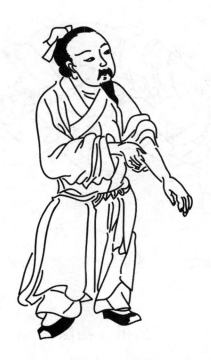

治背膊疼痛。立住，左手舒，右手捏膊肚，运气二十二口。右手亦然。

立站活人心

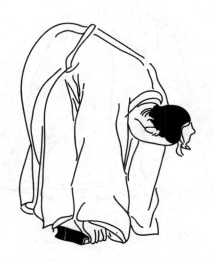

治腰疼。立住，鞠躬低头，手与脚尖齐，运气二十四口，一名乌龙摆尾。

降牛捉月

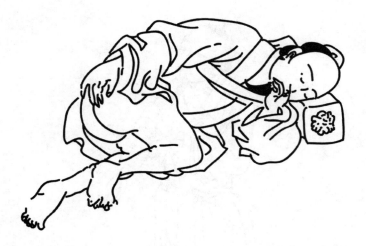

　　收精法。其法当精欲走之时，以左手指掩右鼻孔，右手于尾闾穴，截住精道，运气六口，而精自回矣。

吕祖养精法

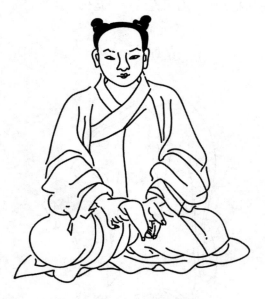

　　以身端坐，用手擦脚心，运气十四口。右脚亦然。

摇天柱

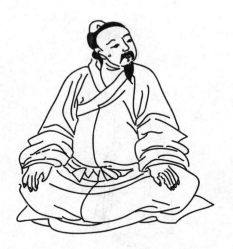

治头疼及诸风与血脉不通。两手按膝，向左扭项扭背，运气一十二口。右亦然。

吕祖救疾法

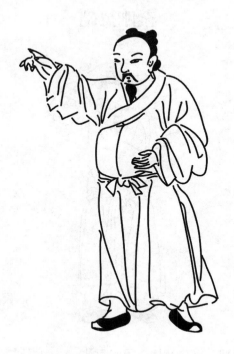

治气脉不通。立用功，如左边气脉不通，左手行功，意在左边，举左手运气。右边亦然。

神仙靠拐

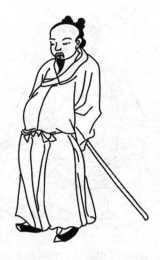

　　治腰背疼。端立，以手拄拐，项、腰左右转，运[1]气一十八口，一气运三遍，用膝拂地摆。

金刚捣碓

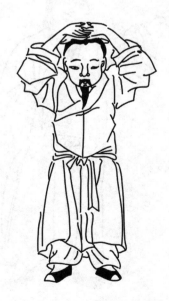

　　治肚腹膨胀，遍身疼痛。以身立住，用两手托天，脚根向地，紧撮谷道，运气九口。

---

① 转，运：原为"运转"，据文义改。

陈抟睡功

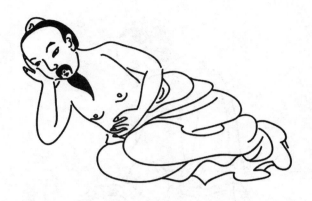

治色劳。侧卧，头枕右手，左拳在腹上下往来擦摩，右腿在下微卷，左腿压右腿在下，有^①想，调息习睡，收气三十二口在腹，如此运气一十二口，久而行之，病自痊矣。

仙人脱靴

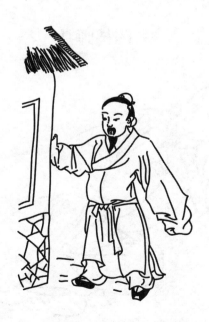

治腰疼。立柱，用右手扶墙，左手下垂，右脚登舒，运气一十八口。左右亦同。

---

① 有：疑为"存"字。

童子拜观音

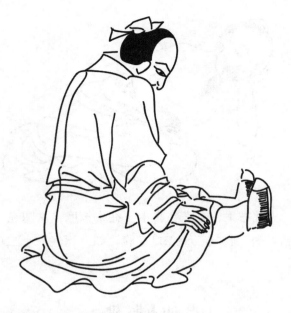

坐定，舒两脚，两手按两大腿根，用意存想，运气一十二口。

陈抟睡功

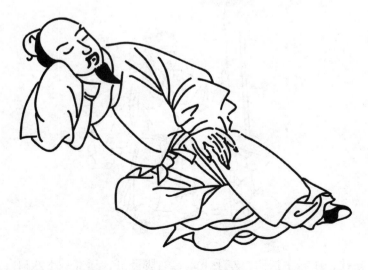

治梦泄精。仰卧，右手枕头，左手用功，左腿直舒，右腿拳，存想运气二十四口。

陈抟睡功

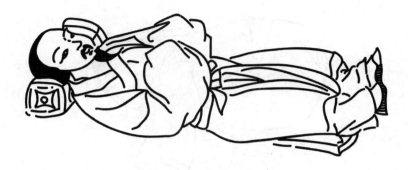

治五谷不消。仰面直卧，两手在胸并肚腹上往来行功，翻江搅海，运气六口。

治腰腿疼

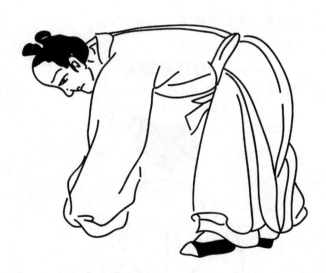

立柱，两手握拳，如鞠躬势到地，沉沉起身，双手举起过顶，闭口，鼻内微微放气三四口。

李白玩月

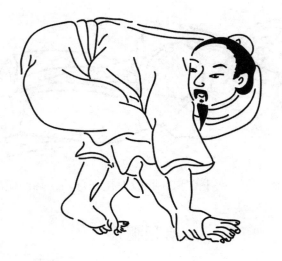

治血脉不通。用打蛇势，手脚俱要交叉，左右行功，左行气一十二口，右亦如之。

治肾堂虚冷

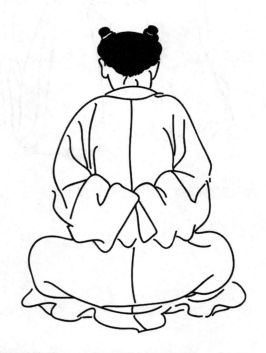

治腰腿疼。端坐，两手擦热，向背后摩精门，运气二十四口。

霸王散法

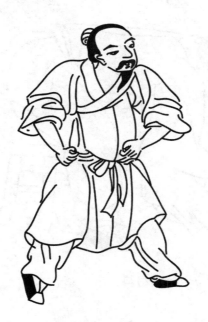

　　治遍身拘束，疼痛，时气伤寒。立住，左脚向前，握两拳，运气一十二口。右脚亦然。

饿虎扑食

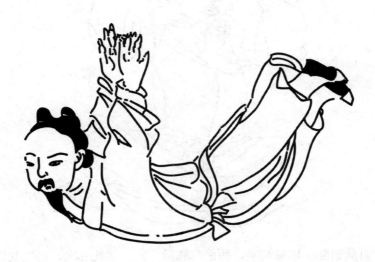

　　以肚腹着地，两手向后往上举，两脚亦往上举，运气十口。亦治绞肠痧。

百气冲顶

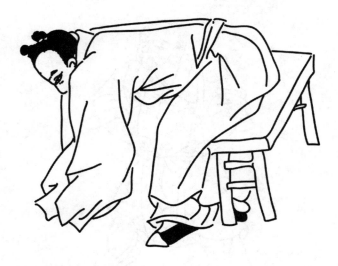

治遍身疼痛。高坐腿舒立，行搭弓势，运气一十二口。

任 脉

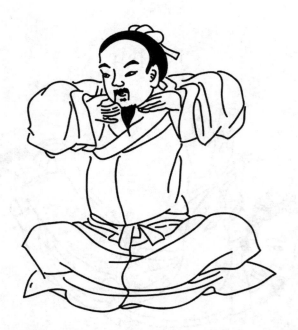

此脉通，百病消除。以身端坐，两手拿胸傍二穴，如此九次，运气九口。

双手拿风雷

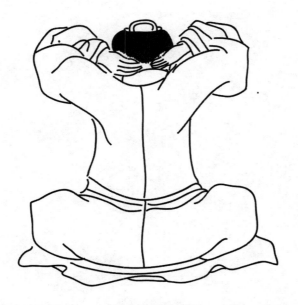

专治混脑痧及头风疼不止者。以两手抱耳连后脑，运气一十二口，行十二次。

锦身机要

（明）混沌子 撰

（明）鲁至刚 注

（明）胡文焕 校

内容提要

　　《锦身机要》成书时间不详，作者混沌子，生卒年及生平不详，明代毘陵（今江苏武进）人。

　　本书为养生导引专著，共收口诀绝句三十六首，每首都配有相应图例，专述采真机要、锦身秘诀。上之十二首以锦其龙，中之十二首以锦其虎，下之十二首以锦龙虎交媾之要。

　　清抄本《寿养丛书》抄录工整，字形清晰，错误较少，以为底本；明代《寿养丛书》初刻本为主校本，明刻《平阳府所刊医书六种》本为参校本。

锦身机要叙

《锦身机要》之书，乃采真机之梯航也。昔汉之正阳翁传于唐之希贤邓先生，相继不遇至人则不传也。稽之自古及今学道之士，知采真而不知锦身有焉，知锦身而不知采真有焉，二者兼修者，几何人哉？其毘陵混沌子慕道精诚，存心恳切，是以希贤先生以金丹口诀作成《采真机要》以授之，犹虑乎不知《锦身机要》，则炼己之功不可得也。故又以锦身之事作成绝句三十六首以按三十六气候，次之三卷。上之十二首，以锦其龙；中之十二首，以锦其虎；下之十二首，以锦其龙虎交媾之要以授之。所以采真炼己之功，预集授真之道，既授而复请予以为注。予固辞之不得，未免妄僭就罪，于每章之下，释以直指，以成其书矣。其筑基之法，养性之方，龙虎争驰，内外交炼，无不备焉。无不行之，无不知之，知之分明，行之纯熟，以为《采真机要》之梯航者信乎其为《采真机要》之梯航也。有《采真机要》之书，其可无《锦身机要》之书乎？毘陵鲁至刚叙。

目　录

卷　上

踏地龙

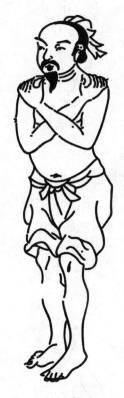

踏地龙

两手牢拿两肘中，脚头着实脚根舂。

力行三八潮皆落，天地山河一泻空。

志刚曰：以两手拿两肘者，所以敛其筋骨也。以脚根舂地者，所以降其气血也。盖筋骨敛则身中气血不妄行也，气血既降而不妄动庶可施也。

摆尾龙

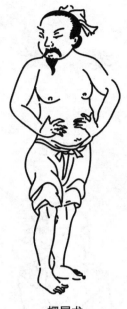

摆尾龙

摆尾须令左右如，膝依向处莫容虚。

力行三八舒筋骨，筋骨能舒动尾闾。

志刚曰：以腰扭向左而实其左膝，所以左之筋骨舒也。扭向右而实右膝，所以右之筋骨舒也。左右力行之者，所以动尾闾之筋骨也。

摩顶龙

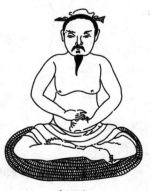

摩顶龙

左手拿龙做甚么，却将右手顶中摩。

前轻后重无多少，但使心酸没奈何。

志刚曰：以左手拿龙之颈，以右手摩龙之顶。前轻者，无其畏也，后重者，使其顽也。无多少者，心酸方止，然既止而复摩，使其顽劣无知，见虎不惧也。

旋风龙

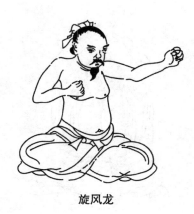

旋风龙

左拳阳左右阴随，右亦如之左也回。

俯首力行因甚事，毋令遍体骨筋衰。

志刚曰：以左拳向左而右拳随之，以右拳向右而左拳随之。俯首力行为甚么来，无非所以动身之筋骨，使其气血周流，毋令衰败也。

交足龙

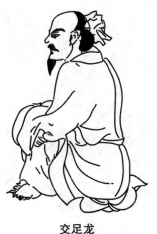

交足龙

两足当胸兀坐间，手叉抱膝膝撑弯。

左来右去俱三八，夹脊双关透上关。

志刚曰：身坐虚，则蟠其膝，交其胸；手叉实，则抱其膝，撑于两肘。然后以左肩向前，右肩向后，左右如之则夹脊双关可以透过矣。

撞关龙

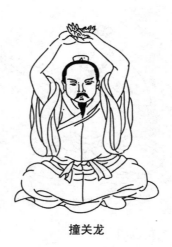

撞关龙

叉手擎天着力齐，身躬气撞顶门追。

力行三八泥丸透，透得泥丸笛可吹。

志刚曰：两手擎天而力撞，以一身就鞠而气冲。冲则泥丸透，透则笛可吹。笛既吹，则泥丸自然有风生之验也。

闭息龙

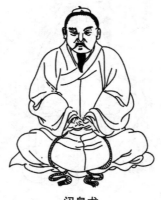

闭息龙

闭息工夫不可无，不能闭息尽成诬。

若行九九工纯熟，此是修行大丈夫。

闭息工夫不可无者，苟不能闭息，虽能别改工夫，皆为诬妄矣。若能行之纯熟，可谓能修行第一件真难事也。岂不为大丈夫乎？

登天龙

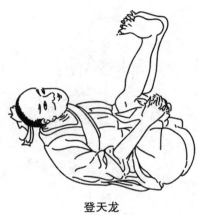

登天龙

将身卧地把心闲，以膝齐胸用手扳。

一筑一登连九九，自然转过尾闾间。

志刚曰：身卧地而心无妄也，两手扳膝齐胸。用登扳之数转过尾闾之关，未有不登扳而尾闾之关能转者也。

升腾龙

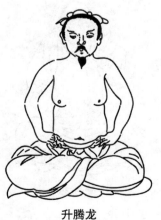

升腾龙

忍便吸鼻手叉腰，蟠膝垂唇舌抵桥。

九九三三重用力，双关夹脊涌如潮。

志刚曰：不忍便则有降而无升，不吸鼻则有塞而无通。不以唇垂则夹脊之筋不舒；不以舌抵桥则玉枕之关难过。遍身着力则黄河之水逆上如潮矣。

取水龙

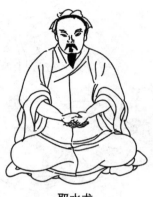

取水龙

夹脊双关路已通，鼻中吸气水随龙。

龙吞香水升腾后，效验馨香到口中。

志刚曰：龙降池而取水，水随龙而升天。全凭鼻吸之功，以致通玄之妙。馨香既到，始合铅永效验，能通方宜下手。

降丹龙

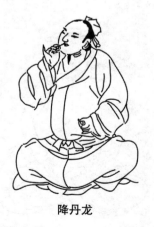

降丹龙

既济泥丸顶上来，却将葱管鼻中栽。

喉中吸涕频催坠，顷刻无为自降腮。

志刚曰：栽葱入鼻开孔窍之不通，吸涕喉中使灵丹之不脱。无为自降，恐吸重而伤丹，有作相吞，莫咽转而失所。先师此诗但言无自降，不言有相吞者，自然孔窍中行故也。

拍火龙

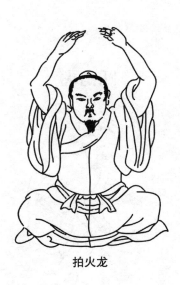

拍火龙

巍然静坐意须存，两手更相拍囟门。

一百数周安气血，遍身凉冷爽如神。

志刚曰：不存意则意不存，不静坐则火不降。故于身体劳动之后，气血甚盛之时，须默然存意，更拍顶门，使火降而气血安，则无妄行之患矣。

卷 中

跃山虎

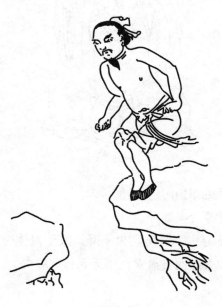

跃山虎

立在南山跃北山，两山往复莫令闲。

力行三八山门辟，好使青龙接虎颜。

志刚曰：人不跃山则山门不辟，龙不接虎而虎体不来也。然龙虽欲接虎，奈何山门不辟，入头不得。欲辟其门，必藉往来则自然振动也。

出洞虎

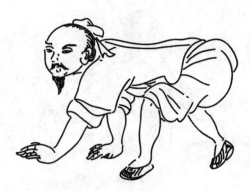

出洞虎

先把身如四足形，前伸后屈力而行。

后伸前屈依前法，三八工夫各等停。

志刚曰：以手为足，故曰先把身如四足形。前伸后屈者，以身坐定，伸手着地也。后伸前屈者，以身向前，伸其足也。前后如之，若虎出洞之状，则筋骨舒畅，脏腑安，血脉调也。

飞虹虎

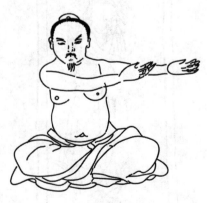

飞虹虎

直伸两手悉飞虹，转向西来也一同。

左右力行三八数，自然舒畅美心胸。

志刚曰：以两手飞向左而转右，飞如长虹之状，则筋骨安舒，心胸美畅，而疾病何由生哉？

舒筋虎

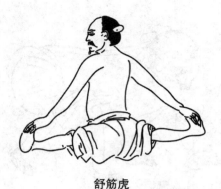

舒筋虎

形体须令四足然，左前右后直如弦。

右前左后仍如此，筋骨安舒疾病痊。

志刚曰：前左足，后右足，后左足，前右足，直舒如弓弦之状，数周二十四次，则筋骨安舒而疾病远矣。

悬梁虎

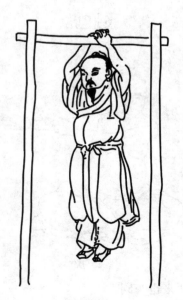

悬梁虎

手把悬梁着力伸，仍令左右各分明。

一升一降周三八，疾病蠲除气血行。

志刚曰：两手把悬梁将身着力悬起，一力起于梁左，一力起于梁右，须以肩至梁。如是行之，则气血和畅，四肢舒参，五脏安逸，而疾病蠲除矣。

鼎峙虎

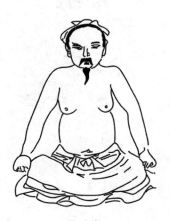

鼎峙虎

蟠膝仍令两手撑，肩前肩后力如争。

头昂背直行三八，摆此形骸理大经。

志刚曰：蟠膝而坐，为一足两手而撑，共三足，故曰鼎峙。然后昂其头，以左右肩如相争之状，摆其形骸，则经调气顺，百病皆除。鼎峙之功，其大如此。

独立虎

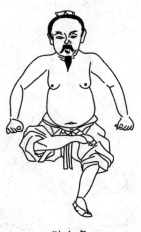

独立虎

曲令一足在其髋，两手舒如举重酸。

左右力行三八就，自然遍体骨筋安。

志刚曰：曲一足在髋者，以一足曲于股间也。舒两手如举重者，以两手如提物也。左右如之，遍身调畅，疾病可除也。

翻身虎

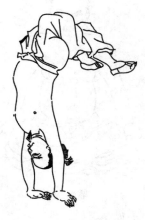

翻身虎

翻首翻身把脚飞，却将双手去扶持。

连行三八骨筋活，免使阃门有倦疲。

志刚曰：以头着地，以脚飞过，两手着头两旁使不歪也。如此行之，则筋骨岂有不活，气血岂有不调畅乎？

反躬虎

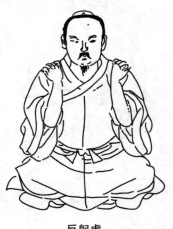

反躬虎

反手巴肩务到家，力巴不着处偏巴。

昂头蟠膝工当九，九九行持效可夸。

志刚曰：蟠膝昂头身先坐定，反手巴肩，巴不着处愈巴之。自然胸隔宽舒，气血调畅。这意思谁肯安排？如数行之，方知效验。

纳泉虎

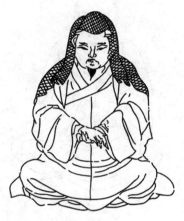

纳泉虎

心火那堪盛上升，一身气血妄流行。

聚精咽纳惟三八，火降神安五脏宁。

志刚曰：锦身之后，心火上升，气血妄动。故先师作此诗，纳精咽之。引纳泉之妙旨，以降心火，以安神也。神安火降，五脏宁矣。

桃花虎

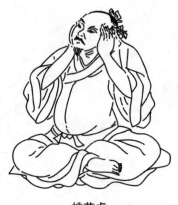

桃花虎

挺身蟠膝手来呵，呵十呵兮更十搓。

面上力摩令火热，自然皱少与红多。

志刚曰：十搓十呵，欲待如何？晨昏摩面，皱少红多。

安神虎

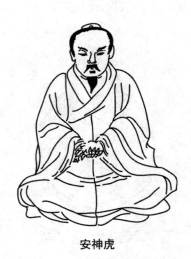

安神虎

无为敛足谓安神，神既能安体自淳。

万里坦然皆莫顾，一心惟守满园春。

志刚曰：无为静坐，乃安神也。神既安，体必淳朴。惟守一不干事也，但见满目春光，一身和气耳。

卷 下

虎吹龙笛

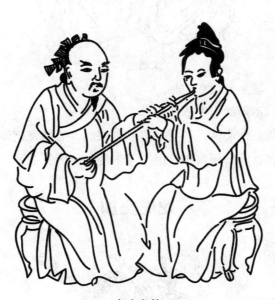

虎吹龙笛

笛无孔窍不须横，就便轻吹气自通。

直使个中一二物，泥丸顶上觉生风。

志刚曰：笛不吹，气不入，气不入，路不通，路不通，丹不行。自吹不得，故令彼吹，使气入路通而丹行也。方可炼之，觉窗门气透，泥丸风生，此吹笛之验矣。

龙鼓虎琴

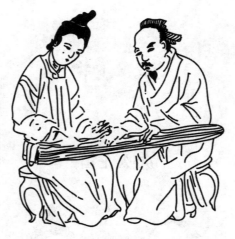

龙鼓虎琴

贴胸交股动渠心，辅翼勾肩兴趣临。

此是鼓琴真妙诀，不须徽指发清音。

志刚曰：贴胸交股惹他心情，辅翼勾肩动他兴趣。心情发则清音至，兴趣动则妙理来。所谓"无弦琴到底，清音何自中。但得琴中趣，何劳弦上音"。

龙虎交加

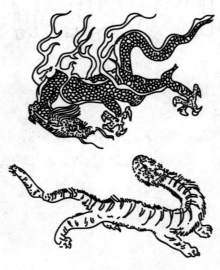

龙虎交加

龙先擒虎虎擒龙，龙虎交加兴趣浓。

却用口传心授法，口传心授要勤功。

志刚曰：此安炉立鼎之象也，他以两翼而擒我，我以两翼擒他。所谓两翼七窍，辅翼人也。是诗虽不出先师之意，观其交加之字，乃安炉立鼎之道也，又非上章可比。口传心授详见下章。

龙虎传授

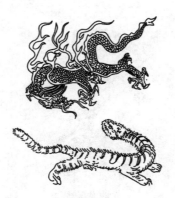

龙虎传授

口诀还须口口传，只因口诀路通玄。

既知火发灵光透，显出青龙惹妙铅。

志刚曰：人之一身以心为主，小肠与舌又专主乎心。故知舌舐舌则心火盛，心火盛则小肠盛，小肠盛则知先天真铅将至矣。真铅既至，此口传心授之妙诀验矣。

献龙招虎

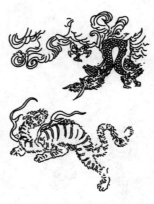

献龙招虎

献出青龙惹黑龟，光华闪烁透帘帏。

若非献出青龙首，怎得天门发地雷。

志刚曰：天门者，西北也，地雷者，复卦也。一阳生于西北，便宜献出青龙，引惹黑龟。所谓一阳初动，中宵漏水，温温铅鼎，光透帘帏之意也。

地龙天虎

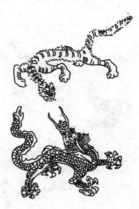

地龙天虎

献龙招虎总相连，此际须当地作天。

欲得倒颠玄妙理，真机乃向舌头边。

志刚曰：献龙招虎皆牵惹之方，颠倒倒颠乃希求之法。欲希真火龙头上，仍觅真机虎舌边。

虎动龙迎

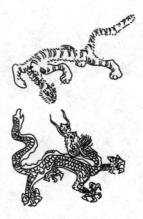

虎动龙迎

仍从口诀讨清音，地上于天试舌心。

变火作冰宜下手，龙居虎穴虎来寻。

志刚曰：舌如火则潮动，舌如冰则阳生，此穴之功其重于此。

龙居虎窟

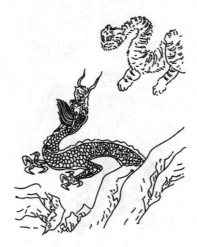

龙居虎窟

龙居虎穴世情同，此际应当下死工。

颠倒作为令彼动，须臾一滴过吾东。

志刚曰：龙入虎门，虎为龙主，世之所同；虎为龙主，龙作虎宾，道之所向。使得死心塌地由他活于周天，若非这样工夫，怎得那般造化？

龙问虎信

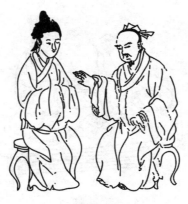

龙问虎信

彼既情浓我不知，言言透露候其时。

低头闭目真铅至，倏地飞来似火驰。

志刚曰：他快乐，我不知，我问他，他方说。彼若低头目闭，我直吸鼻通玄。这样工夫，谁知谁识？此般效验，如火如珠。

虎跃龙潭

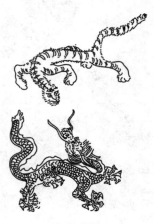

虎跃龙潭

西方白虎接青龙，孰料东方道路通。

一吸尽令归北海，看来只此是奇功。

志刚曰：虎接青龙，龙反接虎。先将脊后通其路，更径鼻中吸那铅。即知火珠而来，便用登扳之锦。未蒙师旨，安敢胡为？既得师传，无不应也。

虎至龙乡

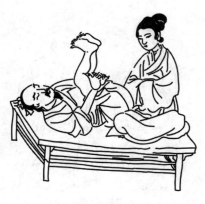

虎至龙乡

东方西到即登扳，若不登扳复出关。

果使一时工足备，自然转过尾闾弯。

志刚曰：这样工夫详于龙锦，至此而又发明者，可见前之所言皆炼己之功，其实用却在于此。若不如此，焉得周转一身而致吞服之妙？学道之士，逢师口诀，切宜仔细安排。

三虎朝龙

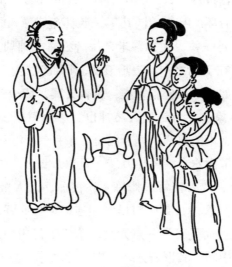

三虎朝龙

三虎朝龙浇灌功，常将二虎作屯蒙。

屯蒙两卦将朝暮，一虎须防月月红。

志刚曰：三虎者，即鼎分三足也。朝用这个，暮用那个，待那个月桂花开却用也。乃始于屯蒙，终于既济。十月火足，六百卦终也。

一者上山采药，二者卧地登天。二九遍三者坎宫叉手叉腰，四者定自心神先定坐，五者还丹击鼓叩齿三十六，六者灌顶除火拍顶门一百数，七者朝天见圣反手朝天九九数。八者摇动山川两手挽头摇九九数。九者垂腰足步脚登二九数，十者任从离合听其自然。

诀曰：其法于甲子日甲子时下功，子前午后共行三次，进则吸，退则吹。

大道修真捷要选仙指源篇

夫修炼金液大还丹者，参悟大道，见性明心，万缘顿息，方可修行。若有丝毫片晌即不是也。若修行人不悟大道金丹之要，迷失真性，坐守顽空，任意多般，有咽月吞霞，河车搬运，以火烧脐，吞津运气，按摩导引，闭眼摇精，盲修瞎炼，终为下鬼。行多傍门小法，用尽精机，四大分散，只是精灵下鬼，不能入圣超凡。若修正法者，参悟大道，不必多求一得。永得一悟，寸丝不挂。《内外贞》曰：实证实悟，性命双全，方可下手修炼真性真命。吕祖师云：只修炼丹不悟性，此是修行第一病。只悟祖性不修丹，万劫阴灵难入圣。性命者，是阴阳之祖，天地之根。人之一身，得天地之中，是万神朝礼之宫。左为性，右为命，是人一身之主宰，便是真根蒂也。

夫性者是丹，丹者是神，神者是道，道者是心。心者，即性也，非人之身中坎离肉心也。此心与天地同生，日月并长。阴阳未有，此心先有，是父母未生以前虚无之心也。从今至古，未曾有增有坏。与元始同其年，老君齐其寿。亘古至今，朗耀虚空无边际，不沾南北与西东。金丹一粒，大如黍米，辉辉独露，灿灿光明。《度人经》云：元始悬一宝珠，大如黍米，在空悬之中，去地五丈。即此意也。在先天之心者，谓之性。万体一珠，无欠无余，行如掣电，坐若太虚，杳杳冥冥，清清朗朗，是一灵真性。发之不毁，散之不灭，无中有象，此乃是先天之神也。一合意生，落于母腹胎中，体如婴儿，为之心也。性命相连，不能出户。九月胎全，十月气足，子母分离，各自乾坤，以为气质之性，是谓全体。散满六合，一体万殊，日累月长，六情相连。眼观心动，耳听神移，此为耗散不全之体，故要修炼。修炼者，性命，乃太极在黄庭之中是也。夫命者，气之精也。婴儿初在母腹中，其脐与母气相连，母呼亦呼，母吸亦吸。气足降生，剪断脐带，然后各自呼吸。而受父母一点元气，落于下丹田中，寄体于肾。下丹田者，前对脐，后对肾，居两肾中间，其形若连环。广一寸二分，应天地十二月，应日中十二时，应四时八节，应二十四气，应周天三百六十五度数，四分度之一周围。八窍应八卦，二窍应乾坤。上通泥丸，下透涌泉。傍六窍，应震兑，六卦以通六腑。中间一窍，第一神室玄关，万神都会之府，万神、万气、万精皆聚于此窍，是人身之主宰，即真命也。呼吸动静乃玄关一窍，又名炉灶。每日进工煅炼，内想不出，外想不入，万缘放下，更时时刻刻照顾保养神气。补满三田一气足，方可坐关修炼阳神是也。可不慎欤。

夫修炼金丹者，抱元守一，修炼神丹。守一者，只守下丹田玄关一窍，此是炉灶，又名万神都会府。每日行工，存想只在下丹田。诸气归根此处，煅炼绵绵不绝，时时守一，保养纯阳浩然之气。补足三田，一身气足，方可坐三静关而修炼神丹耳。

夫金丹者，乃人之身中一点[①]，真阳是也，与天地同出，日月并明。散则成气，聚则成丹，此乃大道，学人当自悟焉。凡修炼全真者，须明性命，大彻大悟，无所不通。若不得真火煅炼，道化不成，片段终为下鬼。要坐三静关，不坐者，三百日工夫不成，阳神不现，实要坐三静关。若坐三静关者，避静去处，不听鸡犬之声，断绝是非，忘思息念，一灵真性，不去不来，只存想心中黑气下降，落于炉鼎，此是添汞也。次好肾

① 一点：原缺，据《平阳府所刊医书六种》补入。

中红气上升于炉鼎之内，万气归炉，真火煅炼，满炉红气，气中自有精、气、神三者混合，此是金丹也。火候不差，一心内守，绵绵不绝。三万六千刻之工夫，时时守鼎炉修炼。除修补外，十个月胎圆，阳神自现。正要保养胎婴儿，苍老方可出户，不可远离，步步要小心。自有证验。

归空口诀

凡人临命终之时，四大分散，何处安身立命？先要每日工夫，临命纯熟，放下万缘，丝毫不挂，一心内守。若神离凡壳之时，从泥丸宫太极天门出，不可离了此宫。若离了，即坠幽冥。无真心，无真相，无[①]有丝毫念起。见诸色相者，不可起念头。正要澄心定意，紧守念头，不得分毫有趋向。无去无来，湛然圆满，如香烟而起，直至太空白云深处。拨不开，吹不散，一灵真性观万里如在目前，此乃真空也。行如掣电，坐若太虚，日月为邻，诸星为友。火不能烧，水不能溺，任意纵横，去来无碍，独露真空，便是安身超凡也。万劫长存，切不可思亲念友，但起一念，能堕落人间，意入胞胎，万劫难出，是为下鬼。慎哉！

天地总图

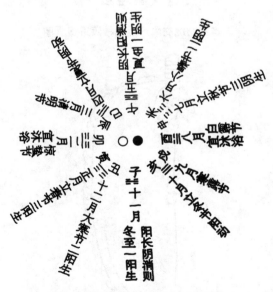

周天三百六十五度九还七返金液

---

① 无：原作"若"，据文义改。

大还丹立功纯阳火候图

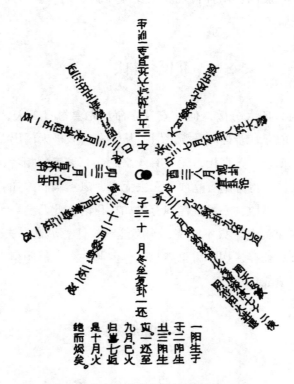

一阳生子
于二阳生
丑三阳生
寅一还至
卯一还归
九月巳火
是十月火
绝而燬矣。

月冬至复卦一还

人本身龙虎交媾产金鼎抽添进退之图

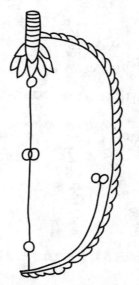

此天地大道备矣，不可轻泄。轻泄者殃及九祖，秘之。

日用火候真诀之图

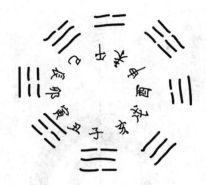

四时符火阴阳交媾之图

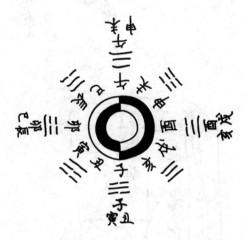

天地之根

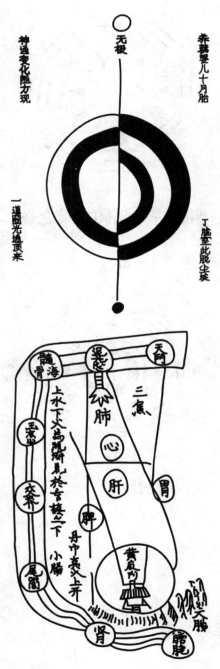

凡既济一次，一粒如金粟大逐入黄庭，
每粒出金光一道。

金液还丹捷径

金液还丹者，神与气精。一夫一妇为之道，执著无为妄行。有作只可入定出神，不得反被落阴败体。执著有者，行有为之正术，先天真一之气以夺其命。鼎分三足，缺一不可。朝用这个，待其月桂花开，却用那个是也。人之一身，岂无真铅、真汞？只在坎离中寻。离中生铅，坎中生汞。又曰：龙来寻白虎，虎自觅青龙。其余草木铅汞，交梨火枣，坤牛乾马，皆是假名金丹大药。久炼筑基，汞后授铅。铅者，阳精也；汞者，阴精也。浇灌十月休离鼎，温养三年不用炉。十月火终，六百卦足，提得阳精过我身来，近便处运一点阴汞以迎之，配合真铅，日日可筑成矣。《金刚经》曰得夫坚固是也，方可入圣超凡。安排用运，交媾收擒，务心诚意虔采取，无令失所人。人经至为有晦朔，此般至宝，家家有之。三日晦，四日朔，便要问明。明者，经行时是也，却用那个。午进阴符，切忌吾家五漏；子行阳火，仍防彼家三伤。甘津满口勤吞咽，采在弦前扳体望后。后休扳，勿用征扳者。行功在九浅一深八十一数，运动用霡、霂、霈、霭、霈。此五字诀，说下手真个丑。形如龟行，体似虫爬，慢进徐退，一退一吸。进则吸，退则吹，妙在于多，惟多愈益。吸之不得开口，鼻引清气，呕乳汁入脑户，使灵根不倒，此采气之妙道也。鼻为天门，肾为命门，吸时存想赤黄二气入灵柯，如竹筒吸水自下而上，运动河车一转通。若人如得赤黄二气，便觉气热如火，变火作冰宜下手，龙居虎窟虎来寻。舌如火则潮动，舌如冰则阴生，急急采之。暗里来，明里炼，待他气至。至后，使鼎手从尾闾夹脊背后，往上重摩三五次，十数次。运动使有升而有降。送归土釜须封固，弃去金炉密炼烹。那期夫妇双和畅，何虑金丹不结成。噫，慎哉！

老子曰：一得永得，自然身轻，第一件难事矣。工夫在此，便用登扳之锦。若不登扳复出关，登天九九如无怠。这件东西转过湾，须端坐，运归空，挺身叉腰，绥款轻提休坠下。待满口津液，分三口咽下，后依次行工。

银剑式样

诀曰近便运一点真汞以迎之法：第一握固七次。第二按腿七次。第三交固七次。第四摩肾堂五十次。第五抱运七次。第六鼻引清气，长出一口气，左手恰子午而坐。工夫毕，以舌柱顶上腭，赤龙搅左右二十一次，分作三口咽下。以杀心火，恐身生疮疸。以两手面上力摩搓，皱少红多。工毕，退大功。先出浊气四十九口，返叉托天七次。左右握拳，使力托天七次，放下。鼻引清气，长出一口气止。此是一度之功，任意静坐也。若采得一度者，延寿一纪。如得十感，即年一百二十岁矣。若得先天后天之气者，功超万劫。如觉采得数多，其山色渐凋，可即须之。慎焉！

祖师曰：白玉蟾云金丹修炼，先当究玄关一窍的在何处。肾之前，脐之后，大肠右中，回光反照。诗曰：

修丹真要识玄关，识破玄关事不难。

脐后肾前虚若有，分明一气透天端。

问：采药如何下工？聚气凝神，灰心泯志，绝后再苏，欺居不得。神安则气聚，神是气之子，气是神之母，神气相见，人命始生。诗曰：

下工采药易非难，只要凝神向内观。

万类一时皆忘却，观中就见有多端。

问性命如何说？诗曰：

性在泥丸命在脐，天魂地魄坎交离。

个中便是生死户，多少修行人不知。

保生心鉴

（明）铁峰居士　编纂

（明）胡文焕　校正

内容提要

　　《保生心鉴》成书于明正德元年（1506），作者铁峰居士，生卒年及生平不详，明代南沙（今江苏常熟）人。

　　本书是一部图文并茂的运气学说及导引著作，系"搜古医经反复研究，正讹补略，并采活人心八法，命善图者缋形摹写"而成。全书共列 32 图，包括五运六气枢要图、六十年纪运图、四时气候图等有关运气学说的内容。书中的保生之法，重在导引，详列二十四气导引图，依月令顺序，分述每一节气导引和所治病症。后附有活人心法、治心、导引八法等。

　　《寿养丛书》清抄本内容完整，文字清晰，本次整理，以此为底本；《寿养丛书》初刻本为主校本。

保生心鉴序

　　尝闻修养始于太乙氏，而导引则始于阴康氏也。太乙时，医药未立，乃调和血气以保长生，而修养之法显。阴康时，民患重腿，因制舞法，以疏气血，而导引之术名。故民皆赖以调摄，无夭伤之患，建法异而致妙同，盖真上古保民之心法也。夫何太朴一散，历数千世，其法寥寥未闻，有得传者迩，惟《活人心书》所刊导引八图，悉上古遗法，而为好修者宝之。弘治乙丑秋，适见《圣贤保修通鉴》，前序古今学道之失，后书道术疗病之功，深嘉契爱而欲传之，值客归促留少顷，得私誊其概，一或受疾，辄取试之，多有验焉。因尝叹是术虽非太乙、阴康手书，诚保生至法也。惜乎简而未详，微而不著。乃用参诸月令，搜古医经，反复研究，正讹补略，并采活人心八法，命善图者缮形摹写，计总三十二图，纂为一帙，目之曰《保生心鉴》。俾有生者知所以保养真元，不令轻耗；保生者知所以炼修形体，先须定志，小可却病，而大可驻年也。所谓炼形蓄气而养神者，或庶几矣！岂小小补益云哉。

正德丙寅春王正月古南沙铁峰居士序

目录

修真要诀

　　凡欲修养，须择净室，顺温凉之宜，明燥湿之异。每夜半后生气时，或五更睡觉，依法坐立，务先瞑目，握固调息，后乃以次着力行功，勤而不怠，则自然身轻体健，而疾疫可却，性命可延矣。虽然此其常法，若春得夏疾，秋得春疾，亦但按法行之，岂必待其时，然后可哉？如此则固而不通，滞而不法，非善养真也。

引用诸书

《圣贤保修通鉴》

《活人心书》

《礼记月令》

《素问内经》

《灵枢经》

《运气论奥》

《救命索》

《乐道山居录》

《心印绀珠》

《十四经发挥》

五运六气枢要之图

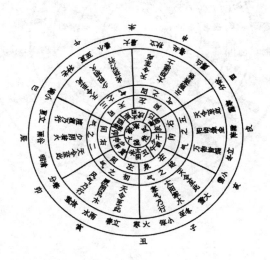

六十年纪运图

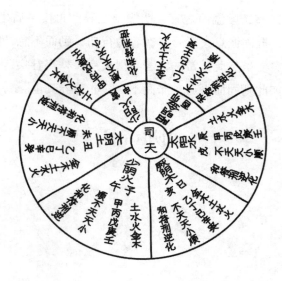

四时气候之图

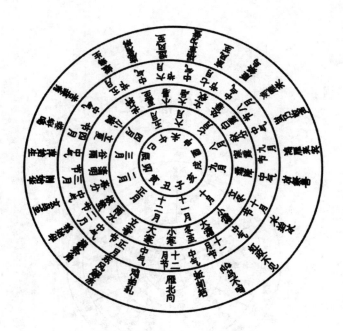

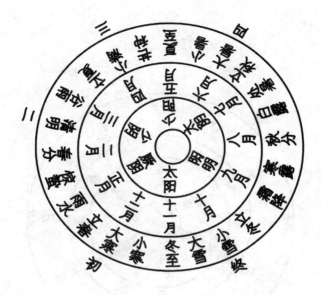

五天气图

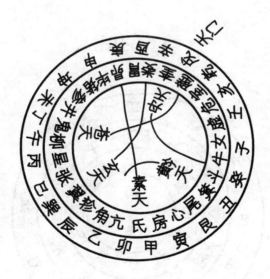

主气之图

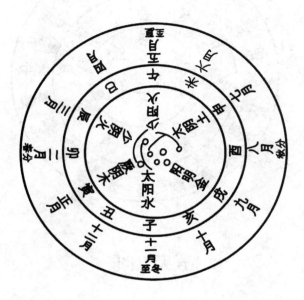

客气之图

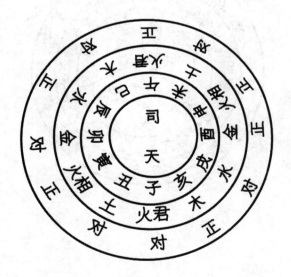

脏腑配经络图

一脏一腑相为表里之官

肺	手太阴	大肠	手阳明
心	手少阴	小肠	手太阳
包络	手厥阴	三焦	手少阳
人身	脉运于中	周流气血不已	
脾	足太阴	胃	足阳明
肾	足少阴	膀胱	足太阳
肝	足厥阴	胆	足少阳

一经一络各应阴阳之象

经络配四时图

	寅手少阳三焦			己手厥阴心包	
春	卯手阳明大肠	生	夏	午手少阴心	长
	辰手太阳小肠			未手太阴肺	

天时十二月　人身十二经　地支十二位

手经络应天　　　　　　足经络应地

	申足少阳胆			亥足厥阴肝	
秋	酉足阳明胃	杀	冬	子足少阴肾	藏
	戌足太阳膀胱			丑足太阴脾	

太上养生要诀

老子曰：人，国也；神，君也；血，臣也；气，民也。志人理身，明君治国也。爱其民，所以安其国。爱其气，所以全其身。民弊则国亡，气衰则身谢。是以上士施医于未病之先，不追修于既败之后也。审其机以安社稷，节其欲以保性命，六害不可不除：一曰薄名利，二曰禁声色，三曰廉货财，四曰损滋味，五曰屏虚妄，六曰除嫉妒。少思、少念、少笑、少言、少喜、少怒、少乐、少愁、少好、少恶、少事、少机。多思则神散，多念则心劳，多笑则脏腑上翻，多言则气海虚脱，多喜则膀胱纳客风，多怒则腠理奔血，朝勿虚食，夏暮勿饱食。早起鸡鸣后，晚起日出前。心内澄则真人守位，气内定则外邪去身。行一善则魂神喜，念一恶则魄神欢。魂欲人生，魄欲人死。宽泰以居，恬澹以守，神形安静，笑灾不生。仙录书名，死籍消咎，养生之要，尽在此矣。至于炼丹而补理奔浮。多乐则心神邪荡，多愁则头面焦枯，多好则智意溃溢，多恶则精爽奔腾，多事则筋脉干急，多机则智虑沉迷，是皆伐人之生甚于斤斧，蚀人之性猛于豺狼。无久行，无久坐，无久立，无久卧，无久视，无久听。不饥强食则脾劳，不渴强饮则胃胀。冬脑化金液以留形，此上真人之妙道，非食谷啖血之越分也。

太清二十四气水火聚散图序

太清三箓，章章林林，惟主导引，不言药石，岂其以谓山泽之癯，形骸土木而云笈，有耶？非然也。药有真伪，性有反误，疾纵去而毒尚留，或弃寒暑之变，或因饮食之反而生他疾，至于杀身者有之。是以仙道不取药石，而贵导引。导引之上，行其无病。导引之中，行其未病。导引之下，行其已病。何谓也？二十四邪方袭肤，方滞经络，按摩以行之，注闭以攻之。咽纳以平之，不至于侵其荣卫，而蚀其脏腑也。修身养命者，于是乎取之。

立春正月节，运主厥阴初气。月令东风解冻，蛰虫始振，鱼上冰。时配手少阳三焦相火。

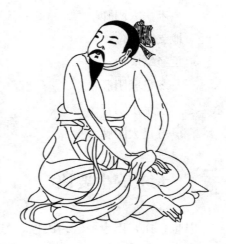

坐 功

宜每日子丑时，叠手按胫，转身拗颈，左右耸引，各三五度，叩齿，吐纳，漱咽。

治 病

风气积滞，颈项痛，耳后肩臑痛，背痛，肘臂诸痛。

雨水正月中，运主厥阴初气。月令獭祭鱼，鸿雁北，草木萌动。时配手少阳三焦相火。

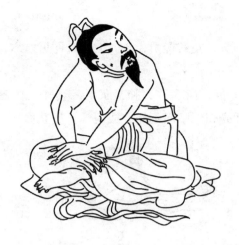

坐 功

每日子丑时，叠手按胫，拗颈转身，左右偏引，各三五度，叩齿，吐纳，漱咽。

治 病

三焦经络留滞邪毒，嗌干及肿哕，喉痹，耳聋，汗出，目锐眦痛诸疾。

惊蛰二月节，运主厥阴初气，月令桃始华，鸧鹒鸣，鹰化为鸠。时配手阳明大肠燥金。

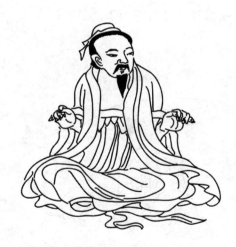

坐 功

每日丑寅时，握固转颈，及肘后向顿掣，日五六度，叩齿六六，吐纳，漱咽三三。

治 病

腰脊脾胃蕴积邪毒，目黄，口干，衄衊，喉痹，面肿，暴哑，头风，牙宣，目暗羞明，鼻不闻臭，痄牙，疙疮。

春分二月中，运主少阴二气。月令玄鸟至，雷乃发声、始电。时配手阳明大肠燥金。

行　功

每日丑寅时，伸手回头，左右挽引，各六七度，叩齿六六，吐纳，漱咽三三。

治　病

胸臆肩背经络虚劳邪毒，齿痛，头肿，寒栗，热肿，耳聋耳鸣，耳后、肩臑、肘臂、外背痛，气满，皮肤壳壳然坚而不痛，或痰气，皮肤瘙痒。

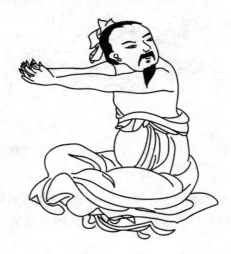

清明三月节，运主少阴二气。月令桐始华，田鼠化为鴽，虹始见。时配手太阳小肠寒水。

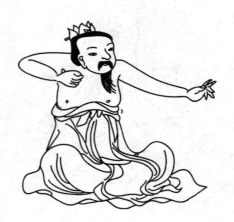

行　功

每日丑寅时，正坐换手左右，如引硬弓，各七八度，叩齿，纳清吐浊，咽液各三。

治　病

腰肾肠胃虚邪积滞，耳前热，苦寒，耳聋，嗌痛，颈痛不可回顾，肩拔臑折，腰软，肘臂诸痛。

谷雨三月中，运主少阴二气。月令萍始生，鸣鸠拂其羽，戴胜降于桑。时配手太阳小肠寒水。

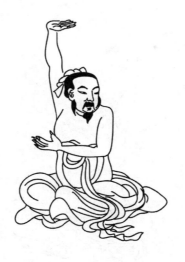

行　功
每日丑寅时，平坐换手，左右举托，移臂左右掩乳，各五七度，叩齿，吐纳，咽漱。

治　病
脾胃结瘕，瘀血目黄，鼻鼽，颊肿，颌肿，肘臂外后臁肿痛，臀外痛，掌中热。

立夏四月节，运主少阴二气。月令蝼蝈鸣，蚯蚓出，王瓜生。时配手厥阴心包络风木。

坐　功
每日寅卯时，闭息瞑目，反换两手，抑擎两膝，各五七度，叩齿，吐纳，咽液。

治　病
风湿留滞经络，肿痛，臂肘挛急，腋肿，手心热，喜笑不休，杂症。

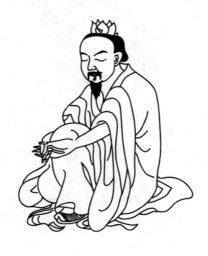

小满四月中，运主少阳三气。月令苦菜秀，靡草死，麦秋至。时配手厥阴心包络风木。

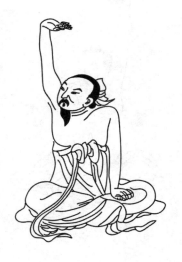

坐 功

每日寅卯时，正坐，一手举托，一手拄按，左右各三五度，叩齿，吐纳，咽液。

治 病

肺腑蕴滞邪毒，胸胁支满，心中憺憺大动，面赤鼻赤，目黄烦心，心痛，掌中热诸病。

芒种五月，运主少阳三气。月令螳螂生，鵙始鸣，反舌无声。时配手少阴心君火。

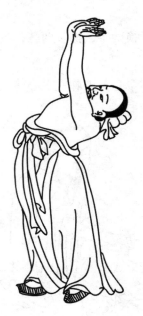

坐 功

每日寅卯时，正立仰身，两手上托，左右力举，各五六度，定息，叩齿，吐纳，咽液。

治 病

腰肾蕴积虚劳，嗌干心痛欲饮，目黄胁痛，消渴，善笑、善惊、善忘，上咳吐，下气泄，身热而股痛，心悲，头顶痛，面赤。

夏至五月中，运主少阳三气。月令鹿角解，蜩始鸣，半夏生。时配手少阴心君火。

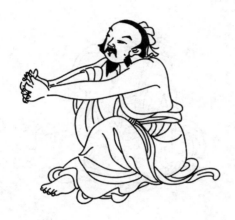

坐 功

每日寅卯时，跪坐伸手叉指，屈脚换踏，左右各五七度，叩齿，纳清，吐浊，咽液。

治 病

风湿积滞，腕膝痛，臑臂痛，后廉痛，厥，掌中热痛，两肾内痛，腰背痛，身体重。

小暑六月节，运主少阳三气。月令温风至，蟋蟀居壁，鹰乃学习。时配手太阴肺湿土。

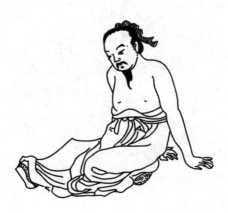

行　功

每日丑寅时，两手踞，屈压一足，直伸一足，用力掣三五度，叩齿，吐纳，咽液。

治　病

腿膝腰脾风湿，肺胀满，嗌干喘咳，缺盆中痛，善嚏^①，脐右小腹胀引腹痛，手挛急，身体重，半身不遂，偏风，健忘，哮喘，脱肛，腕无力，喜怒不常。

大暑六月中，运主太阴四气。月令腐草为萤，土润溽暑，大雨时行。时配手太阴肺湿土。

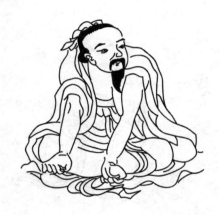

行　功

每日丑寅时，双拳踞地。返首肩引作虎视，左右各三五度，叩齿，吐纳，咽液。

治　病

头项胸背风毒，咳嗽上气，喘渴烦心，胸满臑臂痛，中热，脐上或肩背痛，风寒，汗出中风，小便数欠，溏泄，皮肤痛及麻，悲愁欲哭，洒淅寒热。

立秋七月节，运主太阴四气。月令凉风至，白露降，寒蝉鸣。时配足少阳胆相火。

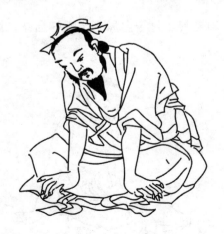

---

① 嚏：原作"啑"，据文义改。

行　功

每日丑寅时，正坐，两手托，缩体，闭息，耸身上踊，凡七八度，叩齿，吐纳，咽漱。

治　病

补虚益损，去腰肾积气，口苦善太息，心胁痛不能反侧，面尘体无泽，足外热，头痛、颔痛，目锐眦痛，缺盆肿痛，腋下肿，汗出振寒，马刀[①]，侠瘿，结核。

处暑七月中，运主太阴四气。月令鹰乃祭鸟，天地始肃，禾乃登。时配足少阳胆相火。

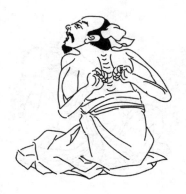

行　功

每日丑寅时，正坐，转头，左右举引就返，两手捶背之上，各五七度，叩齿，吐纳，咽液。

治　病

风湿留滞，肩背痛，胸痛，脊膂痛，胁肋、髀膝、经络外至胫、绝骨外踝前及诸节皆痛，少气咳嗽，喘渴上气，胸背脊膂积滞之气。

白露八月节，运主太阴四气。月令鸿雁来，玄鸟归，群鸟养羞。时配足阳明胃燥金。

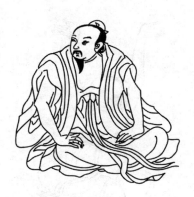

---

① 刀：原作"力"，据文义改。

行　动

每日丑寅时，正坐，两手按膝，转头左右推引，各三五度，叩齿，吐纳，咽液。

治　病

风气留滞腰背经络，洒洒振寒，善伸数欠，或恶人与火，闻木声则惊狂，疟，汗出，鼽衄，口喎，唇胗，颈肿，喉痹，不能言，颜黑，呕，呵欠，狂，欲上登而歌，弃衣而走。

秋分八月中，运主阳明五气，月令雷乃收声，蛰虫坏户，水始涸。时配足阳明胃燥金。

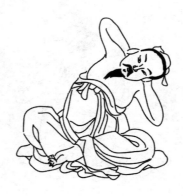

行　功

每日丑寅时，盘足而坐，两手掩耳，左右返侧，各三五度，叩齿，吐纳，咽液。

治　病

风湿积滞胁肋腰股，腹大水肿，膝膑肿痛，膺乳气冲股，伏兔、骺外廉、足附诸痛，遗溺、矢气奔响，腹胀，髀不可转，腘似结，腨似裂，消谷善饥，胃寒，喘满，劳伤，厥逆，反胃，疟疬，水盅，气痞。

寒露九月节，运主阳明五气。月令鸿雁来宾，雀入水为蛤，菊有黄华。时配足太阳膀胱寒水。

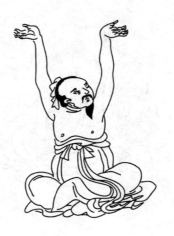

行　功

每日丑寅时，正坐举两臂，踊身上托，左右各三五度，叩齿，吐纳，咽液。

治　病

诸风寒湿邪，胁腋经络动，冲头苦痛，目似脱，项如拔，脊痛腰折，痔，疟，狂，癫痛，头两边痛，头囟顶痛，目黄泪出，鼽衄，霍乱诸疾。

霜降九月中，运主阳明五气。月令豺祭兽，草木黄落，蛰虫咸俯。时配足太阳膀胱寒水。

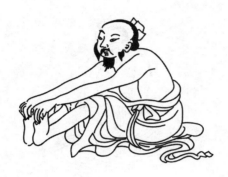

行　功

每日丑寅时，平坐，纾两手攀两足，用膝间力，纵而复收，五七度，叩齿，吐纳，咽液。

治　病

风湿痹入腰，脚膞不可曲，腘结痛，腨裂痛，项背、腰尻、阴股、膝髀痛，脐反出，肌肉痿，下肿，便脓血，小腹胀痛，欲小便不得，脏毒筋寒，脚气，久痔，脱肛。

立冬十月节，运主阳明五气。月令水始冰，地始冻，雉入水为蜃，时配足厥阴肝风木。

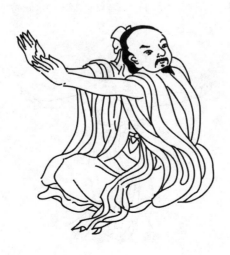

行 功

每日丑寅时，正坐，拗颈左右顾，两手左右托，各三五度，吐纳，叩齿，咽液。

治 病

胸胁积滞，虚劳邪毒，腰痛不可俯仰，嗌干，面尘脱色，胸满，呕逆，飧泄，头痛，耳无闻，颊肿，肝逆面青，目赤肿痛，两胁下痛引小腹，四肢满闷，眩冒，目肿痛。

小雪十月中，运主太阳终气。月令虹藏不见，天升地降，闭塞成冬。时配足厥阴肝风目。

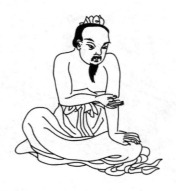

行 功

每日丑寅时，正坐，一手按膝，一手挽肘，左右争力，各三五度，吐纳，叩齿，咽液。

治 病

腕肘风湿热毒，妇人小腹肿，丈夫㿗疝、狐疝，遗溺，闭，癃血，㿉肿，睾疝，足逆寒，腨善瘈，节时肿，转筋阴缩，两筋挛，洞泄，血在胁下，喘，善恐，胸中喘，五淋。

大雪十一月节，运主太阳终气。月令鹖鸟不鸣，虎始交，荔挺出。时配足少阴肾君火。

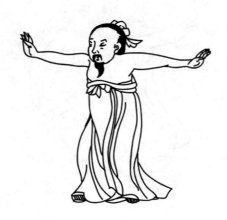

行 功

每日子丑时，起身仰膝，两手左右托，两足左右踏，各五七度。叩齿，吐纳，咽液。

治 病

脚膝风湿毒气，口热舌干，咽肿，上气嗌干及肿，烦心，心痛，黄疸，肠澼，阴下湿，饥不欲食，面如漆，咳唾有血，渴喘，目无所见，心悬如饥，多恐，常若人捕等病。

冬至十一月中，运主太阳终气。月令蚯蚓结，麋角解，水泉动。时配足少阴肾君火。

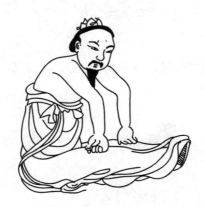

行 功

每日子丑时，平坐，伸两足，拳两手，按两膝，左右极力三五度，吐纳，叩齿，咽液。

治 病

手足经络寒湿，脊、股内后廉痛，足痿厥，嗜卧，足下热痛，脐、左胁下、背、肩、髀间痛，胸中满，大小腹痛，大便难，腹大，颈肿咳嗽，腰冷如冰及肿，脐下气逆，小腹急痛，泄下，肿，足胕寒而逆，冻疮，下痢，善思，四肢不收。

小寒十二月节，运主太阳终气。月令雁北向，鹊始巢，雉雊。时配足太阴脾湿土。

行 功

每日子丑时，正坐，一手按足，一手上托，挽手互换，极力三五度，吐纳，叩齿，漱咽。

治 病

荣卫积气蕴，食则呕，胃脘痛，腹胀，哕，疟，饮发中满，食减，善噫，身体皆重，食不下，烦心，心下急痛，溏瘕泄，水闭，黄疸，五泄注下五色，大小便不通，面黄口干，怠惰嗜卧，抢心，心下痞，苦善饥善味，不嗜食。

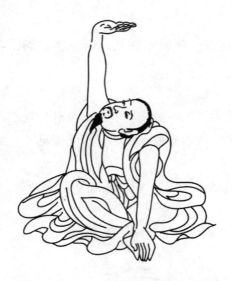

大寒十二月中，运主厥阴初气，月令鸡始乳，鸷鸟厉疾，水泽腹坚。时配足太阴脾湿土。

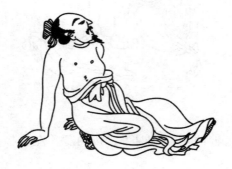

行　功

每日子丑时，两手踞床跪坐，一足直伸，一足用力，左右三五度，叩齿，漱咽，吐纳。

治　病

经络湿积诸气，舌本强痛，体不能动摇，或不能卧，强立，股膝内肿，尻阴、腨、胻、足背痛，腹胀肠鸣，飧泄不化，足不收行，九窍不通，足胻肿若水。

附活人心法序

昔在太昊之先，轩岐未曾有，太乙氏之王天下也。调泰鸿之气，薄滋味，寡嗜欲，而修长生久视之道，其修养之法已有矣。有巢氏搏生咀华，以和气血，药饵之说已有矣。阴康氏时，水渎阴凝，民疾重坠，乃制舞以疏气血，导引之术已有矣，故人无夭伤。太朴既散，民多疾厄，厥后轩辕氏作，岐伯氏出，而有医药之方行焉。故至人治于未病之先，医家治于已病之后者，曰药饵，曰砭炳。虽治之法有二，而病之源则一，未必不由因心而生也。老子曰：心为神主，动静从心。心为祸本，心为宗道，静则心君泰然，百脉宁谧；动则血气昏乱，百病相攻。是以性静则情逸，心动则神疲；守真则志满，逐物则意移。意移则神驰，神驰则气散；气散则病生，病生则殒矣！虽常俗之语，最合于道妙，今述其二家之说，自成一家新话，编为上下二卷，目之曰《活人心》。谓常存救人之心，欲一人之生，同归于寿域也，岂小补哉。然世之医书，各家新编者，何暇千本，纷然聚具，徒多无补。但此书方虽不多，皆能夺命于悬绝，虽司命莫之神也。凡为医者，而能察其受病之源而用之，止此一书，医道足矣。人能行其修养之术而用之，止此一书，仙道成矣，何况不寿乎？士之于世不缺焉。

前南极冲虚妙道真君臞仙书

活人心法

臞仙曰：古之神圣之医，而能疗人之心，预使不致于有疾。今之医者，惟知疗人之疾，而不知疗人之心，是由舍本逐末，不穷根源，而攻其流，欲求疾愈，不亦愚乎！虽一时侥幸而安之，此则世俗之庸医，不足取也。殊不知病由心生，业由人作，盖阴有鬼神，阳有天理，报复之机，鲜无不验，故有天刑之疾，有自戕之疾。其天刑之疾也，五体不具，生而隐宫者，生而喑哑、盲、聩者，因跌扑而手足折者，有生人面疮、赘疣疾者，凡传染一切瘵疫之证是也。盖因夙世今生积恶过多，天地谴之，故致斯疾，此亦业原于心也。其自戕之疾者，调养失宜，风寒暑湿之所感，酒色财气之所伤，七情六欲生于内，阴阳二气攻于外，是谓病生于心，害攻于体也。今只以人之易知易见者论之。且曰：人心思火，久而体热；人心思水，久而体寒。悚则发竖，惊则汗沥，惧则肉战，愧则面赤，悲则泪出，慌则心跳，气则麻痹。言酸则垂涎，言臭则吐唾，言喜则笑，言哀则哭，笑则貌妍，哭则貌媸。又若日间有所见，夜则魂梦有所思，疢则讪语，梦交合则精泄。至若惊悸，气怒而成疾者，则发狂，裸体逾垣上屋，呼神见鬼，歌舞笑哭，此皆因心而生也。太白真人曰：欲治其疾，先治其心，必正其心，然后资于道。使病者尽去一切疑虑思想，一切妄念，一切不平，一切人我悔悟。平生所为过恶，便当放下，身心以我之天而合所事之天。久之，遂凝于神。则自然心君泰宁，性地平和，知世间万事皆是空虚，终日营为皆是妄想。知我身皆是虚幻，祸福皆是无有，生死皆是一梦，慨然领悟，顿然解释，心地自然清净，疾病自然安痊。能如是，药未到口病已忘矣，此真人以道治心，疗病之大法也。盖真人之教也，本于天地立心，为生民立命。惟心与天一，理之所得者独明而开人心之迷；惟其心与地一，水之所汲者独灵而能涤人心之陋。故以一杯之水，而能疗医所不治之疾，罔不瘳者，岂由水之灵？实资于道之用也。苟非其人，则以予为妄诞。老子曰：吾言甚易知，甚易行，天下莫能知，莫能行，是以知我者稀，则我者贵。又曰：上士闻道，勤而行之；中士闻道，若存若亡；下士闻道，大笑之，不笑不足以为道。《内观经》曰：知道易，信道难。信道易，行道难。行道易，得道难。得道易，守道难。难守而不失，乃可长生。

治　心

臞仙曰：心者，神明之舍，中虚不过经寸，而神明居焉。事物之滑，如理乱梦，如涉惊浸，或怵惕，或惩创，或喜怒，或思虑，一日之间，一时之顷，径寸之地，炎如火矣。故神弗留则蠹明，弗留则耗休，休焉常与道谋，而自不觉。或曰谨于为善，若嗜欲一萌，即不善也。归而勿纳，是与良心竞也，必有忿悁之心起而与我敌。以我矜愿之意，接彼忿悁之心，何为不斗？斗不止而害生矣。凡七情六欲之生于心，皆然，故曰心静可以通乎神明，事未至而先知，是不出户知天下，不窥牖见天道也。盖心如水之不挠，久而澄清，洞见其底，是谓灵明，宜乎静，可以固元气，则万病不生，故能长久。若一念既萌，神驰于外，气散于内，血随气行，荣卫昏乱，百病相攻，皆因心而生也。大概怡怡养天君，疾病不作，此治心之法也。

导引法

闭目冥心坐冥心盘跗而坐，握固静思神，叩齿三十六，两手抱昆仑叉两手向项后，数九息勿令耳闻，自此以后，出入息皆不可使耳闻。左右鸣天鼓，二十四度闻移两手心掩两耳，先以第二指压中指，弹击脑后，左右各二十四次。微摆撼天柱摇头左右顾，肩膊随动二十四，先须握固。赤龙搅水浑赤龙者舌也，以舌搅口齿并左右颊，待津液生而咽。漱津三十六一云鼓漱，神水满口，匀口分三咽所漱津液，分作三口，作汩汩声而咽之。龙行虎自奔液为龙，气为虎。闭气搓手热以鼻引清气闭之，少顷搓手令极热，鼻中徐徐乃放气出。背摩后精门精门者，腰后外肾也，合两手摩毕，收手握固。尽此一口气再闭气也。想火烧脐轮闭口鼻之气，想用心火下烧丹田，觉热极，即用后法。左右辘辘转俯首摆撼两肩三十六，想火自丹田透，透双关入脑户，两脚放舒伸放直两脚，叉手双虚托叉手相交，向上托空三次或九次，低头攀足频以两手向前扳脚心十三次，乃收足端坐。以候逆水上候口中津液生，如未生再用急搅，取水同前法，再漱再吞津。如此三度毕，神水九次吞谓再漱三十六，如前一口分三咽，乃为九也。咽下汩汩响，百脉自调匀。河车搬运讫摆肩并身二十四，及再转辘辘二十四次，发火遍烧身想丹田火，自下而上，遍烧身体，想时口及鼻皆闭气少顷。邪魔不敢近，梦寐不能昏，寒暑不能入，灾病不能迍。子后午前作，造化合乾坤，循环次第转，八卦是良因。

诀曰：其法于甲子日，夜半子时，起首行时，口中不得出气，唯鼻中微放清气。每日子后午前，各行一次，或昼夜共行三次，久而自知蠲除疾疫，渐觉身轻，若能勤苦不息，则仙道不远矣。叩齿集神三十六，两手抱昆仑，双手击天鼓二十四。

上法先须闭目、冥心、盘坐、握固、静思，然后叩齿、集神，次叉两手向项后，数九息勿令耳闻，乃移手各掩耳，以第二指压中指，击弹脑后，左右各二十四次。

叩齿集神图法

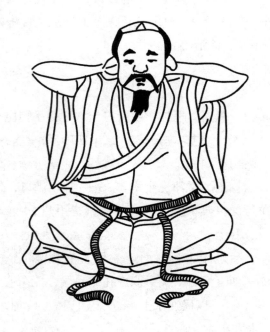

摇天柱图法

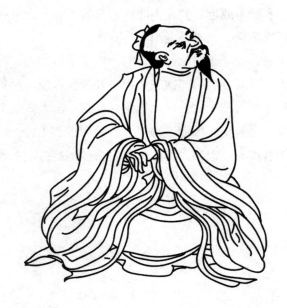

左右手摇天柱各二十四次。

上法先须握固，乃摇头左右顾肩膊，随动二十四。

舌搅漱咽图法

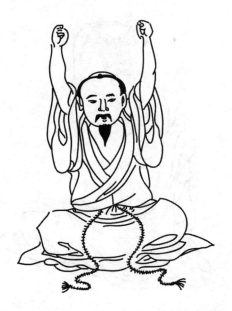

左右舌搅上腭三十六漱，三十六分作三口，如硬物咽之，然后方得行火。

上法以舌搅口齿，并左右颊，待津液生，方漱之，至满口，方咽之。

摩肾堂图法

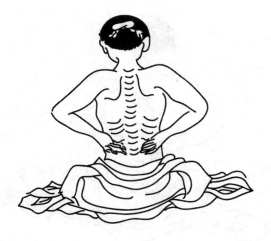

两手摩肾堂三十六，以数多更妙。

上法闭气，搓手令热，后摩肾堂，如数毕，仍收手握固，再闭气，想用心火下烧丹田，觉热极，即用后法。

单关辘轳图

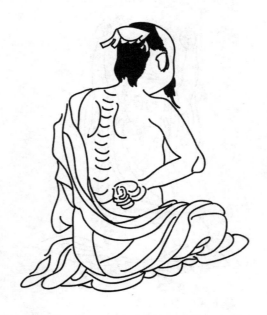

左右单关辘轳各三十六。

上法须俯首，摆撼左肩三十六次，右肩亦三十六次。

双关辘轳图法

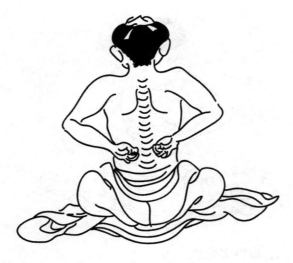

双关辘轳三十六。

上法两肩并摆撼，至三十六数，想火自丹田透双关入脑户，鼻引清气，后伸两脚。

托天按顶图法

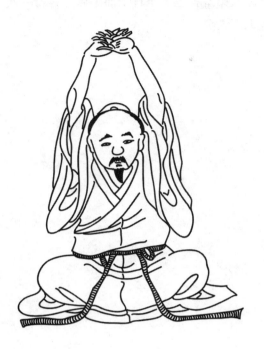

两手相搓，当呵五呵，后叉手托天，按顶各九次。

上法叉手相交，向上托空三次或九次。

钩攀图法

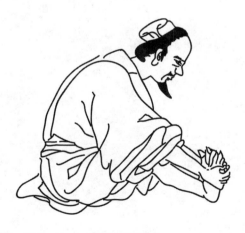

以两手如钩，向前攀双脚心十二，再收足端坐。

上法以两手向前攀脚心十二次，乃收足端坐，候口中津液生，再漱再吞，一如前数，摆肩并身二十四，及再转辘轳二十四次，想丹田火自下而上，遍烧身体，想时口鼻皆须闭气少顷。

已上八法，乃修真之次第工程也。每日子前午后，各行一次，或昼夜共行三次。久则自然身轻体健，诸邪无所入矣。

香奁润色

（明）胡文焕 著

内容提要

　　《香奁润色》是我国现存最早的一部妇人美容保健专著，全书以方剂的作用分类，收录方剂276首，共分"头发部、面部、瘢痣部、唇齿部、乳部、身体部、手足部、阴部、经血部、胎部、怪异部、洗练部、藏贮部"13部。本书具有明显的时代特征，在指导妇人美发白面、玉容驻颜、白牙润唇、美手香身的同时，兼顾经带胎产，同时涉及日常生活常识。

　　清抄本《寿养丛书》抄录工整，字形清晰，错误较少，本次整理以此为底本；《寿养丛书》初刻本为主校本，日本江户抄本错讹较多，以为参校本。

香奁润色序

　　夫天生佳人，雪肤花貌，玉骨冰肌，若西子、杨妃辈，即淡扫蛾眉，自然有动人处，果何假脂粉以污其真哉？是润色为不必也。然而良工必藉利器而后其事善，绘事必加五彩而后其素绚，故佳人之修其仪容，洁其服饰，譬如花之得滋，玉之就琢，而其光莹为益增，是润色又所必假矣。矧世不皆西子、杨妃辈，此予所集聊为香奁之一助耳。至若其间，疗其疾病，证其怪异，调其经血，安其胎产，皆其至要者乎。而藏贮洗练，虽为末务，要亦佳人之所必用者，其法尽为列之，当不独区区润色已也。而保摄修齐之道，盖见之此矣，唯画眉傅粉之郎，为能格焉。倘以此红粉赠与佳人，佳人将必曰：幸孔，幸孔，彼良工之利器，绘事之五彩，而又何羡乎？而胡生者玉成于人，庶几君子。

目录

头发部附眉

女人鬓不乱如镜生光方

鹿角菜五钱

滚汤浸一时，冷即成胶，用刷鬓妙。

梳头发不落方

侧柏两片如手指大　榧子肉三个　胡桃肉二个

上件，研细，擦头皮极验，或浸水掠头亦可。

生发方又名生秃乌云油方

秦椒　白芷　川芎各一两　蔓荆子　零陵香　附子各五钱

上各生用锉碎，绢袋盛，清香油浸三七日，取油，日三度擦无发处，切勿令油滴白肉上。

常用长发药

乱发净洗

晒干，以油煎令焦，就铛内细研如膏，搽头长发。

又法

凡妇人发秃，酒浸汉椒搽发自然长。

治女人发少方

侧柏叶不拘多少

阴干为末，加油涂之，其发骤生且黑。

又验方

羊屎不拘多少

取以纳鲫鱼腹中，瓦罐固济，烧灰，和香油涂发，数日发生且黑，甚效。

治女人发短方

东行枣根三尺

横安甑上蒸之，两头汁出，用敷发妙。

治女人鬓秃再生绿云方

腊月猪脂二两　生铁末一两

先以醋泔清净洗秃处，以生布揩令大热，却用猪脂细研入生铁末，煮沸二三度，敷之，即生。柏叶汤洗亦妙。

止发落方

桑白皮

锉碎，水煮，沐发即不落。

脱发方

以猴姜浸水擦之。

又方

以生姜浸油内，不时擦，即出。

治妇人蒜发方

干柿子大者五个，滚煎茅香汤煮，令葩　枸杞子酒浸，焙干碾细

上件合和捣研为末，丸如梧桐子大。每日空心及夜卧时煎茅香汤，下五十凡，神妙。

除头上白屑方

侧柏叶三片　胡桃七个　诃子五个　消梨一个

上同捣烂，用井花水浸片时，搽头，永不生屑。

洗发香润方

白芷三钱　甘松三钱　山奈三钱　苓香草三钱

上共煎水洗发，每月三次好。

洗头方散

白芷　川芎　百药煎　五倍子　甘松　薄荷　草乌　藿香　茅香各等分

共为末，干掺擦头，三五日篦之；或为丸，吊在身或头上，皆香。

洗头方

胡饼　菖蒲　槐子皮　皂角

上同槌碎，浆水调团如球子大，每用炮汤洗头，去风清头目。

干洗头去垢方

藁本　白芷各等分

上为末，夜擦头上，次早梳自去。

醒头方

王不留行　板柏叶　贯众　甘松　薄荷　芎劳

上为细末，掺之。

醒头香

白芷　零陵香　滑石　甘松　荆芥　防风　川芎　木樨

上为细末，掺在发上，略停片时，梳篦为妙。此药去风清头目，亦能令人香。

桂花香油

桂花初开者，二两

香油一斤，浸有嘴磁瓶中，油纸密包，滚汤锅内煮半晌，取起固封，每日从嘴中泻出搽发，久而愈香，少勾黄腊，入油胭脂亦妙。

茉莉香油人名罗衾夜香

茉莉花新开者，二两

香油浸，收制法与桂花油同，不蒸亦可，但不如桂花香久。

百合香油

冰片一钱　桂花一两　茉莉一两　檀香二两　零陵香五钱　丁香三钱

香油二斤，制法同前。冰片待蒸后方下，一搽经月犹香。

搭头竹油方

每香油一斤，枣枝一根，锉碎，新竹片一根，截作小片，不拘多少，用荷叶四两入油同煎，至一半，去前物，加百药煎四两，与油。再熬，入香物一二味，依法搭之。

黑发麝香油方

香油二斤　柏油二两，另放　诃子皮一两半　没食子六个　川药煎三两　五倍子五钱　酸榴皮五钱　真胆矾一钱　猪胆二个，另放　旱莲台五钱，诸处有之，叶生一二尺高，小花如狗菊，折断有黑汁出，又名胡孙头

上件为粗末，先将香油锅内熬数沸，然后将药下入油内，同熬少时，倾出油入罐子内盛贮，微温，入柏油搅，渐冷；入猪胆又搅，令极冷。入后药：

零陵香　藿香叶　香白芷　甘松各三钱　麝香一钱

上再搅匀，用厚纸封罐子口，每日早、午、晚四时各搅一次，仍封之，如此十日后，先晚洗头发净，次早发干搭之，不待数日，其发黑绀光泽、香滑，永不染尘垢，更不须再洗，用后自见发黄者即黑。

生香长发油

乱发洗净，五两　花椒五钱　零陵香二两　菊花一两

用香油一斤煎乱发令焦，研细如膏；再加香油一斤，同浸菊花等药，大能生发，黑而且长。

金主绿云油方

蔓荆子　没食子　诃子肉　踯躅花　白芷　沉香　附子　卷柏　覆盆子　生地黄　苓香草　莲子草　芒硝　丁皮　防风

上件等分洗净晒干，细锉，炒黑色，以绵纸袋盛入罐内。每用药三钱，香油半斤浸药，厚纸封七日。每遇梳头，净手蘸油摩顶心令热，后发窍，不十日秃者生发，赤者亦黑。妇人用，不秃者发黑如漆；若已秃者，旬日即生发。

倒梳油方

鸡头子皮　柿皮　胡口　石榴皮　百药煎　马矢即马粪　五倍子以上同浸油

上等分为末，瓷合贮，埋马矢中七七日，入金丝矾少许，以猪胆包指蘸捻之。

掠头油水方

甘松　青黛^①　诃子　零陵香　白及

上为细末，绢袋盛浸油，或浸水用亦妙。

浸油治头风并脱发

柏子仁_{半斤}　白芷　朴硝_{各半两}　诃子_{十个，炮}　零陵香　紫草　香附子_{各一两}

上为粗末，香油一斤，生铁器盛，逐日用之。

治女人病后眉毛不生方

乌麻花_{七月取}

阴干为末，用生乌麻油敷之即生。

面　部

杨妃令面上生光方

密陀僧_{如金色者一两}

上研绝细，用乳或蜜调如薄糊，每夜略蒸带热敷面，次早洗去。半月之后面如玉镜生光，兼治渣鼻。唐宫中第一方也，出《天宝遗事》。

又方令面手如玉

杏仁_{一两}　天花粉_{一两}　红枣_{十枚}　猪胰_{三具}

上捣如泥，用好酒四盏，浸于磁器。早夜量用以润面手，一月皮肤光腻如玉。冬天更佳，且免冻裂。

太真红玉膏

杏仁_{去皮}　滑石　轻粉_{各等分}

上为细末，蒸过，入脑、麝各少许，用鸡蛋^②清调匀，早起洗面毕敷之。旬日后色如红玉。

---

① 青黛：后原有"诃"字，衍，去之。
② 蛋：原作弹，据文义改。

赵婕妤秘丹令颜色如芙蓉

落葵子_{不拘多少}

洗净蒸熟，烈日中晒干，去皮，取仁细研，蜜调。临卧敷面，次早用桃花汤洗去，光彩宛如初日芙蓉。

金国宫中洗面八白散方

白丁香　白僵蚕　白附子　白牵牛　白芷　白及　白蒺藜　白茯苓

上八味，入皂角三定，去皮弦，绿豆少许，共为末。早起洗面常用。

洗面妙方

猪牙皂角_{四两}　白僵蚕_{三钱}　　白附子_{三钱}　霍香_{三钱}　密陀僧_{五钱}　山奈_{五钱}　白芷_{五钱}
麝香_{少许}　白茯_{五钱}

每日清早洗之，酒调涂，能去雀斑。

洗面方

丁香_{五钱}　肥皂角_{五十定，去皮，核}　零陵香　檀香　茅香　霍香　白术　白及　白蔹
川芎　沙参　防风　藁本　山奈　天花粉　木贼　甘松　楮桃儿　黑牵牛　白僵蚕_炒
香白芷_{各一两}　绿豆_{五升，汤泡一宿，晒干}

上为细末，每日洗面用，治面上诸般热毒风刺，光泽精神。

涂面药方

白附子　密陀僧　茯苓　胡粉_{各一两}　桃仁_{四两}　香白芷_{半两}

上件为细末，用乳汁临卧调涂面上，早晨浆水洗，十日效。

敷面桃花末

仲春收桃花阴干为末，七月七日取乌鸡血和之涂面及身，红白鲜洁大验。

七香嫩容散

黑牵牛_{十二两}　皂角_{四两，去皮，炒}　天花粉　零陵香　甘松　白芷_{各二两}

上为细末，洗面或洗浴时，蘸药擦之。

玉容方

黑牵牛四两　白芷　甘松　川芎　藿香　藁本各五钱　零陵香　天花粉一两　细辛　檀香五钱　胶珠二钱五分　猪牙皂角二两　楮实二两　茅香五钱

上为末，洗面常用。

容颜不老方

一斤生姜半斤枣，二两白盐三两草，丁香沉香各五钱，四两茴香一处捣。煎也好，点也好，修合此药胜如宝。每日清晨饮一杯，一世容颜长不老。

好颜色

以百花上露饮之。

又方

以井华水研朱砂服之。

益容颜

以小麦苗作齑汁吃。

解面黑

或甘草煎汤，或红枣煎汤，或乌龙尾煎汤。

梨花白面香粉方

官粉十两　密陀僧二两　轻粉五钱　白檀二两　麝香一钱　蛤粉五钱

前三项先研绝细，加入麝香，每日鸡子白和水调敷，令面莹白，绝似梨花更香。汉宫第一方也。

桃花娇面香粉方

官粉十两　密陀僧二两　银朱五钱　麝香一钱　白及一两　寒水石二两

共为细末，鸡子白调，盛磁瓶密封，蒸熟，取出晒干，再研令绝细，水调敷面，终日不落，皎然如玉。

秘传和粉方

官粉十两　密陀僧一两　黄连五钱　白檀一两　蛤粉五两　轻粉二钱　朱砂一钱　金箔五个　脑麝各少许

上为末，和匀用。

常用和粉方

好粉一两　白檀一钱　密陀僧一钱　蛤粉五钱　轻粉二钱　脑麝各少许　黄粉二钱五分，水淘，置纸上干　白米粉子二钱

上为末，和匀用。

麝香和粉方

官粉一袋，水飞过　蛤粉白熟者，水碾　朱砂三钱　鹰条二钱　密陀僧五钱　檀粉五钱　脑麝各少许　寒水石粉和脑麝同研　紫粉少许轻重用之

鸡子粉方

鸡子一个，破顶去黄，只用白，将光粉一处装满，入密陀僧五分，纸糊顶子，再用纸浑裹水湿之，以文武火煨，纸干为度，取出用涂，面红自不落，莹然如玉。

唐宫迎蝶粉方

粟米随多少，淘涤如法，频易水，浸取十分洁，倾顿瓷钵内，令水高粟少许，以薄绵纸盖钵面，隔去尘污，向烈日中曝干，研细为末。每水调少许，贮器，随意用。将粉覆盖熏之，媚悦精神。

瘢痣部

洗面去瘢痕方

茯苓二两，去皮　天门冬三两　百部二两　香附子二两　瓜蒌二个　茯菰根五两　冬瓜子半斤　甘草半斤　杏仁二两　皂角二斤，酒涂炙　清胶四两，火炙　大豆十两，蒸去皮　益丹子一斤，烧灰，用将末、水和成丸

上件和合焙干，捣罗为末，早晨如澡豆末用，其瘢自去。

去诸斑方

猪牙皂角_{三钱}　大皂角_{三钱}　山奈_{五钱}　甘松_{五钱}　细辛　槟榔_{取末}

美人面上雀子斑方

白梅_{五钱}　樱桃枝_{五钱}　小皂角_{五钱}　紫背浮萍_{五钱}
共为末，炼蜜丸如弹子大。日用洗面，其斑自去，屡验。

治面上黑斑点方

白附子　白及　白蔹　白茯苓　密陀僧　定粉_{以上各等分}
上为细末，洗面净，临卧用浆水调涂之。

治美人面上黑野如雀卵色方

白僵蚕_{二两}　黑牵牛_{二两}　细辛_{一两}
上研细末，炼蜜为丸，如弹子大，日洗数次。一月其斑如扫。此南都旧院亲传验方。

治面野方

白附子为末，酒调。

又方

杏仁用酒浸，皮脱，捣烂，绢袋盛拭面。

又方

鸡子二个，酒浸密封四七日，取以敷面，其白如玉色之光润。

治美人面上黑痣方

藜芦灰_{五两}
用滚汤一大碗淋灰汁于铅器中，外以汤煮如黑膏，以针微拨破痣处，点之，不过三次，痣即脱去。

去粉痣

益母草_{烧灰}　鹦条石_{各等分}

上和匀调敷。

治美人面上粉刺方

益母草_{烧灰，一两}　肥皂_{一两}

共捣为丸，日洗三次，十日后粉刺自然不生。须忌酒、姜，免再发也。

治粉刺黑斑方

五月五日，收带根天麻自花者、益母紫花者。天麻晒干烧灰，却用商陆根捣自然汁加酸醋作一处，绢绞净，搜天麻作饼，炭火煅过，收之半年方用，入面药尤能润肌。

治面上酒渣粉刺方

硫黄　白矾　白附子　密陀僧_{各一钱}　白蔹

上为细末。用猪爪一只，水三杓，熬成稠膏，去渣，以布滤过，入药末。每夜取一指于掌心，呵融搽之，不过六七日见效。

治妇人酒渣鼻及鼻上有黑粉痣

生硫黄_{五钱}　杏仁_{二钱}　轻粉_{一钱}

上为末，每晚用酒调和，敷搽鼻上，早则洗，数次绝根。

去皶涂面方

轻粉_{五分}　朝脑_{五钱}　朱砂　川粉　山奈　鹰粪　干胭脂_{各一钱}

以上为细末，唾津涂调搽面。

取皶五灰膏

桑柴灰　小灰　柳柴灰　陈草灰　石灰

上件，五灰用水煎浓汁，入酽醋点之，凝定不散收贮。

夜容膏治皶黚风刺面垢

白芷　白牵牛_{头末}　玉女粉　密陀僧　鹰条　白檀　白茯苓　白蔹　白丁香　白及

上各等分，为细末，鸡清和为丸，阴干，每用唾津调搽面，神效。

青楼美人时疮后面上有皶痕方

人精_{二钱}　鹰屎白_{二钱}

和匀，加蜜少许，涂上二三日，即光，亦可治瘢。

美人面上忽生白驳神方白驳似癣非癣，皮渐生白，无药可治

鳗鲡鱼脂火炙出，一两
先拭驳上，刮使燥痛，后以油涂之，神效。

治美人面上皱路方

大猪蹄四枝，洗净
煮浆如胶，临卧时，用涂面上，早以浆水洗之。半月后，面皮细急如童女。

又妙方

麋角二两
用蜜水细磨如糊，常用涂面，光彩照人可爱。

唇齿部

治冬月唇面皱裂方

用猪脂煎熟，夜敷面卧，远行野宿不损。

治冬月唇干折出血

用桃仁为细末，猪脂调敷。

常用白牙散

石膏四两　香附一两　白芷　甘松　山奈　藿香　沉香　零陵香　川芎各二钱半　防风五钱　细辛二钱五分
上为末，每日早晨常用。

治女人齿黑重白方

松节烧灰，一两　软石膏一两
研末频擦，一月雪白。须忌甜酒、大蒜、榴、枣、蜜糖。

乳 部

妇人无乳

通草_{三钱}　川山甲_{炒成珠，为末，一分二钱半}

雄猪前蹄，煮烂去肉煎药，先服肉，次药。

女人乳无汁方

天花粉_{二钱}

滚汤调服，日二进，夜汁流出。外用京三棱煎汤洗。

女人乳肿神方

杨柳根皮_{四两}

水熬烂，温熨肿处，一宿愈。

又方

马溺，涂之立愈。

治乳毒

胡芦巴_{焙燥为末，一两}　白芷_{三钱}　乳香　没药_{各钱}①

无灰酒调服。

治乳痈

虾蟆皮_{初服七株，次服倍用}　青桑头_{初服七枝，次服倍用}

上二物一处研细，冬则用根，酒解随量饮；其渣加蜜于中，敷乳上，即用草芎、白芷、荆芥煎汤薰洗。每服药一次，即洗一次。如未效，以龙舌草_{即蔓尾草}、忍冬藤二件，研细蜜调敷，仍服托里散。如毒已结了，先用桐油调盐搽了，用后药：

水枝叶　黄花草_{即金钱花}　水苋　青桑头

上细研，蜜调敷之。

---

① 各钱：原缺剂量。

又方

九牛叶一握，研细酒调服，滓敷乳上，即效。

又方

鼠粪_{两头尖者，一合}

收干铜杓焙燥，以麻油小半盏拌匀，再焙干，约手捻得开，用无灰酒调，作二次服之，出脓即收口矣。

又方

雄黄_{一钱}　木梳内油腻_{二钱}

上糊为丸，雄黄为衣，好酒送下，立效。

又方_{不拘内吹，外吹，但囊烂不尽者治}

桑黄

上一味为末，好酒送下，取微汗为率，不愈再服，三日一服。

又方

贝母_{去心}

上一味为末，每日空心酒送下二钱，日一服，最忌色欲。

妇人奶岩久不愈者

桦皮　油核桃_{俱烧存性}　枯矾　轻粉_{少许}

上香油调敷。

身体部

汉宫香身白玉散

白檀香_{一两}　排草_{交趾真者，一两}

上为细末，暑月汗出，常用敷身，遍体生香。

涤垢散

白芷二两　白蔹一两五钱　茅香五钱　山奈一两　甘松一两　白丁香一两　金银花一两　干菊花一两　辛夷花一两　羌活一两　蔷薇花一两　独活一两五钱　天麻五钱　绿豆粉一升　石碱五钱　马蹄香五钱　樱桃花五钱　雀梅叶五钱　鹰条五钱　麝香五钱　孩儿茶五钱　薄荷叶五钱

上共为细末，以之擦脸、浴身，去酒刺、粉痣、汗斑、雀斑、热瘰，且香气不散。

透肌香身五香丸，治遍身炽腻，恶气及口齿气

丁香　木香各一两半　藿香叶三两　零陵香三两　甘松三两　白芷　香附子　当归　桂心　槟榔　麝香①半两　益智仁一两　白豆蔻仁二两

上件为细末，炼蜜为剂，杵一千下，丸如梧桐子大。每噙化五丸，当觉口香。五日身香，十日衣香，二十日他人皆闻得香。

利汗红粉方

滑石一斤，极白无石者佳，研细用水飞过，每一斤配后药　心红三钱　轻粉五钱　麝香少许
上件研极细用之。其粉如肉色为度，涂身体利汗。

挹汗香

丁香一两
上为细末，以川椒六十粒擘碎和之，以绢袋盛佩之，绝无汗气。

洗澡方

干荷叶二斤　藁本一斤　零香草一斤　茅香一斤　藿香一斤　威灵仙一斤　甘松半斤　白芷半斤。

上锉粗末，每用三两或五两，以苎布袋盛，悬锅内煮数沸，用水一桶，避风处浴洗，能凉皮、香皮、住痒。

洗浴去面上身上浮风方

煮芋汁洗，忌见风半日。

---

① 香：后疑有"各"字。

治女人狐臭方

乌贼鱼骨三钱　枯矾三钱　密陀僧三钱

上为末，先用清茶洗胁下，后以此末擦之，屡验。

治狐臭方

以白灰用隔一二年陈米醋和敷腋下。

又方

用密陀僧入白矾少许为细末，以生姜自然汁调，搽腋下，悉更去旧所服衣，七日后，以生姜汁水调方寸匕食之。

治女人下部湿癣神方

芙蓉叶不拘多少阴干

研绝细末，先洗癣净，略用沥油涂之，后糁药末于上，二三次即结靥，妙不可言。

治白癫风方

生姜蘸硫黄于上擦之即愈。

女人面上及身上紫瘢风方

硫黄醋煮一日，一两　海螵蛸[①]

上为末，浴后以生姜蘸药擦患处，须谨风少时，数度断根。

治针入皮肤方

不问远年近日，酸枣烧灰存性，温酒送下，在上食前服，在下食后服，觉额痒即从原入处出。

衣香方

零陵香　茅香各三两　山奈子半两　木香一钱　大黄　甘松　白芷　牡丹皮　丁香四十九粒　松子　樟脑一钱五分

上锉碎用之。

---

① 海螵蛸：剂量原缺。

又方

甘松　山柰　细辛　辛夷　小茴　大茴　藁本　官桂　白芷梢　细豆　茅香　丁香　木香　樟脑　檀香　麝香　大黄　羌活　藿香叶

上件为细末后入脑、麝佩带，妙。

又方

茅香_{四两}　零陵香_{二两}　甘松_{一两}　山柰_{三钱}　木香_{七钱}　檀香_{五钱}　牡丹皮　藁本_{五钱}　白芷　千金草　台芎　独活_{各二两}　辛夷_{三两}　大黄_{一两}　丁皮_{五钱}　官桂_{五钱}

上为细末，连^①包裹用之。

梅花衣香

零陵香　甘松　白檀　茴香_{微炒各半两}　丁香_{五钱}　木香_{一钱}　脑、麝_{各少许}

上依常法用之。

熏衣香

丁香　筏香　沉香　檀香　麝_{各一两}　甲香_{三两}

上为末，炼蜜湿拌入窨一月。

又方

玄参_{半斤，水煮再用，炒干}　甘松_{四两，净}　白檀_{二钱，炒}　麝香　乳香_{各二分半，研入}

上为末，炼蜜丸如弹子大。若用熏衣，先以汤一桶置熏笼下，以衣覆上，令润了，却便将香自下烧则衣气入也。

熏衣笑兰香

藿苓松芷木茴丁，茅赖樟黄和桂心，檀麝桂皮加减用，酒喷日晒绛囊盛。

上制法：苓苓香以苏合油揉，调匀，松茅酒洗，三赖米泔浸，大黄蜜同蒸，麝香逐裹表入。若熏衣加僵蚕，常带加白梅肉。

熏衣除虱

用百部、秦艽捣为末，依焚香样，以竹笼覆盖放之。

---

① 连：疑衍。

洗衣香

牡丹皮_一两_ 甘松_一钱_
上捣为末，每洗衣最后泽水入一钱。

敷衣香粉

青木香 麻黄根 英粉 甘松 附子_炮_ 零陵香 囊香_各等分_
上为末，浴罢以生绢袋盛，遍身扑之。

手足部

寒月迎风令手不冷方

以马牙硝为末，唾调涂手及面上。

女人冬月手指冻裂方

白及_不拘多少_
上为细末，调涂裂处妙。

又方

羊、猪髓脑涂亦妙。

又方

大黄水磨敷上亦妙。

天下第一洗手药

又腊后买猪胰脂愈多愈佳，剁极细烂，入花腻拌之；再剁，搓如大弹子，压扁，悬挂当道通风处待干。每用少许如肥皂用。

香肥皂方

洗面能治䵟点风刺，常用令颜色光泽。
甘松 藁本 细辛 茅香 藿香叶 香附子 山奈 零陵香 川芎 明胶 白芷_各_

半两　楮实子一两　龙脑三钱另研　肥皂①不蛀者，去皮，半斤　白蔹　白丁香　白及各一两　瓜蒌根　牵牛各二两　绿豆一升，酒浸为粉

上件先将绿豆并糯米研为粉，合和入朝脑为制。

女子初束脚苦痛难忍方

川归一钱　牛膝一钱

水一盏，煎六分，加酒少许，空心服，令血活；外用荞麦杆煮浓汤，入枯矾少许浸之，数次痛定。

女儿拐脚软足方又名西施软骨方

乳香　杏仁　朴硝　桑白皮各二两

上先以桑白皮、杏仁投新瓶中，投水五碗，煎去小半，却入余药，紧挂瓶口，再煎片时，持起揭去挂，处架足，于其上熏之，待可容手，倾出，浸毕仍旧收贮。经三两日后，再温热如前法熏洗。每剂可用三次，尽五剂则软。若束绵任其扎缚，神效。

宫内缩莲步法

荞麦杆不拘多少，烧灰，用热水淋取浓汁如酽醋色方可用　白茯苓　藁本　硇砂各等分

上为细末，每用三钱，煎汁三大碗，于砂锅内同煎数沸，乘热常常洗脚，浸涤至温，又添热者，浸涤不过数次，自然柔软易扎矣。或为脚面生小疮，勿疑，乃是毒气出耳。却以诃子研为细末，敷之即瘥。此方出于至人，神妙之甚，不可尽述，三十岁亦可为之。

玉莲飞步散

煅石膏五钱　滑石一两　白矾少许

上件为细末，专治脚趾缝烂瘟窝侈粘清，有妨扎缚。每用干掺患处立验，阴汗尤妙。

金莲稳步膏

黄柏　黄连　荆芥穗　黄丹各等分

上方为细末，专治阚甲痛不可忍及脚指缝肿烂，不容包束，少许干掺患处，神效。

---

① 肥皂：即皂荚。

又方

地骨皮同红花烂研极细，如鸡眼痛处敷之，成疮者即结靥。

金莲生香散

黄丹一两　甘松五钱　枯矾一钱

共为细末，五六日一洗，敷足指内，转秽为香，绝妙。黄丹一味亦妙。

鸡眼

荸荠

上捣烂敷患处，以绢缚上。

治足生鸡眼

以黑白虱各一枚，置患处缚之立愈。

女人脚上鸡眼肉刺痛方

黄丹　枯矾　朴硝各等分

上为末，若剪伤者用炒葱白涂之即愈，神效。

治石瘢肉刺方

莨菪根上汁，涂痛处立止。

治阙甲方

胡桃皮烧灰贴之，立愈。

又方

乳香禾糁之，血竭尤妙。

远行令足不茧疼方

防风　细辛　草乌　一方用藁本

上为细末，糁鞋底，草履则以水沾之。

治足冻疮

以腊月鸭脑髓涂疮即愈。

治足冻疮方

以秋茄树根煎温洗。

阴 部

女子初嫁阴中痛方

海螵蛸烧末，空心酒调一钱，日进二次，即愈。

又方

川牛膝五钱

用酒半盏、水半盏，煎六分，空心顿服；外用青布包炒盐熨之，即愈。

女人交接苦痛出血方

桂心三分　伏龙肝一钱

共为细末，空心温酒调服，性热者不宜。

又洗方

黄连六钱　牛膝　甘草各四钱

共用水二碗，煎洗之，日三度。

女人交接阳道壮大及他物伤犯血出淋沥不止方

釜底墨　葫芦汁

和匀敷之，或发灰、青布灰、鸡冠血敷，俱妙。

女人阴中肿痛或生疮方

黄连二钱　龙胆草一钱　柴胡一钱　青皮三分

水一盏，煎，空心顿服。肿甚加大黄一钱，忌酒并辣物。有孕除大黄。

又阴中肿痛妙方

白矾二钱　甘草二钱　大黄二钱

为末水调，搓作长条，用薄绵裹阴中；外用菊叶煎汤洗，大马鞭草捣烂涂之，日两度即效。

又方

铁精粉敷之。

女人玉门肿痛洗方

艾叶五两　防风三两　大戟二两

煎汤日洗三次即愈。

阴肿燥痒

桃仁去皮不去尖

上捣烂如泥敷之。

女人阴痒方

大黄一钱　黄芩一钱　黄芪五分　赤芍一钱　玄参七分　丹参五分　黄连五分　青皮三分

为末，白酒调，每次一钱，空心服。有孕除大黄。

又阴痒神方

杏仁五钱　麝香一分

上为末，绢袋盛，烘热纳阴中，痒即住，神效。孕忌麝香莫用。

女人阴痒不可忍方

车前草四两

水五钟，煎汤薰洗。洗后用鲫鱼胆内外涂之即住。

女人阴中有虫痒不可忍

猪肝一片，三寸长

炙香纳阴内少须，虫随肝出。

又阴中如虫行方

桃叶_{或仁，二两}

生捣碎，绵包外用。桃叶汁浸过，纳阴户中即安。有孕忌用。

女人阴蚀方

狼牙_{三两}

煎浓汤，入苦酒一杯，以绵蘸汤入阴户，四五次即愈。

又阴被虫蚀渐上至小腹内痒方

枯白矾_{不拘多少}

右为末，空心白酒调三分，日二进，其虫尽死，从小便出。

女人阴门忽生鸡冠肉或瘭方

龙胆泻肝汤加大黄一钱即消。

洗阴户痈疮方

苦参　荆芥　防风　蒺藜　羌活　蛇床①子

先煎汤洗净，次用鲫鱼胆搽之，立效。

女人阴中冰冷方_{气血虚也}

蛇床子_{二钱}　五味子_{二钱}　丁香_{二钱}　桂心_{二钱}

上为末，用绢作小袋，纳阴中。若虚怯者，服八物汤，加桂半分，数服温暖。

洗宽方

石榴皮　菊花_{各等分}

上为细末，水一碗，煎至七分，洗阴户如童女。

女人过忍小便致胞转方_{此方有致死者}

滑石末

葱汤调下二钱妙。

---

① 床：原作"麻"，据文义改。

又方

滑石　寒水石　葵子各二钱

煎服即利。

又方

包茶箬叶烧灰　滑石

沸汤调二钱亦妙。

睡中遗尿

用燕窠中草木为末，不语而食之。

省溺此女人出外之良方

生银杏七枚，食之，则终日不欲解。

女人阴毛生虱方即八脚子也

生白果研烂擦之愈。

又方

百部汤洗亦妙。

治阴毛中生异虱

用银杏捻碎揩擦即绝其根。

经血部

治女人经次不行

经年积血在关元，昼夜停深不得眠，青皮乌药姜香附，莪术三棱方得全姜即干姜也。

治女人经次不调

条芩一两，切作片子，老酒昼晒夜浸，三昼夜捞出，晒干

为极细末，待经来两日，服之五分，无灰老酒送下，第三日服之一钱。

治血淋

阿胶二两麸炒　猪苓　滑石　泽泻各一两　赤茯苓一两　车前子五钱
上㕮咀，每服三钱，白水煎，五更早服。

血崩

兔头一个
上烧灰为末，好酒调下。

女人血崩不止方此名一笑散

新绵一口
上烧为末，空心白酒调下，立止。

赤白带下

白芍二两　干姜五钱
上为末，每服三钱，米饮下。二服一日，忌生冷。

妇人白带

羊眼豆花不拘多少，紫花不用
上为末，酒下或炒米煮饮调末二钱，入炒盐少许，空心数服即效。

又方

白鸡冠花阴干
上为末，空心酒下。

胎　部

女人无子秘方

正月雨水
夫妻各饮一杯合房，当时有子，简易屡念，价值白金。

女人妊娠小便不禁方

桑螵蛸_{十二枚}

上为末，分作二服，米饮下，立住。

治有孕咳嗽

贝母_{去心，麸皮炒令黄}

上麸皮为末，研砂糖拌匀，丸如鸡头大，含化，神效。

胎动

砂仁

上捣烂煎汤，服之即定。

治触动胎气腹痛下血

缩砂_{不拘多少，于熨斗内炒透，去皮取仁}

上研为末，每服二钱，热酒调下。

治胎漏

葱白_{一把}

上浓煎汁饮之，甚效。

治死胎_{产母寒战便是}

鱼胶_{黄干者三钱，炒黄研末}　麝香_{三分}

上为末，以好酒送下。酒用铁炉烧红，置碗中，浇热。

治下死胎

麝香_{五分，另研}　官桂末_{三钱，和匀}

上作一服，温酒调下，须臾如手推下。未下①再服。

又方

儿印_{不以②多少，黄色者去毛}

---

① 下：原作"放"，据文义改。

② 以：疑为"拘"。

上研为末，每服二钱，酒一盏，煎八分，通口饮，立效如神。

治横逆手足先出或子死腹中

用灶中心对锅底下土，细研。每服一钱，酒调。

横生倒养

葱七茎

上葱七茎，只将六茎捣烂，一茎不捣。煎汤入桶内，令产妇跨坐，将那一茎不捣的吃下，立生。

治逆生须臾不救母子俱亡

蛇壳一条　蝉壳十四个　头发一握

共烧为灰，分二服，酒调，并进二服，仰卧，霎时或用小绣针于小儿脚心刺三、七刺，用盐少许擦刺处，即时顺生，母子俱活。

催生丹

五月以前老鼠，取阴子，去皮膜和末，研捣烂，为丸如黄豆大。

临产时，以温酒送下。男左女右，捻药产出，神效异常。

又法

剪黄历面上印信，填写本处巡按官衔。催生，烧灰以酒服下，即下。

又方

以其夫裤带剪寸许煎汤服之，即下。

兔脑催生丹

十二月兔脑去膜，研如泥　通明乳香一钱，研细　母丁香一钱，为末　麝香一钱，研细

上以乳、麝、丁香拌匀，入兔脑髓和丸鸡豆大，阴干油纸密封①固。临产服一丸，温水送下，立产。男左女右，手中握之而出，即效。

胞衣不下

半夏　白蔹各一两

―――――――――

① 封：原作"卦"，据文义改。

上为末，每服一钱，难产一服，横生二服，倒生三服，儿死四服，神效。

又方

草^①麻子_{十四粒，去壳}

上捣烂，以白面和成膏，贴脚心，胞衣下，速洗去。如肠出，即以此药涂顶心，回肠即效。

女人产后玉门不闭方

石灰_{一斗}

用石灰于锅中炒令黄色，以水二斗，投入灰中，放冷澄清去灰。再用暖过，将玉门坐温汤中，以手掬洗，须臾门敛。

又方

白矾　瓦松　石榴皮

煎汤洗之。

女人产后肠脱不收方

香油_{五斤}

上炼熟，以盆盛候温，却令产妇坐油盆中。半饷吹皂角末鼻中，令妇作喷嚏，其肠立上。

治产后子肠出不能救者

枳壳_{去穰，二两}

上煎汤，温浸，良久即入。

女人产后小便不禁方

鸡屎_{烧灰}

上为细末，空心酒调一钱，即住。

女人产后肠中痒不可忍方

针线袋_{一枚}

以袋暗安于产妇所卧褥下，勿令知之，痒即住。

---

① 草：疑为"蓖"。

女人产后遍身如粟粒热如火方

桃仁二两

上研烂，用猪脂调敷。日敷三次，粟退热除。

女人产后血晕筑心眼同风缩欲死方

荆芥穗末二钱

以童便调下。

治产后血晕，心闷气绝，腹内恶血不尽绞痛

用红花酒煎，或以藕汁二次饮之效。

怪异部

女人梦与鬼交方

鹿角末

用三指一撮，和清酒，空心服一盏即出鬼精，神妙。

女人被精怪迷方

苍术不拘多少

上为末，酒调，空心服一钱，当有妖怪之精泄出。平胃散亦妙。

洗练部

洗珍珠法

用乳浸一宿，次日以益母草烧灰淋汁，入麸少许，以绢袋盛珠轻手揉洗，其色鲜明如新，忌近麝香，能昏珠色。

洗油浸珠

用鹅鸭粪晒干，烧灰，热汤澄汁，绢袋盛洗。

洗焦赤色珠

以槵子皮，热汤浸水洗，研萝卜淹一宿，即洁白。

洗赤色珠

以芭蕉水洗，兼浸一宿，自然洁白。

洗犯尸气珠

以一敏草煎汁，麸炭灰揉洗洁净。

洗玳瑁鱼鮀法

用肥皂采冷水洗之，以清水涤过，再用淡盐水出色为妙，最忌热水。

洗象牙等物

用阿胶水浸洗，刷之，然后以水洗涤。

又方

水煮木贼令软掇洗，以甘草水涤之为妙。

又方

浅盆贮水，安牙物浸之，置烈日中晒，须三五日，候莹白为度。

洗簪梳上油腻法

新瓦盛，新石灰以油渍物挥灰中，烈日暴之，翻渗去油候净，洗之为佳。

洗彩衣

凡洗彩色垢腻，用牛胶水浸半日，然后以温汤洗之。

又法

用豆豉汤热摆油去色不动。

洗皂衣

用栀子浓煎水洗之如新。

洗白衣法

蔻豆稿灰，或茶子去壳洗之，或煮萝卜汤，或煮芋汁洗之，皆妙。

又方

取白菖蒲，不犯铁，用铜刀薄切、晒干，为末。欲净衣服，先以末于盆中，搅水后，将衣服只可摆少时，垢腻自脱落白净，胜如皂角汤洗。

洗罗绢衣

凡洗罗绢衣服，稍觉有垢腻者，即摺置桶中，温皂角汤洗之，移时频频翻覆，且浸且拍，觉垢腻去尽，却别过温汤，又浸又拍，不必展开，即搭于竹竿上，候水滴尽，方将展开而晒之，不浆不熨，候干，摺拍藏。

洗毛衣

用猪蹄爪煎汤，乘热洗之。

洗麻衣

用大蒜捣碎，擦洗尘处即净。

洗焦葛

用清水揉梅叶洗焦葛衣，经夏不脆。

又方

用梅叶捣烂洗之，垢腻易脱。

洗梅蒸衣

用梅叶洗之。

洗黄草布

以肥皂水洗，取清灰汁浸压，不可揉洗。

洗竹布法

凡衣服，惟竹布不可揉洗，揉则随手断裂，须是摺叠聚，只用隔宿米泔浸半日，次用温水淋，以手压干晒之，则垢腻皆可尽去。

洗苎布法

梅叶捣取汁，以水和浸布，后用清水漂之，带水铺净地晒干。未白再浸再晒。

洗糯铁骊布法

擂松子肉洗则滋润不脆。糯时入好末茶少许，或煎茶卤搽色，入香油一滴，薄糊糯之。

糯木绵布法

银杏研，入粉糯之，即不吸损绵绢。

浆衣法

用新松子去壳细研，以少水煮热，入浆内，或加木香同煮，尤佳。凡浆，以熟面汤调生豆粉为之极好，若用白墡土，夹浆垢腻汤洗。

洗墨污衣法

嚼酸枣洗之妙。

又法

半夏为末，和水洗之妙。

又法

急用银杏去膜嚼破揉污处，用新汲水浣之即去。

又法

嚼杏仁亦妙。久污则揉浸，少须洗之，无痕。

又方

黑牵牛_{一钱} 草果　白芷_{各五分}
上为末，牙刷颇，带湿洗即脱。

衣上墨污

厚酱擂碎涂污处，半日许，沸汤洗之，即去。

洗青黛污衣法

细嚼杏仁，涂于其上，用水洗之为妙。

洗油污衣

羊筒骨，烧灰，入滑石末、海嫖蛸，和匀掺污处，用厚纸隔熨斗盛火熨之。

又方

石灰二三升，锅内炒热，将油污处于灰内摆洗，随即脱去。虽锦绣亦不作迹。

洗油污衣法

用蜜洗之妙。

又法

即用葱白汤入瓶内，以汤瓶嘴注所污处，用人紧崩开衣服，以污去为度。更不得用手揉洗，自然如故。

又法

嚼萝卜吐于其上，擦之即去，无迹。

又法

白滚汤泡紫苏摆洗妙。

又法

泡牛皮胶汤乘热洗之妙。

又法

海嫖蛸　滑石各等分
上二味为末掺而熨之。

又法

用白墡土为末，掺少许，轻揉油随去，无迹。

又法

用荞麦面铺上下，用纸隔定，以熨斗熨之，无迹。用米糠熨之，亦妙。

衣上污油

煮酒洗之即去。

洗干红衣为油污法

用酸浆和皂角洗，干，滴少麻油揉之，其色不陈。

洗红蓝衣为油污法

用豆豉汤热摆油去，其色不动。

真紫绸污油

山炭灰泡汁，乘热摆之，油自去，水晒干，不可经手，绝无痕迹。

洗桐油污衣法

佛前清净写在水中三遍，口中亦念，洗去甚妙。

洗漆污衣

用油洗，或以温汤略摆过，细嚼杏仁揉洗，又摆之，无迹；或先以麻油洗去，用皂角洗之，亦妙。

洗血污衣

用冰水洗即净。

洗疮口脓污衣

用牛皮胶洗之。

洗粪污衣

用粪衣服埋土内一伏时，取出洗之，则无秽气。

洗黄泥污衣

以生姜搓过，用水摆去。

洗蟹黄污衣

用蟹中腮煮之即去。

洗牛油污衣法

嚼粟米洗之。

洗羊脂污衣法

用石灰淋汤洗之。

洗垢腻污衣法

用蓇蓬灰汁浣衣洁白如玉。

又法

茶子去壳捣烂洗甚妙。

又法

豆稿灰洗衣绝妙。

洗垢腻衾法

于霜夜，先铺禾藁于地上如衾像样，将火烧之成灰。来早，霜铺其上，覆以衾，候日晒，霜溶，其垢自脱。来日翻转，再覆其上，两面皆去。

洗衣上蒸斑

灰苋烧灰淋汤洗，即去。

青纟系上日久积垢光滑

慈母竹茹揩擦，自然洁净如故。

藏贮部

收翠花朵法

用汉椒不拘多少杂盒中收贮妙。

又方

用茱萸相杂藏之则不生蛀，亦要勤取晒之。晒背不晒面，宜防猫，藏处又防蚁。

藏真红衣裳法

凡真红衣服不可近麝香，能损其色。

收毯褥等物之法

若频频晒露则蝇类遗种于中，反能速蛀，不晒则蛀愈甚，但以莽草同折揩收之，可永久不蛀。

又法

五月五日，取莴苣贮厨箧中，辟蛀虫。

又法

七月七日，收角蒿置毯褥、书籍中，辟蛀虫。

又法

九月九日，收茱萸撒置厨箧中，亦可辟蛀。

又法

青蒿子采置厨箧盛贮器物中，极能辟蛀。

又法

樟脑烧熏衣箧、毯席中，可去壁虱、蛀虫。

收毯褥座等法

宜日影晒过，以细捧击其尘，有汗则取莴苣菜晒燥，逐叶擘开，铺置背面收之，可永久不蛀。

香奁润色跋

妇女秉阴，教主中馈。曰容，曰工，四德之所兼也。第川岳之所钟，未必有厚无薄，则妍媸半焉，庸淑半焉。而后人不循壶则不尚诚朴，往往效颦仿步，竞为冶容以取怜。如梅花妆、远山黛、蝉翅翠钿，殊令人媸笑耳，岂妇女之用宜哉。然则蓬首垢面，任其疾病狼戾又不可，乃有若此帙之所列者具在，盖令人拔恶易瑕而工容兼备也。录者诚苦心哉，不识好德之君子以为然否。

侄孙光盛谨跋